La Vérité
sur
vos médicaments

Pr Jean-François Bergmann,
Pr François Chast, Pr André Grimaldi,
Pr Claire Le Jeunne

avec la collaboration de Claire Hédon

La Vérité sur vos médicaments

Odile Jacob

15, rue Soufflot, 75005 Paris

www.odilejacob.fr

ISBN : 978-2-7381-3217-8

Avant-propos

Sans les médicaments il n'y aurait pas de progrès médical. Facteurs déterminants du progrès, ils ne sont cependant jamais sans risque. Rigueur de l'évaluation, transparence de l'information, pertinence de la prescription devraient donc être des impératifs. En réalité, le système de santé est tiraillé entre l'intérêt des malades et l'intérêt des industriels de la santé. On les accuse de pousser à la prescription et on reproche aux prescripteurs de céder trop facilement à leurs pressions. Finalement, on dénonce l'appétence des Français pour les médicaments avec une consommation moyenne de quarante-huit boîtes par an et par personne. Les scandales répétés, du sang contaminé au MÉDIATOR®, ont jeté le discrédit sur les responsables de la sécurité sanitaire et provoqué la suspicion à l'égard des experts, tandis que les chevaliers de l'apocalypse se font de la publicité en semant la terreur. Si bien qu'il est devenu difficile pour les malades, voire pour les médecins, de s'y retrouver ! C'est pourquoi nous avons décidé d'écrire ce livre pour dire la vérité sur les médicaments, une vérité que ni les uns ni les autres n'ont à ce jour délivrée.

Nous allons tenter de débrouiller l'écheveau de cette industrie du médicament qui, quand elle ne se présente pas comme une bienfaitrice de l'humanité, fait valoir son apport à la richesse du pays et à la création d'emplois. Nous allons décrypter le rôle des agences d'enregistrement et d'évaluation ainsi que des organismes payeurs, souvent accusés de former un « mille-feuille bureaucratique ». Nous analyserons les rapports complexes entre les industriels de la santé, les médecins, les malades et leurs médicaments dans un pays qui consomme trop et mal. Mais comprendre la complexité du système, ses abus et ses atouts, c'est aussi avancer des propositions pour le rendre plus efficient au service des malades qui en ont le plus besoin.

À cette analyse succédera une autopsie des principaux scandales sanitaires impliquant le médicament. Sans avoir la prétention de pouvoir désigner le « coupable » – tant il est vrai qu'il n'y en a rarement un seul –, nous verrons si les leçons tirées pourraient nous protéger de scandales futurs.

Mais avant cela, nous avons laissé la parole à vingt-huit spécialistes reconnus qui, pour chaque classe de médicaments, ont accepté de répondre aux questions posées par Claire Hédon n'hésitant pas à les pousser dans leurs retranchements. À les écouter, on perçoit les difficultés et les spécificités de chaque domaine thérapeutique, mais aussi les similitudes historiques : alternance de périodes marquées par de grands progrès et de périodes sans aucune découverte notable, difficultés pour définir les bonnes indications et pour mesurer l'efficacité dans la vie réelle, importance de la prévention et insuffisance de l'observance.

Cet appel aux spécialistes nous a paru une évidence car, aujourd'hui, il est impossible d'écrire en solitaire un livre sérieux sur le médicament. Chacun s'est exprimé avec son style et a fait part de son analyse. Rarement nous nous sommes sentis en désaccord, plus souvent nous avons eu envie d'insister sur certains points, d'où la présence d'« encadrés ». Parfois aussi, nous avons eu des débats entre nous et nous avons essayé d'en rendre compte. Ils ne sont que le reflet de la complexité du sujet et de nos différences dans l'exercice d'un art autant que d'une science. En effet, si la médecine et la thérapeutique deviennent de plus en plus une science construite sur l'expérimentation et l'évaluation, leur exercice reste pour l'essentiel un art fondé sur l'expérience.

Les sciences de la santé ont affaire avec les grands nombres permettant les calculs statistiques, mais l'exercice de la médecine doit se préoccuper de chaque patient, dans son individualité et dans sa globalité.

Ce livre n'est pas un guide exhaustif portant sur l'ensemble des médicaments. Pardon à ceux qui se sentiraient frustrés de ne pas y retrouver ceux figurant sur leurs ordonnances. Notre objectif est plus de décrire pour comprendre, de comprendre pour analyser, d'analyser pour proposer.

Chaque auteur a travaillé en toute indépendance et a déclaré ses liens d'intérêts. Les droits d'auteur issus de ce livre seront versés à la Fondation pour la recherche médicale.

Merci à Claire Hédon pour sa persévérance et pour sa compétence.

Bonne lecture.

Jean-François Bergmann

Jean-François Bergmann est chef du service de médecine interne, à l'hôpital Lariboisière (Paris), professeur de thérapeutique à l'université Paris-Diderot, ancien vice-président de la Commission de la transparence ; ancien vice-président de la Commission d'autorisation de la mise sur le marché (Agence du médicament).

Liens d'intérêts : participation ponctuelle à des réunions de méthodologie et aide au développement avec les laboratoires AstraZeneca, Boehringer, Celgene, GSK, Janssen, Lilly, MSD, Novartis, Prioritis, Sanofi-Genzyme, Takeda.

François Chast

François Chast est chef du service de pharmacie clinique du groupe hospitalier Cochin-Hôtel-Dieu, Assistance publique des hôpitaux de Paris, professeur associé à l'université Paris-Descartes (laboratoire de Pharmacie clinique), membre de l'Académie nationale de pharmacie (dont il a été le président en 2010), expert près la cour d'appel de Paris (expertises dans le domaine « sciences du médicament »), vice-président du Comité d'éducation sanitaire de la pharmacie française.

Liens d'intérêts : membre du « Data Safety Monitoring Board » de SDD (start-up suisse).

André Grimaldi

André Grimaldi est professeur émérite d'endocrinologie-diabétologie au CHU la Pitié-Salpêtrière.

Liens d'intérêts : rémunérations ponctuelles pour des conférences et des expertises par les laboratoires intervenant dans le diabète (Novo Nordisk, Sanofi, Lilly, MSD, Merck Serono, GSK, AstraZeneca, Novartis, Vitalaire).

Claire Le Jeunne

Claire Le Jeunne est chef de service de médecine interne du groupe hospitalier Cochin-Paris-Centre, professeur de thérapeutique et vice-doyenne à la pédagogie et à la vie étudiante de la faculté de médecine Paris-Descartes, ancienne vice-présidente de la Commission de la transparence auprès de la Haute Autorité de santé.

Liens d'intérêts : activité de conseil auprès de différentes firmes pharmaceutiques (Amgen, Lilly, Novartis, BMS, Bayer, Roche, UCB) ; essais thérapeutiques dans le service (Bayer, Pfizer, Roche).

PREMIÈRE PARTIE

Les médicaments et les grandes maladies Quel bénéfice pour quel risque ?

Pour présenter les grandes classes de médicaments et les pathologies, il a fallu faire des choix de spécialités pharmaceutiques en fonction de la fréquence des maladies et de l'importance quantitative des prescriptions. Et il a fallu choisir des spécialistes en fonction de la reconnaissance de leur compétence et de leur disponibilité pour répondre aux questions qui se posent, et acceptant de préciser leurs liens d'intérêts avec des laboratoires pharmaceutiques notamment. Des discussions ont eu lieu pour préciser ou débattre d'un point particulier. Il convenait enfin de déterminer un ordre de présentation.

Nous avons débuté par le tabagisme, responsable de 70 000 décès par an, et qui coûte chaque année 18 milliards à la Sécurité sociale – les taxes rapportant, pour comparaison, 12 milliards à l'assurance-maladie. Puis, logiquement, nous avons abordé les maladies respiratoires et les cancers. Vient ensuite l'obésité, qui serait responsable de 500 000 cancers par an dans le monde. Les médicaments anorexigènes anciens ont été des échecs et ont parfois été à l'origine de scandales. La recherche très active permet d'espérer des progrès thérapeutiques qui seront essentiels pour la prévention du diabète et des facteurs de risque cardio-vasculaire (hypertension, dyslipidémie, sédentarité, auxquelles il faut bien évidemment ajouter le tabagisme).

Si la mortalité cardio-vasculaire diminue spectaculairement, cela est dû pour moitié au traitement de ces facteurs de risque, notamment par les statines, et pour moitié au progrès des traitements de l'insuffisance coronaire et des accidents vasculaires cérébraux, parmi lesquels trouvent place les antiplaquettaires et les anticoagulants.

Les pilules contraceptives, formidable progrès dans la vie personnelle, professionnelle, sociale des femmes, sont néanmoins des médicaments dont le rapport bénéfice/risque doit être précisément évalué pour éviter les dérives commerciales.

Nous avons ensuite abordé les infections, leur prévention et leur traitement, et discuté le rapport coût/efficacité des médicaments de l'hépatite C, avant de nous attacher aux traitements symptomatiques de la douleur et du « mal-être » par les antalgiques, les psychotropes, les somnifères, les antimigraineux et les anti-inflammatoires qui posent des problèmes d'effets secondaires et d'indications.

Le chapitre se termine par les pathologies dites « dégénératives » liées à l'âge : maladie d'Alzheimer, ostéoporose, dégénérescence rétinienne (DMLA) et glaucome, qui certes peut se voir à tout âge mais dont la fréquence augmente avec l'âge et qui, en l'absence de traitement, peut entraîner la cécité.

Sevrage tabagique
Pour ne pas se faire enfumer

Pr Bertrand Dautzenberg,
praticien hospitalier au CHU la Pitié-Salpêtrière
et professeur de pneumologie à l'Umpc Paris-VI

Liens d'intérêts
L'auteur déclare avoir participé à des congrès, des études cliniques avec tous les laboratoires impliqués dans l'arrêt du tabac, en refusant les honoraires. Il déclare également avoir eu un procès avec un laboratoire, qui n'avait pas apprécié de voir qualifié de « gogothérapie » son produit destiné aux fumeurs, et avoir un conflit avec les lobbies pharmaceutiques européens qui souhaitaient voir l'e.cigarette réservée au statut de médicament. Il se considère libre de ses propos.

Quels sont les risques du tabac ?

Le tabac tue la moitié de ses consommateurs, c'est ce qui ressort de l'étude de Richard Doll commencée en 1948, dans laquelle 33 000 médecins anglais ont été suivis pendant 50 ans.

Des résultats confirmés par la plus grande enquête menée sur les risques du tabac chez les femmes : « The million women study », parue en 2012 dans *The Lancet*. En étudiant prospectivement 1,2 millions de femmes en Grande-Bretagne, il ressort qu'il y a plus de 2 fois plus de décès chez les fumeuses que chez les non-fumeuses. En moyenne 11 ans de perte de vie chez les fumeuses et des bénéfices certains à arrêter de fumer. En arrêtant de fumer à 20 ans, l'espérance de vie reste la même que celle des non-fumeurs, en arrêtant à 40 ans, la perte est de 2 années de vie au lieu de 11, et à 50 ans, c'est 3 années de vie perdues au lieu de 11. Stopper le tabac, même à 50 ans, apporte donc un bénéfice colossal.

Cette étude s'est aussi penchée sur les causes de mortalité. On observe plus de décès chez les fumeuses par leucémie, par lymphome, par diabète de type 1, de type 2, par hépatite, par insuffisance rénale, par pneumonie, par tuberculose. Le tabac ne tue pas seulement par des maladies qui lui sont traditionnellement attribuées, tel le cancer du poumon. Le tabac joue en effet un rôle aggravant dans de très nombreuses maladies.

En France, le tabac est responsable de 73 000 décès par an, c'était 65 000 il y a 10 ans. Pour les hommes, le chiffre n'a pas bougé en 10 ans, il est toujours voisin de 59 000 décès par an, en revanche pour les femmes, on est passé de 4 000 à 14 000 décès sur ces dix dernières années. Nous sommes probablement en France à l'apogée de la mortalité par tabagisme, l'hécatombe devrait baisser dans les prochaines années. Au Royaume-Uni, la mortalité par tabac est déjà en déclin.

Quel est l'intérêt d'arrêter ?

Les bénéfices pour chaque type de risque sont variables avec le temps, certains risques disparaissent et d'autres se stabilisent seulement.

Sur le cœur, le tabac a 3 effets :

• Un premier effet, dit neurovégétatif, est dû à la nicotine qui accélère le cœur et augmente la pression artérielle. Ce phénomène régresse dès le surlendemain de l'arrêt du tabac.

• Le deuxième effet est l'aggravation de l'athérosclérose, avec pour risque en particulier l'angine de poitrine, qui met des années à s'installer et qui se stabilise seulement quand on arrête de fumer, mais ne disparaît pas. À l'arrêt du tabac les artères rétrécies le restent, mais la situation cesse de s'aggraver.

• Le troisième effet est la thrombose artérielle, le vaisseau s'obstrue complètement provoquant un infarctus du myocarde ou un AVC et, là, le risque vient rapidement et peut disparaître tout aussi rapidement : 15 jours après l'arrêt du tabac, on retrouve un risque standard d'infarctus. Il faut savoir que cette menace de thrombose n'est pas réservée aux gros fumeurs, elle apparaît dès 1-3 cigarettes par jour.

Le tabagisme a également un effet sur l'humeur : il y a 3 fois plus de dépression chez les fumeurs, l'arrêt du tabac diminue le taux de dépression, contrairement à une idée reçue qui voudrait que le tabac soit un antidépresseur efficace.

Enfin, la durée de fin de vie en état de perte d'autonomie est plus longue chez les fumeurs que chez les non-fumeurs. Sans tabac, on vit donc plus longtemps, mais surtout plus longtemps en bonne santé.

Et, pour terminer, il y a, chacun le sait, un intérêt économique à quitter le tabac : 1 paquet par jour, c'est plus 200 euros par mois, 2 500 euros par an. La cigarette est une dépense contrainte, on achète ses cigarettes puis ensuite on fait son budget avec ce qui reste : 15 % des ménages précaires dépensent ainsi 20 % de leur argent pour la cigarette.

Combien coûte le tabac à la collectivité et combien rapporte-t-il ?

Le tabac coûte de l'ordre de 47 milliards d'euros par an et rapporte 15 milliards d'après une étude de Pierre Kopp, reprise dans le rapport de la Cour des comptes en décembre 2012. Le tabac rapporte à l'État, car le prix d'une cigarette comprend plus de 80 % de taxes. Sur ces 15 milliards de taxes, il y a 12 milliards de taxes spécifiques du tabac et 3 milliards de TVA. La TVA part au budget général et les 12 milliards vont principalement à l'assurance-maladie.

En 2010, à la demande de la Cour des comptes, la Caisse nationale d'assurance-maladie a conduit une analyse du coût du tabac pour 3 types de maladies : respiratoires, cardiaques et cancers, qui fait apparaître un coût de près de 12 milliards d'euros, dû pour moitié aux pathologies respiratoires, pour un peu moins d'un tiers aux cancers, et pour un cinquième aux pathologies cardio-vasculaires. Une autre étude de 2006 estimait que l'ensemble des dépenses de santé liées au tabagisme (donc pas seulement les trois pathologies citées précédemment) s'élevait à 18,3 milliards d'euros. Le tabac est un gouffre financier pour l'État et met en déficit la branche maladie de la Sécurité sociale. À cela s'ajoutent d'autres dépenses : le tabac coûte 2 milliards d'euros en arrêts de travail par an, car il y a 2 fois plus d'arrêts de courte durée chez les fumeurs.

On estime ainsi que chaque milliard que Bercy reçoit du tabac coûte en fait 3 milliards à la société française.

Qui sont les cigarettiers et quel est le montant de leur profit ?

British American Tobacco, Philip Morris International, Japan Tobacco International, Imperial Tobacco (Seita) sont avec le gouvernement chinois, les principaux cigarettiers.

En 2010, les profits cumulés des 5 plus gros fabricants de tabac étaient de 35 milliards de dollars, ce qui correspond aux profits cumulés de Coca-Cola, Microsoft et McDonald's. En France, ces fabricants réalisent un chiffre d'affaires annuel de 2 milliards d'euros avec une marge bénéficiaire de 1 milliard d'euros.

Fabriquer un paquet de cigarettes coûte aux fabricants environ 35 centimes et leur rapporte 1,10 euro, donc trois fois plus. La fermeture récente des usines fabriquant les Gauloises pour les délocaliser en Pologne témoigne bien que la principale préoccupation des cigarettiers est de faire le maximum de profit. Les industriels ne déclarent que 10 à 20 % de leurs profits en France. On estime que 80 % des bénéfices du tabac en France partent dans des paradis fiscaux. Par exemple, le Luxembourg vend 8 fois plus de cigarettes par habitant que les autres pays d'Europe, mais les

Luxembourgeois ne fument pas 8 fois plus. Au total, 20 % des revenus de l'État du Luxembourg proviennent de la prédation de taxes sur le tabac, sur l'alcool et sur l'essence aux dépens des autres pays européens.

Quels sont les moyens efficaces pour arrêter de fumer ?

Tout d'abord, le plus efficace, c'est de ne pas commencer, et surtout de ne pas commencer adolescent.

Ensuite, il faut rappeler que les fumeurs qui fument dans l'heure du lever sont atteints de *dépendance tabagique*, une maladie inscrite dans la liste des maladies de l'OMS, dont on ne guérit pas, mais qui peut être mise en rémission complète, sans consommation de tabac.

Les fumeurs ont besoin d'aide, différents moyens de sevrage ont fait leurs preuves.

En ce qui concerne les médicaments, les deux produits d'arrêt du tabac les plus efficaces sont les substituts nicotiniques et la varénicline (CHAMPIX®).

L'association de substituts nicotiniques oraux (pastilles à sucer, comprimés, gommes, inhalateur et spray) et de patchs est le traitement standard qui donne les meilleurs résultats. Le patch apporte une dose continue de nicotine et la forme orale permet de réguler les besoins urgents. Cette association multiplie par 3,6 les chances d'arrêter de fumer par rapport au placebo.

La varénicline (CHAMPIX®) multiplie par 3 les chances d'arrêter et marche d'autant mieux en regard du placebo que le fumeur est atteint d'une autre pathologie. Ainsi elle est 6 fois plus efficace que le placebo pour les personnes qui ont une bronchite chronique (BPCO) ou une schizophrénie, 4 fois plus efficace pour les malades cardiaques et 3 fois plus pour les fumeurs sains. Donc, plus il y a de comorbidités, plus la différence entre le traitement et le placebo est élevée, toutefois ce n'est pas lié à une plus grande efficacité du traitement mais à des chances d'arrêter avec le placebo beaucoup plus faibles que chez le fumeur sans maladies associées. Plus on a de maladies associées au tabac, plus il est difficile de s'arrêter sans aide.

La prise en charge psychologique est efficace quand elle est bien conduite.

Le médecin a également un rôle essentiel dans le sevrage tabagique. Nombreux sont ceux qui pensent encore que la décision d'arrêter de fumer doit obligatoirement venir du fumeur. Or nous sommes face à une maladie qui a une chance sur deux de le tuer, comment alors continuer à accepter que le médecin dise au patient : « Revenez me voir quand vous serez prêt. » ? Quand un médecin est face à un malade cancéreux, il ne lui dit pas : « Quand vous serez prêt et motivé je vous soignerai », il lui propose un traitement. Libre au patient de le prendre ou pas. Le médecin doit prendre la décision, il n'a pas à « proposer » l'arrêt du tabac, il doit prendre en charge dans tous les cas la dépendance tabagique.

Le médecin ne doit pas dévaloriser le fumeur pour son manque de volonté. Il est contreproductif de réprimander les fumeurs parce qu'ils n'arrivent pas à arrêter de fumer, alors qu'ils sont victimes de la dépendance au tabac. Quand mes patients me disent qu'ils ne sont pas motivés, je leur réponds que « je suis un spécialiste du fumeur non motivé », et leur dit : « si vous n'arrivez pas à arrêter de fumer, c'est que je vous ai mal soigné et je vais changer mon traitement ». Dire que fumer est une question de volonté aggrave la situation de ces fumeurs. La motivation ne doit jamais être un préalable exigé par le médecin.

Les médicaments d'arrêt du tabac font l'objet de débats qui malheureusement ne sont pas basés sur des données scientifiques. Alors que des campagnes de presse et des rapports de cas, suscités en partie par des avocats américains, viennent depuis sa sortie accabler la varénicline sur un hypothétique risque de dépression et de suicide, les données de la pharmacovigilance renforcée n'ont rapporté en 5 ans aucun signal nouveau par rapport à ce qui était connu à la mise sur le marché du médicament. La plus grande série portant sur près de 120 000 arrêts dans les conditions réelles avec suivi à 3 mois a confirmé à l'inverse que les fumeurs étaient 3 fois plus déprimés que les non-fumeurs et que l'arrêt sous varénicline s'accompagnait d'un moindre recours aux traitements antidépresseurs et même d'une diminution du risque de décès par rapport à ceux qui s'arrêtent avec les substituts nicotiniques ! La pire des choses pour le risque de dépression et le risque de décès est comme le montrent de nombreuses études de continuer à fumer.

Les médicaments d'arrêt du tabac sauvent des vies en multipliant par 2 ou 3 les chances de succès de l'arrêt, et atténuent, voire font disparaitre un grand nombre des symptômes transitoires du sevrage. S'il est toujours mieux que le fumeur soit motivé, un fumeur absolument pas motivé pour l'arrêt du tabac peut être pris en charge par son médecin et les spécialistes du tabac et être conduit à l'arrêt.

Toutes les autres mesures pour arrêter le tabac sont-elles utiles ?

Le bupropion (ZYBAN®), médicament vendu au départ comme antidépresseur, peut aider certains fumeurs, entre autres ceux qui n'arrivent pas à arrêter de fumer alors qu'ils n'ont pas de critères de dépendance élevée. Il a été sévèrement critiqué…

Les méthodes alternatives sont comparables au placebo, mais ne sont pas néfastes, sauf si elles éloignent des traitements efficaces. L'acupuncture par exemple a été étudiée : l'utilisation d'aiguilles au bon ou au mauvais endroit a la même efficacité pour l'arrêt du tabac. En revanche, si l'on compare l'acupuncture à l'absence totale de traitement, on obtient de meilleurs résultats avec l'acupuncture, ce qui souligne l'importance de la suggestion.

La cigarette électronique marche-t-elle ?

On estime que près de 8 % des fumeurs se sont arrêtés grâce au vapotage, mais ce n'est pas une technique reconnue d'arrêt du tabac. En 2013, il y a eu 8 % de ventes de cigarettes en moins et 1 million de vapoteurs de plus. En fin d'année 2013 la moitié des fumeurs l'avaient essayée. Le grand espoir du vapotage ne concerne pas tellement les personnes qui ont envie d'arrêter de fumer, car dans ce cas le recours aux traitements efficaces est toujours préféré, mais les 90 % des fumeurs qui ne sont pas actuellement décidés à arrêter. La moitié des fumeurs ont essayé la cigarette électronique, mais les deux tiers de ceux qui l'ont essayée une fois ne l'ont pas adoptée. Pour qu'ils l'adoptent, il faut que le produit soit attractif, qu'il ait bon goût, avec de la nicotine pour produire un bon effet sensoriel buccopharyngé (*throat hit*) et reproduire ainsi l'arrivée de la fumée de cigarette. Si la cigarette électronique plaît autant que la cigarette classique, les fumeurs l'adoptent et quittent le tabac puis diminuent après quelques semaines de vapotage les doses de nicotine facilement.

C'est pour ces fumeurs qui ne sont pas prêts à recourir à l'arrêt médicalisé qu'il est important que l'e-cigarette ne soit pas un médicament.

Autre avantage de l'e-cigarette : lorsque les vapoteurs sortent dehors avec les fumeurs, ils ont un effet d'entraînement : souvent on constate qu'il y a initialement 1 vapoteur et 9 fumeurs à la pause, puis 2 vapoteurs et 8 fumeurs et ainsi de suite. Le vapoteur a une force de conviction importante. En revanche, prendre à la fois la cigarette et la cigarette électronique n'est pas une bonne solution de sevrage, car la dépendance ne régresse pas, il faut arrêter les dernières cigarettes, en renforçant éventuellement le vapotage.

Y a-t-il vraiment un risque lié au tabagisme passif ?

Les premières victimes du tabagisme passif, ce sont les fumeurs eux-mêmes. Si un fumeur est obligé d'aller fumer dehors, il aura moins de signes d'irritation respiratoire que s'il s'inflige la double peine du tabagisme actif et passif. Un fumeur qui fume dans une voiture prend plus de fumée de tabagisme passif qu'il n'en tire de ses cigarettes parce qu'il est dans un univers clos.

Le tabagisme passif tue, mais on ne sait pas évaluer avec précision combien de personnes. Depuis l'interdiction de fumer dans les lieux publics, la diminution de la mortalité cardio-vasculaire a été de 4 % dans les pays où elle a été appliquée. Il y a également des effets indiscutables sur les barmans et les professionnels de la nuit avec la libération de la pollution des locaux par la fumée du tabac.

Aujourd'hui, la majorité des couples de fumeurs en France ont fait de leur domicile un espace non fumeur.

L'augmentation du prix des cigarettes est-elle une bonne solution pour diminuer le tabagisme ?

Lorsque l'augmentation est suffisamment importante, elle est efficace. Jacques Chirac avait augmenté de 1,5 euro le prix des cigarettes pendant son quinquennat, avec un effet fantastique car l'augmentation était importante et accompagnée de mesures efficaces. Un article du *New England Journal of Medicine*, sorti en janvier 2014, rapporte que la France et l'Afrique du Sud ont été les deux pays les plus exemplaires à cette époque. En revanche, Nicolas Sarkozy, qui a augmenté le prix des cigarettes de 1,6 euro, n'obtient aucun bon résultat sur les ventes de tabac car les augmentations ont été progressives, par petites touches successives à la fin de l'été, en annonçant à chaque fois une forte augmentation puis en n'en pratiquant qu'une faible. Cette méthode de marketing est enseignée dans les écoles de commerce dans le chapitre : « Comment augmenter le prix d'un produit sans que les consommateurs s'en détournent ? » On s'est retrouvé dans la même situation avec François Hollande en début de mandat, le prix du paquet devait augmenter de 40 centimes en janvier 2014, il n'a en fait augmenté que de 20 centimes. Pas suffisamment pour dissuader les fumeurs d'acheter du tabac, mais le virage semble pris avec le troisième plan cancer pour construire une réduction durable du tabagisme en France.

Quelles sont les stratégies de l'industrie du tabac ?

Il y a près de 1 milliard de fumeurs dans le monde, 1 humain sur 7 fume quotidiennement. L'industrie du tabac cherche à faire un maximum de profit, donc à attirer les jeunes de plus en plus tôt, imposer le tabagisme comme une norme de société et influer sur les décisions politiques, avec comme objectif de vider de leur contenu les mesures de santé efficaces pour réduire la consommation de tabac. L'industrie souhaite créer la confusion, s'engouffre dans les failles de lois non précises et fait monter au front les buralistes pour augmenter ses profits.

Y a-t-il une réelle politique de santé publique sur le sujet ?

En France, tous les ministres de la Santé ont voulu agir, mais les ministres du Budget ont les yeux tournés vers les taxes, sans regarder les coûts. Le ministère du Budget agit avec la bénédiction de la Présidence ou du Premier ministre. Une des méthodes pour ne pas prendre de mesures efficaces de contrôle du tabac est de ne pas surveiller la consommation et ses effets. Ainsi les chiffres de la mortalité liée au tabac ne sont publiés que tous les 10 ans et non tous les mois, comme c'est le cas pour la sécurité routière. Le nombre de fumeurs est publié tous les 5 ans.

De nombreux conflits d'intérêts ont été dénoncés ces dernières années, par les associations et les médias, mais aussi par la Cour des comptes. Les douanes doivent encore couper leurs derniers liens avec l'industrie du tabac afin de respecter l'article 5.3 de la convention-cadre contre le tabac de l'OMS qui place la lutte contre les liens d'intérêts avec l'industrie du tabac comme un point essentiel de la lutte contre le vecteur de l'épidémie du tabagisme dans le monde.

La consommation évolue toutefois en France dans le bon sens, la population française fume maintenant 2 fois moins qu'au moment de la loi Évin, mais les avancées se font par à-coups, il n'y a pas d'effort continu. La Grande-Bretagne est un des pays qui baissent rapidement leur consommation avec une politique continu et des traitements de l'arrêt du tabac intégralement remboursés car considérés comme très rentables par le système de santé anglais.

En France le taux de tabagisme est particulièrement en baisse chez les hommes, avec déjà 2 fois moins de cancers du poumon chez les hommes jeunes, et malheureusement 4 fois plus chez les femmes jeunes, car le tabagisme féminin est encore en légère croissance. L'irruption de la cigarette électronique devrait encore accélérer cette baisse et rendre le tabac un peu plus ringard.

Que penser des recommandations de la Haute Autorité de la santé (HAS) ?

La HAS, dans ses guides pour les affections de longue durée (ALD), considère pour 17 maladies que l'arrêt du tabac, en utilisant si besoin les médicaments de prescription (varénicline et bupropion) ou les substituts nicotiniques, est le traitement essentiel, mais elle donne un signal inverse car ces médicaments essentiels et recommandés dans ces guides sont les seuls à ne pas être remboursés.

En fin 2013, la HAS a émis une recommandation de prise en charge du tabagisme avec des experts sélectionnés pour leur absence de lien avec l'industrie pharmaceutique, ce qui a abouti à éliminer tous les experts les plus compétents et à émettre des recommandations davantage fondées sur les convictions des experts que sur la science. Ainsi la motivation du fumeur apparaît dans ces recommandations comme un préalable à la prise en charge, l'utilisation des thérapies cognitivo-comportementales ou TCC (une technique en pratique peu disponible en France) est mise en avant, les substituts nicotiniques n'étant proposés qu'en deuxième ligne. La varénicline, le traitement le plus efficace en monothérapie, est fortement déconseillée, ce qui traduit une méconnaissance réelle des données récentes de la pharmacovigilance française qui a arrêté sa surveillance renforcée, après 5 ans sans rien trouver de nouveau et les données d'une étude sur 120 000 patients traités pour l'arrêt du tabac qui rapporte une baisse significative de la mortalité lors de l'arrêt sous varénicline comparée avec celle observée avec les autres traitements.

Substituts nicotiniques	Oraux	Gommes	NICORETTE®, NICOGUM®
	Oraux	Comprimés à sucer	NICOPASS®, NIQUITIN® NIQUINTIN-MIN®, NICOTINELL®
	Oraux	Pastille sublingale	NICORETTE® MICROTABS®
	Oraux	Inhalateur buccal	NICORETTE®
	Oraux	Spray buccal	NICORETTE®
	Transdermiques	Patch 16 heures 10, 15, 25 mg	NICORETTE®
	Transdermiques	Patch 24 heures 7, 14, 21 mg	NICOPATCH®, NICOTINELL®, NIQUITIN®
Médicaments de prescription	Varénicline	Comprimés	CHAMPIX® 0,5 et 1 mg
	Bupropion	Comprimés	ZYBAN®

Messages essentiels

Le tabagisme est la première cause de mort prématurée évitable.
L'industrie du tabac est le vecteur de la dépendance tabagique et nicotinique, une maladie chronique récidivante contractée le plus souvent à l'adolescence.
Les substituts nicotiniques oraux et la varénicline sont les deux médicaments les plus efficaces. Ils ont tous les deux un rapport efficacité/tolérance élevé.

Le point de vue du diabétologue

Les patients diabétiques ont toutes les raisons d'arrêter de fumer et mieux encore de ne pas commencer à fumer

Chez les personnes non diabétiques, le tabac est un puissant cancérigène mais de plus il majore considérablement le risque de complications du diabète : néphropathie (atteinte des reins) due au diabète, insuffisance coronaire et surtout artérite des membres inférieurs pouvant conduire à l'amputation. Un vieil adage de la diabétologie disait : « Un diabétique peut garder les cigarettes ou les jambes mais pas les deux ! »

De plus le tabagisme est un facteur de risque de survenue du diabète de type 2. On oublie trop souvent de dire que c'est le premier « perturbateur endocrinien » malgré son effet anorexigène (« coupe-faim »)

Enfin, si le traitement du diabète et de ses complications coûte 18 milliards chaque année à la Sécurité sociale, c'est la même somme qu'elle doit dépenser pour soigner les conséquences médicales du tabac ou plus précisément les victimes de l'industrie du tabac dont on connaît l'extrême perversion.

Cependant, pour obtenir un changement de comportement, l'appel à la raison, la peur ou la culpabilité s'avèrent souvent inefficaces. C'est que l'être humain est un être addictif régi par la loi d'optimisation du plaisir ou en tout cas le refus de la dépression. Refuser de reconnaître que beaucoup de fumeurs disent avoir du plaisir à fumer (au moins à certains moments de la journée), que fumer aide certains à ne pas grignoter, que la bouffée de nicotine provoque chez d'autres une sensa tion de relaxation ou est utilisée comme stimulant, risque fort de susciter chez les personnes concernées des mécanismes de défense, voire d'hostilité.

Le fait que les personnes qui continuent à fumer aient un score d'anxiété-dépression plus élevé que celles qui ont réussi à arrêter de fumer ne permet pas de conclure que le tabac favorise la dépression. Il peut au contraire signifier que ceux qui sont plus déprimés essayent de soigner leur dépression par le tabagisme. Et c'est d'ailleurs souvent à l'occasion de « stress » ou de « soucis » que surviennent les rechutes de l'intoxication tabagique. Prévenir les rechutes suppose d'expliquer que le tabac (comme l'alcool) est un très mauvais « antidépresseur » et de proposer des alternatives pratiques.

Pr André Grimaldi

RÉFÉRENCES BIBLIOGRAPHIQUES

Doll R., Peto R., Boreham J., Sutherland I., « Mortality in relation to smoking : 50 years' observations on male British doctors », *BMJ*, 2004, 328:1519.

Pirie K., Peto R., Reeves G. K., Green J., Beral V., Million Women Study Collaborators, « The 21st century hazards of smoking and benefits of stopping : A prospective study of one million women in the UK », *Lancet*, 2013, 381:133-41.

Hill C., « Épidémiologie du tabagisme », *Revue du praticien*, 2012, 62:325, 327-329.

Kopp P., Fenoglio P., « Les dépenses publiques dans le cadre de la lutte contre les drogues », *Le Coût social des drogues en 2003*, Office français des drogues et des toxicomanies (OFDT), avril 2006.

Cour des comptes, *Les Politiques de lutte contre le tabagisme*, décembre 2012 www.ccomptes.fr

Thomas K. H., Martin R. M., Davies N. M., Metcalfe C., Windmeijer F., Gunnell D., « Smoking cessation treatment and risk of depression, suicide, and self-harm in the Clinical Practice Research Datalink : Prospective cohort study », *BMJ*, 2013, 347:f5704.

HAS, *Recommandations de bonnes pratiques, Arrêt de la consommation de tabac : du repérage au maintien de l'abstinence en premier recours*, HAS, 2013.

Jha P., Peto R., « Global effects of smoking, of quitting, and of taxing tobacco », *N. Engl. J. Med.*, 2014, 370:60-8.

Bronchite chronique et asthme
Un échec relatif et un succès absolu

Pr Louis-Jean Couderc,
chef du service de pneumologie hôpital Foch,
faculté des sciences de la vie Simone-Veil,
université de Versailles-Saint-Quentin-en-Yvelines,
avec le Dr Camille Bron-Chastre et le Dr Élisabeth Rivaud

Liens d'intérêts
Le professeur Couderc a reçu des honoraires et invitations à des congrès de la part des laboratoires Novartis, invitations à des congrès de la part des laboratoires GSK, un support de la société LVL.
Le docteur Bron-Chastre a reçu des invitations à des congrès de la part des laboratoires Intermune et de la société Oxyvie.
Le docteur Rivaud a reçu des invitations à des congrès de la part des laboratoires Novartis, laboratoires GSK et Chiesi.

Qu'est-ce que la bronchopneumopathie chronique obstructive (BPCO) et quels sont ses traitements ?

La bronchopneumopathie chronique obstructive (BPCO) est un important problème de santé publique. Elle représente la 3e cause de décès dans les pays émergents et la 5e dans les pays industrialisés.

Le principal facteur de risque de survenue d'une BPCO varie selon les régions du monde. Dans les pays industrialisés, il s'agit de la fumée de tabac. Dans les pays émergents, la BPCO est également favorisée par l'inhalation de toxiques provenant des fumées domestiques de cuisine ou de chauffage (bouse de vache séchée) dans des logements mal ventilés. Ceci explique qu'il s'agisse d'une maladie mondiale. Il existe également des facteurs de risque d'origine professionnelle dans d'importants secteurs d'activité : les mines, le bâtiment, la fonderie, la sidérurgie, l'industrie textile, l'agriculture.

Une des principales difficultés de la BPCO est l'affirmation du diagnostic. Sa définition n'est pas clinique mais repose sur l'existence d'une obstruction des voies aériennes. La mise en évidence de cette dernière nécessite la réalisation d'explorations fonctionnelles respiratoires au moyen d'une machine permettant de mesurer les débits et les volumes d'air. Ces derniers sont variables selon l'âge et la stature des individus. Des normes ont été proposées à partir de l'étude de plusieurs centaines de sujets sains dans diverses régions du monde.

La BPCO est caractérisée par un syndrome obstructif, c'est-à-dire une diminution du volume d'air maximal expiré par seconde, rapportée à la capacité vitale, rapport VEMS/CV, qui est souvent appelé en France « rapport de Tiffeneau ». Il s'y ajoute souvent une distension des voies aériennes. La distension pulmonaire place les muscles respiratoires dans une situation de travail mécanique avec un mauvais rendement. Le syndrome obstructif de la BPCO n'est pas réversible après la prise de bronchodilatateur d'action rapide, ce qui le distingue de l'asthme (tout au moins dans les formes récentes de cette maladie). Il faut noter que le syndrome obstructif n'est pas spécifique à la BPCO car il est également observé au cours de la maladie asthmatique et chez des sujets atteints de dilatation des bronches (telle que la mucoviscidose).

Les traitements de la BPCO sont stratifiés de manière croissante selon la gravité du syndrome obstructif fonctionnel respiratoire et selon les manifestations cliniques, car, outre l'essoufflement (la dyspnée), les patients peuvent avoir de la toux et une hypersécrétion bronchique. Enfin, un dernier élément à prendre en compte est l'existence d'aggravations aiguës dénommées exacerbations qui grèvent à la fois l'évolution de la fonction respiratoire et le pronostic vital.

• Dès le diagnostic de BPCO, le premier élément de la prise en charge du patient est de l'inciter à arrêter totalement de fumer, le cas échéant. L'arrêt du tabagisme permet après six mois de récupérer une vitesse « normale » de dégradation de la fonction respiratoire en rapport avec le vieillissement. L'arrêt du tabac est source d'une amélioration pronostique générale beaucoup plus rapide sur le plan cardio-vasculaire. L'arrêt du tabac est rapidement suivi d'une diminution de la fréquence des accidents vasculaires cérébraux et coronariens. Cela permet de souligner d'emblée que l'atteinte respiratoire n'est que la partie la plus visible de la BPCO, qui constitue une véritable maladie « systémique ». Les méthodes d'arrêt du tabagisme sont en passe d'être modifiées par l'usage de la cigarette électronique.
• La deuxième étape de la prise en charge est la prévention des complications infectieuses, qui sont une cause très fréquente d'exacerbation. La vaccination annuelle contre la grippe saisonnière est extrêmement importante. Il en est de même de la vaccination antipneumococcique. Cette dernière est à renouveler tous les 4 ans. Elle peut être effectuée le même jour que la vaccination antigrippale.
• La troisième étape de la prise en charge thérapeutique d'un patient atteint de BPCO est pharmacologique. Il s'agit principalement de bronchodilatateurs. Ces derniers sont de deux classes thérapeutiques : les bêta-2-mimétiques, salbutamol (VENTOLINE®), terbutaline (BRICANYL®) sont les plus anciens des bêta-2-mimétiques de courte durée d'action, salmétérol (SEREVENT®), formétérol (FORADIL®) sont les plus anciens des bêta-2-mimétiques de longue durée d'action. Certains médicaments peuvent être associés (COMBIVENT®, BRONCHODUAL®). L'autre classe est représentée par les anticholinergiques, soit de courte durée d'action, ipratropium (ATROVENT®), soit de longue durée d'action, tiotropium (SPIRIVA®).

Les bronchodilatateurs de courte durée d'action sont indiqués quel que soit le stade de la BPCO en cas de symptômes, les bronchodilatateurs de longue durée d'action étant indiqués dans les stades plus évolués fonctionnellement.

Chez les patients ayant une insuffisance respiratoire plus sévère et en cas d'exacerbations répétées ou d'hypersécrétion bronchique importante, une corticothérapie inhalée peut être proposée. Chez les patients atteints de BPCO, la corticothérapie inhalée étant un traitement de 2e ligne, les corticostéroïdes inhalés sont associés à des bronchodilatateurs de longue durée d'action. Les plus anciennes associations sont fluticasone + salmétérol (SERETIDE®) et budésonide + formetérol (SYMBICORT®). L'indication limitée de la corticothérapie inhalée au cours de la BPCO n'est souvent pas respectée avec une surprescription dans la plupart des pays européens. Ce point est important car ces prescriptions erronées témoignent de la difficulté à affirmer le diagnostic de BPCO en l'abscence d'épreuves fonctionnelles respiratoires, de la difficulté à distinguer l'asthme de la BPCO avec des symptômes pouvant parfois s'intriquer, et de la difficulté à distinguer l'insuffisance respiratoire chronique obstructive de certaines manifestations d'insuffisance cardiaque.

Administrés par voie inhalée, voie parfaitement logique dans une maladie respiratoire, ces médicaments ont néanmoins des effets secondaires. Les bêta-2-mimétiques peuvent être responsables d'une tachycardie (accélération de la fréquence cardiaque) et d'anomalies du rythme cardiaque. Ils peuvent être responsables d'un tremblement, principalement à dose élevée. Les anticholinergiques entraînent fréquemment une sécheresse buccale qui peut être contraignante chez un sujet âgé ; leur responsabilité dans l'aggravation des difficultés à uriner des hommes ayant une hypertrophie prostatique est discutée. Il est d'usage de vérifier l'absence de glaucome avant l'institution des anticholinergiques.

La corticothérapie inhalée augmente le risque d'épisodes infectieux respiratoires, sans que la mortalité ne soit accrue. La corticothérapie inhalée au long cours peut favoriser la survenue d'une cataracte et augmente la fragilité cutanée.

Ces traitements sont-ils réellement efficaces ?

Ces traitements sont efficaces sur la plupart des paramètres étudiés chez les patients ayant une BPCO : dégradation de la fonction respiratoire, fréquence des exacerbations et des hospitalisations. Il n'y a pas d'amélioration démontrée de la durée de vie. L'efficacité de ces traitements au long cours dans cette maladie chronique doit être appréciée avec l'ensemble des autres mesures (arrêt du tabagisme, vaccinations, augmentation de l'activité physique). Les difficultés de l'observance des traitements sont un problème essentiel, au cœur de l'éducation thérapeutique. Ces thérapeutiques inhalées ont comme inconvénient leur mode d'administration. Pour cette raison, les industriels ont développé divers types d'aérosols doseurs. Leur mise au point est complexe. Ils doivent être à la fois robustes, simples d'utilisation, sûrs. Le deuxième axe de développement industriel a été la taille des molécules, notamment pour la corticothérapie inhalée. Le troisième axe de développement a été la mise au point de molécules de longue durée d'action, nécessitant une seule inhalation par jour, tel l'indacatérol (OMBREZ BREEZHALER®).

Une classe de médicaments est-elle plus efficace ?

De très nombreuses études ont comparé les divers bronchodilatateurs, anticholinergiques et bêta-2-mimétiques de longue durée d'action. Plusieurs méta-analyses (rassemblant plusieurs études réalisées avec une méthodologie jugée satisfaisante) ont été effectuées par la Cochrane database (la « Cochrane collaboration », du nom d'un épidémiologiste écossais, a été fondée en 1993). C'est une organisation indépendante à but non lucratif dont le but est de rassembler, trier, critiquer et synthétiser les données portant sur l'efficacité des thérapeutiques). Schématiquement ces molécules sont actives mais il est difficile d'être formel quant à une efficacité supérieure de l'une par rapport aux autres au sein d'une même classe. Il n'y a pas de différence nette d'efficacité entre les deux classes, bêta-2-mimétiques de longue durée d'action et anticholinergiques de longue durée d'action. Leur association est logique lorsque les symptômes ne s'améliorent pas car ils agissent sur des sites différents : les anticholinergiques agissent par un blocage des récepteurs muscariniques et les bêta-2-mimétiques par un relâchement du tonus musculaire lisse bronchique par stimulation des récepteurs bêta-2-adrénergiques.

La responsabilité des exacerbations dans le déclin de la fonction respiratoire et d'une manière plus globale sur le pronostic vital a conduit à essayer d'individualiser des facteurs de risque permettant de distinguer parmi les malades les « exacerbateurs fréquents ». Cet indice de risque tient compte, outre de la fonction respiratoire, de la capacité de déambulation par un test de marche consistant à évaluer la distance parcourue en six minutes en terrain plat, ainsi que de l'état nutritionnel du patient. Dans les pays occidentaux, les exacerbations sont fréquemment en rapport avec des épisodes infectieux, souvent d'origine virale. Malgré leur étiologie virale, ces épisodes infectieux sont souvent cause de prescription d'antibiotiques. Il s'agit là du deuxième problème de prescription excessive. Il n'existe pas de sémiologie clinique ou biologique permettant d'affirmer la nature virale et non bactérienne d'une exacerbation (hormis le tableau très caricatural de la grippe saisonnière). Des techniques biologiques modernes permettent un diagnostic rapide. Cependant il s'agit de tests non standardisés dont l'étude à large échelle chez des sujets atteints de BPCO ne fait que commencer et dont le développement demandera plusieurs années.

Dispose-t-on d'autres traitements de la BPCO sur le plan respiratoire ?

Il faut d'abord insister sur l'absence d'indication de plusieurs classes thérapeutiques chez les patients atteints de BPCO : les mucolytiques, les antileucotriènes, les antitussifs.

Dans les formes très sévères de BPCO, nous disposons de trois types de thérapeutiques non médicamenteuses :

• *L'oxygénothérapie de longue durée.* Celle-ci est parfaitement codifiée, réservée aux patients ayant une pression partielle artérielle d'oxygène inférieure à 55 mmHg sur deux prélèvements effectués à une quinzaine de jours d'intervalle à l'état stable. L'oxygénothérapie de longue durée peut également être indiquée lorsque la pression artérielle en oxygène est entre 56 et 59 mmHg, s'il existe des signes cliniques de cœur pulmonaire chronique, une hypertension pulmonaire, une polyglobulie (c'est-à-dire un excès de globules rouges) avec un hématocrite supérieur à 55 %.

Il faut souligner que l'oxygénothérapie (hormis la transplantation pulmonaire) est la seule thérapeutique ayant clairement démontré un effet bénéfique sur la survie des patients graves atteints de BPCO. Elle doit être administrée au moins 15 heures par jour, à un débit permettant de conserver une saturation du sang en oxygène supérieure ou égale à 92 %. L'oxygénothérapie peut également s'accompagner d'une oxygénothérapie de déambulation soit par des petites bouteilles d'oxygène gazeux si le patient marche moins d'une heure par jour, soit avec de l'oxygène liquide s'il a une déambulation plus longue quotidiennement.

L'oxygénothérapie entraîne une contrainte psychologique, nécessite une bonne compréhension, l'arrêt de tout tabagisme du fait du risque d'accident mortel à type de brûlures. Des contrôles au domicile sont réalisés par le prestataire responsable de la fourniture de l'oxygénothérapie.

• *La réhabilitation respiratoire*, comportant une reprise progressive de l'activité physique pour lutter contre le déconditionnement musculaire et une aide psychologique, est le deuxième élément important de prise en charge non pharmacologique. Elle a démontré son efficacité en termes d'amélioration de la qualité de vie, de diminution de la dyspnée et de la tolérance à l'effort. Elle diminue également les exacerbations et les hospitalisations. Elle a donc un rôle très important dans la prise en charge médicale des sujets atteints de BPCO sévère et dans la réduction des dépenses induites par cette

maladie. Les contre-indications de la mise en œuvre d'une réhabilitation avec réentraînement physique sont principalement d'ordre cardio-vasculaire, justifiant un examen cardiologique précis préalable pour éliminer une valvulopathie ou une cardiopathie ischémique.
• *Des techniques chirurgicales* de réduction de volume pulmonaire. Celles-ci sont réservées aux patients extrêmement graves présentant un retentissement majeur de leur insuffisance respiratoire. Schématiquement il s'agit de permettre que les muscles respiratoires se situent dans de meilleures conditions de travail mécanique par la diminution du volume pulmonaire. En effet, l'hyperinflation rend le travail musculaire de médiocre qualité. Il en est de même des zones pulmonaires les moins altérées qui souffrent de l'hyperinflation des zones les plus distendues notamment par l'emphysème. Ces techniques se sont simplifiées au fil des années. Cependant il s'agit d'une chirurgie complexe uniquement fonctionnelle, n'améliorant pas la survie des patients et grevée d'une morbidité et d'une mortalité postopératoires non nulles. Des techniques dont le principe physiologique est le même sont en cours d'évaluation par voie endoscopique endobronchique.
• Enfin, pour les patients les plus graves, la *transplantation pulmonaire* offre une alternative thérapeutique, sous réserve de l'absence de pathologie grave associée.

Simultanément à cette prise en charge strictement pneumologique, une prise en charge des autres pathologies induites soit par le tabagisme soit par l'insuffisance respiratoire elle-même doit être effectuée notamment sur les plans nutritionnel, musculaire, cardiaque, rhumatologique et psychologique. Cela souligne l'importance de l'éducation thérapeutique dans le suivi multidisciplinaire des patients atteints de BPCO.

Quels sont les traitements de l'asthme de l'adulte ?

La prise en charge d'un sujet asthmatique s'effectue selon trois étapes : diagnostique, pronostique et thérapeutique.

1. La première étape diagnostique ne pose en général pas de problème. Il s'agit de sujets présentant des épisodes intermittents de dyspnée. C'est le caractère intermittent des symptômes qui oriente le diagnostic, s'opposant à ceux observés lors de la BPCO dont les symptômes sont beaucoup plus constants.
   Cependant il existe des formes de diagnostic plus difficiles. Certains sujets atteints de BPCO ont des manifestations paroxystiques intermittentes fréquentes, voisines d'un asthme. Chez les sujets âgés, l'asthme peut être difficile à distinguer de l'insuffisance cardiaque à forme dite diastolique, ce qui nécessite une étroite coopération avec les cardiologues.
   La distinction entre l'asthme allergique et l'asthme non allergique est classique mais discutée. Il existe en effet une sorte de continuum entre ces deux types d'asthme, sur les plans physiopathologique et thérapeutique. Les traitements médicamenteux sont similaires, hormis l'éviction de l'allergène lorsque celui-ci a été identifié. Il existe enfin des facteurs génétiques dans la survenue de la maladie asthmatique. Le risque d'être asthmatique est plus élevé lorsqu'on a des ascendants asthmatiques.
   L'asthme représente une maladie répandue sur l'ensemble de la planète. En France, la mortalité par asthme a franchement décru à partir de la seconde moitié des années 1980. Une étude française publiée au début des années 2000 avait montré que les hospitalisations pour exacerbation sévère d'asthme étaient reliées à une sous-utilisation de la corticothérapie. Depuis le milieu des années 2000, il semble que le taux annuel standardisé d'hospitalisation pour asthme se soit stabilisé.
2. L'évaluation du retentissement de l'asthme en fonction des symptômes à la fois diurnes et nocturnes, aboutissant à une classification en quatre niveaux de la gravité de l'asthme, guidera les

thérapeutiques. Les recommandations internationales permettent de standardiser la prise en charge de la maladie asthmatique. Simultanément, une recherche de facteurs aggravants de la maladie asthmatique sera effectuée. Il s'agit principalement de facteurs allergiques tant domestiques que professionnels. D'intérêt moins bien démontré chez l'adulte que chez l'enfant, l'éviction allergénique demeure cependant recommandée. En pratique, cela revient parfois à conseiller de se séparer d'un animal domestique. Il est recommandé de tester les pneumallergènes domestiques, notamment chez l'adulte jeune asthmatique. Cela est effectué par des tests cutanés, appelés *prick-tests*.

Il faut également interrompre tout tabagisme. Outre les raisons déjà développées dans le chapitre BPCO, les particules de la fumée du tabac ont chez l'asthmatique l'inconvénient d'entraver l'action de la corticothérapie inhalée par des modifications enzymatiques.

Un élément important à rechercher est l'existence d'un reflux gastro-œsophagien qui est souvent méconnu car peu symptomatique. Il s'agit d'un facteur aggravant de la maladie asthmatique.

3. Thérapeutiques pharmacologiques. Lorsque l'asthme est intermittent, c'est-à-dire quand le patient n'a pas de symptômes plus de deux jours par semaine et pas plus de deux nuits par mois, l'usage de *bêta-2-mimétiques de courte durée d'action* à la demande en fonction des symptômes (ou bien parfois de manière anticipée chez les patients ayant un asthme uniquement à l'effort) est recommandé. Les molécules les plus anciennes sont le salbutamol (VENTOLINE®) et la terbutaline (BRICANYL®). Plusieurs molécules voisines sont actuellement disponibles avec des dispositifs d'inhalation différents. Il n'y a pas à ce jour d'argument permettant de démontrer l'efficacité supérieure de l'une ou l'autre de ces molécules. La tolérance de ces médicaments est en général satisfaisante. Il faut rappeler que l'usage des bronchodilatateurs bêta-2-mimétiques n'est pas contre-indiqué chez les patients traités par des bêtabloquants.

Dès le stade suivant de sévérité de l'asthme, la pierre angulaire du traitement de l'asthmatique est la corticothérapie inhalée. L'inflammation bronchique dans l'asthme a en effet un rôle majeur : il s'ensuit une hypersécrétion bronchique. À cette inflammation s'associe une contraction des muscles lisses, dont l'hypertrophie vient majorer l'obstruction des voies aériennes. Les corticoïdes inhalés les plus anciennement utilisés sont le budésonide (PULMICORT®) et la fluticasone (FLIXOTIDE®). Leur administration s'effectue par des aérosols doseurs similaires à ceux des produits utilisés pour le traitement de la BPCO. Le principal effet secondaire est local, avec une gêne pharyngée, une raucité de la voix, une candidose buccale. Cela nécessite un rinçage de la bouche après chaque inhalation. La dysphonie et la raucité étant dues à un œdème laryngé, celui-ci peut être parfois amélioré par l'utilisation d'une chambre d'inhalation. Les industriels ont développé des molécules de plus petite taille, se déposant sur des voies aériennes plus distales. Il n'y a cependant pas d'étude montrant clairement une supériorité évidente des nouvelles molécules comparées aux molécules plus anciennes. Lorsque l'état respiratoire n'est pas suffisamment contrôlé par la corticothérapie inhalée seule, le doublement des doses de corticoïdes inhalés n'est pas recommandé, il faut alors adjoindre une deuxième classe thérapeutique.
La deuxième classe pharmacologique à utiliser est celle des bêta-2-mimétiques de longue durée d'action. Ils ne doivent pas être utilisés isolément, leur usage sans corticothérapie préalable ayant été associé à un surrisque de mortalité. En revanche, combiné aux corticoïdes inhalés, ils permettent une amélioration de la fonction respiratoire et une diminution du risque des exacerbations. Les associations les plus anciennes sont les mêmes que celles utilisées lors des stades sévères de la BPCO, à savoir fluticasone + salmétérol (SERETIDE®) et budésonide + formetérol (SYMBICORT®).
Le troisième palier thérapeutique est représenté par les antileucotriènes. En France, un seul est commercialisé (montelukast,

SINGULAIR®). À l'inverse de la corticothérapie ou des bêta-2-mimétiques administrés par voie inhalée, ce médicament s'administre par voie orale en une prise quotidienne. Le principal effet secondaire est la survenue d'hépatite nécessitant la surveillance de la biologie hépatique. Il a également été noté des troubles psychiatriques, notamment chez les sujets jeunes.

Quelles sont les nouveautés thérapeutiques ?

Un anticorps monoclonal anti-IgE, omalizumab (XOLAIR®) est le premier traitement immunomodulateur utilisé pour traiter la maladie asthmatique. L'efficacité n'est pas restreinte à un groupe particulier d'allergènes. Il s'administre par voie sous-cutanée toutes les deux à quatre semaines, selon le poids du patient et le taux sérique des immunoglobulines E (IgE). Son administration peut s'accompagner de réactions systémiques d'intolérance dans les deux heures après son injection, principalement lors de la première injection. Celle-ci nécessite donc une surveillance hospitalière. Il permet de diminuer la fréquence des exacerbations et de la corticothérapie inhalée, tout en maintenant la fonction respiratoire. Son principal inconvénient est son prix élevé. C'est ce qui explique qu'il soit considéré en France comme un « médicament d'exception » afin de vérifier que ses prescriptions respectent les indications.

D'autres thérapeutiques sont en cours d'évaluation :

- La thermoplastie bronchique : il s'agit de détruire les fibres musculaires lisses hypertrophiées responsables de la bronchoconstriction. Ces traitements s'effectuent par voie endobronchique.
- D'autres immunomodulateurs sont en cours d'évaluation, principalement des anticorps monoclonaux (anti-interleukine-5, anti-interleukine-13) (les interleukines sont des protéines naturelles produites par le système immunitaire qui servent de médiateurs entre les différentes cellules qui composent ce système).

Quelle place donnez-vous à l'éducation thérapeutique du patient ?

La prise en charge thérapeutique d'un patient asthmatique nécessite que ce dernier ait une parfaite compréhension de sa maladie et de la gravité des exacerbations pouvant parfois être mortelles. Il faut vérifier la bonne manipulation des aérosols doseurs, la compréhension de la mesure du débit des voies aériennes par un appareil simple, utilisable au domicile du sujet, le débitmètre de pointe, dont il faudra préalablement vérifier la manipulation. Le patient doit bien prendre en compte les éventuels facteurs de risque et la conduite à tenir en cas de crise. Le patient doit savoir que la prévention des maladies infectieuses tient un rôle très important dans la prise en charge de l'asthmatique. Il faut tordre le cou à la croyance selon laquelle la vaccination antigrippale déclenche des crises d'asthme. La seule contre-indication à cette vaccination est une allergie reconnue aux œufs. L'asthmatique doit être convaincu de l'intérêt d'être vacciné contre la grippe, car être asthmatique est un facteur de risque de forme grave de grippe, surtout si le patient est obèse.

Cette démarche s'intègre dans une stratégie d'éducation thérapeutique, extrêmement importante dans la prise en charge du patient asthmatique. Des « écoles de l'asthme » permettent au patient de réaliser l'importance qu'il y a à avoir une bonne observance au traitement.

Comment s'explique l'accroissement de la fréquence de l'asthme ?

Il y a plusieurs explications : tout d'abord un meilleur diagnostic et une meilleure prise en charge par la communauté médicale. Ensuite l'usage des antibiotiques : la prescription d'antibiotiques dans la petite enfance, notamment pour le traitement des gastroentérites, pourrait être responsable d'une fréquence accrue d'asthme.

C'est un élément très important qui souligne le lien entre inflammation digestive et inflammation broncho-pulmonaire.

Enfin, il y a la pollution, principalement la pollution industrielle et notamment celle induite par les particules diesel émises par les moteurs des automobiles. Ces particules induisent des réactions inflammatoires. Ceci explique la fréquence avec laquelle, dans la région parisienne, les chauffeurs de taxi ou les jeunes livreurs en scooter très exposés aux émissions des gaz d'échappement viennent consulter pour asthme.

Messages essentiels

1. BPCO et asthme partagent des éléments communs de prise en charge :
– l'arrêt du tabac ;
– la vaccination contre les agents infectieux respiratoires communautaires, notamment la grippe saisonnière et le pneumocoque.
La nécessité d'une prise en charge au long cours avec des structures d'éducation thérapeutique.
2. En revanche, BPCO et asthme diffèrent dans les classes pharmacologiques nécessaires :
– pour l'asthme, la pierre angulaire est les bêta-2-mimétiques de courte durée d'action à la demande chez les patients ayant peu de symptômes (asthme intermittent) et la corticothérapie inhalée chez les autres patients ;
– chez les patients atteints de BPCO, il y a un excès de prescriptions de corticoïdes inhalés. Il est préférable d'utiliser des bronchodilatateurs, anticholinergiques ou bêta-2-mimétiques.

RÉFÉRENCES BIBLIOGRAPHIQUES

BPCO

Dautzenberg B., Adler M., Garelik D. *et al.*, « Adaptations de la prise en charge de l'arrêt du tabac avec l'arrivée de la cigarette électronique ? Avis d'experts de l'Office français de prévention du tabagisme (OFT) 2014 », *Rev. Mal. Respir.*, 2014, 31:641-645.

Sutherland E. R., Cherniack R. M., « Management of chronic obstructive pulmonary disease », *N. Engl. J. Med.*, 2004, 350:2689-2697.

Salpeter S. R., Buckley N. S., Ormiston T. M. *et al.*, « Meta-analysis : Effect of long-acting β-agonists on severe asthma exacerbations and asthma-related deaths », *Ann. Intern. Med.*, 2006, 144:904-912.

Chong J., Karner C., Poole P., « Tiotropium versus long-acting beta-agonists for stable chronic obstructive pulmonary disease », *Cochrane Database Syst. Rev.*, 2012, DOI:10.1002/14651858.
Karner C., Cates C. J., « Long-acting beta(2)-agonist in addition to tiotropium versus either tiotropium or long-acting beta(2)-agonist alone for chronic obstructive pulmonary disease », *Cochrane Database Syst. Rev.*, 2014, doi:10.1002/14651858.
Nannini L. J., Lasserson T. J., Poole P., « Combined cortisteroid and long-acting beta(2)-agonist in one inhaler versus long-acting beta(2)-agnonists for chronic obstructive pulmonary disease », *Cochrane Database Syst. Rev.*, 2012, doi:10.1002/14651858.
Price D., Yawn B., Brusselle G. *et al.*, « Risk to benefit ratio of inhaled corticosteroids in patients with COPD », *Prim. Care Respir. J.*, 2013, 22:92-100.
Perez T., Garcia G., Roche N. *et al.*, Société de pneumologie de langue française, « Recommandation pour la pratique clinique. Prise en charge de la BPCO », mise à jour 2012, thème mis à jour : « Exploration fonctionnelle respiratoire » (texte court), *Rev. Mal. Respir.*, 2014, 31:85-90.
Jack A., « Both medical systems and patients cry out for care », *Financial Times*, 17 octobre 2014.
Price D., West D., Brusselle G *et al.*, « Management of COPD in the UK primary-care setting : An analysis of real-life prescribing patterns », *Int. J. Chron. Obstruct. Pulmon. Dis.*, 2014, 9:88-905.
Recommandations de la Société de pneumologie de langue française sur la prise en charge de la BPCO (mise à jour 2009), *Rev. Mal. Respir.*, 2010, 27 : supplément 1.

Asthme

Cates C. J., Wieland L. S., Oleszczuk M. *et al.*, « Safety of regular formoterol or salmeterol in adults with asthma : An overview of cochrane reviews », *Cochrane Database Syst. Rev.*, 2014, DOI:10.1002/14651858.
Nakawag M. O., Hawkins C., Bardandi F., « Asthma, chronic obstructive pulmonary disease (COPD), and the overlap syndrome », *J. Am. Board Fam. Med.*, 2013, 26:470-477.
Shepherd J., Rogers G., Anderson R. *et al.*, « Systematic review and economic analysis of the comparative effectiveness of different inhaled corticosteroids and their usage with long-acting beta(2)-agonists for the treatment of chronic asthma in adults and children aged 12 years and over », *Health Technology Assessment*, 2008, 12, n° 19.
Fanta C. H., « Asthma », *N. Engl. J. Med.*, 2009, 360:1002-1014.
Robitaille C., Boulet L. P., « L'asthme de la personne âgée », *Rev. Mal. Respir.*, 2014, 31:478-487.
Recommandations de la Société de pneumologie de langue française sur « asthme et allergie », *Rev. Mal. Respir.*, 2007, 24 : supplément 8.

Les anticancéreux
Cher, très cher cancer

Pr. Éric Pujade-Lauraine,
oncologue médical, responsable de l'unité Cancers de la femme et recherche clinique de l'Hôtel-Dieu, Paris,
président de la structure internationale de recherche GCIG (Gynecologic Cancer InterGroup)

Liens d'intérêts
Rémunérations ponctuelles en rapport avec des travaux (essais cliniques, comités scientifiques, rapports d'expertise, conférences, actions de formation, rédaction de brochures...) avec des entreprises liées aux médicaments anticancéreux (AstraZeneca, Roche, Pharmamar, GSK, Boehringer Ingelheim, Merck, Galileo, Array Pharma, Clovis, Oxygene).

Avons-nous de plus en plus de risque de mourir de cancer ?

C'est faux.

Quels sont les faits ? Contrairement à l'opinion commune, le risque de décéder par cancer n'a cessé de diminuer depuis les années 1980. Actuellement, un homme a 38 % moins de risque de mourir de cancer qu'en 1980, et une femme en a 20 % de moins. Cette donnée est absolument en contradiction avec le sentiment général. Pourquoi ? On a l'impression d'être cerné par le cancer, et il est vrai que le nombre de personnes atteintes d'un cancer chaque année en France a doublé entre les années 1980 et 2005.

Mais cette augmentation de fréquence a été due pour un tiers au vieillissement global de la population, un tiers à l'accroissement de la population et finalement seulement pour un tiers à une augmentation du risque de développer un cancer. Et cette augmentation du risque de diagnostic de cancer a eu deux principaux facteurs : la progression du dépistage et l'impact du tabac. Augmenter le dépistage permet bien sûr de trouver plus de cancers, notamment du sein et de la prostate. D'autre part, l'augmentation du nombre de fumeurs entraîne en parallèle plus de risques de cancer, avec en tête le cancer du poumon.

Ce qui est nouveau depuis 2005, c'est que ce risque individuel d'être atteint d'un cancer diminue de façon plus importante chez l'homme que chez la femme car, précisément, les femmes se sont mises à fumer : le cancer du poumon augmente de 5 % par an chez les femmes et la mortalité de 4 %. C'est aujourd'hui en France la deuxième cause de mortalité par cancer de la femme.

Si le cancer est devenu la première cause de mortalité en France, c'est en raison de la diminution spectaculaire de la mortalité cardiovasculaire ; c'est là ce qui a conduit le cancer en première place et non une explosion de la mortalité par cancer.

Au total, le nombre de personnes qui meurent de cancer augmente encore très modérément en France, mais cette augmentation est liée au vieillissement global de la population et à son accroissement continu. En revanche, pour chaque Français, le risque d'être atteint d'un cancer diminue depuis 2005, sous l'effet des politiques de prévention tandis que le risque d'en mourir a fortement chuté, grâce au dépistage et aux progrès thérapeutiques.

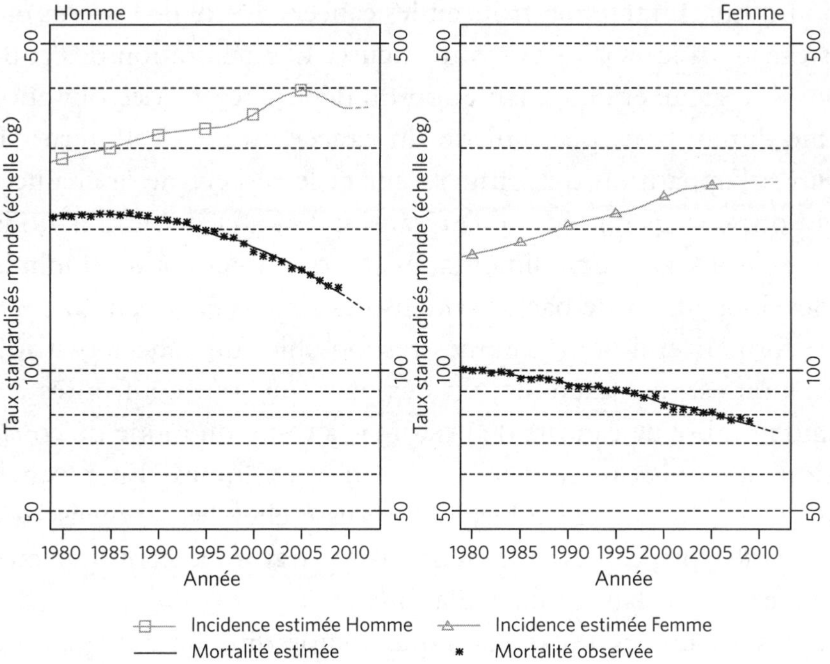

Estimation nationale de l'incidence et de la mortalité par cancer en France entre 1980 et 2012. Partie 1 – Tumeurs solides

Florence Binder-Foucard et al., *juillet 2013.*

Figure 1. L'incidence de cancer (courbe supérieure) a doublé chez l'homme et chez la femme entre 1980 et 2005, et depuis se stabilise chez la femme et diminue chez l'homme. Depuis les années 1980 la mortalité par cancer (courbe inférieure) diminue régulièrement chez la femme, d'abord plus lentement chez l'homme, mais plus rapidement depuis les années 1990.

La prévention ne sert pas à grand-chose

C'est faux.

Le risque de cancer est nettement moindre chez les non-fumeurs ayant une activité physique adaptée et une alimentation saine. La prévention est donc utile.

Une des meilleures preuves que le cancer peut être en partie prévenu est que ses causes varient dans le temps et en fonction des conditions socio-économiques et culturelles.

Après la Seconde Guerre mondiale, la France avait le même profil de cancers que celui des pays en voie de développement aujourd'hui. En tête, on trouvait les cancers du col de l'utérus et de l'estomac, cancers d'origine infectieuse. L'amélioration des conditions d'hygiène et l'augmentation du dépistage précoce ont abouti à une diminution spectaculaire du cancer du col de l'utérus. Par ailleurs, l'apparition du réfrigérateur et le respect de la chaîne du froid ont permis de réduire la quantité de sel et de nitrites utilisés comme conservateurs alimentaires, ce qui a permis de minimiser le développement de bactéries dans l'estomac (*Helicobacter pylori*) et la formation de nitrosamines responsables du cancer gastrique. Le Japon est, par exemple, un des pays qui sont confrontés à un grand nombre de cancers de l'estomac à cause du mode de conservation des poissons, hypersalés et souvent fumés. En revanche, l'incidence du cancer de l'estomac baisse chez les Japonais vivant aux États-Unis, car ils modifient alors progressivement leur mode d'alimentation dans le pays d'accueil.

Après les années 1950, alors que la mortalité des cancers du col de l'utérus et de l'estomac n'a cessé de diminuer et qu'elle a été divisée par 5 à 10, d'autres ont explosé jusqu'en 1980, comme les cancers liés à l'alcool et au tabac, dont la consommation a été soutenue après la Seconde Guerre mondiale par des lobbies industriels puissants : ce sont les cancers ORL, de l'œsophage, les cancers du poumon ou de la vessie. En 1980, les deux principales raisons de décéder d'un cancer pour un homme sont le cancer du poumon et le cancer ORL, loin devant les autres causes de mortalité par cancer.

La diminution de la consommation d'alcool en France, puis plus tardivement de la cigarette, entraîne, à partir des années 1980, un reflux massif des cancers ORL et de l'œsophage, puis, de façon plus modérée et plus tardive, des cancers de la vessie et chez l'homme du poumon. Aujourd'hui, alors qu'il existe une diminution généralisée d'incidence des cancers, quels sont ceux dont on constate l'émergence ? Les cancers de la prostate et du sein sont actuellement les plus fréquents pour chacun des deux sexes, mais leur augmentation d'incidence a été en grande partie due à un dépistage accru, qui a par ailleurs contribué à la diminution de leur mortalité. Certains cancers dont la fréquence est en augmentation sont liés à l'environnement, comme le cancer de la plèvre dû à l'amiante. Mais les cancers les plus menaçants sont encore liés à notre mode de vie : cancer de la peau de type mélanome lors d'expositions solaires exagérées, cancers du rein, du pancréas, de la thyroïde favorisés par l'épidémie actuelle d'obésité et de diabète et l'inactivité physique, en plus du tabac. Là encore, l'industrie agroalimentaire a une responsabilité avec la production de produits trop gras, trop salés, trop sucrés, combinés à des conservateurs dont le rôle carcinogène reste incertain.

On peut donc dire qu'il est possible de prévenir beaucoup de cancers qui sont liés à notre style de vie. Mais ce dernier reste influencé par des industries dont le marketing intensif (tabac, industrie agroalimentaire, etc.) doit être combattu par les gouvernements et les citoyens.

Pourquoi les chimiothérapies ont-elles tant d'effets indésirables ?

Les traitements anticancéreux présentent des effets indésirables pénibles, car la cellule cancéreuse n'étant pas un élément étranger de notre corps, il est donc très difficile de l'attaquer sans attaquer des cellules normales. En effet, le cancer provient d'une cellule normale dans un organe qui, à un moment donné, a perdu le contrôle de certains mécanismes habituels qui régulaient sa multiplication et ses déplacements.

L'histoire de la découverte des médicaments anticancéreux est celle des efforts faits pour cibler de mieux en mieux les cellules cancéreuses dans le but d'épargner les cellules saines.

Au départ, la découverte d'anticancéreux a été le fruit du hasard. Les dérivés du platine, médicaments majeurs de chimiothérapie, en sont un exemple : un chercheur qui avait utilisé un champ électrique avec une sonde de platine dans une solution contenant des cellules qui se divisaient activement a constaté à sa surprise que les cellules ne se divisaient plus autour de la sonde. Cette découverte accidentelle a conduit à celle du cisplatine qui a sauvé des milliers de vies.

À partir des années 1970, le développement de molécules s'est fait de façon beaucoup plus rationnelle. Ont été ciblés systématiquement des composés issus de la nature à la recherche de leurs propriétés anticancéreuses. Mais le choix entre toutes ces molécules naturelles a été réalisé en utilisant toujours le même outil (des cellules cancéreuses en culture qui se divisaient particulièrement rapidement). On a donc sélectionné des médicaments ayant le même mécanisme, c'est-à-dire celui d'empêcher la division rapide des cellules malignes. La chimiothérapie anticancéreuse classique s'attaque donc aux cellules qui se divisent le plus rapidement, soit les cellules cancéreuses, mais également certaines cellules saines se divisant elles aussi rapidement, comme les globules blancs, les cheveux, les cellules du tube digestif, ce qui peut provoquer des inflammations/infections de la bouche ainsi que des diarrhées, une perte de cheveux ou un manque de globules blancs.

Depuis une dizaine d'années, on est entré dans un autre paradigme avec la pharmacologie moléculaire : on a désormais les moyens de détecter les milliers de gènes et de molécules à l'intérieur des cellules, ce qui permet de discerner ceux qui jouent un rôle dans la cancérisation des différentes tumeurs. Cette connaissance de la biologie de la cellule tumorale a offert toute une série de cibles sur lesquelles on peut diriger des médicaments anticancéreux. Les possibilités thérapeutiques apparaissent aujourd'hui infinies. Il est ainsi possible de cibler la surface de la cellule tumorale avec un anticorps monoclonal, qui agit comme une flèche, auquel on peut adjoindre un produit de chimiothérapie. On peut aussi utiliser des petites molécules dont la structure s'adapte spécifiquement à la cible pour l'inhiber. Aujourd'hui plus de la moitié des nouveaux anticancéreux sont des thérapies dites « ciblées ».

Pour certains cancers, la chimiothérapie « standard » disparaît au profit de la thérapie ciblée. Par exemple, dans certaines formes de cancer du poumon qui présentent une mutation de certains gènes particuliers, il est préférable de prévoir une thérapie ciblée plutôt qu'une chimiothérapie conventionnelle.

Mais ces thérapies ciblées ont aussi leur propre toxicité. La cellule cancéreuse dans sa constitution se trouve si proche des cellules normales qu'il reste rare que la cible ne soit pas aussi présente dans certains tissus normaux.

Cette explosion de nouveaux traitements va-t-elle permettre de gagner la bataille contre le cancer ? Avec la prévention et le dépistage, les nouveaux traitements contribuent clairement à la diminution progressive de risque individuel de mortalité par cancer.

Mais se débarrasser complètement du cancer lorsqu'il est à un stade avancé reste encore parfois difficile. Dans ce cas, on peut souvent le contrôler avec des médicaments pendant des années et le cancer devient alors une sorte de maladie chronique. Les thérapies ciblées permettent d'administrer plus facilement ces traitements au long cours, car elles se font le plus souvent par voie orale, en comprimés, contrairement à la chimiothérapie conventionnelle qui est le plus souvent administrée par voie intraveineuse.

Mais il reste un point délicat concernant la durée d'administration de ces thérapies ciblées qui sont prises sur une plus longue période, grâce au meilleur contrôle du cancer qu'elles apportent, mais cela coûte d'autant plus cher. On assiste à un antagonisme entre l'intérêt des patients, qui justifie le recours aux médicaments les plus efficaces, et des considérations économiques qui se posent avec acuité dans tous les pays, y compris ceux où l'économie est développée.

Pourquoi les traitements sont-ils si chers avec des résultats parfois si médiocres ?

Il est un mythe qui consiste à penser qu'il suffit de trouver le bon médicament pour « tuer » le cancer, comme si les anticancéreux étaient des antibiotiques luttant contre des éléments étrangers venus de l'extérieur. Si tel était le cas, on pourrait s'attendre à l'arrivée du remède miracle. En cancérologie, les grandes avancées brutales sont rares, ce sont plutôt de nombreux petits pas qui permettent d'améliorer progressivement les résultats. Par exemple, en 1970 l'espérance de vie médiane des patientes atteintes de cancer de l'ovaire au stade avancé était de 7 à 12 mois et toutes les femmes en mouraient. Aujourd'hui, grâce aux nouveaux médicaments et à une meilleure prise en charge, la durée moyenne de survie se situe entre 3 et 5 ans et 25 % des patientes ne rechutent pas à 5 ans. On avance donc progressivement, mais chaque pas a un coût.

Mais cela n'explique pas pourquoi les petits pas d'aujourd'hui coûtent beaucoup plus cher que ceux d'hier. Les industriels prétendent que le coût de développement d'un nouvel anticancéreux est estimé à 1 milliard d'euros, ce qui est beaucoup plus cher qu'avant. On peut avancer plusieurs raisons pour l'expliquer. Certains arguent du fait que les profits de l'industrie sont exponentiels. Il fut un temps où l'industrie pharmaceutique dans son ensemble avait effectivement une croissance stable, et à deux chiffres, de ses bénéfices. Ce n'est plus le cas. Sous l'effet des génériques et des politiques de santé de plus en plus restrictives, les marges bénéficiaires des firmes pharmaceutiques sont devenues très variables d'une année à l'autre, en fonction notamment de la date de fin des brevets de leurs médicaments phares. Ce n'est donc pas l'augmentation des bénéfices de l'industrie qui explique à elle seule celle vertigineuse des prix des médicaments. En revanche, il a existé une évidente augmentation des coûts de marketing au cours des dernières années, favorisée par le raccourcissement de la période de commercialisation, laquelle est estimée de 7 à 10 ans en moyenne avant l'arrivée du générique. La réduction de ces coûts de marketing est l'un des objectifs des autorités de santé. Une des principales voies d'action passe par la limitation des liens financiers qui peuvent lier les médecins avec les industries pharmaceutiques.

Un facteur important d'inflation est l'augmentation des exigences imposées par les autorités de santé pour que les médicaments soient enregistrés. Et ces contraintes croissantes s'appliquent tant au niveau des études qui précèdent la première utilisation chez l'homme qu'au niveau de celles menées chez les patients. Les études chez les patients ont vu leur prix exploser sous les demandes par les autorités d'examens radiologiques répétés, de revues des scanners par des personnes indépendantes, de prises de sang successives et de multiples contrôles au niveau des centres qui participent à ces études, atteignant fréquemment 15 à 20 visites de contrôle par patient. Les coûts de recherche se sont donc envolés et le prix de cette recherche clinique se retrouve dans le prix des médicaments. Face à ces surcoûts vertigineux, les autorités commencent à faire marche arrière. Ainsi la FDA (Food and Drug Administration, agence américaine du médicament) a émis en 2013 un avis favorisant une modulation des contrôles en fonction de la tolérance des médicaments et de la qualité des médecins participant aux recherches, et non plus des contrôles systématiques et rapprochés. Une autre raison de l'augmentation des coûts des anticancéreux est liée au fait que les médicaments modernes s'adressent à des populations de plus en plus restreintes. Un meilleur ciblage signifie un nombre de patients plus petit qui bénéficie de la thérapie ciblée. Par exemple, le médicament ciblé phare du cancer du sein s'adresse à 15 % des patientes, ceux du cancer du poumon à moins de 5 %. Les prix de développement étant voisins pour chaque anticancéreux, plus la cible est étroite et plus le prix du médicament devient important.

Mais obtenir l'autorisation de mise sur le marché (AMM) au niveau européen par l'Agence européenne de médecine (EMA) ou aux États-Unis par la FDA ne signifie pas que le médicament pourra être utilisé. Pour cela, il faut que les systèmes de santé ou d'assurance dans chaque pays remboursent le prix du médicament, sinon seuls quelques privilégiés pourraient se l'offrir.

Le risque est qu'à terme les avis de ces agences par pays ne soient plus motivés que par des considérations économiques et non plus par l'amélioration de la santé de la population. La situation du Canada est dans ce domaine caricaturale. Ainsi, sur les 21 derniers médicaments anticancéreux autorisés dans ce pays, 7, soit un tiers, ne sont pas remboursés pour des raisons économiques.

En France, les anticancéreux doivent passer par deux étapes après avoir obtenu l'AMM européenne. La première étape est la fixation du prix du médicament, et on assiste à des allongements des procédures de fixation du prix. Par exemple, un médicament qui augmente la durée de vie médiane des patients atteints de cancer de la prostate a mis 18 mois à obtenir son prix de remboursement. La deuxième étape est l'inclusion du médicament dans la liste dite « en sus », liste des médicaments qui n'entrent pas directement dans le budget des établissements hospitaliers, ces derniers pouvant obtenir un remboursement de ces médicaments par les caisses d'assurance-maladie en plus du remboursement des séjours des patients. Cette étape est également cruciale.

Le progrès explosif des médicaments anticancéreux pose ainsi un difficile problème économique. L'évaluation économique du bénéfice des médicaments est elle-même difficile. On ne peut ignorer que le médicament signifie aussi des emplois, dans l'industrie, dans la recherche et la distribution du médicament. Par ailleurs, même en dehors de toute considération d'humanité et de progrès scientifique, les vies sauvées ont également un poids économique positif. Selon l'économiste Claude Le Pen (université de Paris-Dauphine), si l'on n'avait fait aucun progrès depuis 1995, 650 000 personnes supplémentaires seraient décédées d'un cancer. Cela représente 2,9 millions d'années de vie sauvées, pour une dépense globale de 14 000 euros par année de vie, ce qui peut être considéré comme tout à fait acceptable. Enfin, les médicaments du cancer représentent actuellement moins de 1 % des dépenses de santé en France.

Quels sont les médicaments récents qui apportent peu de progrès et qui coûtent très cher ?

La question n'est pas adéquate car le rapport bénéfice/risque de chaque médicament fait l'objet d'une évaluation sophistiquée par les agences du médicament tant au niveau européen (EMA) qu'au niveau français. Quand un médicament obtient l'AMM, on ne se pose plus la question de savoir s'il est bon ou pas. S'il a passé les nombreux obstacles du dossier d'AMM, c'est qu'il est censé apporter un progrès.

Il faut savoir que l'évaluation de l'apport de chaque médicament anticancéreux fait l'objet d'évaluations de plus en plus fines. Les facteurs classiques pour déterminer le bénéfice d'un anticancéreux sont sa capacité à reculer les dates de rechute, à faire diminuer la taille des tumeurs ou à augmenter la durée de vie des patients, par rapport à ses toxicités, pour finalement évaluer quel prix les patients ont à payer en toxicité afin d'obtenir le bénéfice en efficacité. La complexité de cette évaluation est telle que l'on demande de plus en plus aux patients d'évaluer leur qualité de vie sous les nouveaux traitements et d'exprimer eux-mêmes quel est le bénéfice minimum qu'ils attendent de ceux-ci compte tenu de leur toxicité.

Y a-t-il un niveau de prix qui confine à l'immoralité ?

Il est évident que la commercialisation de l'imatinib (GLIVEC®) a sensiblement amélioré la situation des malades atteints de leucémie myéloïde chronique. Pour autant, au bout d'un an, le malade n'est pas guéri et la dépense de 30 000 euros sera reproduite chaque année. Mais si on prescrit à la place le nilotinib (TASIGNA®), la dépense avoisinera 50 000 euros par an, soit une augmentation de 66 % pour une amélioration de la performance cytogénétique mais sans modification significative de la durée de survie à deux ans.

Des prix « fixés pour toujours » ne sont plus la bonne réponse. Il faut certes amortir l'investissement intellectuel de la recherche, rémunérer les découvertes et les innovations thérapeutiques, mais il est tout autant nécessaire de placer le médicament et son prix à leur vraie place : le médicament est d'abord un outil de restauration ou de préservation de la santé, avant d'être un objet de profit – profit potentiellement destructeur de l'équilibre des comptes sociaux. Il convient donc de déterminer « ce que pourrait être un bénéfice raisonnable et moralement acceptable pour la firme ». Ainsi, pour reprendre l'exemple de l'imatinib (GLIVEC®), on estime que la firme aurait équilibré l'ensemble de ses dépenses de recherche et développement en une année de ventes aux seuls États-Unis (près de 2 milliards de dollars en 2013). Toutes les autres années de ventes constituent de fait une rente extraordinairement démesurée quand on connaît les difficultés économiques que les États, développés ou non, connaissent.

Le « toujours plus cher » n'est donc plus acceptable. Surtout quand les progrès ne sont pas à la hauteur. Les autorités britanniques ne s'y trompent pas. Elles estiment que le dérapage des dépenses de médicaments anticancéreux s'est installé au détriment de la prise en charge d'autres patients, moins représentés, moins défendus, moins soutenus par l'industrie pharmaceutique (souvent par le biais des associations de patients) ! Un peu plus d'éthique dans l'approche des coûts ne serait pas un luxe inutile.

Pr François Chast

Que pensez-vous de la situation en Grande-Bretagne, où certains nouveaux anticancéreux ne sont pas remboursés quand ils sont chers et quand ils n'augmentent l'espérance de vie que de quelques mois ?

Le système anglais est basé sur une forte limitation de la disponibilité en traitement pour les patients atteints de cancer par l'intermédiaire d'un guide très restrictif (appelé NICE) qui est basé sur une évaluation essentiellement économique. Malgré un adoucissement de ce système par la création d'un fonds spécial pour les médicaments anticancéreux, le système anglais, porté au pinacle par certains économistes, aboutit à des résultats dans le traitement du cancer à la hauteur des restrictions qu'il impose.

Si on prend l'exemple du cancer du côlon, les patients anglais ont une survie globale à 1 an de 4 à 15 % inférieure à la plupart des autres pays occidentaux. À chaque stade de la maladie, à 1 an et à 3 ans, la Grande-Bretagne possède des chiffres de survie inférieurs aux autres pays industrialisés. Cette situation navrante ne conduit pas vers une amélioration. Ces dernières années la baisse de mortalité est de 1 % chez les Anglais et 4 % chez les Anglaises, alors qu'elle est de 8 % en Allemagne pour les deux sexes. Cet exemple peut être étendu à la plupart des cancers.

Les études sur les nouveaux anticancéreux sont-elles fiables ?

La plupart des anticancéreux obtiennent leur AMM sur la base de larges études randomisées, dites de phase III, où les patients sont tirés au sort entre le traitement expérimental et le traitement standard avec des critères d'évaluation standardisés. Peu de surprises du point de vue de la fiabilité des résultats. Néanmoins, il est demandé de plus en plus par les autorités d'observer les résultats des nouveaux médicaments lorsqu'ils sont utilisés dans la pratique quotidienne.

Les incertitudes sont plus grandes pour les quelques molécules qui bénéficient d'une AMM conditionnelle accélérée, généralement sur la base d'études comportant un nombre restreint de patients, surtout si elles sont le fait de jeunes pousses (start-up) de biotechnologie, moins fiables que les grandes industries pharmaceutiques.

Pourquoi a-t-on l'impression que les cancérologues n'arrêtent jamais, même quand il n'y a plus grand-chose à espérer (20 % des malades qui meurent de leur cancer ont eu une chimio dans les 15 jours qui précèdent leur mort) ?

Certes, il y a 20 ans, les médecins étaient assez jusqu'au-boutistes. Mais les progrès des soins palliatifs ont fait évoluer les façons de penser et d'agir. Le corps médical prend plus en compte la période dite de fin de vie, de manière moins agressive, en demandant, entre autres, au malade quel est son choix. Pour abandonner tout traitement, il faut considérer que le bénéfice attendu est très faible par rapport au risque que l'on fait subir au malade. Malheureusement, on n'a pas encore trouvé de critère qui permette de savoir si les traitements vont pouvoir encore fonctionner ou non. Ainsi, dans les cancers de l'ovaire, on a pu montrer que, même en cas d'échec à deux types de chimiothérapies successives, il persiste une possibilité non négligeable de répondre à une troisième. Mais, en réalité, ce ne sont pas tant les médecins qui poussent à continuer la chimiothérapie que les patients qui, tant qu'ils sentent encore de l'énergie en eux, souhaitent ne pas abandonner et tenter les dernières chances possibles.

Pourquoi toutes ces multithérapies, qui s'ajoutent les unes aux autres, sont parfois si « violentes » ?

Les progrès des traitements anticancéreux ont permis de rendre chroniques, sur plusieurs années, certains cancers avancés autrefois rapidement mortels. Mais le contrôle de la maladie cancéreuse évoluée n'est que rarement définitif, en raison de la capacité des cellules cancéreuses à développer des mécanismes de résistance aux traitements, leur permettant de reprendre le dessus et d'évoluer à nouveau.

À chaque évolution de la maladie, il est nécessaire de proposer un traitement différent, nouveau pour les cellules cancéreuses, dans l'espoir d'obtenir pour les patients une rémission. Certaines combinaisons se révèlent effectivement plus efficaces que la monothérapie, l'objectif est ensuite de trouver la combinaison donnant les meilleurs résultats avec le moins de risque et d'effets adverses possible. Dans cette phase de chronicisation où les patients ont des traitements successifs, il faut réussir à donner les médicaments les moins toxiques, en utilisant tous les progrès des médicaments contre les nausées et les vomissements, des soins de support, la présence de psycho-oncologues. Cet ensemble de traitements de support est essentiel pour permettre aux patients de bénéficier le plus longtemps possible de traitements anticancéreux efficaces.

Où en est l'immunothérapie ?

Une question revient souvent : « Peut-on renforcer mes défenses ? », avec l'idée sous-jacente : « Je voudrais mettre toute mon énergie pour lutter contre mon cancer. »

L'immunothérapie de type « alternative » n'a à ce jour pas démontré de façon claire sa capacité à renforcer les défenses immunitaires. Les médecines alternatives, sauf si elles sont proposées par des charlatans, peuvent apporter du bien-être aux patients et ne doivent donc pas être négligées.

L'histoire de l'immunothérapie en cancérologie est une longue histoire d'échecs, jusqu'à très récemment. Ce furent initialement des stimulations globales et aveugles par des scarifications de BCG dont il reste une trace avec les instillations de BCG dans la vessie en cas de tumeurs encore bénignes. Puis ce furent des injections de cytokines, facteurs stimulant certaines parties de l'immunité, comme l'interleukine-2 ou l'interféron, aux succès certains mais rares et au prix d'une toxicité importante. D'autres techniques telles que les vaccins ou le prélèvement de globules blancs du patient qui sont stimulés, puis réinjectés ont aussi donné des résultats aléatoires. Beaucoup plus prometteurs sont les médicaments qui lèvent le blocage de l'immunité induit par les cancers, comme les anti-CTLA4 ou les anti-PD1/PDL1, qui font l'objet d'un développement intensif.

L'immunothérapie était un rêve il y a encore 5 ans, c'est déjà une réalité aujourd'hui et une grande promesse pour le futur.

Médicaments de la prostate
PSA, vrai ou faux cancer ?

Pr. Arnaud Méjean,
chef du service d'urologie,
Hôpital européen Georges-Pompidou, AP-HP,
université Paris-Descartes

Liens d'intérêts
Novartis (Board cancer du rein), Pfizer (Board cancer du rein), GSK (Meeting cancer du rein), Zambon (FMC hypertrophie bénigne de la prostate), Ipsen (Meeting cancer de la prostate), Ferring (Meeting cancer de la prostate).

Quels cancers de la prostate faut-il opérer et quels sont ceux qu'il ne faut pas opérer ?

Avec plus de 56 800 nouveaux cas par an, le cancer de la prostate figure au premier rang des cancers masculins en France. Il peut être classé en trois catégories :
- les cancers de la prostate localisés ;
- les cancers de la prostate localement avancés, qui dépassent l'enveloppe de la prostate ;
- les cancers de la prostate métastatiques.

Les cancers de la prostate localisés peuvent être surveillés ou traités en fonction d'un certain nombre de critères : le toucher rectal, le taux du PSA (*Prostate Specific Antigen* ou antigène prostatique spécifique), le nombre et l'étendue des biopsies positives et l'agressivité du cancer, établis selon le score histologique de Gleason. La surveillance active, quand elle est possible et choisie, doit être rigoureuse, avec un bilan tous les 3 à 6 mois. En cas d'évolution, il faut envisager un traitement. Le traitement à visée curatrice du cancer de la prostate localisé ne s'adresse qu'aux hommes ayant une espérance de vie supérieure à 10 ans.

Il peut s'agir d'une irradiation (curiethérapie ou radiothérapie externe) ou d'une intervention chirurgicale par prostatectomie totale ou conservatrice (préservation des nerfs de l'érection). Le choix du traitement doit faire l'objet d'une consultation spécifique avec le patient, en apportant une information claire, loyale et compréhensive, en exposant les risques, complications et effets indésirables de chaque procédure mais aussi les risques qu'il y aurait à ne rien entreprendre. Le patient doit être totalement impliqué dans la décision thérapeutique. Par le passé, vraisemblablement trop de cancers ont été traités : mais on ne savait pas à cette époque, faute de recul, qu'un certain nombre d'entre eux n'évolueraient pas ou peu.

La prostatectomie peut s'effectuer par chirurgie traditionnelle, cœlioscopique ou robot-assistée, en essayant, lorsque cela est possible, de préserver les bandelettes neuro-vasculaires, indispensables pour le maintien des érections. La prostatectomie a évolué techniquement, elle n'est plus synonyme d'incontinence et d'impuissance. Les urologues ont cerné les indications et amélioré les techniques. Chez des patients bien sélectionnés, la prostatectomie offre d'excellents résultats carcinologiques à long terme, avec une continence normale. Concernant les érections, c'est un peu plus aléatoire, parce que la préservation des nerfs érecteurs est complexe et difficile. Les nerfs passant en effet au ras de la capsule prostatique, la marge de manœuvre est très étroite entre retirer tout le cancer mais abîmer les bandelettes ou préserver les bandelettes mais laisser du cancer.

Les cancers localement avancés, c'est-à-dire qui ont dépassé la capsule prostatique, sont par définition plus agressifs. Ils doivent être traités le plus souvent en associant une hormonothérapie et une radiothérapie. La prostatectomie totale peut être proposée dans certaines situations bien spécifiques, dans le cadre d'un traitement multimodal associant le plus souvent une radiothérapie postopératoire. Quoi qu'il en soit, le choix de la décision thérapeutique doit être discuté en RCP (réunion de concertation pluridisciplinaire) et être proposé au patient. Ces RCP sont le lieu d'échange entre les médecins impliqués dans le traitement des cancers (oncologues médicaux, radiothérapeutes, radiologues, anatomo-pathologistes, chirurgiens...), où chaque cas est examiné et discuté. La décision finale est transcrite et proposée au patient sous la forme d'un PPS (plan personnalisé de soins). Le cas de chaque patient atteint d'un cancer doit pouvoir être discuté dans les RCP pour bénéficier d'un avis collégial et, le cas échéant, être inclus dans un protocole thérapeutique.

Les cancers métastatiques sont traités de première intention par hormonothérapie, c'est-à-dire suppression des androgènes, qui sont le principal stimulateur du cancer de la prostate. En cas de cancer de la prostate réfractaire à l'hormonothérapie, peut être proposée une chimiothérapie par taxanes (TAXOL®, TAXOTÈRE®) ou une deuxième ligne de traitement agissant également sur la voie des androgènes mais toujours en associant avec l'hormonothérapie. En cas de métastases osseuses symptomatiques, des traitements peuvent être prescrits pour réduire les événements osseux et faciliter la consolidation. La prostatectomie n'a aucune indication. En revanche, en cas d'obstruction à la vidange vésicale une résection par les voies naturelles peut être proposée.

À quoi sert le PSA ?

Le PSA est un marqueur non pas du cancer de la prostate mais de l'activité prostatique. Cette protéine, qui participe à la liquéfaction du sperme, est physiologiquement contenue dans la prostate et à des doses relativement faibles dans la circulation sanguine de l'homme. Tout événement qui « stimule » la prostate peut augmenter la valeur du PSA sanguin : une infection, une inflammation, une hypertrophie ou un cancer. Le PSA révèle donc une « excitation » de la prostate mais n'est pas spécifique du cancer de la prostate. Cependant ce marqueur de l'activité prostatique reste intéressant car il n'en existe pas d'autre. Le dosage du PSA a sa place dans la détection précoce individualisée du cancer de la prostate, qui doit être expliqué au patient avant de le prescrire, pour avoir son adhésion et qu'il en comprenne les conséquences.

Il est également indispensable pour surveiller les patients qui ont été traités d'un cancer de la prostate, quel que soit son stade. Il faut donc distinguer le cas des patients ayant une pathologie prostatique non cancéreuse et celui de ceux qui ont un cancer de la prostate. Chez ces derniers, le PSA devient *de facto* un marqueur tumoral, c'est-à-dire de l'activité du cancer de la prostate. Quel que soit le stade initial de la maladie, un patient ayant subi une radiothérapie, une hormonothérapie ou une chirurgie doit être surveillé par dosage du PSA. En revanche, chez un patient qui n'a pas de cancer de la prostate ou dans le cadre d'une détection précoce individualisée, l'élévation du dosage du PSA n'est pas synonyme de cancer. Des examens supplémentaires peuvent alors être nécessaires. À l'inverse le dosage du PSA peut être bas chez un patient qui a un cancer de la prostate et c'est le toucher rectal qui peut être informatif.

Pourquoi recourt-on à des castrations chimiques et non à des castrations chirurgicales ? Est-ce aussi efficace ?

Le cancer de la prostate est sous la dépendance des androgènes dont les testicules sont le principal site de production. Il est impératif, quand le cancer de la prostate est très évolué, de le traiter par une suppression des androgènes. Elle peut être chimique, à l'aide de médicaments sous la forme d'une hormonothérapie, ou chirurgical. L'hormonothérapie se prescrit sous forme d'injections intramusculaires ou sous-cutanées tous les mois, tous les 3 mois ou tous les 6 mois en fonction des médicaments. Pour certains patients atteints de cancer de la prostate métastatique, il peut être possible de proposer une hormonothérapie dite séquentielle avec des périodes où elle est prescrite et des périodes où elle ne l'est pas. En effet, une hormonothérapie peut être interrompue provisoirement lorsque le PSA est complètement effondré chez les patients non symptomatiques et pour lesquels les métastases sont initialement limitées, surtout s'ils sont très gênés par les effets secondaires de l'hormonothérapie. La suppression des androgènes provoque des bouffées de chaleur et l'apparition d'un syndrome métabolique (prise de poids, augmentation du cholestérol, résistance à l'insuline avec des risques accrus de maladies cardio-vasculaires et de diabète). L'arrêt de l'hormonothérapie est alors temporaire. La reprise évolutive de la maladie demeure inéluctable car les métastases continueront à se développer. Chez ces patients, l'hormonothérapie chimique est la meilleure indication car on peut l'adapter en y incluant éventuellement des pauses.

La suppression chirurgicale, c'est-à-dire l'ablation de la pulpe parenchymateuse des testicules (pulpectomie), est aussi efficace que la suppression chimique, mais elle est totalement irréversible et se heurte au fait qu'une chirurgie sur les testicules n'est pas toujours bien admise par les patients. Aujourd'hui, on est plus enclin à proposer une castration chimique, même si la castration chirurgicale est certainement au moins aussi bien tolérée. Il est difficile de comparer les effets secondaires de ces deux traitements, étant donné que les castrations chirurgicales sont devenues rares et que le syndrome métabolique n'a été décrit qu'assez récemment.

La suppression chirurgicale n'est pas sortie de l'arsenal médical : elle peut être proposée dans le cas de patients âgés ayant une obstruction de la vessie en rapport avec leur cancer de la prostate, pour laquelle on procède à un forage prostatique par voies naturelles pour qu'il puisse uriner plus facilement. On peut alors proposer de faire en même temps une pulpectomie. On peut aussi la suggérer aux patients ayant des difficultés à observer le traitement médical.

Quel est le coût des nouvelles molécules ?

En cas de cancer de la prostate réfractaire à l'hormonothérapie, de nouveaux traitements sont désormais indiqués. Ces nouveaux traitements du cancer de la prostate sont chers. La prime revient à une vaccinothérapie (sipuleucel-T), dont le prix est de 90 000 dollars aux États-Unis et qui n'a pas encore d'AMM en Europe. Les « super anti-androgènes », enzalumatide et l'abiratérone coûtent 112 euros par jour. Le prix de ces nouvelles molécules, qui doivent être associées à l'hormonothérapie, est tel qu'on pourrait se reposer aujourd'hui la question de la suppression chirurgicale pour diminuer le coût du traitement.

Au congrès de l'ASCO (American Society of Clinical Oncology), à Chicago en 2014, lors d'une séance plénière sur un nouveau traitement du cancer du sein, la possibilité d'une ovariectomie bilatérale (c'est-à-dire de l'ablation des ovaires source des œstrogènes impliqués dans le cancer du sein) a été évoquée pour diminuer indirectement le coût. Il est intéressant de constater que, dans le plus grand congrès international de cancérologie, on remette d'actualité ce qui avait été auparavant oublié, uniquement à des fins économiques. Dans cette perspective d'économie, il faudrait donc reconsidérer aussi la pulpectomie.

Dans le cancer de la prostate métastatique, l'hormonothérapie classique est la première ligne de traitement. La place de la chimiothérapie de première ligne est actuellement débattue en cas de volume métastatique d'emblée très important. Avec l'arrivée de nombreux nouveaux traitements, que ce soient les « super anti-androgènes », de nouveaux anticorps, des vaccins, ou des chimiothérapies, on ne sait pas très bien comment les positionner dans ce nouvel arsenal thérapeutique. Lesquels vont être utilisés en deuxième ou troisième ligne, lesquels en première ligne ? Les études futures devraient permettre de définir de nouvelles stratégies pour le traitement du cancer de la prostate. Il est aujourd'hui prématuré de se prononcer. Quoi qu'il en soit, toutes ces molécules permettent d'améliorer de façon significative la survie des patients. L'impact économique sera certain et devra être pris en compte.

Quels sont les traitements réellement efficaces de l'hypertrophie bénigne de la prostate ? N'a-t-on pas trop souvent recours à la chirurgie ou à des traitements inefficaces ?

L'hypertrophie bénigne de la prostate (HBP) est un élargissement du volume de la glande prostatique qui est située à la base de la vessie. Elle touche une majorité d'hommes après 60 ans, et se manifeste par des symptômes urinaires caractérisés par des envies fréquentes et/ou pressantes et des difficultés à uriner avec un jet de plus en plus faible. On opère beaucoup moins l'HBP qu'on ne le faisait autrefois. Aujourd'hui, on peut considérer qu'il y a peut-être trop peu de chirurgie. En effet, l'HBP a parfois des conséquences néfastes sur la vessie. Certains patients qui luttent trop longtemps contre leur obstacle prostatique transforment leur muscle de la vessie (détrusor) en une fibrose. Malgré l'opération, ils garderont une vessie fibreuse, peu élastique qui ne leur permettra pas de reprendre des mictions de qualité ; ils resteront finalement gênés pour uriner, même s'ils n'ont plus d'obstacle. La difficulté réside dans la détermination des critères permettant de dépister les patients qui évolueront mal et ceux qui évolueront bien. Le choix de la technique chirurgicale dépend de nombreux critères : résection, laser, incision, adénomectomie, etc.

Il existe deux grandes familles de molécules qui ont prouvé leur efficacité, soit seules, soit en association : les alphabloquants et les inhibiteurs de la 5-alpha-réductase (5-ARI). L'usage des 5-ARI a été récemment critiqué, non seulement parce qu'ils diminuent de moitié le PSA mais parce qu'en plus ils masqueraient la mise en évidence de cancer de la prostate de haut grade. Il faut être prudent dans la prescription de ces molécules mais elles ne devraient pas pour autant être supprimées, car leur utilisation en association avec les alphabloquants permet de diminuer les risques de rétention chez les patients, et donc de limiter le recours à la chirurgie. Il faut par ailleurs prévenir le patient des risques de baisse de la libido et de dysfonction érectile.

Les alphabloquants qui ont une efficacité prouvée doivent être privilégiés. Ils sont prescrits pour un temps limité : entre 1 et 3 mois, et on conseille aux patients de ne les reprendre que si les symptômes réapparaissent. Leur efficacité est variable, car il y a 40 % d'effet placebo sur les médicaments de la prostate. C'est la raison pour laquelle des plantes sont encore prescrites, même si elles n'ont pas d'efficacité scientifiquement prouvée. Le *Ginkgo biloba*, le *Pygeumafricanum* sont des plantes naturelles qui auraient un effet antifibrotique, avec très peu d'effets secondaires. Le patient souffrant d'une HBP est souvent assez âgé et parfois aussi confronté à des problèmes d'hypertension, de diabète, d'hypercholestérolémie… Étant déjà polymédicamenté, on hésite à lui donner en plus un alphabloquant, qui peut cumuler son action avec d'autres molécules risquant de provoquer une chute de la pression artérielle au lever (hypotension orthostatique). Les plantes sont assez commodes car bien tolérées, et les patients y voient un effet « naturel ».

Les alphabloquants ont des effets secondaires entraînant des vertiges, parfois des intolérances, des diarrhées, des hypotensions orthostatiques. Ces dernières s'estompent très souvent en continuant le traitement ; il suffit d'espacer les prises au début. Les 5-ARI peuvent quant à eux entraîner des troubles de la libido et de l'érection.

Messages essentiels

Concernant la détection précoce individualisée du cancer de la prostate, il faut dépassionner le débat : la vérité se situe dans la recherche d'un équilibre. Cette détection ne doit en aucun cas être bannie, mais elle doit être intelligemment et utilement faite chez un patient informé des conséquences. Si l'on arrête complètement la détection, les cas de patients arrivant à un stade métastatique avancé se multiplieront, comme par le passé.

Contrairement au cancer du sein chez la femme ou au cancer du côlon, effectuer un dépistage de masse du cancer de la prostate n'est pas recommandé. En revanche, les patients qui ont plusieurs antécédents familiaux de cancer de la prostate au premier degré doivent envisager une détection précoce à partir de 45-50 ans. Pour les autres, rien de systématique ne s'impose mais les hommes doivent savoir que le cancer de la prostate est un cancer fréquent et mortel, et qu'il existe une méthode pour détecter les formes agressives : c'est la consultation auprès d'un urologue ou du généraliste, qui procède au toucher rectal et au dosage du PSA si nécessaire.

Stade non métastatique		
	Traitements validés ou optionnels (o)	**Traitements en évaluation**
Tumeurs à faible risque	Prostatectomie totale ou conservatrice Curiethérapie Radiothérapie externe Surveillance active Ultrasons focalisés (HIFU) (o)	Cryothérapie Thérapie focale
Tumeurs à risque intermédiaire	Prostatectomie totale avec curage Radiothérapie externe Radiothérapie externe avec hormonothérapie 6 mois Curiethérapie avec radiothérapie externe (o)	HIFU Cryothérapie
Tumeurs à haut risque	Radiothérapie externe avec hormonothérapie 2 ou 3 ans Prostatectomie totale avec curage	
Stade métastatique n+ ou m+		
	Hormonothérapie	

Options thérapeutiques pour les tumeurs de la prostate.
Tirées des recommandations 2013-2016 de l'AFU (Association française d'urologie), Progrès en urologie, 2013, suppl. 2 S69-S102.

Traitements de l'obésité
Les médicaments en échec, place à la recherche

Pr Karine Clément,
médecin, professeur de nutrition,
responsable d'une unité mixte Inserm-Université Pierre-et-Marie-Curie « NutriOmique »
et directrice de l'institut hospitalo-universitaire ICAN

Pas de liens d'intérêts dans le domaine des médicaments de l'obésité.

Pr Arnaud Basdevant,
médecin des hôpitaux, professeur de nutrition
à l'université Pierre-et-Marie-Curie, ICAN,
la Pitié-Salpêtrière, Paris

Pas de liens d'intérêts dans le domaine des médicaments de l'obésité.
Membre (non rémunéré) du conseil scientifique de l'étude OBEPI.

Pourquoi ne trouve-t-on pas un bon « coupe-faim » qui ne soit pas dangereux ?

Oublions le terme de « coupe-faim », qui est daté et qui correspond à une époque où l'on pensait naïvement que l'obésité était simplement due à une « faim excessive » et qu'il suffisait de « couper la faim » pour régler l'ensemble des problèmes.

Beaucoup le pensent encore mais scientifiquement et cliniquement cette façon d'aborder la question du traitement de l'obésité est plus que simpliste. En réalité, si l'excès d'apport calorique, ou plus exactement le déséquilibre de la balance énergétique (apport alimentaire excessif par rapport aux dépenses), joue un rôle central dans la majorité des prises de poids pathologiques, les modalités de cet excès sont éminemment variables et complexes : il peut être lié à la « faim » ou à l'« envie » (ce qui n'est pas la même chose), à une « impulsivité » alimentaire primaire ou apparaître secondairement à la restriction énergétique (induite par un régime très restrictif par exemple), ou encore à une perturbation des mécanismes de la récompense (*reward system* des Anglo-Saxons), c'est-à-dire des circuits neuronaux puissants dans le cerveau, car ils interviennent dans la mise en œuvre de comportements essentiels (et ancestraux), nécessaires à la préservation de l'espèce (comme la recherche de nourriture par exemple).

Ces systèmes peuvent être très perturbés dans les pathologies de la dépendance (prise de psychotropes, alcool). Cet excès alimentaire peut aussi résulter d'une sensibilité individuelle accrue aux stimuli sensoriels, ou être lié aux apprentissages et conditionnements précoces, à un défaut de satiété, ou bien encore, et entre autres choses, à des troubles de l'humeur, sans parler de déficits de thermogenèse (régulation de la dépense d'énergie). Ces exemples montrent la grande diversité des problématiques cliniques individuelles : aucun médicament ne peut répondre de manière univoque à l'ensemble de ces situations dont les mécanismes neurobiologiques sous-jacents sont bien différents. Les voies biologiques impliquées dans le comportement alimentaire dans le cerveau sont complexes et connectées à d'autres systèmes comme ceux de la mémoire et de l'humeur.

Il faut donc oublier cette perspective « coupe-faim », classe thérapeutique mal définie dont l'impact marketing a été tout aussi puissant que les effets secondaires. Il existe sans doute des molécules qui agissent sur les signaux de faim mais le traitement de l'obésité, en réalité *des* obésités, fera appel à des approches différenciées sur des cibles qui ne se limitent pas à la « faim » mais au comportement alimentaire.

Concernant la seconde partie de la question qui porte sur la dangerosité. Il faut constater, en effet, que les médicaments qui ont été développés et mis sur le marché pour agir sur le comportement alimentaire et/ou l'obésité ont induit bien des problèmes. Historiquement, les précurseurs ont été les amphétamines avec des effets psychiques et cardio-vasculaires parfois mortels. Ensuite, la fenfluramine et son risque cardio-respiratoire, la sibutramine et ses effets sur la pression artérielle et, plus récemment, le rimonabant en raison des risques de dépression ont dû être retirés du marché. Le rapport bénéfice/risque de ces médicaments a été jugé par les autorités de santé incompatible avec leur maintien sur le marché. D'où l'idée commune selon laquelle « tous les médicaments de l'obésité sont dangereux... ».

Il ne reste plus que l'orlistat qui est commercialisé en France (XENICAL®), molécule qui a une action locale intestinale en limitant l'absorption des graisses. Cette molécule est utilisée depuis plus de 20 ans et les effets secondaires intestinaux sont généralement modestes, mais, comme pour tout médicament, des effets secondaires plus sévères ont été observés (bien que rares) comme des pathologies hépatiques ou rénales.

On ne peut pas se contenter de ce constat, il importe de réfléchir aux causes de ces échecs et de s'interroger sur les perspectives futures de traitement pharmacologique des obésités.

Pourquoi ces échecs ?

Les raisons sont multiples et leur analyse nécessiterait un long développement. Nous insisterons sur certaines des plus flagrantes.

La première est liée à l'insuffisance de l'analyse des déterminants et des conséquences de l'obésité et à la méconnaissance de la caractéristique majeure de l'obésité, à savoir sa progression dans le temps. Il existe aussi un défaut de prise en compte des différentes facettes des objectifs thérapeutiques de l'obésité. Faute d'avoir pris en compte l'hétérogénéité clinique et physiopathologique de l'obésité et son évolutivité dans le temps, les groupes qui ont développé des médicaments pour la « traiter » ont visé « le » médicament pour « toutes » les personnes obèses quelle que soit l'origine du problème. Un peu comme si l'on prétendait guérir la toux par un médicament unique quelle que soit sa cause (allergique, inflammatoire, lésionnelle, psychologique, etc.). Cette tendance était aussi stimulée par une analyse de marché qui considérait l'ensemble de la population des personnes obèses (considérable en nombre) sans vouloir la segmenter. S'ajoutait à cela l'espoir de pouvoir « s'attaquer » non seulement à l'obésité mais également à la simple prise de poids – un « marché » des plus larges.

Or la réalité clinique est la suivante. Sous le terme d'obésité sont réunies des situations cliniques éminemment hétérogènes et complexes dans leurs origines, leurs mécanismes et leurs conséquences. L'obésité n'est pas une entité univoque. Sa physiopathologie implique différents systèmes de régulation et des altérations des dialogues biologiques interorganes. De nombreuses équipes de recherche dans le monde ont accompli des progrès considérables ces dernières années sans qu'ils soient nécessairement connus du grand public.

La composante centrale neurobiologique est majeure mais importent également les facteurs périphériques mettant en jeu plusieurs organes (intestin, foie, muscles, tissus graisseux, système immunitaire..). Les obésités résultent d'altérations profondes des dialogues entre ces systèmes biologiques qui sont initialement perturbés sous l'effet de facteurs psychologiques, comportementaux et environnementaux, puis qui s'altèrent de manière de plus en plus difficilement réversible avec le temps. L'obésité traduit une mise en échec du système régulant les réserves énergétiques sous l'effet des évolutions des modes de vie et de prédispositions individuelles. Sont ainsi concernés le contrôle de la prise alimentaire, la sensorialité, l'homéostasie énergétique (thermogenèse, rendements énergétiques), le système veille/sommeil et plus généralement les rythmes biologiques, les interactions avec l'environnement extérieur (notamment au niveau du tube digestif *via* la flore intestinale).

Or ces différents contrôles sont en lien étroit avec d'autres systèmes. Le plus évident est l'interaction entre l'alimentation et le plaisir, la récompense et l'humeur. Il n'est donc pas anodin sur le plan psychologique d'agir sur le système de contrôle de la prise alimentaire. C'est également vrai pour le système cardio-vasculaire qui peut être affecté par des molécules agissant au niveau central, notamment sur le contrôle de la thermogenèse.

Un autre exemple est celui des liens entre pathologie respiratoire et pathologie du sommeil extrêmement fréquents chez les personnes obèses. Ce sont là des exemples parmi d'autres. Nous avons affaire à une constellation de facteurs qui s'agencent selon des modalités variables au niveau individuel. Il existe bien entendu certains regroupements cliniques (on peut décrire des situations d'obésité très dépendantes de l'humeur, d'autres en relation avec des troubles de la dépense énergétique, d'autres liées à des traitements médicamenteux, etc.) mais on ne peut en aucun cas réduire l'obésité à un simple excès de kilos pouvant réagir de manière uniforme à telle ou telle molécule. D'ailleurs cet excès de kilos peut être distribué différemment d'une personne à l'autre : dans la région abdominale (dite obésité androïde) ou dans la partie inférieure du corps (obésité gynoïde). Les risques ne sont pas les mêmes, les réponses aux traitements ne sont pas identiques.

Cette hétérogénéité s'observe également dans les conséquences de l'obésité : certaines situations d'excès de poids favorisent le diabète, l'hypertension et les maladies cardiaques, d'autres ont un impact purement « mécanique » sur les articulations ou sur la respiration (apnée), etc. Il faut tenir compte de cette hétérogénéité en termes de comorbidités quand on développe un médicament : une molécule pour le traitement de l'obésité ne doit pas potentialiser le risque de comorbidité, ce risque étant d'ailleurs variable selon certains phénotypes d'obésité. Enfin intervient l'hétérogénéité génétique.

Il est donc étonnant que telle molécule dont on sait qu'elle est potentiellement « dépressogène » ait été développée dans une indication large alors que la dépression n'est pas rare parmi les personnes obèses. De même, il est difficile de comprendre qu'une molécule dont on sait qu'elle accélère la fréquence cardiaque et augmente la pression artérielle ait été développée avec pour cible principale les personnes obèses à risque cardio-vasculaire. Sans parler des risques cardio-vasculaires connus de longue date des molécules de type amphétaminique.

Quelles sont les autres raisons pouvant expliquer ces difficultés concernant les médicaments de l'amaigrissement ?

Nous avons insisté sur le caractère chronique et évolutif de l'obésité, une maladie hétérogène, qui connaît plusieurs phases de développement. Au début, la balance énergétique se déséquilibre, la personne consomme plus de calories qu'elle n'en dépense : c'est la phase de prise de poids (que la majorité de la population contrôle en général) et qui aboutit pour une partie de la population au surpoids (environ 30 %) et à l'obésité (15 % des adultes en France). Vient ensuite le stade de l'obésité constituée, installée. L'organisme s'adapte à ce nouvel état pondéral, résiste à la restriction énergétique, donc à l'amaigrissement, pour des raisons biologiques au niveau du cerveau et en périphérie, avec notamment pour le tissu graisseux des altérations importantes d'inflammation de fibrose. Le tissu graisseux est le siège d'une accumulation de cellules inflammatoires, modifiant sa biologie au fil du temps.

Le tissu graisseux est un organe endocrine qui échange avec le cerveau ; son altération biologique et de structure perturbe le dialogue système nerveux central/organes périphériques contribuant à la pérennisation de l'excès de poids et au développement des complications. Il est clair que les modalités thérapeutiques doivent s'adapter au stade évolutif de l'inflation de masse grasse.

Nous voudrions insister sur le caractère parfaitement admis de cette approche « évolutive » pour d'autres maladies chroniques. On ne traite pas de la même manière une personne à haut risque de diabète, une personne présentant déjà une intolérance au glucose, un diabète débutant, une personne avec un diabète nécessitant de l'insuline ou un diabète multicompliqué. Il en est de même pour une personne obèse.

Le troisième facteur contribuant aux difficultés de développement pharmacologique des traitements de l'obésité est le manque de clarté des objectifs ou de la stratégie thérapeutique. Quel est l'objectif thérapeutique ? Le retour au « poids idéal », la perte de poids même limitée, la prévention ou le contrôle des complications (qualité de vie, diabète, atteintes cardio-respiratoires, etc.) ? Quel est le délai d'efficacité thérapeutique visé (court, moyen, long terme) ? Une reprise de poids à l'arrêt du traitement indique-t-elle une inefficacité du traitement ? Il y a des débats importants autour de ces questions, notamment sur le niveau de la perte de poids améliorant la qualité de vie et les comorbidités. Mais il est frappant de constater la difficulté d'admettre que, s'agissant d'une maladie chronique, le traitement ne peut être que durable, voire définitif, comme c'est le cas pour le diabète ou l'hypertension. Il est tout aussi frappant de remarquer que l'absence de retour au poids dit normal est considérée comme un échec.

Or, pour les raisons que nous avons évoquées ci-dessus, notamment sur les mécanismes de résistance progressifs (comme dans le diabète), il faut admettre les limites potentielles de la perte de poids, d'où la nécessité d'essais thérapeutiques durables pour savoir si les pertes de poids obtenues ont un impact sur la santé, même si la perte de poids a été limitée. Des essais thérapeutiques bien conduits incluent ainsi une analyse des effets sur les comorbidités et sur les effets secondaires propres à la molécule.

Nous avons donc la conviction qu'il est indispensable de procéder à une définition précise des profils cliniques d'obésité pouvant bénéficier de l'utilisation de telle ou telle molécule. Il est impératif de ne pas accepter des indications floues et des dérives d'indications, tellement tentantes pour certains face à la quête sociétale de l'idéal de minceur… et au marché.

Face à ces difficultés et à ces échecs, pensez-vous vraiment que la recherche thérapeutique, en dehors des conseils sur les modes de vie, reste d'actualité ?

Elle est plus que jamais d'actualité quand on voit les limites des seules mesures diététiques et de l'activité physique chez nombre de personnes présentant des obésités importantes ou multicompliquées, et quand on considère aussi les conséquences de l'« obésité maladie » (toutes les personnes en excès de poids ne sont pas malades) en termes d'aggravation des pathologies associées et des complications de l'obésité elle-même. À partir du moment où l'on admet la nécessité d'une différenciation des attitudes thérapeutiques en fonction des situations individuelles et de l'évolution du processus, actions sur les modes de vie et perspectives pharmacologiques ne s'opposent pas mais se complètent.

Comme signalé plus haut, des progrès importants ont été obtenus ces dernières années dans la compréhension des mécanismes complexes impliqués dans l'obésité et des dysfonctionnements d'organes. Ils sont souvent méconnus du grand public et il faut du temps pour traduire les progrès scientifiques en application thérapeutique.

Les progrès scientifiques actuels, notamment en sciences cognitives, en neurobiologie, en biologie des systèmes, en histopathologie fonctionnelle des différents types cellulaires composant les tissus adipeux régionaux, ouvrent des perspectives innovantes qui peuvent conduire au succès, à trois conditions toutefois. La première est de miser sur une analyse clinique fine et pertinente pour adapter les indications dans des sous-groupes bien définis, de considérer la diversité des objectifs thérapeutiques potentiels, qui ne se limitent pas à la perte de poids. Ensuite, il convient d'analyser l'impact des molécules dans une approche systémique car il est difficile d'isoler une fonction (par exemple, l'effet sur le comportement alimentaire par rapport à la physiologie du tissu graisseux ou l'effet sur le métabolisme énergétique par rapport aux effets sur la fonction cardio-respiratoire).

Il faut également prendre en compte les nouvelles hypothèses physiopathologiques, notamment concernant les dialogues adipocytes/système nerveux central, sur l'inflammation et la fibrose, sur la flore digestive, sur la neurobiologie. À ces conditions s'ajoute la nécessité de définir de nouveaux phénotypes, c'est-à-dire de nouvelles typologies cliniques à l'intersection des classifications classiques des maladies, par exemple des phénotypes cardio-métaboliques. Cette perspective est rendue possible par les recherches basées sur le traitement de données multiples fournies par les technologies à haut débit et faisant appel aux outils actuels de traitement de l'information.

Cela permettra, nous l'espérons, de mieux prendre en compte les interactions entre les systèmes biologiques. En effet, comme nous l'avons évoqué, une molécule donnée n'agit pas sur une seule voie mais sur plusieurs, et notamment sur des circuits biologiques qui ne sont pas seuls dédiés au métabolisme énergétique. En outre, les récepteurs impliqués ne sont pas limités au cerveau. Un grand nombre des récepteurs sur lesquels la molécule peut agir se situent dans le cerveau mais aussi dans d'autres organes périphériques.

Un « coupe-faim », par exemple, agit non seulement sur les circuits de la prise alimentaire mais aussi sur d'autres parties du cerveau, en particulier les zones impliquées dans le contrôle de l'humeur ainsi que sur des voies biologiques de certains organes périphériques, comme le cœur et le système vasculaire. On comprend pourquoi trouver un « coupe-faim » avec une action unique sur le contrôle de la prise alimentaire est difficile à envisager.

Aux États-Unis, deux molécules sont actuellement en évaluation : la lorcasérine et l'association de topiramate et de phentermine

(QSYMIA®). Les essais sont en cours mais l'AMM a été refusée en Europe en raison d'impacts sur l'humeur et la fonction cardio-vasculaire.

Le meilleur traitement de l'obésité serait donc la chirurgie ? Donnera-t-elle des pistes pour le traitement pharmacologique ?

Cette formulation est abrupte ! De fait, dans les cas d'obésité sévère et compliquée, la chirurgie bariatrique, c'est le nom donné à la « chirurgie de l'obésité », est l'approche thérapeutique la plus efficace aujourd'hui en termes de perte de poids et d'effet sur les comorbidités, comme l'amélioration du diabète dans les formes sévères de la maladie. Mais les effets secondaires en termes de morbidité et de mortalité ne sont pas mineurs. Gardons en tête que cette procédure radicale connaît elle-même des limites d'efficacité dans le temps, et qu'il existe des contre-indications précises visant à protéger des risques de l'intervention certaines personnes, pour des raisons psychologiques, cardio-vasculaires ou autres.

Son efficacité tient à de très nombreux facteurs purement mécaniques mais aussi biologiques, et tous ne sont pas encore connus ; ils incluent des hormones sécrétées par le système intestinal (les incrétines), la flore intestinale, les acides biliaires peut-être, et possiblement des facteurs nerveux périphériques qui suscitent un grand intérêt de la part des chercheurs, car l'identification des relais biologiques pourrait conduire à la découverte de nouvelles cibles de traitement.

Antidiabétiques
400 millions de « consommateurs »

Pr André Grimaldi,
professeur émérite d'endocrinologie-diabétologie
CHU la Pitié-Salpêtrière

Liens d'intérêts
Rémunérations ponctuelles pour des conférences et des expertises par les laboratoires intervenant dans le diabète (Novo-Nordisk, Sanofi, Lilly, MSD, Merck-Serono, GSK, AstraZeneca, Novartis, Vitalaire).

Doit-on parler « du » diabète ou plutôt « des » diabètes ?

Il existe effectivement plusieurs types de diabètes : essentiellement le diabète de type 1 et le diabète de type 2.

Le diabète de type 1 représente moins de 10 % des diabètes. Il survient essentiellement chez le jeune, le plus souvent avant 30 ans. Il est dû à une destruction des cellules du pancréas (appelées cellules bêta) qui sécrètent l'insuline, hormone indispensable à la vie. Cette destruction est la conséquence d'un processus auto-immunitaire, comme si l'organisme ne reconnaissait plus ces cellules comme siennes. Le traitement consiste donc à remplacer au mieux la carence en insuline endogène par des injections d'insuline ou par une perfusion d'insuline sous-cutanée par une pompe.

Le diabète de type 2 représente 90 % des diabètes. Il survient le plus souvent après 50 ans. Il fait suite à de nombreuses années de résistance à l'action de l'insuline au niveau du muscle (et du foie). En effet, 70 % des glucides ingérés (sucres et amidons) sont brûlés ou stockés dans les muscles. En cas de sédentarité, les besoins musculaires en énergie sont diminués et, en cas de surcharge pondérale, cette énergie est apportée en excès par les graisses, si bien que le muscle devient réfractaire à l'utilisation du sucre (le glucose). Cette insulinorésistance tend à augmenter la concentration de sucre dans le sang, la glycémie. Le pancréas réagit en augmentant sa sécrétion d'insuline. L'insulinorésistance provoque donc un hyperinsulinisme, jusqu'au jour où les cellules bêta du pancréas défaillent. La sécrétion d'insuline baisse progressivement, la glycémie augmente.

Le diabète de type 2 est la conséquence de l'insulinorésistance provoquée par l'obésité et la sédentarité. Sa prévention repose sur une alimentation équilibrée, pas trop riche, et sur une activité physique quotidienne modérée (au moins 30 minutes de marche rapide en plus des activités usuelles).

Quels sont les risques de complications dues à ces diabètes ?

Les deux types de diabètes ont en commun les complications dues à l'élévation de la concentration de sucre dans le sang (la glycémie). On distingue des complications spécifiques touchant :

1. Les yeux, pouvant conduire en l'absence de traitement à la cécité.
2. Les reins, pouvant conduire à l'insuffisance rénale jusqu'à nécessiter le recours à la dialyse ou à la greffe rénale.
3. Les nerfs (polynévrite) et les artères (artérite) des jambes, pouvant conduire à l'amputation.

On compte dans notre pays chaque année environ 500 à 1 000 nouveaux cas de cécité dus au diabète, 4 000 patients débutant une dialyse pour insuffisance rénale terminale et 9 000 amputations des membres inférieurs (orteils, pieds ou jambes).

Le diabète est également un facteur de risque cardio-vasculaire qui multiplie par 2 le risque des complications d'athérosclérose dues à l'hypertension artérielle, à l'hyperlipidémie (augmentation des graisses dans le sang) et au tabagisme. L'athérosclérose est due à la formation de plaques riches en cholestérol dans la paroi des artères. Ces plaques peuvent obstruer la lumière artérielle ou même se rompre, provoquant la formation d'un caillot sanguin bouchant l'artère et entraînant un infarctus. Or 70 % des diabétiques de type 2 sont hypertendus, 50 % ont une dyslipidémie et 15 à 20 % sont fumeurs. Si bien que 20 à 30 % des 90 000 infarctus du myocarde annuels et des 120 000 accidents vasculaires cérébraux (AVC) surviennent chez des patients diabétiques. Mais on peut prévenir ces complications grâce à un « bon équilibre » du diabète, à l'arrêt du tabagisme, à un traitement rigoureux de l'hypertension artérielle et à la prescription d'une statine. Soixante-quinze pour cent environ des diabétiques de type 2 nécessitent une prescription de statine pour abaisser le taux de cholestérol (plus exactement du LDL cholestérol dit « mauvais » cholestérol). En effet, quand la paroi artérielle est abîmée par le diabète, pour éviter les complications de l'athérosclérose, il faut abaisser le LDL cholestérol bien au-dessous des valeurs statistiquement « normales » (1,60 g/l).

Comment définit-on un diabète « bien équilibré » ?

La mesure de la glycémie permet de contrôler la concentration de sucre dans le sang. La normale se situe entre 0,70 et 1,10 g/l. On parle de diabète lorsque le taux dépasse 1,25 g/l. On dispose aujourd'hui d'un examen qui reflète le taux de sucre moyen dans le sang pendant les 2 mois qui précèdent le prélèvement : l'« hémoglobine sucrée » ou hémoglobine glyquée, appelée HBA1c. La normale se situe autour de 4,8 % ± 0,4 %. Environ 6 % correspondent à une glycémie moyenne de 1,20 g/l. Puis pour 1 point, on ajoute 0,30 g/l : 7 % correspondent à 1,50 g/l, 8 % correspondent à 1,80 g/l, 9 % correspondent à 2,10 g/l, etc.

Or il existe un rapport étroit entre le taux d'hémoglobine sucrée dite HBA1c et la survenue des complications spécifiques du diabète (œil-rein-pied). Un point en plus ou en moins correspond, sur 5 à 10 ans, à 30 % de complications en plus ou en moins, dans tous les types de diabètes et au sein de toutes les populations du globe.

Les diabétologues sont finalement parvenus au consensus suivant :

• Si l'HBA1c est inférieure à 6,5 %, le risque de complications spécifiques est pratiquement nul (c'est pourquoi les Américains et les Européens définissent aujourd'hui le diabète par une HBA1c supérieure à 6,5 %).
• Un diabète est très bien équilibré si l'HBA1c est inférieure ou égale à 7 %.
• Il est mal équilibré si l'HBA1c est supérieure à 8 %.
• De plus, on considère qu'un taux supérieur à 9 % comporte un risque accru d'infections (infections urinaires, cutanées, pulmonaires…).

En France, malgré l'augmentation de l'obésité, de gros progrès ont été réalisés depuis 10 ans, grâce à l'intensification des traitements permise par l'association de médicaments ayant un effet additif : 50 % des diabétiques ont une HBA1c inférieure à 7 % et seulement 20 % ont un taux supérieur à 8 %. Mais on peut voir le verre à moitié plein ou à moitié vide. Il importe également de souligner qu'un diabétique bien traité a non seulement une HBA1c inférieure à 7,5 % mais une pression artérielle inférieure à 140/80 mn Hg et un LDL cholestérol inférieur à 1,15 g/l, voire plus bas, selon l'importance de son risque cardio-vasculaire. Et il ne fume pas ou plus !

Pourquoi observe-t-on une augmentation quasi épidémique du nombre de diabétiques ?

Le nombre de patients diabétiques de type 2 augmente en France d'environ 5 % par an. Il en va d'ailleurs de même pour le diabète de type 1. Mais quand on évoque une épidémie mondiale du diabète, c'est du diabète de type 2 dont il s'agit, soit près de 4 millions de personnes en France et près de 400 millions dans le monde. Dans notre pays, les taux les plus élevés s'observent dans les DOM-TOM ainsi que dans l'est et le nord de la métropole, alors que les taux les plus faibles se trouvent dans l'ouest. Les inégalités sociales, les habitudes alimentaires et la génétique expliquent ces différences, qui peuvent aller du simple au double (de 4 à 8 % de la population). De plus, alors qu'en métropole on observe une égalité des sexes, dans les TOM et DOM, on enregistre une nette prépondérance féminine.

Les causes de cette épidémie sont multiples : bien évidemment, l'obésité et notamment l'obésité abdominale dite « androïde » (avec un tour de taille supérieur à 100 cm chez l'homme et supérieur à 90 cm chez la femme), la sédentarité mais aussi le vieillissement de la population et certains médicaments (comme les corticoïdes) ou des « perturbateurs endocriniens ». Ajoutons que, grâce aux progrès thérapeutiques, les diabétiques vivent plus longtemps.

Quels sont les moyens médicamenteux dont nous disposons pour réduire le taux de sucre dans le sang et comment agissent-ils ?

Le premier traitement (tout comme d'ailleurs pour la prévention du diabète) repose sur l'amélioration de la diététique et sur l'augmentation de l'activité physique. Cela nécessite des conseils personnalisés pour atteindre des objectifs réalistes et un suivi régulier favorisant la motivation du patient.

Nous disposons par ailleurs à présent de 8 classes de médicaments. Par ordre historique d'apparition :

1. À partir de 1922, l'*insuline*. Ce fut d'abord de l'insuline extraite des pancréas de porc et de bœuf qu'il a fallu apprendre à purifier. Puis on est parvenu à fabriquer de l'insuline « humaine » très pure. On dispose à présent d'« analogues » de l'insuline : des analogues d'action rapide (HUMALOG®, APIDRA®,

NOVORAPID®), utiles pour couvrir les besoins en insuline lors des repas, et des « analogues » lents (LANTUS®, LEVEMIR®), utiles pour assurer les besoins de base de l'organisme en dehors des repas. Ces analogues de l'insuline coûtent 60 % plus cher que les anciennes insulines humaines (ACTRAPID®, Insulines NPH).

2. Dans les années 1940 ont été découverts les *sulfamides hypoglycémiants*, qui agissent au niveau des cellules à insuline du pancréas, en déclenchant une sécrétion d'insuline. Ils peuvent donc être responsables d'hypoglycémies parfois sévères pouvant aller jusqu'à la perte de connaissance. Par ailleurs, ils favorisent la prise de poids de 2 ou 3 kilos. Et leur action a tendance à s'épuiser avec le temps, obligeant à une augmentation progressive des doses et à une association avec d'autres médicaments hypoglycémiants ou si nécessaire au recours à l'insuline. Plusieurs molécules sont commercialisées : glibenclamide (DAONIL®), glipizide (GLIBÉNÈSE®), glimépiride (AMAREL®) et gliclazide (DIAMICRON®), toutes disponibles sous forme de génériques. Le plus prescrit en France est le DIAMICRON®, du laboratoire Servier. C'est aussi le plus cher. Pour échapper au générique, le laboratoire Servier a inventé de nouvelles galéniques et de nouveaux dosages, qu'il présente à chaque fois comme des nouveautés thérapeutiques. On est ainsi passé du DIAMICRON® 80 au DIAMICRON® 30 à « libération modulée » (LM) puis au DIAMICRON® 60 sécable.

3. À la fin des années 1950, une nouvelle classe de médicaments hypoglycémiants a été disponible : les biguanides et en particulier la *metformine* (GLUCOPAGE®, STAGID®). Elle agit essentiellement en diminuant la production de sucre (glucose) par le foie. Elle n'entraîne pas de prise de poids, parfois au contraire une discrète réduction pondérale. Son principal inconvénient est la tolérance digestive, souvent médiocre au début du traitement. Il faut donc débuter par de faibles doses à prendre au milieu du repas. Mais dans 10 % des cas environ, des diarrhées motrices impérieuses obligent à l'arrêt du traitement. La réputation de la metformine a longtemps pâti des méfaits d'un cousin dangereux,

qui provoquait des acidoses lactiques mortelles et qui a été retiré du marché en 1977. C'est à cause de ce cousin que la metformine a été interdite aux États-Unis jusqu'en 1993.

Les Américains ont alors redécouvert la molécule qu'on utilisait depuis plus d'un tiers de siècle en Europe. Ils ont effectué toutes les études d'efficacité et de sécurité et ils ont constaté qu'il n'y avait pas plus d'acidose lactique chez les diabétiques traités par metformine que chez ceux qui n'en prenaient pas. La metformine reste cependant contre-indiquée en cas d'insuffisance rénale sévère, non pas qu'elle soit toxique pour le rein mais parce qu'elle est éliminée par le rein. Lorsque le rein est malade, elle a donc tendance à s'accumuler dans l'organisme.

4. En 1995 sont apparus les *inhibiteurs des alpha-glucosidases*, essentiellement l'acarbose (GLUCOR®) et le miglitol (DIASTABOL®). Ces médicaments inhibent l'absorption des glucides au niveau de l'intestin. Ils diminuent donc le pic glycémique postprandial. Ils doivent être pris au début du repas et ne provoquent pas d'hypoglycémie. Ils sont moins efficaces que la metformine et ont surtout une médiocre tolérance digestive. Ils sont notamment responsables de flatulences.
5. En 1998, l'arsenal s'est enrichi des *glinides*, molécules originales mais qui agissent comme les sulfamides hypoglycémiants en provoquant une sécrétion d'insuline par le pancréas. Ils ont une durée d'action plus courte que les sulfamides et agissent principalement sur l'élévation de la glycémie après les repas ; ils peuvent être prescrits en cas d'insuffisance rénale modérée, mais ils peuvent provoquer des hypoglycémies parfois sévères. On dispose en France du répaglinide, commercialisé sous le nom de NOVONORM®.
6. C'est en 2000 que sont mis sur le marché européen deux médicaments appartenant à la famille des *glitazones*, la rosiglitazone (AVANDIA®) et la pioglitazone (ACTOS®).

   Ces médicaments agissent en modifiant la répartition des graisses, avec une diminution de la graisse intra-abdominale autour des viscères et une diminution de la graisse dans le foie et au niveau des muscles mais avec, en contrepartie, une augmentation de la graisse sous-cutanée. Ils améliorent la sensibilité à l'insuline du foie et des muscles et semblent réduire l'évolutivité de la maladie avec des glycémies plus stables au fil des ans. Mais il existe des patients répondeurs et des non-répondeurs, et les glitazones ont un certain nombre d'effets secondaires, dont une prise de poids en général modérée autour de 3 à 4 kilos mais parfois beaucoup plus importante, de la rétention d'eau et de sel, responsable d'œdèmes et même d'œdème pulmonaire chez des personnes insuffisantes cardiaques, une fragilisation osseuse responsable de fractures des membres observées chez les femmes. On espérait qu'ils « dégraisseraient » les parois artérielles et diminueraient les accidents cardio-vasculaires. Espoir déçu par l'AVANDIA®, qui augmente le taux du « mauvais » cholestérol et peut-être des infarctus, mais espoir confirmé pour l'ACTOS®. En 2010 l'AVANDIA® est donc retiré du marché. Puis des études de sécurité au long cours, qui avaient été programmées par les agences du médicament dès la commercialisation, montrent que l'ACTOS® provoque une petite augmentation des cancers de la vessie chez l'homme. En 2011, alors qu'on est en plein scandale du MÉDIATOR®, le ministère retire ACTOS® et COMPETACT® (association d'ACTOS® avec la metformine) du marché français. Les glitazones disparaissent mais restent commercialisées aux États-Unis et dans d'autres pays européens, avec cependant d'importantes restrictions.

7. Les *incrétinomimétiques*, commercialisés en 2006 et 2007, agissent en augmentant le taux d'une hormone intestinale, le GLP1, qui est sécrétée au moment des repas et qui potentialise la sécrétion d'insuline déclenchée par l'augmentation de la glycémie. Le GLP1 agit donc quand la glycémie est élevée mais pas quand elle est basse. Il n'y a donc pas de risque d'hypoglycémie. On dispose de deux façons d'augmenter le taux sanguin de GLP1. On peut empêcher sa dégradation par une enzyme (la DPP4) grâce à des inhibiteurs de la DPP4, se présentant sous forme de comprimés, ou alors on peut injecter en sous-cutané

des analogues du GLP1 de durée d'action variable, allant de 8 heures pour l'exénatide (BYETTA®) à une semaine pour les formes « retard » (BYDUREON®). Les inhibiteurs de la DPP4 sont représentés par la sitagliptine (JANUVIA®, JANUMET®), la vildagliptine (GALVUS®, EUCREAS®), la saxagliptine (ONGLYZA®, KOMBOGLYSE®) et d'autres font leur apparition, comme la linagliptine (TRAJENTA®). Ils sont bien tolérés en dehors de quelques cas d'allergie. Leur puissance pour abaisser la glycémie est un peu inférieure à celle de la vieille metformine, mais ils peuvent être utilisés en cas d'insuffisance rénale, en réduisant si nécessaire la dose quotidienne. Ils n'entraînent ni prise de poids ni hypoglycémie. Les analogues du GLP1 injectables, exénatide (BYETTA®), liraglutide (VICTOZA®) et lixisenatide (LYXUMIA®) sont plus puissants que les inhibiteurs de la DPP4 utilisés en comprimés. Ils entraînent souvent une réduction pondérale de 3 à 4 kilos. En ralentissant la vidange gastrique, ils diminuent le pic glycémique postprandial mais provoquent des nausées et même parfois des vomissements en début de traitement.

Là encore, il existe des patients répondeurs et d'autres non répondeurs. Si l'on suit les recommandations anglaises, on devrait arrêter ces nouveaux médicaments, beaucoup plus chers que les anciens, s'ils n'entraînent pas dans les 6 mois une baisse significative de l'HBA1c d'au moins 0,5 point pour les inhibiteurs de la DPP4 et d'au moins 1 point pour les analogues du GLP1.

8. Une huitième classe vient d'être mise sur le marché, les *gliflozines*, diminuant la concentration de sucre dans le sang en augmentant l'élimination du sucre dans les urines. Elles ont l'intérêt de ne pas provoquer d'hypoglycémie et d'entraîner une discrète perte de poids, mais elles ont l'inconvénient d'augmenter le risque d'infections génito-urinaires notamment chez la femme.

On dispose aujourd'hui d'un riche arsenal thérapeutique dans le traitement du diabète de type 2. La question clé est donc celle de la stratégie thérapeutique. Quelle doit-être la place des nouveaux médicaments par rapport aux anciens ?

Quelle est donc la stratégie thérapeutique actuellement recommandée dans le traitement du diabète de type 2 ?

Le diabète de type 2 est une maladie évolutive car l'insulinosécrétion s'épuise avec le temps. Chaque année, l'hémoglobine A1c a tendance à s'élever en moyenne de 0,25 point, même quand le patient suit bien son traitement. De plus, on sait que les années de mauvais équilibre glycémique ne se rattrapent pas. Les vaisseaux gardent la « mémoire » de ces années « sucrées ». On dit que les artères du diabétique ont l'âge du patient plus l'âge du diabète mal équilibré.

Le traitement nécessite donc une escalade thérapeutique : après quelques mois de diététique équilibrée et d'augmentation de l'activité physique, on prescrit très rapidement de la metformine avec pour objectif une HBA1c inférieure à 6,5 %. Mais si l'HBA1c dépasse 6,5 ou 7 %, il faut alors, après avoir revu avec le patient la diététique et l'activité physique, associer un second médicament, c'est-à-dire passer à une bithérapie. Mais quel médicament associer en seconde ligne ? Si l'on suit les recommandations 2013 de la Haute Autorité de santé (HAS), on prescrit un sulfamide hypoglycémiant à faible dose (sauf cas particuliers). Mais si l'on suit les indications accompagnant l'autorisation de mise sur le marché (AMM) des nouveaux antidiabétiques en 2006, on peut prescrire les inhibiteurs de la DPP4 en bithérapie, voire un des analogues du GLP1. En effet, les indications fixées par les AMM ne font que reproduire le plan de développement de l'industrie qui souhaite positionner le médicament sur le marché de façon à atteindre une cible très large de patients. Par conséquent, l'industrie présente aux autorités les études correspondant à ses objectifs.

Or, dans les premières années qui suivent la mise sur le marché des nouveaux antidiabétiques, on ignore leur action sur le plan cardio-vasculaire (notamment en matière d'infarctus du myocarde). C'est ce qu'a bien montré le cas de l'AVANDIA® qui, contrairement à toute attente, semblait augmenter le taux d'infarctus. Pour les inhibiteurs de la DPP4, les gliptines, les premiers résultats, d'ailleurs rassurants, ont été publiés en septembre 2013, soit 7 ans après leur mise sur le marché !

Lors de la commercialisation, on ignore, par définition, la sécurité à long terme des nouveaux médicaments, en particulier en matière de cancer, comme on l'a vu avec ACTOS®. Il faut pour cela 10 ou 15 ans et un grand nombre de patients. Une controverse existe sur le possible accroissement des pancréatites et peut-être des cancers du pancréas par les « incrétinomimétiques ». À mon sens, lors de leur mise sur le marché, ces médicaments auraient dû être réservés, en dehors d'indications particulières, à la trithérapie, c'est-à-dire en troisième ligne, avant le passage à l'insuline. Le recours à l'insuline s'impose lorsque l'HBA1c reste trop élevée (supérieure à 8 ou 8,5 %) malgré l'optimisation de la diététique et de l'activité physique et la prise quotidienne des comprimés à posologie maximale. Elle nécessite la pratique de l'autosurveillance glycémique grâce à une petite piqûre quasi indolore au bout du doigt. Son principal inconvénient est de faciliter la prise de poids si l'alimentation est trop riche et si l'activité physique est insuffisante. Son avantage est de permettre une auto-adaptation des doses par le patient éduqué, afin d'obtenir le taux de glycémie souhaité.

En matière de nouveaux médicaments, la prudence indispensable coïncide finalement avec le souci « d'efficience », car ces nouveaux antidiabétiques coûtent 5 fois plus cher que les anciens. En 2012, la Sécurité sociale a enregistré une hausse des dépenses de médicaments antidiabétiques de 6,8 %, soit 78 millions d'euros. En 2011, VICTOZA® et JANUMET® figuraient parmi les 5 produits progressant le plus, soit respectivement plus 54 millions et plus 27 millions d'euros.

Ce devrait être le rôle des « spécialistes reconnus », prétendus « leaders d'opinion », et des sociétés savantes de définir le bon usage en l'absence de preuves suffisantes. Mais ils accompagnent le plus souvent les messages de l'industrie, qui, par ailleurs, finance diverses actions très utiles et sponsorise les congrès médicaux (sans parler ici des conflits d'intérêts). La parole des « grands spécialistes » a fini par se décrédibiliser.

Le marketing moderne de l'industrie ou comment influencer le prescripteur ?

Il est loin le temps où le laboratoire Servier faisait la promotion de son sulfamide hypoglycémiant à coups de slogans publicitaires du type : « Deux yeux, deux reins, quatre raisons de prescrire DIAMICRON® », aujourd'hui l'industrie utilise les moyens de la recherche scientifique en développant des protocoles permettant des biais d'interprétation et donc suscitant au moins le doute en faveur de leur médicament. C'est par exemple le cas de l'étude ADVANCE promue par le laboratoire Servier avec son inusable DIAMICRON®.

Dans cette étude on a comparé par tirage au sort des patients diabétiques chez qui les investigateurs visaient un excellent contrôle du diabète (hémoglobine A1c inférieure à 6,5 %) et des patients traités de façon conventionnelle, pour voir si le parfait équilibre glycémique permettait de diminuer les complications du diabète. On ne comparait donc pas deux médicaments entre eux mais deux stratégies : une stratégie dite « intensive » *versus* une stratégie dite « standard ». Le Le groupe « intensif » comportait 40 % de patients traités par insuline contre 24 % dans le groupe « standard ». Mais le laboratoire a eu l'habileté de rendre impérative la prescription du DIAMICRON® parmi les médicaments pris par les patients du groupe « intensif » et d'exclure sa prescription aux patients du groupe « standard ». L'étude ADVANCE montra une diminution de l'incidence de la néphropathie diabétique (atteinte rénale). L'article a été publié par le prestigieux *New England Journal of Medicine*. Le laboratoire a acheté des tirés à part qu'il a diffusés en expliquant que le bénéfice observé était dû au DIAMICRON®, au moins en partie, et pas, ou pas seulement, à la stratégie intensive. Il s'est trouvé des leaders d'opinion pour présenter l'étude en parlant non pas du « groupe intensif » mais du « groupe DIAMICRON® ». *Plus la ficelle est grosse...*

Il faut mettre un terme à cette dualité d'indications, avec d'un côté des indications, lors de la mise sur le marché (AMM), très larges (correspondant, dans ces indications, à une amélioration du service médical rendu au mieux faible et en réalité incertaine) et de l'autre, 5 ans plus tard, des indications beaucoup plus restreintes, retenues par les recommandations de la Haute Autorité de santé (HAS).

Quel est le rapport bénéfice/risque des anciens médicaments ?

La metformine a un très bon rapport bénéfice/risque, même si l'évaluation du bénéfice cardiaque repose surtout sur des études de cohortes de patients (études comparant de façon prospective un groupe de patients traités par le médicament étudié à un groupe de patients ne prenant pas le médicament) et seulement sur 3 études randomisées (tirage au sort) ne comportant que quelques centaines de patients. Mais qui financera une étude de grande ampleur concernant ce vieux médicament « génériqué » ? Il est néanmoins intéressant de noter que plusieurs études en cours cherchent à démontrer un éventuel bénéfice de la metformine en matière de survenue de cancers – bénéfice suggéré par le suivi de cohortes de patients.

Le bénéfice des sulfamides a longtemps été controversé. Une grande étude anglaise, appelée UKPDS et publiée en 1998, a finalement été rassurante. Le principal problème de ces médicaments est le risque d'hypoglycémie. Il faut expliquer ce risque au malade et lui apprendre à prévenir et à traiter l'hypoglycémie. Une autre limite de ces médicaments réside dans l'épuisement de leur action au fil des ans, nécessitant souvent le recours à l'insuline.

Le NOVONORM® est selon moi un « petit » sulfamide. Son intérêt réside notamment dans la possibilité de l'utiliser à très faibles doses, diminuant de ce fait le risque hypoglycémique au début du diabète. Quant au GLUCOR®, je l'ai plus souvent arrêté que prescrit, et les malades semblaient reconnaissants. Le marketing de l'industrie pour ces deux « petits » médicaments a été le même : cibler la réduction de la montée des glycémies après les repas, censée réduire le risque cardio-vasculaire, alors même qu'il n'y a aucune preuve que cette diminution de la poussée glycémique post-prandiale entraîne une diminution des accidents cardio-vasculaires.

Ce qui importe pour réduire les complications cardio-vasculaires du diabète, c'est d'abaisser la glycémie moyenne mesurée par l'HBA1c sans augmenter ni la fréquence ni la sévérité des hypoglycémies. En réalité, l'essentiel réside dans le contrôle des autres facteurs de risque cardio-vasculaire, et en particulier du taux de LDL cholestérol. Il faut que les médecins cessent d'importuner les patients diabétiques ayant une bonne HBA1c en leur demandant de mesurer systématiquement leur glycémie 2 heures après les repas. C'est souvent angoissant, presque toujours inutile et cela coûte cher en bandelettes gaspillées.

Le fameux benfluorex (MÉDIATOR®) était-il recommandé dans le traitement du diabète ?

Non, il ne figure dans aucune recommandation sur le diabète, ni nationale ni internationale. Il s'agissait d'un « coupe-faim » dont le laboratoire a caché la classe pharmacologique et le mode d'action. Beaucoup de médecins, dont moi, croyaient qu'il s'agissait d'un placebo, certes sans efficacité mais inoffensif. Il avait hélas une certaine efficacité et surtout une très grande nocivité.

Qu'ont fait les diabétologues et leur société savante lorsque le scandale du MÉDIATOR® a éclaté ?

La Société francophone du diabète (SFD) n'a hélas rien dit et rien fait. Et c'est là, selon moi, ce qui est le plus grave : on ne pouvait plus dire qu'« on ne savait pas ». Par ses mensonges, le laboratoire

Servier a porté un coup à la crédibilité de l'ensemble de l'industrie pharmaceutique. Le LEEM (les entreprises du médicament) l'a compris en l'excluant de ses rangs. Le scandale du MÉDIATOR® a aussi jeté la suspicion sur les médecins. Les sociétés savantes auraient dû réagir et rendre d'abord hommage au travail et à la détermination du docteur Irène Frachon qui, dans cette affaire, a été l'honneur de la profession. La SFD a choisi le silence et a maintenu ses liens avec le laboratoire Servier, contrairement à l'Association des diabétiques (AFD) qui s'est engagée aux côtés des victimes.

D'autres médicaments proposés dans le traitement du diabète ont dû être retirés du commerce. C'était le cas du rimonabant (ACOMPLIA®) et des glitazones dont nous avons parlé. Pourquoi les a-t-on retirés ?

Le cas du rimonabant (ACOMPLIA®) est intéressant. C'était un coupe-faim comme le MÉDIATOR®, et là aussi il s'agissait d'un laboratoire français, Sanofi, avec des liens étroits entre le président de la firme et des dirigeants politiques au plus haut niveau. Pour obtenir le remboursement, on a là encore présenté le médicament comme un antidiabétique. Mais avec une différence de taille : Sanofi n'a pas caché la classe du médicament ni son mode d'action, et, quand il s'est avéré que le rimonabant provoquait des dépressions avec idées suicidaires, le P-DG n'a pas recouru à l'instar de Servier au déni ; il a envoyé une lettre aux médecins et a mis en place un numéro vert pour les patients. Il a été « débarqué » alors que Jacques Servier est resté à son poste jusqu'à la fin.

L'affaire des glitazones a secoué l'agence américaine des médicaments, la FDA, avec des procès en cours pour dissimulation de données par l'industrie ; mais, depuis, des mesures ont été prises par la FDA, pour repérer très tôt un possible effet cardio-vasculaire néfaste des nouveaux médicaments antidiabétiques.

En revanche, en matière d'indications des nouveaux antidiabétiques lors de leur mise sur le marché, la France semble n'avoir tiré aucune leçon de l'affaire des glitazones. Contrairement aux Anglais, qui ont une cohérence stricte entre l'indication d'un médicament et l'évaluation des rapports bénéfice/risque et bénéfice/coût, nous avons continué à placer très tôt dans l'escalade thérapeutique les nouveaux médicaments antidiabétiques. Une étude récente de l'IRDES (Institut de recherche et de documentation en économie de la santé) montre que les nouveaux antidiabétiques, 5 fois plus chers que les anciens, sont beaucoup plus prescrits en France qu'en Allemagne ou qu'en Angleterre. Dans notre pays, le principal progrès a été le fait de croiser les données de l'assurance-maladie (SNIIRAM) portant sur les ordonnances de centaines de milliers de patients et les données du programme informatique des hôpitaux (PMSI), précisant les causes d'hospitalisation et les diagnostics. Ce croisement de données, réalisé pour la première fois à l'occasion de l'affaire du MÉDIATOR®, a été effectué pour l'ACTOS® et a permis de confirmer un lien avec les cancers de la vessie chez l'homme. Ces cancers restaient rares mais étaient plus fréquents lorsque la dose et la durée de prise du médicament augmentaient – ce qui laissait peu de doute sur la responsabilité du médicament.

L'insuline glargine (LANTUS®) fait partie des dix médicaments qui coûtent le plus à la Sécurité sociale. Qu'en est-il de la polémique sur le risque d'augmentation de cancers ?

Les données des registres d'assurances de divers pays européens soulevaient effectivement cette hypothèse. Mais il ne s'agissait là que d'une présomption.

Avant même la publication de ces données dans une revue médicale scientifique, les marchés ont été informés et l'action de Sanofi a chuté ! Et, signe des temps, c'est par la Bourse, relayée par les médias, qu'est parvenue la nouvelle, aux malades en même temps qu'aux médecins.

Depuis, les résultats des articles initiaux ont été critiqués. Une étude randomisée portant sur plus de 10 000 patients suivis pendant plus de 6 ans (ORIGIN) n'a rien montré. La Sécurité sociale française a mobilisé ses gigantesques bases de données, comme elle l'avait fait pour le MÉDIATOR® et pour l'ACTOS®. Le résultat indique qu'il n'y a pas d'augmentation des cancers avec l'insuline glargine (LANTUS®).

Notons que le bénéfice de la glargine (LANTUS®) et de la détémir (LEVEMIR®, autre analogue lent de l'insuline) est très important pour les patients diabétiques de type 1 mais très faible, voire nul pour les diabétiques de type 2 (alors que le coût est 60 % plus élevé que celui de la vieille insuline NPH, tout aussi efficace pour le traitement du diabète de type 2). Mais c'est chez les diabétiques de type 2 que les laboratoires ont habilement positionné leurs nouvelles insulines, parce que c'est là le marché le plus important. Encore une fois, on voit qu'il n'y a pas de coïncidence entre les objectifs de santé publique visant à optimiser le rapport bénéfice/risque et les objectifs des industriels cherchant légitimement à optimiser leurs profits, au nom bien sûr « de l'intérêt des malades ». L'utilisation des analogues lents de l'insuline chez les diabétiques de type 2 a un surcoût pour la Sécurité sociale d'environ 100 millions d'euros.

Le diabète est devenu la première maladie pour la prise en charge à 100 % au titre des affections de longue durée (ALD). Cela est-il justifié dans tous les cas ?

Plusieurs études ont montré que la gratuité des soins dans les maladies chroniques contribue à une meilleure observance des patients. Limiter le remboursement en accroissant le « reste à charge » pour une majorité d'entre eux (même si c'est de façon « équitable », c'est-à-dire modulée en fonction des revenus des patients) ne pourra que faire reculer la prévention des complications. Cela ne fera finalement qu'aggraver les inégalités sociales de santé et coûtera plus cher à la collectivité. Sur les 10,3 milliards dépensés pour le traitement du diabète et de ses complications, la moitié est utilisée par 10 % des patients, c'est-à-dire ceux qui développent des complications. Il convient de concentrer les moyens sur les 20 % qui n'ont pas encore de complications mais qui ont de mauvais résultats, pour des raisons sociales et/ou psychologiques, et qui développeront des complications, si l'on n'améliore pas leur prise en charge. Augmenter le reste à charge financier au nom de la « responsabilisation » du patient est à la fois un raisonnement erroné et un calcul à courte vue.

Le coût du diabète

On compte près de 4 millions de diabétiques en France. Leur nombre augmente de 5 % par an. En 2013, selon les données de l'assurance-maladie les dépenses de santé liées au diabète des patients diabétiques s'élevaient à 10,3 milliards d'euros auxquels s'ajoutaient les 7,4 milliards d'euros de dépenses non liées au diabète, soit au total 17,7 milliards. Selon l'IRDES (Institut de recherche et de documentation en économie de la santé) les gliptines représentaient en 2011 8,2 % des antidiabétiques oraux consommés en France contre 6,2 % en Allemagne et 5,8 % au Royaume-Uni (*Questions d'économie de la Santé*, 2013, 187).

En revanche, il importe de préciser ce qui est remboursé à 100 % au titre des affections de longue durée (ALD) et ce qui ne l'est pas. Il me semble que la prise en charge à 100 % doit rendre obligatoire le recours aux génériques (ou à tout le moins la mention « non substituable » ne devrait pas figurer sur l'ordonnance plus d'une fois). Si le patient veut absolument le médicament princeps, il ne me paraîtrait pas choquant qu'il paie la différence de sa poche, directement ou par le biais d'une assurance non plus « complémentaire » mais « supplémentaire ». On doit aussi pouvoir faire des économies sur le remboursement illégitime des transports et les hospitalisations pour « bilan » injustifiées. La Sécurité sociale devrait donner l'exemple et mettre fin à son programme national (SOPHIA) d'accompagnement des diabétiques par téléphone par des infirmières embauchées et payées par elle, qui ne connaissent pas et n'ont même jamais vu le médecin traitant ni le patient. Plusieurs études américaines ont confirmé l'inutilité (*inefficience*) de cette forme de *disease management* (gestion à distance de la maladie) par des centres téléphoniques (*call centers*).

La Sécurité sociale n'est pas sage

Elle a mis en place, en 2008, un suivi par téléphone des patients diabétiques (le programme SOPHIA), qui vient s'ajouter aux consultations médicales et paramédicales et aux visites régulières chez les pharmaciens. Ce programme emploie 250 infirmiers et conseillers santé censés « accompagner les patients par téléphone ».

Le coût de l'opération est estimé à 50 millions d'euros. Le bénéfice est pratiquement nul.

Il correspond uniquement à la volonté des assureurs d'organiser eux-mêmes le système de soins. Gageons que, dans l'avenir, ces plates-formes téléphoniques seront sous-traitées au secteur privé et pourront être délocalisées.

Messages essentiels

A. Les indications des nouveaux antidiabétiques doivent dépendre de l'amélioration du service médical rendu (ASMR). Au début de leur commercialisation, en l'absence de recul, ils ne devraient être utilisés que lorsque les anciens médicaments, mieux connus et moins chers, sont soit insuffisamment efficaces, soit contre-indiqués ou responsables d'effets secondaires indésirables trop importants. Les glitazones et les gliptines auraient ainsi dû être indiqués initialement en 3e ligne.

B. Il faut maintenir la prise en charge à 100 % pour tous les diabétiques mais il convient de revoir le « panier de soins » financé par la solidarité. La prescription de médicaments génériques devrait être la règle. Je me demande pourquoi la Sécurité sociale continue à rembourser des cures thermales pour le diabète.

C. Pour les patients diabétiques, trois messages essentiels sont à retenir :

1. Tout diabétique traité par sulfamides hypoglycémiants ou insuline doit savoir prévenir et traiter l'hypoglycémie (et il doit avoir l'équivalent de 3 sucres dans la poche).

2. S'il fait un contrôle du fond d'œil régulièrement, un patient diabétique ne deviendra pas aveugle (même si son diabète est mal équilibré), car on pourra dépister le début d'une rétinopathie et la traiter à temps par le laser.

3. La réduction du risque cardio-vasculaire dépend surtout du traitement antihypertenseur, des statines et de l'arrêt du tabagisme.

RÉFÉRENCES BIBLIOGRAPHIQUES

Inzucchi S. E. *et al.*, « Management of hyperglycemia in type 2 diabetes : A patient-centered approach. Position statement of the American Diabetes Association (ADA) and the European Association for the Study of Diabetes (EASD) », *Diabetes Care*, 2012, 35(6):1364-79.

HAS-ANSM, « Recommandations de bonne pratique : stratégie médicamenteuse du contrôle glycémique du diabète de type 2 », janvier 2013 (http://www.has-sante.fr/portail/jcms/c_1022476/fr/strategie-medicamenteuse-du-controle-glycemique-du-diabete-de-type-2?xtmc=&xtcr=5).

Statines
Trop ou pas assez ?

Pr. Éric Bruckert,
chef de service endocrinologie métabolisme
et prévention cardio-vasculaire, Institut E3M
et IHU cardio-métabolique, la Pitié-Salpêtrière

Liens d'intérêts
Le Pr Bruckert déclare avoir mené des travaux de recherche ou participé à des activités de conseil dont certains ont des financements privés (MSD, AstraZeneca, Amgen, Aegerion, Sanofi-Aventis, Danone, Unilever, Lilly, Genfit).

Le cholestérol est-il réellement mauvais ?

L'excès de cholestérol est très clairement une des grandes causes de maladies cardio-vasculaires : plusieurs types d'études ont mis en évidence qu'un cholestérol élevé, quelle qu'en soit la cause, augmente le risque vasculaire. La démonstration la plus éclatante du rôle du cholestérol vient d'une forme particulière d'hypercholestérolémie, appelée hypercholestérolémie familiale. Dans ce cas, les études ont montré que le risque de faire un accident cardio-vasculaire est multiplié par 13. Certaines formes d'élévation majeure du cholestérol provoquent des infarctus même chez de jeunes enfants.

D'autres études montrent que la diminution des maladies cardio-vasculaires en Europe est expliquée pour 20 % par la diminution du cholestérol (pourtant très modeste) dans la population.

Enfin, toutes les études, dans lesquelles le taux de cholestérol des patients a baissé, que ce soit par la diététique, par des médicaments comme les résines, ou par les statines (médicaments de référence diminuant la fabrication du cholestérol) montrent une diminution proportionnelle du risque cardio-vasculaire. Actuellement, on considère donc que le cholestérol est un facteur causal de maladies cardio-vasculaires, avec un lien linéaire (plus le cholestérol augmente, plus le risque de faire un accident augmente). À la différence du tabac, où les études comparent les fumeurs avec les non-fumeurs, il est impossible pour le cholestérol d'effectuer des analyses comparées, car on ne peut pas dire si quelqu'un est hypercholestérolémique ou s'il ne l'est pas, mais plus le cholestérol est élevé, plus le risque d'accident cardio-vasculaire l'est aussi.

La majorité de la population a un taux de cholestérol un peu supérieur au niveau idéal requis pour la santé et, lorsque le dépassement est mineur, l'augmentation du risque devient plus modeste.

L'excès de cholestérol (hypercholestérolémie) est beaucoup plus fréquent que d'autres facteurs de risque, comme l'hypertension ou le diabète. On estime qu'au moins un tiers des adultes ont un cholestérol un peu élevé, mais cette fréquence ne veut pas dire que tout le monde doit être traité par des médicaments.

Une personne de 20 ans, avec des artères strictement normales, peut avoir un cholestérol un peu augmenté sans danger, à tout le moins sans danger immédiat. À l'inverse, chez une personne âgée, fumeuse, avec des artères encrassées et des facteurs de risque, de légers dépassements de cholestérol peuvent favoriser un accident cardio-vasculaire. On peut comparer cela à la vitesse automobile : rouler à 90 km/heure sur une petite route glissante présente des risques, alors que rouler à 130 km/heure sur une autoroute déserte est acceptable.

Le niveau précis à partir duquel le cholestérol est dangereux reste difficile à fixer, et varie en fonction de chaque cas particulier. De façon générale, on peut dire que moins de 2 grammes de cholestérol total représentent un résultat parfait, tandis que plus de 3 grammes est mauvais. Entre les deux, cela dépend du contexte (par exemple s'il existe d'autres facteurs d'encrassement artériel comme l'hypertension artérielle, l'objectif est de traiter plus rapidement). Le fait qu'il soit difficile de fournir des chiffres explique aussi pour une bonne part les controverses.

Les études faites il y a une trentaine d'années pour analyser l'effet des médicaments abaissant le cholestérol incluaient des patients avec des taux de cholestérol très élevés, puis progressivement, les études ont été faites sur des patients avec un niveau de cholestérol plus bas, jusqu'à inclure des personnes avec un cholestérol considéré comme normal. Mais, même dans ce dernier cas, le fait de baisser le taux de cholestérol est bénéfique. C'est pour cela qu'au fil du temps, les chiffres du taux de cholestérol idéal ont été orientés à la baisse. De nombreux éléments de preuve permettent donc de dire que plus le cholestérol est bas, plus les risques cardio-vasculaires sont faibles. Il existe tout de même une limite au-dessous de laquelle on ne peut pas conclure aux bénéfices car les données sont insuffisantes (LDL cholestérol ≤ 0,70 g/l). Aucun spécialiste sérieux, aucune société savante ne remet en cause ce lien entre le taux de cholestérol et le risque cardio-vasculaire.

La question du bon et du mauvais cholestérol vient d'une caractéristique très particulière du cholestérol : il ne peut pas se promener tout seul dans le sang, il est obligé d'être véhiculé par des transporteurs. Il existe ainsi un système de va-et-vient du cholestérol entre le foie et le reste de l'organisme, qui est assuré par 2 types de transporteurs : tout d'abord, les camions de La Poste distribuent le cholestérol et, ensuite, les camions poubelles ramassent le cholestérol. Le cholestérol dans les camions de La Poste est nocif quand il est en excès, celui des camions poubelles est plutôt bon. Certains transporteurs distribuent donc le cholestérol du foie vers le reste de l'organisme et encrassent les artères ; il s'agit là du mauvais cholestérol. D'autres transporteurs jouent au contraire le rôle d'éboueurs, ramassant le cholestérol des cellules pour le ramener vers le foie, lequel les élimine dans la bile. C'est pour cela qu'on parle classiquement de bon et de mauvais cholestérol. En réalité, on devrait parler de bon et de mauvais transporteur. Plus on a de LDL cholestérol, c'est-à-dire de mauvais transporteurs, plus on encourt de risques et, à l'inverse, plus on a de HDL cholestérol, mieux on est protégé.

Le LDL élevé est de façon certaine un facteur direct d'encrassement artériel, donc de maladies cardio-vasculaires. Le HDL est plus élevé chez la personne qui ne fume pas, qui présente un poids normal, qui est physiquement active – autant d'éléments par eux-mêmes protecteurs de maladies cardio-vasculaires.

On ne peut donc pas établir un parallèle entre ces deux transporteurs, car l'augmentation du HDL cholestérol par des médicaments n'entraîne pas à ce jour, et contrairement à ce que l'on prévoyait, de diminution du risque cardio-vasculaire. Alors qu'à chaque fois qu'on abaisse le LDL, on entraîne un bénéfice parallèle.

Les quatre plus grands pourvoyeurs de maladies cardio-vasculaires sont donc le tabac, l'excès de cholestérol LDL, l'hypertension artérielle et le diabète.

Les Espagnols ont le même taux de cholestérol que les Américains mais deux fois moins d'accidents cardio-vasculaires, les Japonais ont un faible taux de cholestérol mais un taux élevé de morbidité cardio-vasculaire. Cela ne va-t-il pas à l'encontre de vos affirmations ?

Non, ce n'est pas le cas. D'abord parce que le lien entre cholestérol et maladies cardio-vasculaires a été démontré dans toutes les populations. Les mêmes études en Chine, au Japon, en Europe ou aux États-Unis montrent la même augmentation du risque d'accident cardio-vasculaire quand le cholestérol augmente. Ce lien est similaire à celui qu'il y a entre tabagisme et maladies cardio-vasculaires. Ce n'est pas parce que les maladies cardio-vasculaires sont plus rares en Espagne qu'on peut dire que le tabac est moins dangereux chez un Espagnol ! À cholestérol, tabagisme, diabète et hypertension équivalents, il persiste toutefois des différences de fréquence des maladies cardio-vasculaires entre les pays. L'alimentation, l'activité physique, le degré d'ensoleillement peuvent notamment expliquer de telles différences. Il en va de même au niveau des individus : dans les familles avec une hypercholestérolémie familiale, deux frères ne vont pas nécessairement faire un infarctus au même âge. Et on ne peut pas toujours l'expliquer. Winston Churchill fumait, était hypertendu et détestait le sport. Il est mort à 91 ans. On ne peut néanmoins pas en conclure que le tabac protège !

Les études génétiques sont une des meilleures démonstrations du rôle causal d'un facteur. Il a ainsi été montré que tous les facteurs génétiques qui augmentaient le LDL-cholestérol (et qui agissent depuis la naissance) accroissent de façon mathématique le risque cardio-vasculaire.

Quand les statines sont-elles nécessaires ?

Les statines sont nécessaires quand le risque de faire un accident cardio-vasculaire est élevé. On sait aujourd'hui que, dans cette population à risque, le bénéfice des statines sera majeur, et largement supérieur au risque d'effets secondaires.

En revanche, donner une statine à quelqu'un qui présente un très faible risque revient un peu à mettre sa ceinture de sécurité lorsqu'on est assis dans son fauteuil devant sa télévision : c'est quasi inutile. Concernant cette fois la population encourant un risque cardio-vasculaire intermédiaire, il convient de faire intervenir une notion économique. Qu'est-ce à dire ?

La grande difficulté paradoxale avec les statines, c'est que leur bénéfice est très large. Une proportion importante de la population pourrait effectivement avoir un bénéfice même minime à les utiliser. Mais ce sont des médicaments qui ont un coût, et prescrire des statines remboursées à une très large population n'est pas nécessairement une priorité de santé publique : il existe bien d'autres priorités. La conclusion peut être complètement différente selon que l'on se place du point de vue du bénéfice individuel ou du point de vue du rapport bénéfice/coût pour la société.

Le risque est défini de façon assez simple au moyen d'un calcul qui prend en compte l'âge, le sexe, le tabagisme, le diabète, le cholestérol et la pression artérielle. En associant tous ces facteurs, on est capable d'identifier les personnes à haut risque, par exemple un homme de 50 ans, hypertendu avec un cholestérol un peu élevé sera probablement à haut risque et pourra donc bénéficier sans conteste d'un traitement par statines.

Quand l'indication est bonne, le traitement est généralement donné à vie, car le risque ne fait qu'augmenter avec l'âge.

Les études ne sont effectuées que sur une durée de 3 ou 5 ans mais le suivi après les études montre que les courbes entre les patients qui étaient sous placebo et ceux qui étaient sous statines n'arrêtent pas de diverger, les patients non traités font de plus en plus d'accidents alors que ceux traités en font beaucoup moins et la différence entre les deux groupes augmente avec le temps. Finalement, le fait que ces études n'aient duré que 5 ans sous-estime le réel bénéfice des statines, qui ne cesse d'augmenter avec le temps. Les meilleures démonstrations du bénéfice global des statines résident tout simplement dans le fait que la mortalité totale diminue. De plus, le suivi au long cours des patients montre que les statines ne donnent pas de cancer, et n'ont pas d'effets secondaires.

> Le bénéfice des statines est clairement démontré en prévention secondaire c'est-à-dire chez les personnes ayant déjà eu un accident cardio-vasculaire. Il l'est également en prévention primaire chez les personnes ayant un risque cardio-vasculaire important comme cela est le cas d'un très grand nombre de patients diabétiques.
>
> Pr André Grimaldi

Jusqu'où faut-il baisser le taux de cholestérol ?

Les méta-analyses de la Cochrane montrent très clairement que le bénéfice du traitement par statines est supérieur aux inconvénients. La Cochrane est un groupe de chercheurs indépendants, non financé par l'industrie et mondialement reconnu.

Donc autant on sait que le bénéfice des statines est totalement indiscutable, autant la question de savoir jusqu'où baisser le cholestérol peut être encore un sujet de discussion scientifique. Pour le LDL cholestérol, est-ce mieux d'être à 0,7 g ou à 0,5 g ? On manque de données ; il s'agit là d'un domaine encore ouvert, nécessitant des études de recherche. Cependant, il faut éviter le jusqu'au-boutisme, 0,7 g/l suffit largement, mais l'industrie pharmaceutique cherche à montrer que descendre à 0,5 serait encore mieux. Les statines sont victimes de leur succès. Comme ce sont des traitements globalement assez bien tolérés et dont le prix a baissé, leur prescription devient donc très large, certains patients étant mis sous statines à tort.

Les statines agissent essentiellement sur le mauvais cholestérol, mais pas sur le bon.

Il ne faut pas oublier l'importance de la diététique, qui est absolument essentielle mais encore insuffisamment utilisée. Certains médecins doutent de son importance alors qu'elle est remarquablement efficace pour baisser le cholestérol : une très bonne diététique, bien suivie, fait autant baisser le cholestérol qu'une petite dose de statines.

Dans la plupart des cas, la diététique est suffisante et les statines ne sont pas nécessaires. Des études montrent que la diététique diminue le risque cardio-vasculaire. PREDIMED est une grande étude menée en Espagne, publiée en 2013 dans l'un des plus grands journaux scientifiques. Elle montre ainsi que la diététique est capable de diminuer de 30 % le risque cardio-vasculaire, soit au même taux que les statines. La diététique est insuffisamment valorisée. Il est vrai qu'à l'échelon individuel, il est parfois plus compliqué de changer ses habitudes alimentaires que de prendre un médicament.

Les mesures diététiques de base sont simples. Premièrement : favoriser l'ensemble des graisses végétales à l'exception de l'huile de palme. Deuxièmement : diminuer l'ensemble des graisses animales à l'exception de celles issue du poisson. Troisièmement : augmenter la consommation de fruits et de légumes. Il existe ensuite des points plus anecdotiques, comme l'intérêt des noix, noisettes, amandes. Tous ces conseils sont d'une indéniable efficacité.

Que penser des produits qui prétendent faire baisser le cholestérol ?

L'Agence européenne et l'Agence française de l'alimentation ont analysé en détail tous les dossiers et ont autorisé l'allégation « fait baisser le cholestérol » uniquement aux produits qui sont enrichis en stérols végétaux, c'est-à-dire aux produits de la famille DANACOL® et PROACTIV®. Ce sont les seuls qui sont autorisés à utiliser l'allégation « baisse du cholestérol », le dossier scientifique des produits ayant été jugé valide par ces instances.

Quels sont les effets secondaires des statines ?

Les effets secondaires les plus fréquents sont les douleurs musculaires qui toucheraient entre 1 et 10 % des patients selon la première grande étude réalisée en France. Actuellement, on en comprend un peu mieux le mécanisme : certaines personnes ont des caractéristiques génétiques qui font que leurs muscles ne supportent pas ou moins bien les statines. Mais, comme toutes les caractéristiques génétiques ne sont pas connues, le plus simple est de prescrire les statines et de voir si le patient présente des douleurs musculaires ou pas. Il n'y a toutefois aucun risque d'atrophie musculaire ; le fait d'avoir des douleurs musculaires ne présente pas de danger particulier pour l'organisme sauf exception (dans le cas très rare où il y a destruction importante des muscles et atteinte des reins). Cela nécessite seulement l'arrêt du traitement.

Ces douleurs touchent uniquement les muscles squelettiques, le muscle cardiaque est pour sa part plutôt protégé car sa physiologie est totalement différente de celle des autres muscles.

En cas de douleurs musculaires, les deux stratégies les plus utilisées sont tout d'abord de proposer de plus petites doses, car les douleurs varient en fonction de la posologie. Si la douleur persiste, la seconde solution consiste à changer de statine car le patient peut bien supporter une statine et pas une autre. Enfin, il arrive parfois que certains ne supportent aucune statine, ce qui est une véritable difficulté puisqu'il n'existe pas d'alternatives thérapeutiques aussi efficaces, et le risque vasculaire reste donc élevé.

Il existe un autre effet secondaire : les statines augmentent légèrement le taux de sucre dans le sang (la glycémie) et par là même le risque de diabète. Les agences du médicament jugent cet effet secondaire comme étant mineur par rapport au bénéfice. Il ne justifie pas de changement des recommandations sur l'utilisation des statines. Le surcroît de risque d'avoir un diabète est de 9 %, ce qui inquiète les patients, mais il correspond à une différence considérée comme cliniquement très faible.

L'augmentation du taux de sucre n'est que de quelques milligrammes, or un diabète est avéré lorsque la glycémie à jeun est égale ou supérieure à 1,26 g/l. Une personne qui passe de 1,25 à 1,26 g sera effectivement considérée comme diabétique. Cet effet secondaire n'empêche pas de traiter les diabétiques par statines car ils sont le plus souvent à haut risque vasculaire, l'utilisation de statines leur est donc encore plus bénéfique. C'est pour cela que l'impact sur la glycémie est considéré comme tout à fait négligeable.

D'autre part, les statines n'augmentent pas le risque de cancer. Il y a des arguments expérimentaux pour penser qu'elles pourraient même le diminuer mais, pour l'instant, rien n'a jamais été observé chez l'homme.

De façon très exceptionnelle, on a observé des effets sur la mémoire et de la dépression. On ne sait pas si c'est vraiment un rôle direct des statines.

Sur la question des troubles de l'érection, il n'existe pas de données précises : dans les études, on ne demande pas systématiquement aux hommes s'ils ont des problèmes d'érection. Dans les plus récentes, une amélioration de la fonction érectile a plutôt été constatée, mais on n'a pas de données très solides ni très rigoureuses sur un impact éventuel des statines sur la fonction érectile.

Ce sujet est insuffisamment abordé en consultation, du coup beaucoup d'hommes n'osent pas en parler. Il faut également noter sur cette question le problème de l'effet nocebo, si on dit à un groupe d'hommes qu'ils vont prendre un médicament augmentant le risque d'impuissance, on en crée un nombre considérable. Cela a été bien montré avec les bêtabloquants, on passe pratiquement de 10 % d'effets secondaires à 40 %. Donner trop d'information sur les effets secondaires crée des effets secondaires, c'est ce qu'on appelle l'effet nocebo. Tout médicament a ses effets secondaires, et ses bénéfices. Le rôle des experts est de voir si les bénéfices sont largement supérieurs aux effets secondaires.

5 millions de personnes en France sont sous statines. N'y a-t-il pas un excès de prescriptions ?

On ne peut pas dire cela. Le nombre de Français à haut risque cardio-vasculaire est très élevé, les maladies cardio-vasculaires représentent la moitié des décès en France, donc 5 millions de patients sous traitement, ce n'est pas trop, surtout par rapport au bénéfice au niveau de la population. La question pourrait éventuellement se poser sur un plan économique, mais sûrement pas sur un plan bénéfice/risque pour la population.

Certains sont sous statines mais ne devraient pas l'être, d'autres ne le sont pas mais devraient l'être. Le problème numéro un des statines aujourd'hui c'est le manque d'observance. En France, 1 patient sur 2 à qui une statine a été prescrite à bon escient ne la prend pas un an après. De gigantesques méta-analyses confirment ce problème qui n'est en fait pas spécifique à la France : 9 % des maladies cardio-vasculaires en Europe sont liées à la non-prise de médicaments, donc à l'inobservance.

Toutes les récentes polémiques dans les médias sur l'utilité ou non des statines entraînent une augmentation de l'inobservance, elles posent un vrai problème éthique et déontologique. Les médecins ont vu des patients avec des hypercholestérolémies familiales arrêter leur traitement, des malades qui avaient fait un infarctus, arrêter leur traitement, les conséquences sont en fait gravissimes.

L'effet Even

Le professeur Philippe Even a relevé le défi d'écrire à lui tout seul un livre de 900 pages proposant une analyse critique de 4 000 médicaments commercialisés en France. Malgré ses jugements à l'emporte-pièce et en dépit de son penchant excessif pour la provocation, il faut reconnaître que Philippe Even a raison lorsqu'il dénonce les médicaments inutiles, les coûts injustifiés, les manœuvres de l'industrie pharmaceutique, les publicités mensongères, la complaisance, pour ne pas dire plus, de certains professionnels, le silence des sociétés savantes et des institutions universitaires concernées après que fut révélé le scandale du MÉDIATOR®. Hélas plus aucune personne, fût-elle très érudite, ne peut sérieusement prétendre de nos jours être expert dans tous les domaines. Une démarche scientifique aurait pour le moins supposé de soumettre le manuscrit non pas à la simple lecture de son ami urologue mais à de nombreux collègues à l'expertise ciblée reconnue. Par conséquent, son analyse est biaisée, parsemée de contrevérités et d'erreurs. Ainsi l'ancien professeur de thérapeutique, dès les premières pages, affirme catégoriquement « tout médicament est une drogue capable de créer une dépendance », « l'effet principal de tous les médicaments, même ceux dont l'activité est scientifiquement démontrée est un effet subjectif dit "placebo" ». L'insuline, les antibiotiques, la cortisone, les antihypertenseurs, les anticoagulants, les antiviraux, des drogues ? Des placebos ? Parmi les erreurs factuelles, on note entre autres la proposition de la chloroquine (NIVAQUINE®) en prévention du paludisme alors qu'il existe une résistance à cet antipaludéen dans la plupart des pays, l'affirmation qu'après pose d'un stent coronarien, il suffit de prendre l'association clopidogrel (PLAVIX®) et aspirine pendant 1 mois et non pendant 1 an, l'énoncé inexact des critères de définition du diabète, l'assertion erronée que l'insuline augmente le cholestérol, l'affirmation que « seule l'Angleterre a résisté en refusant de rembourser les statines » alors qu'en réalité non seulement les statines sont remboursées en Angleterre pour les patients à risque cardio-vasculaire mais elles y sont de plus en vente libre (à dose faible) sans prescription médicale !

Plus grave, son livre prétendant dire « la vérité sur le cholestérol » affirmant que « même l'homéopathie, la phytothérapie et l'acupuncture font mieux que les statines avec moins de complications et pour moins cher », accompagné d'une campagne médiatique, a amené nombre de patients coronariens, diabétiques ou présentant un risque cardio-vasculaire élevé à arrêter leur traitement par statines. Ils avaient en effet quelques raisons d'être terrifiés à la lecture du chapitre consacré aux complications des statines. On y apprend « qu'on doit craindre les effets secondaires des statines sur le muscle cardiaque », que, « autrefois décrits comme dynamiques, énergiques, hyperactifs, stressés, courant après le temps, les coronariens et hypertendus d'aujourd'hui semblent plus calmes, apaisés, rassurés ou résignés et quelquefois endormis ou déprimés » et que ce changement pourrait s'expliquer par « un lien entre statines, dépression et altération des fonctions cognitives ». De plus « si les statines sont susceptibles d'altérer désir, érection et plaisir, elles pourraient priver les malades de la conscience même de leur manque ». Et de lancer au lecteur : « À vous de conclure ! » Certes le professeur Even a pris le soin de rappeler la nécessité, avant d'arrêter les statines, de prendre l'avis du médecin traitant, après avoir bien expliqué que les médecins étaient dans leur immense majorité soit achetés, soit manipulés par l'industrie. Simple formalité pour éviter d'éventuelles conséquences médicolégales. Plusieurs études ont en effet montré que l'arrêt des statines chez des patients à risque cardio-vasculaire augmentait les infarctus du myocarde et la mortalité de 60 %. Alors que l'observance des traitements est le sujet majeur des maladies chroniques, l'effet Even a ainsi provoqué plusieurs milliers d'arrêts intempestifs de traitements nécessaires. Aux victimes du MÉDIATOR®, on pourra donc maintenant ajouter les victimes de l'effet Even !

Restent trois questions :

1. Est-ce que les statines sont trop prescrites ? Oui, chez des patients n'ayant aucun facteur de risque cardio-vasculaire, aucune hérédité, aucun marqueur d'altération des parois artérielles et un LDL cholestérol (« mauvais cholestérol ») inférieur à 1,90 g/l.

Mais il y a surtout une insuffisance de prescription chez les personnes à risque, souffrant d'hypertension, d'insuffisance coronarienne, de diabète, d'insuffisance rénale, de polyarthrite.

2. Les génériques sont-ils inférieurs aux molécules originales ? Non ! La Sécurité sociale estime l'économie possible grâce à la prescription de génériques à 500 millions d'euros ! Mais pourquoi continue-t-elle à rembourser au prix fort les princeps quand il existe plusieurs génériques disponibles ?
3. Les conflits d'intérêts ne concernent-ils que les conflits avec les industriels ? Non. Il y a aussi des conflits d'intérêts liés aux médias. Quand *Le Nouvel Observateur* fait sa une sur « La vérité sur le cholestérol », il doit supputer que quelques milliers des 5 millions de patients avalant chaque jour une statine vont acheter le numéro. Quant au professeur Even lui-même, on peut suggérer que sa motivation ne relève pas seulement de la santé publique mais de sa notoriété. Certains y verraient même une pointe de narcissisme. « J'aime jouer aux quilles », reconnaît-il. C'est d'ailleurs un ancien joueur, une sorte de récidiviste : en octobre 1985, trois médecins dont le professeur Philippe Even expérimentent la ciclosporine, un médicament diminuant les défenses immunitaires (utilisé pour prévenir les rejets de greffe d'organe), sur des malades atteints de sida, puis donnent une conférence de presse en présence de la ministre de la Santé, annonçant qu'ils ont trouvé un traitement du sida. Hélas ! les patients traités meurent quelques jours plus tard. Le coup sera dur pour l'image de la recherche médicale française, celle du ministère de la Santé et celle de l'auteur.

Pr André Grimaldi

La Haute Autorité de santé (HAS) ne discute pas l'intérêt des statines, elle est d'accord sur le bénéfice majeur de leur utilisation notamment dans le haut risque mais elle plaide en faveur de l'utilisation des génériques pour des raisons économiques. Les 2 recommandations principales sont : attention à ne pas utiliser dans le bas risque, et favoriser l'utilisation des génériques.

Toutes les statines se valent-elles ?

Aucun élément ne permet de dire que les génériques des statines sont moins bien que les statines princeps, ils sont aussi bien, la prescription des génériques est donc parfaitement justifiée.

En revanche certaines statines sont plus puissantes que d'autres, elles sont nécessaires chez les patients qui ont les dépassements les plus importants de cholestérol. Sur les deux statines les plus puissantes, une est génériquée et l'autre pas, certains patients répondent mieux à l'une ou à l'autre, mais il faudrait toujours commencer par prescrire le générique.

Le générique n'est pas toujours accepté par les patients qui se plaignent des changements de marque, particulièrement les personnes âgées.

Il n'y a pas de statine meilleure qu'une autre. Leur différence tient seulement à leur puissance d'action et à leur tolérance qui peut varier selon les personnes. Il faut commencer par un générique. Les génériques sont tout aussi efficaces que les princeps. Ils devraient être beaucoup moins chers.

Pr André Grimaldi

La CNAM démontre que l'on pourrait économiser au moins 500 millions d'euros si les médecins français prescrivaient les génériques des statines au lieu de la dernière statine mise sur le marché, qui ne donne d'ailleurs pas de meilleurs résultats. Pourquoi ne le font-ils pas ? Cette spécificité française par rapport à l'Angleterre n'est-elle pas due à l'impact du marketing de l'industrie sur les prescriptions médicales ?

Le marketing des laboratoires joue un rôle évident, il y a une prescription trop importante de médicaments princeps, on pourrait donc améliorer la prescription des génériques, mais le progrès majeur serait de baisser le prix des génériques. En France, les génériques sont encore trop chers, ils sont 10 fois plus chers qu'aux États-Unis, d'ailleurs, certains médicaments princeps, à baisse égale de cholestérol, ne sont pas beaucoup plus chers que les génériques.

Le dernier essai JUPITER est critiqué car il n'y a pas de diminution de la mortalité totale mais « seulement » une diminution des accidents cardiaques et vasculaires cérébraux avec le médicament.

La mortalité est un excellent indicateur du bon rapport bénéfice/risque d'un produit puisque évidemment baisser le nombre d'infarctus ne sert à rien si on augmente le nombre de morts d'autre cause. La mortalité totale est quelque chose d'essentiel à analyser mais pas dans une étude isolée dont les effectifs sont insuffisants pour cet objectif. Or la dernière méta-analyse de la Cochrane qui a été publiée en janvier 2013 montre une baisse significative de la mortalité totale quand on analyse l'ensemble des études.

Le plus souvent, une étude isolée ne peut pas montrer de baisse de la mortalité car, pour pouvoir le montrer, il faut des effectifs suffisants, suivis pendant une longue durée (en d'autres termes il faut qu'il y ait suffisamment de décès et ceux-ci sont heureusement beaucoup plus rares que les accidents cardio-vasculaires). Ne pas interpréter de façon abusive une étude qui n'a pas la puissance statistique est exactement ce qu'on enseigne à nos étudiants en médecine ! La méta-analyse de la Cochrane règle ce problème du bénéfice des statines sur la mortalité totale.

Lors d'un essai clinique, on calcule les effectifs nécessaires en fonction des objectifs. L'objectif dans JUPITER était de démontrer une baisse des événements cardio-vasculaires, l'effectif a donc été calculé en conséquence, mais pas pour montrer de baisse de la mortalité. Donc reprocher à JUPITER de ne pas montrer de baisse de la mortalité est absurde puisque ce n'était pas l'objectif de l'étude.

À l'inverse, quand une étude montre une baisse de la mortalité alors que ce n'était pas son objectif, l'interprétation doit être très prudente car cela peut être lié au hasard.

N'y a-t-il pas d'autres traitements pour le cholestérol ?

Les autres traitements ont moins fait leurs preuves. La cholestyramine (QUESTRAN®) est un vieux traitement qui a aussi fait ses preuves en termes de diminution des événements mais qui est peu utilisé, car il est souvent assez mal toléré : mauvais goût, troubles digestifs, altération de la qualité de vie...

Un autre traitement : l'ézétimibe (EZETROL®, VYTORIN®) est quant à lui bien toléré, mais un peu moins efficace que les statines, il n'existe pas encore de grandes études, mais une est en cours en ce moment.

Sur quoi portent les recherches de l'industrie pharmaceutique ?

Les recherches portent sur de nouveaux médicaments très ciblés sur les formes graves d'hypercholestérolémie et sur les patients qui ne supportent pas les statines. Il y a également de nouvelles approches qui portent sur des médicaments pouvant augmenter le bon cholestérol : il s'agit de savoir si une action sur le bon cholestérol pourrait être bénéfique mais, pour l'instant, les résultats sont plutôt négatifs. La recherche continue autour du HDL cholestérol.

Les laboratoires n'ont-ils pas cherché à sortir de nouveaux traitements plus chers mais qui n'apportent rien de plus ?

Il est facile mais dangereux de caricaturer le rôle des laboratoires. La théorie du complot contre les politiques, contre les laboratoires ou contre les journalistes peut paraître « vendeuse » mais est le plus souvent excessive. Les laboratoires ont un rôle bénéfique quand ils découvrent de nouveaux médicaments et délétère quand ils poussent à utiliser trop largement les médicaments. Il existe des livres et des sites Internet qui désinforment la population avec une recette bien rodée : la théorie du complot, la sélection d'une étude et l'écriture d'une histoire en apparence crédible. Pour avoir une vision équilibrée, il est essentiel de prendre l'ensemble des études.

On sait par exemple que certaines études n'ont pas montré que le tabac augmentait le risque cardio-vasculaire. Ne pas parler de la masse des autres études serait parfaitement malhonnête. L'étude ENHANCE, petite étude négative, est un bel exemple de ce risque. Cet essai avec l'association d'ézétimibe et simvastatine (VYTORIN®-INEGY®) est utilisé par certains pour montrer que les nouveaux traitements ne servent à rien. ENHANCE a été faite sur une durée courte, des effectifs faibles et dans une population remarquablement bien traitée : la population hollandaise détient le record du bon traitement en matière de statines dans l'hypercholestérolémie familiale.

C'est un modèle de prise en charge dans le monde entier. Le gouvernement néerlandais a donné des fonds très importants depuis des années pour mieux prendre en charge cette population. Le nouveau traitement par VYTORIN® n'a effectivement rien apporté de mieux dans une population bien traitée et surtout sur des effectifs assez réduits. Ne pas remettre cette étude dans le contexte des autres plus grandes, plus longues et très nombreuses qui ont été faites, est assez curieux et s'appelle poliment un biais d'interprétation. Les médicaments sont de plus en plus chers mais aussi de plus en plus sûrs. Leur utilisation doit donc être bien ciblée.

Messages essentiels

Les maladies cardio-vasculaires sont remarquablement accessibles à la prévention, elles ont considérablement baissé en Europe grâce à toutes les thérapeutiques utilisées. Pourtant on continue à considérer les maladies cardio-vasculaires comme une fatalité, parce qu'elles prennent toujours la forme d'accidents brutaux.

Le deuxième point à souligner est celui du rôle essentiel du cholestérol, et donc du bénéfice des statines, lequel ne fait aucun doute lorsqu'on présente un risque cardio-vasculaire élevé. Ce bénéfice est largement supérieur aux possibles effets secondaires.

Le dernier message clé concerne la diététique qui joue un rôle crucial dans la prévention cardio-vasculaire.

RÉFÉRENCES BIBLIOGRAPHIQUES

Nordestgaard B. G., Chapman M. J., Humphries S. E., Ginsberg H. N., Masana L., Descamps O. S., Wiklund O., Hegele R. A., Raal F. J., Defesche J. C., Wiegman A., Santos R. D., Watts G. F., Parhofer K. G., Hovingh G. K., Kovanen P. T., Boileau C., Averna M., Borén J., Bruckert É., Catapano A. L., Kuivenhoven J. A., Pajukanta P., Ray K., Stalenhoef A. F., Stroes E., Taskinen M. R., Tybjærg-Hansen A., « European Atherosclerosis Society consensus panel. Familial hypercholesterolaemia is underdiagnosed and undertreated in the general population. Guidance for clinicians to prevent coronary heart disease : Consensus statement of the European Atherosclerosis Society », *Eur. Heart. J.*, 2013, 34(45):3478-90a.

Watts G. F., Gidding S., Wierzbicki A. S., Toth P. P., Alonso R., Brown W. V., Bruckert É., Defesche J., Lin K. K., Livingston M., Mata P., Parhofer K. G., Raal F. J., Santos R. D., Sijbrands E. J., Simpson W. G., Sullivan D. R., Susekov A. V., Tomlinson B., Wiegman A., Yamashita S., Kastelein J. J., « Integrated guidance on the care of familial hypercholesterolemia from the International FH Foundation », *J. Clin. Lipidol.*, 2014, 8(2):148-172.

Perk J., De Backer G., Gohlke H., Graham I., Reiner Z., Verschuren M., Albus C., Benlian P., Boysen G., Cifkova R., Deaton C., Ebrahim S., Fisher M., Germano G., Hobbs R., Hoes A., Karadeniz S., Mezzani A., Prescott E., Ryden L., Scherer M., Syvänne M., Scholte op Reimer W. J., Vrints C., Wood D., Zamorano J. L., Zannad F., European Association for Cardiovascular Prevention & Rehabilitation (EACPR),

ESC Committee for Practice Guidelines (CPG), « European Guidelines on cardiovascular disease prevention in clinical practice (version 2012). The fifth joint task force of the European Society of Cardiology and other societies on cardiovascular disease prevention in clinical practice (constituted by representatives of nine societies and by invited experts) », *Eur. Heart. J.*, 2012, 33(13):1635-701.

Law M. R., Wald N. J., Rudnicka A. R., « Quantifying effect of statins on low density lipoprotein cholesterol, ischaemic heart disease, and stroke : Systematic review and meta-analysis », *BMJ*, 2003, 326:1423-7.

Bruckert É., Ferrières J., « Evidence supporting primary prevention of cardiovascular diseases with statins : Gaps between updated clinical results and actual practice », *Arch. Cardiovasc. Dis.*, 2014, Mar 7.

Ference B. A., Yoo W., Alesh I., Mahajan N., Mirowska K. K., Mewada A., Kahn J., Afonso L., Williams K. A. Sr, Flack J. M., « Effect of long-term exposure to lower low-density lipoprotein cholesterol beginning early in life on the risk of coronary heart disease : A Mendelian randomization analysis », *J. Am. Coll. Cardiol.*, 2012, 60(25):2631-9.

« The Cochrane database of systematic reviews », *J. Evidence-Based Med.*, 2013, 6(4):115-6.

Bruckert É., Rosenbaum D., « Lowering LDL-cholesterol through diet : Potential role in the statin era », *Curr. Opin. Lipidol.*, 2011, 22(1):43-8.

Estruch R., Ros E., Salas-Salvadó J., Covas M. I., Corella D., Arós F., Gómez-Gracia E., Ruiz-Gutiérrez V., Fiol M., Lapetra J., Lamuela-Raventos R. M., Serra-Majem L., Pintó X., Basora J., Muñoz M. A., Sorlí J. V., Martínez J. A., Martínez-González M. A., « PREDIMED Study Investigators. Primary prevention of cardiovascular disease with a Mediterranean diet », *N. Engl. J. Med.*, 2013, 368(14):1279-90.

Bruckert É., Hayem G., Dejager S. *et al.*, « Mild to moderate muscular symptoms with high dosage statin therapy in hyper-lipidemic patients – the PRIMO study », *Cardiovasc. Drugs Ther.*, 2005, 19:403-14.

Ridker P. M., Danielson E., Fonseca F. A., Genest J., Gotto A. M. Jr, Kastelein J. J., Koenig W., Libby P., Lorenzatti A. J., MacFadyen J. G., Nordestgaard B. G., Shepherd J., Willerson J. T., Glynn R. J., « JUPITER Study Group. Rosuvastatin to prevent vascular events in men and women with elevated C-reactive protein », *N. Engl. J. Med.*, 2008, 359(21):2195-207.

Stroes E., Colquhoun D., Sullivan D., Civeira F., Rosenson R. S., Watts G. F., Bruckert É., Cho L., Dent R., Knusel B., Xue A., Scott R., Wasserman S. M., Rocco M., « GAUSS-2 Investigators. Anti-PCSK9 antibody effectively lowers cholesterol in patients with statin intolerance : The GAUSS-2 randomized, placebo-controlled phase 3 clinical trial of Evolocumab », *J. Am. Coll. Cardiol.*, 2014 Mar 25.

Kastelein J. J., Akdim F., Stroes E. S., Zwinderman A. H., Bots M. L., Stalenhoef A. F., Visseren F. L., Sijbrands E. J., Trip M. D., Stein E. A., Gaudet D., Duivenvoorden R., Veltri E. P., Marais A. D., De Groot E., « ENHANCE Investigators. Simvastatin with or without ezetimibe in familial hypercholesterolemia », *N. Engl. J. Med.*, 2008, 358(14):1431-43.

Cholesterol Treatment Trialits' (CTT) Collaborators, « Efficacy and safety of cholesterol-lowering treatment : Prospective meta-analysis of data from 90056 participants in 14 randomised trials of statins », *Lancet*, 2005, 366:267-78.

Antihypertenseurs
L'heure des génériques

Pr. Jacques Blacher,
cardiologue, professeur de thérapeutique.
Responsable de l'unité fonctionnelle Hypertension artérielle,
Prévention et Thérapeutique cardio-vasculaires
et du Centre de diagnostic et de thérapeutique de l'Hôtel-Dieu,
vice-président de la Société française d'hypertension artérielle

Liens d'intérêts
Le professeur Blacher n'a pas de participation financière dans le capital d'une entreprise liée aux médicaments, pas de lien durable avec une entreprise liée aux médicaments (contrat de travail, rémunération régulière...). Il effectue des interventions ponctuelles en rapport avec des entreprises liées aux médicaments (essais cliniques, travaux scientifiques, comités scientifiques, rapports d'expertise, conférences, colloques, actions de formation, participation à divers symposiums, rédaction de brochures...) avec, le cas échéant, facturation d'honoraires (Ardix-Therval, Amgen, AstraZeneca, Bayer, BMS, Bouchara Recordati, Daïchi Sankyo, Danone, Eutherapie, GSK, Ipsen, Menarini, Merck Serono, MSD, Novartis, Pierre Fabre, Pileje, Roche, Sanofi, Servier, Takeda).

Quelle est la définition de l'hypertension artérielle (HTA) ?

La tension artérielle correspond à la pression du sang dans les artères. On est hypertendu quand on a une pression artérielle systolique, c'est-à-dire avec une *maxima* supérieure à 140 mm de mercure et une pression artérielle diastolique, c'est-à-dire une minima supérieure à 90 mm de mercure. Les deux chiffres sont importants, même si le premier importe plus chez les personnes après la cinquantaine et le deuxième plus chez les jeunes.

La pression artérielle est variable, et une seule mesure ne suffit donc pas : une moyenne de plusieurs mesures est donc indispensable. La meilleure façon d'effectuer un diagnostic d'hypertension artérielle consiste à mesurer la pression artérielle en dehors du cabinet médical. Pour cela, il existe deux possibilités :

- première méthode, l'automesure, consistant à confier l'appareil de pression artérielle au patient, à lui apprendre à mesurer lui-même sa pression artérielle ;
- la seconde méthode demande de poser sur le patient un appareil (holter tensionnel ou MAPA), qui se gonfle automatiquement et qui mesure la pression artérielle pendant 24 heures, toutes les 15, 20 ou 30 minutes.

Ces deux techniques donnent des résultats similaires et sont reconnues comme la meilleure façon d'établir un diagnostic d'hypertension artérielle avec des valeurs un peu différentes, c'est-à-dire qu'en automesure les valeurs normales sont au-dessous de 135/85, pour la mesure ambulatoire de pression artérielle, la moyenne des mesures jour/nuit, doit se situer en dessous de 130/80.

Les autorités de santé ayant compris qu'il y avait des diagnostics en excès, parfois inutiles, la Caisse nationale d'assurance-maladie a décidé d'offrir à tous les médecins généralistes de métropole (au nombre de 53 000), un appareil d'automesure tensionnelle, en recommandant de le prêter au patient en cas de suspicion d'hypertension artérielle, l'objectif étant de confirmer ou d'infirmer le diagnostic pour éviter d'introduire un traitement non justifié.

Le patient doit réaliser 3 mesures matin et soir, 3 jours consécutifs, en position assise, avec 5 minutes de repos avant chaque série de mesures, et ne pas faire ses mesures ni le matin dès le lever ni dans l'heure qui suit le dîner. Les 3 mesures doivent être faites à 1 à 2 minutes d'intervalle.

Quels sont les risques associés à la pression artérielle ?

La pression artérielle est positivement associée à toute une série de complications cardio-vasculaires et rénales, comme c'est le cas avec le sucre dans le sang ou avec le cholestérol. Plus la pression artérielle est élevée, plus le risque de complication est important. Ainsi, avec 160 de pression systolique, les risques d'infarctus et d'accident vasculaire cérébral sont 2 fois plus élevés qu'avec 140. Toute une série de complications peuvent également survenir chez les hypertendus, comme par exemple les anévrismes des artères, l'insuffisance cardiaque, l'insuffisance rénale, l'arythmie, la démence... Et d'autres maladies un peu plus rares, comme la cécité, la pré-éclampsie ou l'éclampsie, c'est-à-dire l'hypertension de la femme enceinte qui se termine de façon cataclysmique, avec parfois la mort du bébé et celle de la mère.

Depuis plus de 40 ans, les essais thérapeutiques ont clairement démontré qu'abaisser la pression artérielle réduisait le risque de complications. Le médecin a donc tout intérêt à mettre un patient hypertendu sous traitement, mais jusqu'à quel âge ?

L'étude HYVET a démontré la nécessité de mettre en place un traitement chez les personnes âgées. Des patients hypertendus de plus de 80 ans ont reçu soit un traitement antihypertenseur actif, soit un placebo. On constate qu'au bout de 2 ans, il y a moins de morts du côté du traitement actif que du côté du placebo. On a donc la preuve de l'utilité de traiter l'hypertension artérielle des personnes de plus de 80 ans.

Pour certaines populations, il n'existe en revanche aucune certitude. L'hypertension artérielle est effectivement associée à l'âge – plus on est âgé, plus on a de risques d'être hypertendu – mais il existe aussi des hypertensions juvéniles. Pour les très jeunes, quelle étude faudrait-il lancer pour démontrer que le traitement des personnes de 20 ou 30 ans correspond à un bénéfice ? Une telle étude devrait durer des décennies et s'appuyer sur la comparaison entre un médicament antihypertenseur contre un placebo, car les jeunes meurent moins fréquemment – fort heureusement. Cette étude a peu de chances d'être menée. Par conséquent, on considère que ce qui a été démontré chez des patients de 50 ou de 60 ans s'applique aux patients de 30 ans, sans toutefois en avoir aucune certitude scientifique forte.

L'hypertension artérielle est la maladie chronique la plus fréquente dans le monde : on estime qu'il existe un milliard et demi d'hypertendus sur terre. À l'âge de la retraite, on a ainsi plus de risques d'être hypertendu que d'être normotendu. En réalité, l'hypertension artérielle est souvent associée au vieillissement du système cardio-vasculaire.

Quels sont les traitements ? Et quels sont leurs objectifs ?

L'objectif est de normaliser la pression.

Dans 5 % des cas, l'hypertension artérielle est liée à une autre maladie qui peut toucher soit les reins, soit les artères, soit le système endocrinien, comme par exemple l'hyperthyroïdie, l'hypothyroïdie, l'hypercorticisme, l'hyperaldostéronisme, le phéochromocytome, ou encore la sténose artérielle rénale, l'insuffisance rénale, la néphropathie glomérulaire... Dans certains cas, en traitant la cause, on peut guérir aussi l'hypertension. Chez tout nouvel hypertendu, un bilan minimum doit donc être réalisé pour éliminer ces maladies, et dès qu'elles l'ont été, on peut alors parler d'une hypertension artérielle essentielle (soit 95 % des cas), qui sera traitée en tant que telle. On commence d'abord par les traitements non médicamenteux qui ont démontré une efficacité sur la baisse de pression artérielle, et qui devraient en théorie être appliqués à tous les hypertendus. Il s'agit de :

1. perdre du poids, en cas de surpoids ;

2. consommer moins d'alcool, en cas de consommation supérieur à 2-3 verres par jour ;
3. manger moins de sel ;
4. pratiquer une activité physique régulière ;
5. avoir une alimentation équilibrée avec un régime de type Dash, c'est-à-dire méditerranéen, comprenant des fruits et des légumes, des céréales, peu de graisses animales, des produits allégés.

Ces 5 paramètres sont recommandés à tous les hypertendus, auxquels s'ajoute un sixième : l'arrêt du tabac. Arrêter de fumer n'a absolument aucun effet sur la pression artérielle mais traiter l'hypertension consiste aussi à s'intéresser au risque cardio-vasculaire, or le tabac reste le plus grand pourvoyeur des maladies cardio-vasculaires.

Le plus souvent, ces mesures non médicamenteuses sont insuffisantes car elles n'ont pas beaucoup d'effet quantitatif et/ou les patients n'arrivent pas à les suivre. Des médicaments sont alors nécessaires.

Il existe 7 grandes classes de médicaments antihypertenseurs : 5 de ces classes ont démontré leur efficacité dans le cadre d'essais thérapeutiques contrôlés, randomisés, avec tirage au sort des traitements. Non seulement elles permettent de baisser la pression artérielle mais elles réduisent également les complications cardio-vasculaires.

Ces 5 classes sont, par ordre d'ancienneté :

1. les diurétiques thiazidiques qui ont été découverts il y a maintenant quasiment 70 ans ;
2. les bêtabloquants ;
3. les antagonistes calciques ;
4. les inhibiteurs de l'enzyme de conversion (IEC) ;
5. les antagonistes des récepteurs de l'angiotensine II (ARA II).

À côté de 5 grandes classes, il existe d'autres médicaments antihypertenseurs d'autres classes :

1. les alphabloquants, qui sont de très vieux médicaments ;
2. les antihypertenseurs d'action centrale, qui sont aussi de très vieux médicaments mais qui n'ont jamais rien démontré en matière de réduction des complications de l'hypertension artérielle.

Certes, ces 2 classes font baisser la pression artérielle mais on ignore si elles réduisent les complications cardio-vasculaires.

Une huitième classe vient d'être mise sur le marché, ce sont les inhibiteurs spécifiques de la rénine, avec un seul médicament l'aliskirène (RASILEZ®), qui a obtenu une AMM (autorisation de mise sur le marché) en association avec un autre traitement et donc non pas en première intention pour l'hypertension artérielle. Mais, suite à la publication d'un essai thérapeutique négatif, il est déjà presque « enterré ».

Les recommandations françaises sont les suivantes : en dehors d'indications préférentielles, le médecin peut utiliser soit les diurétiques, soit les antagonistes calciques, soit les IEC, soit les ARA II. La possibilité d'utiliser des bêtabloquants est conservée mais un peu en retrait par rapport aux autres, certaines études ayant montré que les bêtabloquants étaient moins efficaces que les autres.

Recommandations de la Société française d'hypertension artérielle (HTA)

Avant de débuter le traitement :

1. Confirmer le diagnostic, avec mesures tensionnelles en dehors du cabinet médical.
2. Mettre en place les mesures hygiéno-diététiques.
3. Réaliser un bilan initial.
4. Organiser une consultation d'information et d'annonce de l'HTA.

Plan de soin initial (6 premiers mois) :

5. Objectif principal : contrôle de la pression artérielle dans les six premiers mois (PAS, pression artérielle systolique : 130-139 et DBP < 90 mmHg).
6. Privilégier 5 classes d'antihypertenseurs qui ont démontré leur efficacité en matière de prévention des complications cardio-vasculaires chez les hypertendus.
7. Choix individualisé du premier traitement antihypertenseur, tenant compte notamment de la persistance.
8. Privilégier les bithérapies (fixes) en cas d'échec de la monothérapie, puis une trithérapie si nécessaire.
9. S'assurer de la bonne tolérance.

Plan de soin à long terme :

10. HTA non contrôlée à six mois sous trithérapie : avis spécialisé après avoir vérifié la bonne observance et l'HTA en dehors du cabinet médical.
11. En cas d'HTA contrôlée, visite tous les trois à six mois.
12. Dépister la mauvaise observance des traitements antihypertenseurs.
13. Favoriser la pratique de l'automesure tensionnelle.
14. Après 80 ans, l'objectif PAS est inférieur à 150 mmHg modulé, sans dépasser trois antihypertenseurs.
15. Après complication cardio-vasculaire, on procède à un ajustement des traitements et au maintien de l'objectif tensionnel.

Avec la diffusion de ces recommandations et leur mise en application, il est souhaité que 70 % des sujets hypertendus traités soient contrôlés pour leur pression artérielle en 2015 en France.

La Caisse nationale d'assurance-maladie, en remettant un autotensiomètre aux 53 000 généralistes, indique également ces recommandations avec des indications pour la mesure et pour la prise en charge.

Les recommandations britanniques sont plus contraignantes : chez un patient jeune, on doit commencer par un IEC, et chez un patient âgé, par un antagoniste calcique ; si cette première étape n'est pas suffisante, il faut passer à une bithérapie IEC avec antagoniste calcique chez tous.

Les Canadiens, les Américains et les Européens font les mêmes préconisations que les Français. Les Britanniques, comme à l'accoutumée, fonctionnent un peu différemment, car ils sont pragmatiques, et force est de constater que leur taux de contrôle augmente plus vite que celui des autres pays. On compte chez eux beaucoup plus de patients hypertendus traités qui ont des pressions artérielles normalisées. Les médecins anglais ont une partie de leur rémunération liée à la « performance » ; par conséquent, même si les recommandations ne sont pas obligatoires, lorsque le médecin ne les applique pas, il gagne moins d'argent. La politique de la carotte semble ici efficace !

Les Anglais ont introduit, en 2005, le P4P (*Pay for performance*) pour améliorer la qualité des soins

Les médecins sont financés en fonction d'un certain nombre de résultats obtenus, notamment le pourcentage de patients hypertendus dont la pression artérielle est contrôlée par le traitement. Après une amélioration initiale des critères retenus, les évaluateurs ont constaté que le bénéfice s'estompe au fil des ans et, plus important encore, que les marqueurs de qualité non retenus parmi les indices ont tendance à se dégrader. Le P4P incite en effet les médecins à soigner les indices plutôt que les patients ! D'où la loi de Goodhart qui stipule que « tout critère intermédiaire prédictif de résultats favorables de santé publique perd tout ou partie de sa valeur prédictive lorsqu'il devient un objectif financier ».

Pr André Grimaldi

Référence bibliographique : « Effects of pay for performance on the quality of primary care in England », *New Engl. J. Med.*, 2009, 361:368-378.

La Haute Autorité de santé (HAS) a suspendu ses recommandations pour l'HTA de 2005, et elle est aujourd'hui dans l'incapacité d'en faire de nouvelles, car pour établir des recommandations sans liens d'intérêts, il faut que le médecin refuse de travailler avec l'industrie pharmaceutique, ou qu'il ne connaisse pas (ou plus) grand-chose au sujet. Hélas, pour l'heure, les seuls qui puissent encore entrer dans les groupes de travail « officiels » sont ceux qui n'ont pas de liens d'intérêts, mais ce ne sont pas nécessairement les meilleurs experts. La HAS a annoncé en 2011 qu'elle mettrait en place un nouveau groupe de travail pour refaire des recommandations HTA ; de nombreux médecins ont été sollicités, mais rien n'avance. Il est difficile de constituer un groupe de travail pour formuler ces recommandations, réunissant des experts compétents et sans liens d'intérêts : nous n'avons donc pas actuellement de recommandations de la HAS, mais le problème n'est pas uniquement français.

Le feuilleton américain des recommandations

En 2008, l'Institut national américain du cœur, des poumons et du sang prend conscience de l'absence de recommandations nord-américaines concernant la prise en charge de l'hypertension artérielle depuis 5 ans, la dernière datant de 2003. Il demande alors à un groupe de travail de se pencher sur la question. Le groupe œuvre (lentement) de 2008 à 2012. En janvier 2013, il envoie son papier aux relecteurs. Mais, peu après, l'Institut décide de mettre fin aux recommandations, ne pouvant plus gérer la question des conflits d'intérêts et souhaitant dorénavant contracter avec les seules sociétés savantes.

Le problème des liens d'intérêts ne doit pas être considéré comme un faux problème, c'est un vrai problème. Si un médecin a des liens d'intérêts financiers forts avec un industriel, il favorisera d'une façon ou d'une autre, consciemment ou inconsciemment, cet industriel. Il faut être lucide. Certains types de liens d'intérêts doivent conduire à exclure des experts, comme par exemple lorsque ces derniers ont un contrat de travail régulier avec un industriel. Dans un groupe de travail, l'expert qui a des liens d'intérêts avec les industriels commercialisant certains types de molécules ne peut pas participer au vote, mais il doit participer aux discussions. Contrairement à une idée reçue, la multiplication des liens d'intérêts avec différents industriels ne revient pas à les neutraliser. Il y a des règles qu'il convient de respecter. Exclure les experts qui ont un lien d'intérêt est hélas pour l'heure contre-productif.

Pourquoi existe-t-il tant de médicaments de tant de classes différentes ? L'efficacité des antihypertenseurs n'est-elle pas identique dans toutes ces classes, et l'on peut d'ailleurs toujours augmenter les doses ?

Il faut savoir deux choses importantes sur les antihypertenseurs :

1. Ce sont des médicaments peu efficaces, si bien que, le plus souvent, il faut associer plusieurs classes pour atteindre l'objectif tensionnel.

2. Ce sont des médicaments à efficacité à peu près similaire.

Toutes les classes ont à peu près la même efficacité, mais ce n'est pas une raison pour penser qu'une seule d'entre elles serait suffisante. Car on ne sait pas chez tel ou tel patient quelle sera l'efficacité de tel ou tel médicament : il existe une extrême hétérogénéité de réponses des patients aux différentes classes. Chez un patient hypertendu, un traitement avec un premier médicament n'aura aucun effet, un deuxième médicament aura un petit effet de 5 millimètres de mercure et un troisième médicament aura un gros effet avec une baisse de 15 millimètres de mercure. Mais il est impossible de le prévoir car, pour un autre patient, ce sera l'inverse. En réalité, la faible efficacité des médicaments fait que la majorité des patients doit prendre plusieurs médicaments. La monothérapie dans l'hypertension artérielle concerne donc une minorité de patients. La majorité doit avoir 2, 3, 4, 5 médicaments antihypertenseurs pour parvenir à contrôler l'hypertension artérielle.

De belles études montrent qu'entre doubler la dose ou ajouter un deuxième médicament, cette dernière option est de loin la plus efficace, à la fois sur les chiffres de pression artérielle et sur la tolérance. Beaucoup de médicaments, pas tous, ont des effets adverses dose-dépendants. Pour les antagonistes calciques, avec 5 mg d'amlodipine (AMLOR®), il y a 10 % de risque d'avoir les chevilles enflées par un œdème ; c'est là un effet indésirable dont la fréquence double avec 10 mg d'amlodipine. Il est donc préférable de donner l'amlodipine à 5 mg, et, si ce n'est pas suffisant, d'ajouter un médicament plutôt que de doubler la dose car il y a de fortes probabilités qu'elle ne soit pas bien tolérée.

Quels sont les effets secondaires des antihypertenseurs ?

Il y a beaucoup d'effets secondaires, tous les médicaments efficaces en ont, mais il faut savoir que ceux-ci sont relativement rares au niveau individuel ; on compte 10 % des patients ayant des effets indésirables avec un médicament. Un deuxième élément est également important à souligner : l'immense majorité des effets indésirables ne sont pas graves et sont intégralement réversibles à l'arrêt du traitement. Si un patient ne supporte pas bien un médicament, on le change sans qu'il y ait de séquelles. Un traitement qui n'est pas toléré doit être changé. Telle est la règle.

Olmésartan
Attention à l'intestin !

L'olmésartan (ALTEIS®, ALTEISDUO®, AXELER®, OLMETEC®, COOLMETEC®, SEVIKAR®), qui appartient à la famille des inhibiteurs du récepteur de l'angiotensine II (ARA II), est indiqué dans le traitement de l'hypertension artérielle, seul ou en association avec d'autres traitements antihypertenseurs.

En août 2012, une série de 22 cas d'entéropathies observés chez des patients traités par olmésartan était publiée par une équipe de la Mayo Clinic de Rochester. Les patients prenaient majoritairement 40 mg/j de l'antihypertenseur, soit une dose élevée mais dans le cadre de l'AMM. Les manifestations se sont traduites par une diarrhée chronique, une perte de poids (18 kilos en moyenne). Une hospitalisation a été nécessaire dans deux tiers des cas. Les biopsies intestinales ont montré une muqueuse inflammatoire et atrophique. L'arrêt du médicament a permis l'amélioration des symptômes chez 18 des 22 malades.

Dans la foulée, et au vu d'autres cas de pharmacovigilance, la FDA a publié (en juillet 2013) une information de sécurité faisant état de cas graves d'entéropathies liés à un traitement par olmésartan et a modifié le résumé des caractéristiques (RCP) des spécialités correspondantes.

Des cas similaires ont été décrits en France et, dès juillet 2013, l'Agence nationale de sécurité du médicament et des produits de santé (ANSM) recommandait, à l'instar de la FDA, qu'un avis de gastro-entérologue soit requis devant des signes cliniques évocateurs (diarrhée chronique sévère et perte de poids).

Pr François Chast

Ne peut-on pas soigner aujourd'hui les hypertendus uniquement avec des médicaments génériques ? Les meilleurs médicaments ne sont-ils pas les plus anciens ?

Les médicaments antihypertenseurs sont presque tous génériqués ou en voie de l'être. Durant les années 1990 et 2000, les médecins prescrivaient beaucoup les nouveaux médicaments et nettement moins les anciens, ce qui n'était pas toujours justifié. Les médecins sont sensibles aux sirènes de l'industrie pharmaceutique, très habile à communiquer. Les industriels voyant tomber leur brevet dans le domaine public ont décidé d'associer un vieux médicament avec celui tombé dans le domaine public, créant ainsi un nouveau produit et reprenant l'exclusivité pour quelques années. Les seuls médicaments qui sont aujourd'hui encore sous licence sont les associations mais il faut reconnaître que ce sont ceux qui sont le plus souvent prescrits, le patient oubliant moins souvent de prendre un seul comprimé que deux. Cependant certaines de ces associations sont elles aussi génériquées. L'observance est meilleure quand le patient n'a qu'un comprimé à prendre. Or on sait que, dans l'hypertension artérielle, l'observance n'est globalement que de 50 % après un an, par conséquent, il vaut la peine de la faciliter et de proposer des associations.

Les seuls experts qui se soient permis de citer les génériques dans leurs recommandations sont les experts anglais, recommandant chez les patients jeunes soit un IEC, soit un ARA II *low cost*, c'est-à-dire un ARA II tombé dans le domaine public, ils le sont aujourd'hui presque tous. Les Britanniques considèrent que le coût du médicament est un paramètre déterminant dans la décision de prescription tandis que les recommandations françaises se sont simplement permis de préciser que les génériques ont une efficacité identique aux médicaments princeps. Chez certains patients, le fait d'avoir une boîte et un nom de médicament qui changent tous les mois reste toutefois difficilement compréhensible et, chez les personnes âgées qui prennent de nombreux comprimés, pour éviter que cela ne soit source d'erreur parfois dramatique, une explication du médecin et du pharmacien est indispensable.

Du concept pharmacologique à la réalité clinique

Chez le diabétique, la prévention de la morbi-mortalité cardio-vasculaire et des conséquences rénales de la maladie constitue un chapitre majeur de la surveillance clinique et de la thérapeutique. C'est la raison pour laquelle la recherche de l'antihypertenseur le mieux adapté au patient diabétique hypertendu fait l'objet d'investigations constantes. Depuis une vingtaine d'années, il est apparu que les médicaments agissant sur le système rénine-angiotensine-aldostérone, (système enzymatique majeur dans l'HTA) constituent un pilier de la lutte contre l'hypertension artérielle en particulier chez le sujet diabétique.

Un essai, baptisé ALTITUDE, visant à évaluer l'intérêt de coupler une inhibition de la rénine par un antirénine direct, l'aliskirène, chez des diabétiques de type 2 à haut risque cardio-vasculaire et rénal déjà traités par IEC ou ARA II a été mis en place entre 2007 et 2010. Plus de 8 500 malades (838 centres dans 36 pays) évaluables ont participé à l'essai. Les résultats indiquent que même si la tension artérielle est mieux maîtrisée dans le groupe avec l'ajout d'aliskirène, il n'a toutefois pas été observé de protection cardio-vasculaire chez les patients traités avec ce médicament supplémentaire, voire une dégradation de cette protection puisque le nombre d'arrêts cardiaques dans le groupe traité était supérieur à celui observé dans le groupe placebo. En outre, on a enregistré suffisamment d'épisodes d'hypotension et d'hyperkaliémie (trop de potassium dans le sang) pour arrêter l'essai, en raison du danger encouru par les patients. L'association de deux bloqueurs du système rénine-angiotensine (IEC, ARA II, inhibiteur de la rénine) n'est donc pas recommandée.

Pourquoi les médecins ont-ils privilégié les nouveaux antihypertenseurs au détriment des diurétiques ?

ALLHAT est l'une des seules études financées par des fonds publics, la quasi-intégralité des essais étant financée par des fonds privés ou industriels. L'industriel qui lance une étude oriente la recherche pour que les résultats entraînent une augmentation des ventes. Recruter des patients de 30 à 70 ans est moins intéressant que le faire pour des patients de 20 à 80 ans, le but étant de prouver l'efficacité du traitement sur le plus grand nombre. Avec ALLHAT, les Américains ont effectué une vaste étude, la plus grande jamais réalisée en hypertension artérielle : elle comptait 30 000 participants, plusieurs bras thérapeutiques avec des traitements différents afin de comparer un diurétique avec d'autres médicaments. Les résultats sont les suivants :

1. Les alphabloquants ont été retirés avant la fin de l'étude car ils sont délétères et possèdent une efficacité moins bonne que les diurétiques. Après cette étude, ils ont été rétrogradés de la première à la énième intention dans l'hypertension artérielle.
2. Les autres classes, c'est-à-dire les antagonistes calciques, les IEC, ne font pas moins bien mais pas mieux que les diurétiques.

Par conséquent, les Américains recommandent les diurétiques thiazidiques pour tous. Est-ce légitime ou pas ? Quelles sont globalement les limites d'analyse de cette étude ALLHAT ? Sa première limite réside dans le fait que l'on part du principe qu'il existe un traitement valable pour tout le monde, or on sait que c'est l'inverse qui est vrai. Il convient de proposer non pas du prêt-à-porter mais du sur-mesure. Le traitement doit être personnalisé. Ensuite, l'argument financier ne tient plus, car les autres médicaments sont aujourd'hui génériqués et ne coûtent pas beaucoup plus cher que les diurétiques. Enfin, on obtient tout de même des bénéfices avec d'autres classes, notamment avec les inhibiteurs de l'enzyme de conversion (IEC) qui, chez certains patients, sont indiscutablement supérieurs aux diurétiques. Ces derniers peuvent avoir des effets indésirables, comme des troubles des fonctions sexuelles. Ces effets indésirables d'ordre sexuel existent également avec les bêtabloquants, mais pas de façon statistiquement significative avec les autres antihypertenseurs. Il faut néanmoins noter que, quel que soit l'antihypertenseur, 20 % de la population se plaignent d'effets indésirables, mais avec le placebo aussi ! Chez les patients d'origine africaine, de nombreuses études montrent en revanche que les diurétiques ont une efficacité antihypertensive supérieure et qu'ils devraient donc être privilégiés (avec les antagonistes calciques) en première intention. En conclusion, les diurétiques sont très efficaces chez les sujets âgés et peu efficaces chez les jeunes. On ne devrait donc pas débuter le traitement antihypertenseur par un diurétique chez un sujet jeune.

Quels médicaments privilégier ? Des avis contradictoires entre Français, Américains et Anglais

On pourrait naïvement penser que les recommandations pour la pratique devraient permettre de répondre de façon satisfaisante à la question de savoir quelle classe antihypertensive il convient de privilégier dans l'initiation du traitement antihypertenseur.

- Les recommandations européennes, publiées en 2013, proposent de privilégier sans hiérarchisation les diurétiques thiazidiques, les bêtabloquants, les antagonistes calciques, les IEC et les ARA II.
- Les recommandations françaises et canadiennes sont très proches des recommandations européennes mais mettent une réserve à l'initiation du traitement par un bêtabloquant, notamment chez les sujets de plus de 60 ans.
- Les recommandations américaines AHA/ACC, publiées en 2013, proposent d'initier le plus souvent le traitement par un diurétique de type thiazidique.
- Les recommandations américaines du JNC8, publiées elles aussi en 2013, proposent que le choix puisse être réalisé en fonction de la couleur de la peau des individus avec une préférence pour les diurétiques thiazidiques et les IEC.

- En 2012, la HAS a publié de recommandations médico-économiques où les IEC, les diurétiques thiazidiques et les antagonistes calciques étaient privilégiés.
- Enfin, les recommandations britanniques du NICE de 2011 privilégient les IEC chez les patients les plus jeunes (avant 50 ans) et les antagonistes calciques chez les plus âgés et pour la population noire.
- Finalement, il est tout de même étonnant que différents groupes d'experts dans le monde, analysant le même corpus de connaissances, en arrivent à des conclusions aussi radicalement différentes.
- Ces différences montrent probablement que les 5 grandes classes d'antihypertenseurs sont extrêmement proches en matière d'efficacité et qu'en fonction de la hiérarchisation des différents critères (efficacité, tolérance, persistance, coût...), l'une ou l'autre peut être privilégiée.

Au sein des différentes classes d'antihypertenseurs, faudrait-il privilégier tel ou tel médicament ?

En dehors de la dernière classe venue sur le marché, les antagonistes des récepteurs à la rénine, lesquels ne sont pas recommandés en première ligne, les différentes classes d'antihypertenseurs comportent de nombreux produits, qui diffèrent souvent en matière de pharmacocinétique, de posologie, de pharmacodynamie et parfois de tolérance.

Il est raisonnable de privilégier les produits dont la durée d'action permet une seule prise par jour.

Il y a très peu d'études correctement réalisées comparant l'efficacité (et la tolérance) de différents médicaments au sein d'une même classe ; par conséquent la hiérarchisation des différents produits sur le marché au sein d'une même classe est sujette à caution.

Enfin, les médicaments antihypertenseurs génériques commercialisés en France ont une efficacité antihypertensive comparable aux produits princeps. Néanmoins, leur usage est pour certains patients source de confusion, particulièrement quand le pharmacien change de marque à chaque fois. Ce point devrait être davantage pris en considération par les pharmaciens.

À côté des malades sous-traités, n'y a-t-il pas aussi des malades surtraités, et si tel est le cas, lesquels ?

On trouve certains cas de malades surtraités, mais peu. Certains patients ont ce que l'on appelle une réaction d'alarme : ils n'ont pas une hypertension artérielle permanente mais de temps en temps des pressions élevées. Si on ne leur fait pas mesurer leur pression artérielle en dehors du cabinet médical, comme on l'a vu plus haut, on les traite de façon illégitime, car ils ne sont pas plus à risque cardio-vasculaire que les normotendus. Certains sont donc traités alors qu'ils ne devraient pas l'être. Il existe également des patients anxieux ou qui consultent plusieurs médecins, mais c'est rare. Le problème principal se situe à un autre niveau. Chez certains sujets très âgés, l'acharnement à vouloir normaliser la pression artérielle peut conduire à des prescriptions de multiples antihypertenseurs avec des risques d'effets indésirables inacceptables : déshydratation, troubles ioniques, hypotension au lever responsable de chutes.

On considère qu'il y a à peu près 15 millions d'hypertendus en France. Les études de population en France montrent que de nombreux patients ne sont pas diagnostiqués, que d'autres sont diagnostiqués mais sans être traités, soit parce qu'ils ne veulent pas prendre de médicament, soit parce que leur médecin décide de ne pas les traiter, à juste titre ou non, enfin, il y a toute une série de patients qui sont dépistés, traités et non contrôlés. Globalement, la proportion des patients dépistés, traités et contrôlés est de 20 % sur l'ensemble des hypertendus, et de 30 % dans les meilleures séries. Les malades sous-traités sont donc très nombreux. Il importe d'agir à tous les niveaux : dépistage, observance des médicaments, inertie du médecin qui ne prescrit pas suffisamment. Réussir à contrôler tous les patients est difficile. En France, plus de 11 millions de patients renvoient leur ordonnance à l'assurance-maladie pour remboursement d'antihypertenseurs, et on estime qu'il y a au mieux 40 % de patients dont la pression artérielle est contrôlée.

Pourquoi l'hypertension sévère a-t-elle été retirée de la liste des 30 affections de longue durée prises en charge à 100 % par la Sécurité sociale ? Quelles sont les conséquences de ce retrait ?

Tout d'abord, l'État cherche à limiter le déficit de l'assurance-maladie ; ensuite, l'hypertension sévère est la seule maladie de la liste des ALD qui est, d'après les experts, un facteur de risque et non pas une maladie (en dehors du diabète) ; troisièmement, l'hypertension étant la maladie la plus fréquente, des économies sont à faire. Quatrièmement, il n'y a pas de collectifs de patients hypertendus susceptibles de s'enchaîner aux grilles du ministère de la Santé ou de l'Assemblée nationale comme cela pourrait être le cas si on retirait l'ALD au VIH ou au diabète. C'est donc une décision pour le moins discutable. Pour certains patients ayant une mutuelle, ce n'est pas très grave, mais pour ceux qui ont une hypertension artérielle sévère, ce retrait est malheureusement préjudiciable, s'ils ne bénéficient pas d'une assurance complémentaire et s'ils ont des moyens financiers faibles. Les patients hypertendus qui ont déjà fait un infarctus ou un AVC, ou bien qui ont un diabète ont droit à une ALD, mais certains n'ont pas encore fait de complications, n'ont pas de complémentaire et n'ont pas d'argent... Pour eux, le traitement coûte très cher. Lors d'hypertension sévère, plus de 3 médicaments antihypertenseurs sont en général prescrits. Si le patient a 4 médicaments antihypertenseurs, son traitement coûtera environ 40 euros par mois, la Sécurité sociale remboursant à 65 %, cela veut dire que tous les mois le patient devra régler 14 euros auxquels il faut ajouter le reste à charge pour les consultations et les examens complémentaires, soit au total environ 200 euros par an. Certains peuvent se le permettre, d'autres pas. Par conséquent, si l'hypertension artérielle n'est pas contrôlée, il y a plus de risque de faire un événement qui coûtera finalement très cher à l'assurance-maladie : un AVC représente une hospitalisation, une prise en charge du handicap, etc. Il s'agit de comptabilité à courte vue. Un groupe de travail médico-administratif s'est mis en place au niveau du ministère de la Santé pour examiner quelles étaient les conséquences de cette décision de santé publique… mais rien n'a changé.

Messages essentiels

• L'hypertension artérielle est définie par une pression artérielle systolique (maxima) supérieure ou égale à 140 mmHg et/ou une pression artérielle diastolique (minima) supérieure à 90 mmHg.
• Elle représente la pathologie chronique la plus fréquente au monde, touchant 1,5 milliard d'individus.
L'hypertension artérielle est un facteur de risque cardio-vasculaire réversible, ce qui veut dire que son traitement a démontré son efficacité en termes de réduction du risque cardio-vasculaire.
• De nombreuses stratégies thérapeutiques peuvent abaisser les chiffres de pression artérielle, notamment les stratégies médicamenteuses avec 8 classes d'antihypertenseurs principaux mais aussi celles qui ne sont pas médicamenteuses mais liées à l'alimentation et/ou à l'activité physique.

Classe	Type d'indication
Diurétiques thiazidiques	Indiqués en 1re intention dans l'initiation du traitement en hypertension artérielle.
Bêtabloquants	Indiqués en 1re intention dans l'initiation du traitement en hypertension artérielle mais en retrait en comparaison aux autres classes thérapeutiques dans les toutes dernières recommandations pour la pratique.
Antagonistes calciques	Indiqués en 1re intention dans l'initiation du traitement en hypertension artérielle.
IEC	Indiqués en 1re intention dans l'initiation du traitement en hypertension artérielle.

Classe	Type d'indication
Antagoniste des récepteurs de l'angiotensine II	Indiqués en 1re intention dans l'initiation du traitement en hypertension artérielle.
Diurétiques de l'anse	Non indiqués dans le traitement de l'hypertension artérielle en dehors des patients porteurs d'une insuffisance cardiaque et/ou d'une insuffisance rénale.
Alphabloquants	Traitement d'appoint non indiqué dans l'initiation du traitement.
Antihypertenseurs d'action centrale	Traitement d'appoint non indiqué dans l'initiation du traitement.
Diurétiques antialdostérones	Traitement d'appoint non indiqué dans l'initiation du traitement.

Indications et contre-indications des médicaments antihypertenseurs lors de la grossesse

Classe	Type d'indication
Diurétiques thiazidiques	Strictement contre-indiqués.
Bêtabloquants	Indiqués en 1re intention et en association (notamment le propranolol, le métoprolol, le labétalol : alpha- et bêtabloquant).
Antagonistes calciques	Indiqués en 1re intention et en association (notamment la nicardipine, la nifédipine).
IEC	Strictement contre-indiqués.
Antagoniste des récepteurs de l'angiotensine II	Strictement contre-indiqués.
Diurétiques de l'anse	Strictement contre-indiqués.
Alphabloquants	Indiqués en 1re intention et en association (notamment le labétalol : alpha- et bêtabloquant).
Antihypertenseurs d'action centrale	Indiqués en 1re intention et en association (notamment l'alphaméthyldopa).
Diurétiques antialdostérones	Strictement contre-indiqués.

Médicaments antihypertenseurs disponibles en France en monothérapie. Forme intraveineuse disponible. La plupart de ces médicaments sont disponibles sous forme de générique

Classe médicamenteuse	Racine DCI	Dénomination commune internationale et spécialités
Médicaments de première intention		
Diurétiques thiazidiques		Ciclétanine TENSTATEN® Hydrochlorothiazide ESIDREX® Indapamide FLUDEX®
Inhibiteurs de l'enzyme de conversion de l'angiotensine	-pril ; -prilate	Bénazépril CIBACÈNE®, BRIEM® Captopril LOPRIL®, CAPTOLANE® Cilazapril JUSTOR® Enalapril RENITEC®, ENALSAN®, CONVERSIREX® Fosinopril FOZITEC® Imidapril TANATRIL® Lisinopril ZESTRIL®, PRINIVIL®, GRIVALON® Moexipril MOEX® Perindopril COVERSYL®, Quinapril ACUITEL®, KOREC® Ramipril TRIATEC®, Trandolapril ODRIK® Zofénopril TEOULA®, ZOFENIL®
Antagonistes de l'angiotensine II	-sartan	Candésartan ATACAND®, KENZEN® Éprosartan TEVETEN® Irbésartan APROVEL® Losartan COZAAR® Olmésartan ALTEIS®, OLMETEC® Telmisartan MICARDIS®, PRITOR® Valsartan NISIS®, TAREG®
Inhibiteurs calciques Dihydropyridines	 -dipine	Amlodipine AMLOR® Félodipine FLODIL® Isradipine ICAZ® Lacidipine CALDINE® Lercanidipine LERCAN®, ZANIDIP® Manidipine IPERTEN®

Benzothiazépines Phénylalkylamines		Nicardipine (IV) LOXEN® Nifédipine CHRONADALATE® Nitrendipine BAYPRESS®, NIDREL® Diltiazem MONOTILDIEM® Vérapamil ISOPTINE®
Bêtabloquants	-olol	Acébutolol SECTRAL® bêta1 sélectif Aténolol TÉNORMINE® bêta1 sélectif Bétaxolol KERLONE® bêta1 sélectif Cartéolol MIKELAN®, non sélectif, vasodilatateur Céliprolol CÉLECTOL® bêta1 sélectif, vasodilatateur Labétalol (IV) TRANDATE non sélectif, alphabloquant Métoprolol LOPRESSOR® bêta1 sélectif Nadolol CORGARD®, non sélectif Nébivolol TEMERIT® bêta1 sélectif, vasodilatateur Pindolol VISKEN®, non sélectif
		Propranolol AVLOCARDYL®, non sélectif Tertatolol ARTEX®, non sélectif Timolol TIMACOR®, non sélectif
Autres médicaments		
Alphabloquants		Doxazosine Prazosine ALPRESS®, MINIPRESS® Uradipil (IV) EUPRESSYL®, MÉDIATENSYL®
Antihypertenseurs d'action centrale		Clonidine (IV) CATAPRESSAN® methyldopa ALDOMET® Moxonidine PHYSIOTENS® Rilmenidine HYPERIUM®
Inhibiteurs de la rénine	-kiren	Aliskirène RASILEZ®
Diurétiques de l'anse		Furosémide LASILIX® Pirétanide EURELIX®

Épargneurs potassiques		Spironolactone ALDACTONE® Amiloride MODAMIDE®
Ouvreur des Canaux K		Minoxidil LONOTEN®

RÉFÉRENCES BIBLIOGRAPHIQUES

« The antihypertensive and lipid-lowering treatment to prevent heart attack trial (ALLHAT) », *JAMA*, 2002, 288:2981-97.

Recommandations françaises

Blacher J., Halimi J.-M., Hanon O., Mourad J.-J., Pathak A., Schnebert B., Girerd X., pour la Société française d'hypertension artérielle, « Management of arterial hypertension in adults », 2013 guidelines of the French Society of Arterial Hypertension, *Presse Med.*, 2013, 42:819-25.

Recommandations européennes

Mancia G., Fagard R., Narkiewicz K., Redón J., Zanchetti A., Böhm M. *et al.*, 2013 ESH/ESC, « Guidelines for the management of arterial hypertension », *J. Hypertens.*, 2013, 31:1281-1357.

Guideline Development Group, « Management of hypertension : Summary of NICE guidance », *BMJ*, 2011, 343:d4891.

Recommandations HAS, « Prise en charge des patients adultes atteints d'hypertension artérielle essentielle », *HAS*, 2005.

Recos JNC 8 : James P. A., Oparil S., Carter B. L., Cushman W. C, Dennison-Himmelfarb C., Handler J. *et al.*, 2014 evidence-based guideline for the management of high blood pressure in adults, « Report from the panel members appointed to the eight Joint National Committee (JNC 8) », *JAMA*, 2013, doi :10.1001/jama.2013.284427.

Recos AHA/ACC : Go A. S., Bauman M., King S. M., Fonarow G. C., Lawrence W., Williams K. A., Sanchez E., « An effective approach to high blood pressure control : A science advisory from the American Heart Association, the American College of Cardiology, and the Centers for Disease Control and Prevention », *Hypertension*, 2013 nov 15. [Epub ahead of print].

Antiplaquettaires
Aspirine, *number one*

Pr Jean-Philippe Collet,
professeur de cardiologie,
Institut du Cœur Inserm UMRS-ICAN 1166,
CHU la Pitié-Salpêtrière

Liens d'intérêts
Le professeur Jean-Philippe Collet déclare des fonds de recherche et financements de la part de Bristol-Myers Squibb, Sanofi-Aventis, Eli Lilly, Guerbet Medical, Medtronic, Boston Scientific, Cordis, Stago, Centocor, Fondation de France, Inserm, Fédération française de cardiologie et Société française de cardiologie.

Qu'est-ce qu'un antiplaquettaire ? Quand est-il utile ?

C'est un agent pharmacologique qui bloque l'agrégation plaquettaire à l'origine de la formation de caillots obstruant les artères coronaires (artères nourricières du muscle cardiaque). Il peut s'administrer par voie orale ou par voie intraveineuse selon les molécules. Dans la maladie athéro-thrombotique, il empêchera l'évolution vers l'infarctus du myocarde et les complications des traitements utilisés pour le soigner, à savoir l'angioplastie coronaire (dilatation des artères coronaires) avec pose d'un stent. Les stents sont des petits ressorts en métal, placés dans les artères coronaires pour éviter qu'elles ne se bouchent. Différents types d'antiplaquettaires sont disponibles :

L'aspirine

À faible dose (moins de 360 mg/j) l'aspirine a l'avantage de ne pas être chère, d'être efficace chez presque tous les patients, avec très peu de résistance. C'est un médicament universellement utilisé en prévention secondaire, c'est-à-dire chez les malades qui ont déjà fait un accident vasculaire, comme un accident coronarien, un accident ischémique cérébral ou une complication d'artériopathie des membres inférieurs (artérite). Dans ces circonstances, le traitement doit être poursuivi tout au long de la vie. Sa principale complication concerne les hémorragies digestives qui peuvent être prévenues par le dépistage du portage de l'*Helicobacter pylori*, l'une des bactéries susceptibles de favoriser les ulcères gastroduodénaux, et par l'utilisation d'inhibiteurs de la pompe à protons (voir chapitre sur les IPP). Le rapport bénéfice/risque de l'aspirine est très favorable en prévention secondaire car il réduit le risque relatif de refaire un accident vasculaire de 30 % avec un taux annuel de complication hémorragique majeure de 1 pour 1 000 patients traités.

Un seul point d'achoppement concerne la prévention primaire chez les personnes jugées à risque cardio-vasculaire élevé mais qui n'ont jamais fait, jusque-là, d'événement clinique (infarctus, AVC). Dans ces situations, le rapport bénéfice/risque est moins évident, il est même très difficile à démontrer car il y a par définition moins de risques d'événement pour un risque hémorragique dû au médicament qui reste, lui, identique ; c'est pourquoi il n'y a pas d'autorisation de mise sur le marché (AMM) dans cette indication, même s'il existe des recommandations des sociétés savantes en faveur de la prescription chez des patients à très haut risque : homme, âgé de plus de 55 ans, diabétique, hypertendu, dyslipidémique, en surpoids. Les études réalisées en prévention primaire sont négatives pour deux raisons. Premièrement le risque d'événement est faible et ces études manquent souvent de puissance. Enfin, l'utilisation des statines dans ces études a encore réduit le risque d'événement rendant encore plus difficile la démonstration d'un effet bénéfique de l'antiagrégant plaquettaire. Cependant, pour un patient diabétique ou artéritique à haut risque, l'intérêt de cette prescription fait plutôt consensus même si elle reste discutable.

La ticlopidine

Ce médicament français, mis sur le marché en 1978, est un inhibiteur du P2Y12, qui est un récepteur membranaire plaquettaire participant à l'activation des plaquettes. Lorsque cette molécule est associée à l'aspirine, le pronostic des patients s'améliore, notamment en cas de pathologie coronaire aiguë. Le risque d'événement est réduit de 30 % par rapport à l'utilisation de l'aspirine seule.

La ticlopidine a connu son heure de gloire quand les premiers stents coronaires ont été implantés en France en 1986. À cette époque, le taux de thrombose de stent, c'est-à-dire d'occlusion du stent, était de 15 %. On ne savait pas comment prendre en charge ces malades pour éviter cette thrombose. C'est l'association de l'aspirine et de la ticlopidine qui a permis une réduction drastique du taux de thrombose de 15 à 1 %. L'arrivée de la ticlopidine a permis de sauver le stent et les malades !

La ticlopidine a comme principal effet secondaire une toxicité sur la moelle osseuse à l'origine de neutropénie (baisse des globules blancs). Parce que c'est un promédicament, à l'inverse de l'aspirine, la ticlopidine doit être transformée par le foie en métabolite actif pour être efficace. C'est ainsi que seulement 2 à 5 % de la molécule seront efficaces sur les plaquettes, le reste sera métabolisé en produits ayant des effets toxiques digestifs, rhumatologiques et hématologiques. Pour éviter ces effets secondaires, Sanofi a développé le clopidogrel.

Le clopidogrel : PLAVIX®

C'est une molécule proche de la ticlopidine mais moins toxique. Le clopidogrel a été développé dans l'athérothrombose (formation de caillot sanguin obstruant l'artère), entraînant des accidents ischémiques cérébraux et des infarctus du myocarde. Au départ, le clopidogrel a été comparé à l'aspirine dans l'étude CAPRI, incluant 20 000 malades. Globalement, chez ces patients en prévention secondaire, le clopidogrel a montré une très légère supériorité par rapport à l'aspirine avec une meilleure tolérance digestive. Il s'est avéré particulièrement intéressant chez les patients ayant un antécédent d'artérite des membres inférieurs et un antécédent d'infarctus du myocarde.

Les saignements digestifs étant un peu moins nombreux, le clopidogrel a obtenu une AMM dans l'athérothrombose et en particulier pour l'artérite des membres inférieurs. Cette molécule a ensuite été utilisée pour la prévention de la thrombose de stent et a remplacé la ticlopidine. Cependant aucune étude dédiée au stent n'a été réalisée et aucune AMM n'a jamais été obtenue dans l'angioplastie coronaire. L'AMM du clopidogrel reste très générale, puisqu'elle concerne la prévention des complications de l'athérothrombose.

L'étude CURE en 2001 a permis de comparer l'aspirine seule à l'aspirine associée au clopidogrel dans le syndrome coronaire aigu. L'objectif était de montrer que l'association de ces deux médicaments pendant un an était supérieure à l'aspirine seule dans la prise en charge médicale du syndrome coronaire aigu. L'angioplastie avec stent n'a été pratiquée que chez les rares patients résistant au traitement médical, soit 20 % des patients. Cette étude a permis au clopidogrel d'obtenir une AMM dans la prise en charge des syndromes coronariens aigus, en association avec l'aspirine pendant une durée de 1 an et, en toute logique, au bout d'un an, le clopidogrel devait être arrêté. Cette étude pivot a permis au clopidogrel de devenir un médicament universel du syndrome coronaire aigu et de se présenter de fait comme un véritable « blockbuster » (nom donné aux médicaments générant plus d'un milliard de dollars de chiffre d'affaires par an). Tous les patients ayant eu un syndrome coronarien aigu le recevaient pendant un an minimum, qu'ils aient été traités médicalement ou au moyen d'un stent.

L'étude CREDO, conduite en 2003, est la seconde étude pivot. Elle a comparé la prise pendant un mois *versus* la prise pendant un an de clopidogrel dans l'angioplastie coronaire élective (hors angioplastie primaire de l'infarctus du myocarde). Un an donne de meilleurs résultats qu'un mois avec 30 % de réduction des accidents ischémiques et une augmentation du risque d'hémorragies majeures de 20 %. Le rapport bénéfice/risque est plutôt en faveur du maintien du traitement pendant un an. Cela a permis l'essor de l'angioplastie avec stent. Pendant 10 ans, la plupart des patients avec un syndrome coronarien aigu ont eu une coronarographie et, lorsque cela était possible, une angioplastie avec pose de stent. Et même pour les patients qui n'avaient pas présenté un syndrome coronarien aigu, le traitement prolongé est devenu la règle. De 1995 à 2004, c'est l'apogée du PLAVIX®. C'est le premier poste budgétaire de remboursement du médicament en France à cette époque.

Les stents pharmaco-actifs

En 2003, les stents actifs sont arrivés, dont le principe est la libération progressive d'un agent antiprolifératif au niveau du site traité pour éviter le processus de récidive de la sténose (on parle de « resténose »), véritable talon d'Achille de l'angioplastie. Ces endoprothèses actives sont constituées d'une plate-forme métallique à mailles épaisses et surtout d'un polymère non résorbable servant de réservoir au médicament antiprolifératif. Ces stents actifs dits de première génération se sont révélés plus thrombogènes (c'est-à-dire avec un risque d'occlusion plus élevé) que les stents nus. Beaucoup de registres ont montré qu'un an de bithérapie était nécessaire. Ce qui n'a fait qu'augmenter l'essor du PLAVIX®, déjà en situation de monopole jusqu'en 2012 date à laquelle il a perdu son brevet et donc son exclusivité malgré des tentatives internationales (Canada, Inde) de copier cette molécule avant l'heure.

Les limites du clopidogrel

En 2005, on a pris conscience les limites du PLAVIX®, car un certain nombre de patients faisaient tout de même un événement thrombotique malgré une bonne observance du traitement. C'est le début du concept de résistance biologique aux médicaments dont l'origine est multifactorielle, avec en particulier une composante génétique, associée au métabolisme de ce médicament.

Le rôle des inhibiteurs de la pompe à protons associés systématiquement a également été évoqué pour expliquer les resténoses, mais cette hypothèse n'a pas été retenue. Cela a abouti au développement de nouvelles molécules avec une thiénopyridine de 3e génération, le prasugrel (EFIENT®) et un inhibiteur réversible des récepteurs plaquettaires P2Y12, le ticagrelor (BRILIQUE®).

Quels sont les nouveaux traitements ?

Le prasugrel (EFIENT®) est une copie presque conforme du clopidogrel, avec une modification de sa structure chimique minime permettant un métabolisme différent et une réponse biologique meilleure. Avec PLAVIX®, il y a 30 % de mauvais répondeurs, avec prasugrel ils sont seulement de 5 %. Ce médicament a été mis sur le marché en 2010, suite à l'étude TRITON qui a démontré la supériorité du prasugrel par rapport au clopidogrel pour réduire les événements ischémiques et en particulier la thrombose de stent dans l'angioplastie des patients ayant un syndrome coronarien aigu, au prix d'accidents hémorragiques accrus. Le prasugrel est particulièrement intéressant en cas d'angioplastie réalisée chez les patients qui ont fait un infarctus avec décalage du segment ST (à l'électrocardiogramme) et chez les patients qui sont à risque de résistance, comme les patients diabétiques, mais avec des précautions d'emploi car il y a plus de risques de saignements graves. L'accident vasculaire cérébral (AVC) est une contre-indication ainsi que l'âge supérieur à 75 ans ou un poids de moins de 60 kilos, ces patients étant plus fragiles et faisant davantage de complications hémorragiques. En conséquence, les ventes de PLAVIX® ont diminué mais de façon marginale, notamment grâce aux pays émergents car les BRIC (Brésil, Russie, Inde, Chine) n'ont pas accès à ces nouvelles thérapeutiques et n'auraient pas confiance dans les génériques du PLAVIX®, à disposition depuis 2011. Ce sont les pays où l'angioplastie coronaire connaît sa plus forte croissance et le clopidogrel reste le médicament le plus prescrit par rapport au prasugrel, l'AMM de ce dernier étant restreinte aux syndromes coronariens aigus.

Le ticagrelor (BRILIQUE®) est le tout dernier médicament mis sur le marché, fonctionne différemment. Il ne s'agit plus d'un promédicament, mais d'un médicament directement actif qui bloque de façon réversible le récepteur P2Y12 plaquettaire. Il se fixe et se détache. Comme le prasugrel, il a été comparé au clopidogrel chez les patients ayant un syndrome coronarien aigu et a donc une AMM dans les syndromes coronariens aigus, particulièrement ceux qui seront pris en charge par angioplastie.

Le ticagrelor et le prasugrel sont deux médicaments concurrents sur une indication identique : le syndrome coronarien aigu. Par rapport au clopidogrel, ils permettent de réduire le risque relatif d'événements ischémiques et en particulier le risque de thrombose de stent d'environ 50 %. Le prix à payer est une augmentation de 25 % des complications hémorragiques majeures.

Malgré cela, le rapport bénéfice/risque est en faveur de ces nouvelles molécules. Le nombre de patients à traiter pour éviter un événement est de 80, tandis que le nombre de patients à traiter pour déplorer un effet secondaire est d'environ 300. On note également une baisse de la mortalité en particulier chez les patients les plus à risque (infarctus du myocarde en voie de constitution). L'AMM est limitée à la maladie coronaire instable et en particulier à l'angioplastie coronaire.

Le chiffre d'affaires de ces nouvelles molécules est 100 fois inférieur à ce que Sanofi a connu avec le PLAVIX®, puisque les AMM ne sont pas les mêmes, le PLAVIX® n'ayant pas une AMM restreinte à l'angioplastie coronaire mais valable pour l'ensemble de l'athérothrombose.

Les progrès technologiques

Les stents actifs dits de 3e génération constitués de polymères résorbables sont moins thrombogènes que les stents actifs de première génération. La durée de bithérapie recommandée avec le clopidogrel est maintenant réduite, avec un rapport bénéfice/risque qui semble superposable à celui des durées de traitement prolongées. Ces études avec le ticagrelor et le prasugrel sont en cours.

Parallèlement, des tests permettant d'évaluer la fonction plaquettaire se sont développés pour mesurer l'effet du médicament au lit du patient. L'objectif du traitement personnalisé est de faire du sur-mesure et de savoir si cela améliore le pronostic des patients, en particulier chez le patient très âgé, où le risque d'hémorragie est bien plus élevé.

De nouvelles combinaisons de traitements sont en cours d'évaluation. Des essais se font sans aspirine, c'est-à-dire avec le ticagrelor seul, l'objectif étant d'éviter les complications hémorragiques, notamment digestives, avec l'aspirine.

Existe-t-il des mauvais usages ?

Ils existent et sont d'autant plus visibles que les effets secondaires sont importants. Il y a d'un côté les interruptions de traitement, 20 % des malades ne prennent pas leurs médicaments. Plusieurs raisons à cela : les sujets âgés avec des altérations des fonctions cognitives oublient de prendre leur traitement, d'autre part, certains patients ayant des complications hémorragiques arrêtent le traitement. Le mésusage est aussi lié à la méconnaissance des médecins, qui utilisent parfois de mauvaises combinaisons de traitements.

Les complications hémorragiques sont toujours vécues comme une faute du prescripteur, alors que les complications ischémiques sont vécues comme une fatalité liée à la maladie. La HAS (Haute Autorité de santé) a fait des recommandations pour mieux encadrer les prescriptions en juin 2012.

Le montant du remboursement par la Sécurité sociale n'est-il pas étonnant ?

Le PLAVIX® a toujours été très bien remboursé. Le prasugrel et le ticagrelor, alors qu'ils réduisent la mortalité, n'ont eu que des ASMR 4 et 5 (c'est-à-dire une amélioration du service médical rendu mineure ou nulle) ; ils ne peuvent donc pas prétendre à un prix supérieur au PLAVIX®.

Autre anomalie, pour le patient à risque, c'est-à-dire de petit poids ou âgé, le prasugrel 5 mg donne de meilleurs résultats que le PLAVIX®. Mais le prasugrel, qui a obtenu une AMM européenne pour la dose 5 mg, n'est pas remboursé en France. Pourtant, la dose de 10 mg est souvent trop forte, alors que celle de 5 mg est suffisante et a le mérite de faire moins saigner. L'étude ANTARTIC est en cours par le groupe Action (www.action-coeur.org), sur l'utilisation du prasugrel 5 mg. En réalité, les autorités françaises ont voulu protéger le PLAVIX®, produit par un laboratoire français, alors que le rapport bénéfice/risque est meilleur pour le prasugrel 5 mg. La Sécurité sociale devrait à la fois investir dans la recherche clinique et faire baisser les prix des médicaments.

Le PLAVIX® (clopidogrel), 10 fois plus cher que l'aspirine, a été et reste prescrit en excès, notamment dans l'artérite des membres inférieurs, avec un surcoût pour la Sécurité sociale de plusieurs dizaines de millions d'euros. En 2011, le PLAVIX® a coûté à la Sécurité sociale plus de 500 millions d'euros. En 2013, Sanofi a été condamné à 40,6 millions d'euros d'amende pour « stratégie de dénigrement », les délégués du laboratoire étant accusés de « tenir des propos dénigrants au sujet des génériques concurrents et de suggérer aux médecins de rajouter sur l'ordonnance la mention « non substituable » à la suite du PLAVIX®.

Pr André Grimaldi

Les durées de traitement et les indications sont-elles discutables ?

En France, 500 000 patients sont en monothérapie par PLAVIX®. Il y a probablement un excès de prescriptions du PLAVIX®, dans le cas de l'artériopathie oblitérante des membres inférieurs en monothérapie. La France est l'un des seuls pays où il y a une AMM spécifique pour le PLAVIX® en monothérapie dans le cadre de l'artériopathie des membres inférieurs. Cependant, le nombre d'amputations pour ischémie critique s'accroît et il semble que les associations antiagrégantes plaquettaires plus puissantes soient bénéfiques. Mais, une fois encore, la preuve scientifique manque.

Les durées de prescription constituent également un enjeu majeur et reposent sur la réalisation d'études d'interruption qui sont difficiles à conduire car elles nécessitent un très grand nombre de patients. Il faut également des investigateurs qui jouent le jeu et qui sélectionnent les bonnes populations. L'étude ARTIC est encore un bon exemple (www.action-coeur.org). Il faut des financements conséquents pour de telles études qui sont fréquemment des études académiques ou des études réalisées sous l'égide des autorités de régulation (FDA).

Les recommandations de la HAS

Ces recommandations ne concernent que 4 antiplaquettaires : l'aspirine, le clopidogrel, le prasugrel et le ticagrelor.

En prévention secondaire, l'inhibition plaquettaire est recommandée :

- en monothérapie par 75-325 mg/j d'aspirine (clopidogrel en cas de contre-indication à l'aspirine) après AVC ou AIT (accident ischémique neurologique transitoire) ou en cas de maladie coronarienne stable (y compris après pontage) ou d'AOMI (artérite oblitérante des membres inférieurs) symptomatique ;
- en bithérapie (aspirine 75-160 mg/j + clopidogrel), après infarctus du myocarde (avec ou sans pose de stent) ou pose d'un stent hors contexte d'IDM (infarctus du myocarde)
- en bithérapie aspirine + prasugrel ou aspirine + ticagrelor dans les suites d'un syndrome coronarien aigu.

Le bénéfice de l'aspirine à faible dose est bien démontré en prévention secondaire (chez les personnes ayant déjà eu un accident cardio-vasculaire). Ce bénéfice est vraisemblable mais non démontré chez les personnes en prévention primaire à haut risque cardio-vasculaire, en particulier chez les patients diabétiques ayant plusieurs facteurs de risque cardio-vasculaire.

Pr André Grimaldi

Messages essentiels

On n'a jamais connu autant de progrès en l'espace de 20 ans, avec 3 nouvelles molécules antiplaquettaires arrivées sur le marché. Ce sont les progrès pharmacologiques qui ont permis l'essor de la cardiologie dite « interventionnelle » (non chirurgicale), en particulier chez les patients les plus vulnérables, notamment les plus âgés. Les complications hémorragiques ne sont pas anodines, elles grèvent le pronostic de ces malades, qui, lorsqu'ils saignent, arrêtent leur traitement et finissent par faire des complications cardio-vasculaires thrombotiques liées à leur maladie vasculaire chronique.

Ces progrès ont été possibles grâce à des études bien conçues, avec des effectifs plus importants, qui répondent mieux aux attentes des praticiens. L'enjeu maintenant est de chercher quelle est la meilleure combinaison et quel est le meilleur dosage, en particulier chez les patients

les plus fragiles. Ces patients ne sont pas inclus dans les études car les industriels préfèrent choisir pour leurs études des populations à risque intermédiaire, qui permettront d'obtenir une indication plus large lors de l'autorisation de mise sur le marché (AMM).

L'État et les tutelles sont plus souvent spectateurs : ils ne s'investissent pas dans la recherche clinique et limitent leur mission à une maîtrise comptable de la santé. Un vrai partenariat avec les industriels du médicament permettrait pourtant de cibler les populations les plus à risque et de mener des études qui répondent plus aux questions que se posent les médecins qu'à celles qui intéressent l'industriel dont l'objectif est de maximiser ses profits. Des études dédiées aux personnes âgées (avec une moyenne d'âge de 85 ans) devraient être entreprises, à l'instar des démarches du « groupe action », avec une étude à financement mixte public/privé.

Notre pays a toujours été pionnier dans les principales découvertes ayant permis l'essor de la cardiologie interventionnelle. C'est en France que le premier stent coronaire a été implanté. La ticlopidine et le clopidogrel sont des médicaments français et se sont des Français qui ont ouvert la voie à la bithérapie antiagrégante plaquettaire. Malgré cela, nous restons souvent en retrait en ce qui concerne l'accès à l'innovation thérapeutique dont nous sommes pourtant souvent les concepteurs !

Anticoagulants
La nouveauté est-elle utile, meilleure ou souhaitable ?

Pr Isabelle Mahé,
cardiologue, chef du service de médecine interne
à l'hôpital Louis-Mourier à Colombes

Liens d'intérêts
Consultant (Daiichi Sankyo, BMS Interventions), congrès (Leo Pharma, Bayer, Boehringer, BMS), Expert (Leo Pharma, Bayer, Boehringer, BMS, Daiichi Sankyo).

Qu'est-ce qu'un anticoagulant et quand est-il nécessaire ?

Un anticoagulant permet d'éviter la formation ou la progression d'un caillot (*thrombus*) dans la circulation sanguine et les cavités intracardiaques, il « fluidifie » le sang.

La fibrillation auriculaire est l'indication la plus fréquente d'un traitement anticoagulant : il s'agit d'une arythmie cardiaque, un trouble du rythme qui s'accompagne d'un risque de formation de caillots à l'intérieur des cavités cardiaques, susceptibles d'envoyer des caillots dans le réseau artériel, et en particulier dans les artères irriguant le cerveau. L'accident vasculaire cérébral (AVC) ischémique (par formation d'un caillot) est la principale complication de la fibrillation auriculaire. Compte tenu du risque de formation de caillots intracardiaques, la prescription d'anticoagulants au long cours est indiquée, pour l'éviter.

La 2e grande indication des anticoagulants, représentant un volume moindre de prescriptions, est la maladie veineuse thromboembolique : elle regroupe la thrombose veineuse profonde, couramment appelée phlébite, et l'embolie pulmonaire. Le caillot se forme le plus souvent dans une veine, au niveau des membres inférieurs (90 % des cas) ; le risque majeur est une migration de ce caillot dans les artères pulmonaires (apparition d'une embolie pulmonaire).

La 3e indication des anticoagulants est représentée par les valves mécaniques cardiaques. Les personnes porteuses d'une prothèse valvulaire mécanique prennent des anticoagulants au long cours pour éviter la formation d'une thrombose au niveau de la valve.

Quels sont les risques des anticoagulants ?

Le risque associé aux anticoagulants peut être de deux ordres :

• Le risque de complication hémorragique, le plus redouté, notamment dans la localisation cérébrale est souvent lié à une activité trop forte (surdosage) du traitement anticoagulant.

• Le risque de complications thromboemboliques, favorisées par une insuffisance d'efficacité du traitement, notamment parce que la dose n'est pas suffisante, ou par une absence de traitement (qui n'a pas été prescrit, par crainte du risque d'hémorragie). Le patient est alors exposé aux complications de la maladie : les complications cardio-emboliques dans la fibrillation auriculaire et le risque de récidive thromboembolique et d'embolie pulmonaire dans la maladie thromboembolique veineuse.

Le risque hémorragique est tellement redouté que certains patients, qui pourraient bénéficier des anticoagulants, ne se les voient pas prescrire. Ces patients se trouvent alors exposés au risque d'une complication thromboembolique liée, elle, à leur maladie. La meilleure attitude à l'égard d'un traitement anticoagulant doit toujours reposer sur l'évaluation d'un rapport bénéfice/risque, et il doit être discuté par le médecin et le patient. À titre d'exemple, chez les sujets âgés en fibrillation auriculaire, même si le risque hémorragique sous anticoagulant augmente avec l'âge, le risque thromboembolique est tellement élevé par rapport au risque hémorragique que le rapport bénéfice/risque est en faveur du traitement. Le problème est que l'on ne connaît pas le nombre d'accidents vasculaires cérébraux qui ont été évités grâce au traitement anticoagulant ; en revanche, on connaît le nombre d'hémorragies qui ont été favorisées par ces traitements, notamment les hémorragies cérébrales, qui sont les plus graves.

Les complications thromboemboliques et hémorragiques sont fréquentes : en effet, en raison de l'augmentation de l'incidence du diagnostic de fibrillation auriculaire et de la maladie veineuse thromboembolique avec l'âge (surtout après 70 ans), la population cible est majoritairement composée de patients âgés et fragiles. Les AVK, antivitamine K, sont d'ailleurs la première cause d'accidents liés au médicament en France, parfois en raison d'une mauvaise utilisation du produit.

Quels sont les différents anticoagulants et quels sont leurs modes d'action ?

On distingue les anticoagulants d'action directe, immédiate, utilisables par voie injectable ou orale des anticoagulants d'action différée.

Les anticoagulants d'action directe sont principalement l'héparine non fractionnée, les héparines de bas poids moléculaire, les pentasaccharides. Ils sont utilisés à la phase aiguë du traitement d'une embolie pulmonaire ou d'une thrombose veineuse profonde, pour agir immédiatement et éviter l'extension du thrombus constitué. Il existe également des indications préventives des héparines et assimilés.

Ces anticoagulants injectables sont relayés par des molécules administrées par voie orale (les médicaments antivitamines K ou

AVK) qui agissent progressivement et atteignent leur pleine activité en moyenne au bout de 5 à 9 jours ; la voie orale permet d'éviter les injections quotidiennes. Les AVK sont aussi utilisés dans la fibrillation auriculaire pour prévenir la formation du caillot. Les AVK nécessitent une surveillance biologique régulière, au moins tous les mois, pour s'assurer que l'INR (*International Normalized Ratio*), un des indicateurs de la coagulation sanguine, est maintenu dans l'intervalle cible (entre 2 et 3) et pour éviter que le patient ne soit « surdosé » (risque hémorragique), ou « sous-dosé » (risque thromboembolique).

En résumé, les héparines agissent immédiatement quand on a besoin d'un effet anticoagulant immédiat, tandis que les AVK agissent progressivement pour atteindre leur plein effet au bout de 5 à 7 jours.

Depuis quelques années, on dispose de nouveaux anticoagulants oraux (NACO) que l'on appelle désormais les AOD (anticoagulants oraux directs), visant eux aussi à prévenir la formation de fibrine : ils ont une action directe ciblée sur un seul facteur de la coagulation. Leur effet est rapide ; ces molécules sont utilisables par voie orale et ne nécessitent (théoriquement) pas de surveillance biologique. Les AOD ont été développés dans le cadre d'essais cliniques dont l'objectif était de faire au moins aussi bien que les AVK en termes d'efficacité, de tolérance tout en apportant davantage de souplesse d'utilisation : voie orale et non injectable, pas de surveillance biologique (3 molécules : dabigatran (PRADAXA®), rivaroxaban (XARELTO®), apixaban (ELIQUIS®) et bientôt une quatrième, edoxaban).

C'est la raison pour laquelle tous les essais cliniques ont été des essais de non-infériorité : il ne s'agissait pas de faire mieux mais de faire au moins aussi bien.

Les AOD, les nouveaux anticoagulants oraux, sont-ils plus efficaces que les AVK ? Font-ils moins saigner ?

Jusqu'à ces dernières années, les AVK représentaient le traitement anticoagulant oral de référence. Actuellement les résultats d'essais thérapeutiques disponibles pour 4 molécules (AOD), à la fois dans le traitement de la maladie veineuse thromboembolique et dans la fibrillation auriculaire, réalisés avec un objectif de « non-infériorité », ont démontré qu'ils font au moins aussi bien que les AVK pour prévenir le risque d'événement thromboembolique, mais avec un risque hémorragique comparable. Le risque total d'hémorragie grave est le même sous AOD que sous AVK ; mais le risque d'hémorragie cérébrale est significativement plus faible sous AOD alors que le risque d'hémorragie digestive est supérieur sous AOD.

Quelles sont les précautions indispensables à prendre lorsqu'on prescrit un AOD ?

Il y a un certain nombre de contre-indications aux AOD :

- Les patients porteurs de prothèses valvulaires.
- Les patients qui souffrent d'insuffisance rénale sévère. La fonction rénale doit être évaluée avec la clairance de la créatinine estimée par la formule de Cockroft. Cette formule est celle qui a été utilisée pour la sélection des patients dans les essais. Par ailleurs, intégrant l'âge et le poids, elle reflète le risque hémorragique. En l'occurrence, une clairance inférieure à 30 ml/min (estimée par la formule de Cockroft) traduit une insuffisance rénale sévère. Il s'agit alors d'une contre-indication absolue à la prescription d'AOD : on sait que ces produits s'accumulent en cas d'insuffisance rénale sévère. En revanche, en cas d'insuffisance rénale modérée, un AOD peut être administré mais avec un dosage plus faible et avec une surveillance rapprochée de la fonction rénale.

• Les patients peu observants. Étant donné que, pour les AOD, il est recommandé de ne pas assurer de surveillance biologique de l'activité du traitement anticoagulant et qu'il n'y a pas de test disponible en routine, le médecin n'a pas de moyen de savoir si le patient prend bien ou non son traitement. Pour optimiser le rapport bénéfice/risque des AOD, il faut s'assurer de l'observance du patient et adapter les techniques d'observance au cas particulier du patient. Pour les AVK, le médecin adapte régulièrement la dose d'AVK en fonction des résultats de l'INR. Il faut préciser qu'il ne faut pas demander d'INR chez un patient sous AOD car les valeurs ne sont pas fiables.

Pourquoi parle-t-on autant de ces nouveaux médicaments alors qu'ils ne sont pas très différents des précédents ?

Plusieurs facteurs entrent en jeu :

1er élément. Il y avait tout d'abord une grande attente de nouveaux traitements : environ 1,5 million de personnes sont traitées par anticoagulants en France. Elles présentent un risque thromboembolique et en même temps un risque hémorragique. Les traitements sont contraignants, avec la nécessité de faire des prises de sang régulièrement.

2e élément. On a eu une déception, il y a une dizaine d'années, avec l'arrivée du mélagatran qui devait remplacer à la fois les héparines de bas poids moléculaire et les AVK, mais qui a dû être retiré du marché en raison d'hépatites fulminantes dont le mécanisme n'est d'ailleurs toujours pas élucidé.

3e élément. Quand les résultats des essais réalisés avec les AOD dans la fibrillation auriculaire ont été publiés, il est apparu que leur emploi s'accompagnait d'une diminution significative du risque d'hémorragie cérébrale, ce qui a provoqué un engouement général, qui a toutefois occulté le fait que le risque d'hémorragie majeure global était identique. À cela, s'ajoute le fait qu'il y a un surcroît d'infarctus du myocarde sous dabigatran (PRADAXA®) par rapport aux AVK, même si pour les autres molécules tel n'est pas le cas. On observe aujourd'hui qu'en pratique, il y a autant de saignements avec ces nouvelles molécules qu'avec les AVK, ce qui d'ailleurs avait déjà été démontré par les essais. De plus, on a cru que la surveillance biologique n'était plus nécessaire, mais on s'aperçoit qu'il faut surveiller la fonction rénale, les coprescriptions, proposer de l'éducation thérapeutique aux patients (les informer et former aux règles de maniement de leur anticoagulant), les revoir régulièrement, comme sous AVK. Il faut donc réinventer le suivi du traitement anticoagulant sous AOD : avec les AVK, les médecins avaient des contacts réguliers avec leur patient, liés aux résultats des examens biologiques, ce n'est pas le cas avec les AOD. Cependant, l'absence de surveillance biologique ne veut pas dire absence de surveillance du patient.

Certains médecins ont d'emblée cru que ces médicaments étaient sans risques et ils les ont largement prescrits, notamment chez des malades fragiles, à risque, ayant par exemple une insuffisance rénale ou recevant des traitements associés présentant des interactions médicamenteuses avec les AOD. Il s'est ensuivi une augmentation des effets indésirables dus non pas directement aux AOD mais plutôt à leur mésusage. Au moment du lancement des AOD, on pensait pouvoir en prescrire à tout le monde, en imaginant que tous les problèmes seraient alors résolus. Le message doit être plus mesuré : les AOD sont certes une avancée remarquable dans les traitements anticoagulants, notamment grâce à la réduction du risque d'hémorragie cérébrale mais, du fait de leur courte durée d'action et de leur utilisation sans nécessité d'une surveillance biologique, leur prescription et leur surveillance doivent être encadrées.

Des essais cliniques ont validé le principe de l'absence de surveillance biologique, mais ceci ne veut pas dire qu'il ne faut pas surveiller cliniquement les malades, dans le cadre des essais, les patients étaient d'ailleurs régulièrement suivis. Il est nécessaire d'apprendre à bien les prescrire, à bien les utiliser, et il faudra du temps pour que les médecins et les patients apprennent à connaître les AOD. Paradoxalement, ces médicaments tant attendus pour remplacer les AVK ont les inconvénients de leurs qualités : l'absence de contrôle biologique, si souhaité par les malades et les médecins, doit faire réviser les modalités de suivi des patients, l'absence d'adaptation posologique si facile à vivre au quotidien expose à des risques de sous- ou de surdosage chez les patients à poids extrême, l'absence d'antidote, pourtant peu utile pour un médicament à demi-vie courte fait craindre de ne pouvoir faire face en cas d'hémorragie. En synthèse, la simplification de leur usage est à la fois une réponse aux attentes des cliniciens et une inquiétude face aux risques de mésusage.

S'ils ne font pas beaucoup mieux que les anciens anticoagulants, pourquoi sont-ils beaucoup plus chers ?

Les AOD ont obtenu une ASMR 5, illustrant la démonstration de non-infériorité par rapport aux AVK adoptée par essais cliniques. Cependant, les AVK sont certes très peu chers mais dans le coût pour la santé de ces traitements, il faudrait aussi inclure le prix des examens biologiques, de l'infirmière qui réalise les prélèvements ainsi que des complications. De plus, les AVK avaient des prix fixés dans les années 1960, ce qui explique que les AOD même sans une efficacité supérieure puissent bénéficier d'un prix actualisé. Mais la surveillance de pharmacovigilance et les données d'usage en vie réelle permettront, dans les années à venir, de confirmer ou d'infirmer les espoirs mis dans cette nouvelle classe de médicaments.

Sont-ils vraiment plus utiles que les anciens médicaments chez certains malades ?

À ce jour, il y a de la place pour les AOD et les AVK, mais les médecins devront apprendre à utiliser les AOD, à peser le pour et le contre au cas par cas, convenir d'un mode de suivi avec le patient et mettre en place un plan personnalisé de soin pour chacun. Lors de chaque consultation seront évoqués plusieurs points et conduites à tenir dans des situations particulières : comment faire pour ne pas oublier la prise du médicament ? Que faire en cas de déshydratation ? Ainsi, en cas de fortes diarrhées avec déshydratation, il est indispensable de retourner voir son médecin, car le rein joue un rôle majeur dans l'élimination du produit. Par ailleurs, toute situation qui peut modifier la fonction rénale doit générer un avis médical, voire une adaptation des doses.

Les nouveaux anticoagulants oraux sont éliminés essentiellement par le rein mais aussi en partie par le foie. Une maladie touchant ces organes peut contre-indiquer leur emploi. Au-delà de 60 ans, la fonction rénale est souvent diminuée. Avant de commencer le traitement, le médecin qui vérifie l'état de la fonction rénale doit également évaluer la fonction hépatique (notamment en cas de suspicion de cirrhose). En cas de survenue d'une maladie aiguë, au cours du traitement chronique par anticoagulant, le médecin doit revérifier le fonctionnement des reins ou du foie pour éviter une accumulation du médicament dans le sang, certaines situations pouvant faire rapidement évoluer la fonction rénale ou hépatique. Quelques examens de laboratoire (bilan rénal et hépatique) suffisent.

Une toxicité hépatique a été observée avec le dabigatran, le rivaroxaban et l'apixaban, avec des fréquences différentes, respectivement fréquentes, rares et peu fréquentes. Des augmentations des transaminases ont été fréquemment observées avec le rivaroxaban et peu fréquemment observées avec le dabigatran et l'apixaban.

Ces produits font l'objet d'un suivi renforcé de pharmacovigilance concernant les atteintes hépatiques.

Des interactions médicamenteuses sont observées. Elles sont d'autant plus importantes à connaître que l'on ne dispose pas de paramètre biologique avec les anticoagulants directs pour mesurer l'activité anticoagulante du produit.

Classe thérapeutique interférant	Exemples	Effet	Recommandation
Inhibiteurs de P-gp et inhibiteurs puissants du CYP3A4	Diltiazem, tous les inhibiteurs de la protéase du VIH (ritonavir), imatinib, voriconazole.	Augmentation significative de la concentration de rivaroxaban. Risque hémorragique.	Association interdite avec le rivaroxaban, Et ce d'autant qu'il s'agit d'un inhibiteur combinant des effets puissants sur la P-gp et le CYP3A4 (inhibiteurs de protéase).
Inhibiteurs de P-gp et inhibiteurs modérés du CYP3A4	Amiodarone, azithromycine, clarithromycine, ciclosporine, diltiazem, jus de pamplemousse, lapatinib, mifépristone, nicardipine, vérapamil.	Augmentation modérée de la concentration de rivaroxaban chez les patients ayant une fonction rénale normale.	Ne pas associer ces médicaments avec le rivaroxaban en cas de clairance de la créatinine comprise entre 15 et 80 ml/min sauf en cas de risque thrombotique majeur.
Inducteurs de P-gp et inducteurs puissants du CYP3A4	Carbamazépine, dexaméthasone, phénytoine, rifampicine, millepertuis.	Réduction significative de la concentration de rivaroxaban. Risque thrombotique.	Association interdite : éviter l'utilisation d'un inducteur combinant des effets puissants sur la P-gp et le CYP3A4 (carbamazépine, phénytoine, rifampicine, millepertuis).

La communication entre les différents professionnels de santé est plus que jamais indispensable pour optimiser le rapport bénéfice/risque de ces molécules.

Nouveaux anticoagulants oraux, le prix vaut-il la différence ?

Pour les malades devant prendre au long cours des anticoagulants pour une fibrillation auriculaire ou après une phlébite ou une embolie pulmonaire, les seuls médicaments disponibles depuis plus de 50 ans étaient les antivitamines K (AVK). Depuis quelques années, sont arrivés les anticoagulants oraux directs (AOD), qui selon les études sont aussi efficaces que les AVK, voire un peu plus, et qui entraînent le même risque hémorragique, voire un peu moins. Ils constituent donc une amélioration mineure pour la prise en charge de ces malades mais ils sont plus pratiques car ils n'imposent pas de prise de sang pour adaptation posologique. Amélioration mineure signifie possibilité d'avoir un prix légèrement supérieur aux bons vieux AVK. Mais ceux-ci, sur le marché depuis longtemps, avaient des prix de vente dérisoires et les nouveaux médicaments, fruits d'un développement moderne très onéreux, ont obtenu un prix 7 fois supérieur aux AVK. La Sécurité sociale doit donc se positionner, car il y a plus d'un million de malades à traiter en France. Les agences de régulation ont agi pour minimiser la place de ces médicaments, en alertant sur le fait qu'ils sont nouveaux, qu'il n'y a pas d'antidote en cas d'hémorragie, qu'il faut être vigilant concernant les malades âgés en insuffisance rénale, en soulignant que l'absence de suivi biologique est un avantage mais peut être aussi un inconvénient… On recommande donc ces médicaments en deuxième intention, en alternative aux AVK, pour essayer de diminuer les coûts induits. Pourtant le rapport bénéfice/risque des AOD est plutôt meilleur que celui des AVK, et l'absence de surveillance biologique est un avantage, mais l'absence d'antidote n'a pas empêché ces médicaments d'être moins source d'hémorragies que les AVK. Il aurait été plus logique, au lieu de ce mauvais procès, d'inciter à leur bon usage et de vérifier qu'ils sont donnés aux bons malades. Soit le prix correspond réellement aux bénéfices cliniques et économiques que l'on peut attendre de ces médicaments, et alors il faut les prescrire sans arrière-pensée, soit le prix est trop élevé et on ne comprend alors pas qu'il ait été fixé à ce niveau. Mais, au-delà du prix, les données des essais cliniques permettent d'affirmer que ces médicaments ont un rapport bénéfice/risque favorable dès lors qu'ils sont utilisés correctement, d'où l'importance de l'information d'un bon usage à l'adresse des prescripteurs et des malades, laquelle doit accompagner toute nouvelle option thérapeutique importante.

Pr Jean-François Bergmann

Liste des médicaments

- Anticoagulants injectables :
  Fondaparinux (ARIXTRA®)
  Héparine calcique (CALCIPARINE®)
  Daltéparine sodique (FRAGMINE®)
  Nadroparine calcique (FRAXIPARINE®, FRAXODI®)
  Tinzaparine sodique (INNOHEP®)
  Énoxaparine sodique (LOVENOX®)
- Anticoagulants oraux : antivitamines K :
  Warfarine (COUMADINE®)
  Acénocoumarol (MINI-SINTROM®, SINTROM®)
  Fluindione (PRÉVISCAN®)
- Nouveaux anticoagulants oraux (anticoagulants oraux directs)
  Apixaban (ELIQUIS®)
  Dabigatran (PRADAXA®)
  Rivaroxaban (XARELTO®)

Messages essentiels

Les anticoagulants sont des traitements efficaces, mais comportant un risque hémorragique, quelle que soit la molécule.
L'arsenal thérapeutique s'est élargi avec l'arrivée de nouveaux traitements qui représentent une réelle avancée.
Le choix du traitement doit être fait en concertation entre le médecin prescripteur et le patient.
L'éducation thérapeutique et l'observance sont essentielles pour optimiser le rapport bénéfice/risque.
Le mésusage, le non-respect des indications et des contre-indications exposent les malades sous anticoagulants à des risques particulièrement importants.

RÉFÉRENCES BIBLIOGRAPHIQUES

Patel M. R., Mahaffey K. W., Garg J. *et al.*, et ROCKET AF Investigators, « Rivaroxaban versus warfarin in nonvalvular atrial fibrillation », *N. Engl. J. Med.*, 2011, 365:883-91.

Connolly S. J., Ezekowitz M. D., Salim Yusuf F. R. *et al.*, et RE-LY Steering Committee and Investigators, « Dabigatran versus warfarin in patients with atrial fibrillation », *N. Engl. J. Med.*, 2009, 361:1139-51.

Granger C. B., Alexander J. H., McMurray J. J. *et al.*, et ARISTOTLE Committees and Investigators, « Apixaban versus warfarin in patients with atrial fibrillation », *N. Engl. J. Med.*, 2011, 365:981-92.

Schulman S., Kearon C., Kakkar A. K., Mismetti P., Schellong S., Eriksson H., Baanstra D., Schnee J., Goldhaber S. Z., « Dabigatran versus warfarin in the treatment of acute venous thromboembolism », *N. Engl. J. Med.*, 2009, 361:2342-52.

Buller H. R., Prins M. H., Lensin A. W., Decousus H., Jacobson B. F., Minar E., Chlumsky J., Verhamme P., Wells P., Agnelli G., Cohen A., Berkowitz S. D., Bounameaux H., Davidson B. L., Misselwitz F., Gallus A. S., Raskob G. E., Schellong S., Segers A., « Oral rivaroxaban for the treatment of symptomatic pulmonary embolism », *N. Engl. J. Med.*, 2012, 366:1287-97.

Agnelli G., Buller H. R., Cohen A., Curto M., Gallus A. S., Johnson M., Masiukiewicz U., Pak R., Thompson J., Raskob G. E., Weitz J. I., « Oral apixaban for the treatment of acute venous thromboembolism », *N. Engl. J. Med.*, 2013, 369:799-808.

Pilules contraceptives
Générations utiles ou inutiles ?

Pr Anne Gompel,
professeur de gynécologie médicale,
responsable de l'unité gynécologie endocrinienne
du groupe hospitalier Cochin-Port-Royal,
université Paris-Descartes

Liens d'intérêts
HRA Pharma (financement de recherche Inserm), Richter (conseil ponctuel).

La pilule est-elle dangereuse ? Combien y a-t-il de décès par an liés à sa prise ?

Le risque principal est lié aux accidents veineux ou artériels mais il est extrêmement rare.

En France, en 2010, 75 % des femmes de 20-44 ans utilisaient une méthode contraceptive selon l'INED, dont environ 8 millions utilisaient un œstroprogestatif.

Une étude de cohorte de l'assurance-maladie française publiée le 26 juin 2013 sur le site de l'ANSM (Agence nationale de sécurité des médicaments) a fait le point sur le risque d'embolie pulmonaire, d'accident vasculaire cérébral ischémique et d'infarctus du myocarde chez les femmes sous contraceptif oral combiné (œstroprogestatif) en France. Cette étude de cohorte a porté sur 4 443 692 femmes de 15 à 49 ans, avec un âge moyen de 28 ans.

Deux tiers d'entre elles ont été exposées à une pilule dite de 1re ou 2e génération, un peu moins d'un tiers à une pilule de 3e génération et très peu à une pilule de 4e génération. Il faut distinguer le risque de thrombose veineuse (phlébite, qui est le risque principal) et le risque de thrombose artérielle (infarctus).

• Risque d'accident veineux :

Le risque d'embolie pulmonaire observé était de 33 pour 100 000 femmes, avec deux fois plus d'embolies pulmonaires avec une pilule de 3e génération que de 2e génération.

L'originalité de cette étude porte sur le fait qu'elle montre également qu'il y a un peu moins de risque avec un dosage plus faible d'éthinylestradiol (œstrogène de synthèse contenu dans les pilules) de 20 µg par rapport au dosage de 30 µg des pilules de 2e génération.

• Risque d'accident artériel :

Le risque d'accident vasculaire cérébral (AVC) était de 17 pour 100 000, et celui d'infarctus du myocarde de 8 pour 100 000. Cette étude, comme de nombreuses autres, démontre que les risques d'accidents artériels sous pilule augmentent avec l'âge. Le risque chez les femmes de 45 à 49 ans par rapport aux femmes de moins de 45 ans est multiplié par 22 pour l'AVC et par 81 pour l'infarctus du myocarde.

Une autre étude de pharmacovigilance française a été récemment publiée. Son intérêt est de montrer que, dans un nombre élevé de cas d'accidents sous pilule, il existait d'autres facteurs de risque vasculaire associés qui auraient dû sans doute contre-indiquer l'utilisation de la pilule, en particulier l'âge et le tabac, mais également les migraines avec aura (migraine ophtalmique, par exemple). Selon des données américaines, le risque de mourir d'un accident thromboembolique chez une femme de moins de 35 ans sous pilule œstroprogestative, non fumeuse, est de 1 sur 1,6 million ; après 35 ans ce risque passe à 1 sur 1 million. Pour une fumeuse entre 15 et 34 ans, le risque de décès est de 1 sur 57 000. En revanche, pour une femme de plus de 35 ans, fumeuse, le risque atteint 1 sur 10 000, proche de celui lié aux accidents de voiture. Mais soulignons que, pendant la grossesse, le risque de décès de cause thromboembolique veineuse est de 1 sur 8 000. La pilule présente en réalité beaucoup moins de risque d'accident cardio-vasculaire que la grossesse.

Depuis 1985, en France, l'ANSM a recensé 13 cas de décès par événement thromboembolique veineux. Avec 1 cas pour les premières générations, 6 pour les deuxièmes, 4 pour les troisièmes, et 2 pour les quatrièmes. En ce qui concerne les AVC et les AIT (accidents ischémiques transitoires), 11 ont été rapportés à l'utilisation d'une pilule de 2e génération, 13 à une pilule de 3e génération, 3 à une pilule de 4e génération. Pour les infarctus du myocarde on en a décompté 11 avec une pilule de 2e génération, 6 avec une de 3e génération, 1 cas avec une pilule de 4e génération. On compte 52 déclarations d'événements artériels. Ces chiffres sont à interpréter en fonction du volume de ventes de chaque catégorie et doivent tenir compte du fait que les 3e et 4e générations sont arrivées sur le marché après les autres.

Entre 2000 et 2011, le nombre d'accidents thromboemboliques veineux liés aux contraceptifs oraux a été estimé à 2 529 par an, dont 1 751 attribuables aux pilules de 3e et 4e générations, le nombre de décès par embolie pulmonaire est estimé à 20 par an (6 sous 1re et 2e générations, 14 sous 3e et 4e générations).

Les anneaux et les patchs comportent les mêmes risques que les pilules de 3e génération.

Pilules des 2e, 3e, 4e générations

Les contraceptifs oraux qui contiennent à la fois un œstrogène et un progestatif sont appelés contraceptifs oraux combinés (COC) ou pilules œstroprogestatives ou encore pilules combinées. L'œstrogène le plus souvent utilisé est l'éthinylestradiol. Le type de progestatif utilisé détermine la génération de la pilule.

Les COC dits de 2e génération contiennent comme progestatif du lévonorgestrel ou du norgestrel. Elles sont commercialisées depuis 1973.

Les COC dits de 3e génération : contiennent comme progestatif du désogestrel, du gestodène ou du norgestimate. Elles ont été mises sur le marché à partir de 1984.
Les autres COC (parfois appelés COC de 4e génération) contiennent comme progestatif de la drospirénone, de la chlormadinone, du diénogest ou du nomégestrol. Elles sont apparues sur le marché en 2001.

Depuis les nouvelles préconisations et les déremboursements, les usages ont-ils évolué ?

Dans un rapport du 5 février 2014 (nouveau rapport le 23 juin 2014 comparant la situation entre début janvier 2013 et fin avril 2014), l'ANSM étudie l'évolution récente de l'utilisation des contraceptifs en France : contraceptifs oraux combinés (COC) et autres contraceptifs, bilan à un an entre 2012 et 2013. On constate que les femmes ont remplacé leurs pilules de 3e et 4e générations par d'autres modes de contraception notamment les pilules de 1re et de 2e générations et les dispositifs intra-utérins (stérilets). Il en ressort :

- une baisse globale, faible, de l'utilisation des contraceptifs dispensés en pharmacie (-1 %, baisse de 5,6 %) ;
- une diminution modérée de l'utilisation des contraceptifs combinés non oraux (-13 %, baisse de 15 %) ;
- une augmentation importante de l'utilisation d'autres dispositifs comme le stérilet : + 47 % DIU cuivre (hausse de 45 %) ;
- une diminution importante maintenue (-45 %) de l'utilisation des COC des 3e et 4e générations (2013 *vs* 2012, baisse de 48 %) ;
- une augmentation confirmée de l'utilisation des COC 1re et 2e générations (+ 30 %, hausse de 32 %).
- une hausse des COC 1re et 2e générations faiblement dosées en œstrogènes (20 µg) (26 % des ventes totales de COC soit une hausse de plus de 100 %).

La répartition actuelle des COC 1re et 2e générations *versus* 3e et 4e générations est de 78 % *versus* 22 %.

On note également, en 2013, une faible augmentation globale de 4,4 % de délivrance de contraceptifs d'urgence (pilule du lendemain) par rapport à 2012 (hausse de 5,6 %).

Une hausse de 4,7 % des interruptions volontaires de grossesse a été observée en France en 2013 (*Drees* n° 884, juin 2014). La Drees (Direction de la recherche, des études, de l'évaluation et des statistiques) évoque pour expliquer cette situation « le débat concernant les moyens de contraception ayant eu lieu un an avant » et « la gratuité des IVG depuis le 31 mars 2013 ».

Peut-on prescrire la pilule à une fumeuse ? À qui ne peut-on pas prescrire une pilule œstroprogestative (ou un anneau, ou un patch) ?

On ne devrait plus prescrire la pilule à une femme après 40 ans. Pourtant, certains médecins continuent de le faire. On sait depuis très longtemps que l'âge est un facteur de risque cardio-vasculaire en soi, de même que le tabagisme, le poids, le diabète, l'hypertension artérielle, l'hypercholestérolémie, les migraines avec aura et les antécédents familiaux d'accidents vasculaires précoces (avant 50 ans).

De même, les voyages fréquents en avion sont considérés comme un facteur de risque veineux car ils augmentent les risques de thrombose veineuse.

Ces facteurs de risque devraient être pris en compte car, dans les accidents survenus sous pilule, un certain nombre auraient vraisemblablement pu être évités en s'abstenant de prescription chez les femmes à risque. Dans le même ordre d'idée, il faut penser à interrompre la pilule en cas d'intervention chirurgicale.

C'est pourquoi, il est préférable d'éviter de donner la pilule à une fumeuse, mais le risque n'est pas le même pour une jeune fille de 15 ans que pour une femme de 35 ans, car le risque de thrombose veineuse et d'accident artériel augmente avec l'âge. D'autre part, quand on ne peut pas faire autrement, la pilule reste préférable à une grossesse non désirée suivie d'un avortement : la balance bénéfice/risque doit donc être étudiée. Il est également indispensable de s'assurer que les autres alternatives à la contraception ont été proposées, comme le stérilet, mais sur ce dernier, il existe encore de fortes réticences, aussi bien de la part des femmes que des médecins, certains ne sachant d'ailleurs pas le poser.

Pourquoi des gynécologues ont-ils prescrit DIANE35® ou un équivalent ?

Puisque les pilules œstroprogestatives augmentent le risque de thrombose veineuse et d'accidents artériels, les laboratoires ont cherché à diminuer progressivement la quantité de produits qui entrent dans la composition des pilules : les œstrogènes de synthèse et les progestatifs de synthèse. On s'est rapidement rendu compte que les accidents veineux dépendaient de la composante œstrogénique et que les accidents artériels étaient liés à l'activation de la coagulation due aux œstrogènes mais aussi à la composante androgénique des progestatifs. Les progestatifs de synthèse appartiennent à différentes classes pharmacologiques, certains sont des dérivés de la testostérone, et on a imputé les accidents artériels à cet effet androgénique.

C'est pourquoi on a cherché à diminuer à la fois les doses d'éthinylestradiol et de progestatifs de synthèse, tout en gardant la même efficacité sur le plan contraceptif. De fait, cela a permis de diminuer le nombre d'accidents mais sans les annuler. Puis ont été commercialisés les progestatifs dits de 3e génération avec l'idée que, puisqu'ils étaient moins androgéniques, il y aurait moins d'accidents artériels. Mais, comme ils étaient moins androgéniques, ils ont potentialisé la partie œstrogénique et, en conséquence, plus d'accidents veineux ont été rapportés sans qu'il soit possible de savoir si parallèlement on constatait moins d'accidents artériels. Il existe peut-être moins d'infarctus mais ces événements étant rares, la preuve est difficile à apporter. En ce qui concerne le risque d'AVC, il n'y a pas de différence, en revanche on constate deux fois plus d'accidents veineux.

Au moment de la sortie de ces pilules de 3e génération, les laboratoires, dans leur plan marketing, ont insisté sur le fait que ces pilules augmentaient le niveau de bon cholestérol que l'on appelle le HDL cholestérol, mais en faisant l'analyse pharmacologique on a tout de suite noté que cette augmentation du HDL n'avait pas en fait un effet préventif de survenue des accidents cardio-vasculaires. Le HDL cholestérol est un bon marqueur de protection quand il est endogène, les personnes avec un HDL cholestérol élevé ont effectivement moins d'accidents artériels mais on n'a jamais montré qu'augmenter pharmacologiquement le HDL avait un effet bénéfique. Il y a tout de même un avantage sur le plan clinique : comme ces pilules sont moins androgéniques, elles diminuent les signes d'hyperandrogénie (acné, pilosité augmentée, cheveux gras), même si les études randomisées ne montrent pas une vraie supériorité.

JASMINE® est une pilule qui contient de la drospirénone, un dérivé d'un autre progestatif : la spironolactone utilisée en traitement de l'hypertension. C'est un progestatif antiandrogène mais combiné avec l'éthinylestradiol, l'association est à dominante œstrogénique. Il en est de même avec DIANE 35®.

Tous ces produits sont très œstrogéniques donc efficaces pour traiter l'acné, mais en parallèle ils augmentent la coagulation, donc le risque d'accidents veineux. Plus la pilule est œstrogénique, plus il y a une activation de la coagulation, donc un risque de thrombose. Ils sont absolument contre-indiqués pour les femmes à haut risque de thrombose. Ces pilules gardent tout de même un intérêt, car avoir des molécules différentes permet de trouver pour une femme donnée celle qui sera la mieux tolérée.

Il existe des pilules aussi efficaces que DIANE® contre l'acné mais avec sans doute moins de risques, comme une triphasique contenant du norgestimate. Celui-ci serait moins à risque de thrombose que les autres progestatifs de 3e génération selon l'EMA (European Medicines Agency). Nous sommes un peu dubitatifs. Une alternative possible est un progestatif antiandrogène puissant comme l'acétate de cyprotérone avec pas ou peu de risque de thrombose.

Le principal problème vient du fait que, dans le grand public, les pilules ne sont pas considérées comme des traitements, ni des médicaments. Or ce sont des médicaments, avec des risques et des contre-indications. De nombreuses femmes ont fait des accidents sous pilule ou ont été opérées sans que leur soit jamais demandé si elles prenaient un contraceptif oral ; en conséquence de quoi, les femmes étaient laissées sous pilule même après un événement vasculaire.

DIANE 35® guérit de l'acné et donne des boutons aux ministres

DIANE 35® (association d'éthinylestradiol et d'acétate de cyprotérone) est un médicament présenté en boîtes de 1 et de 3 plaquettes de 21 comprimés.

Tiens, bizarre ces plaquettes de 21 comprimés... On n'est quand même pas guéri de son acné en 21 jours ?

Indications ? Traitement de l'acné modérée à sévère chez les femmes en âge de procréer.

Tiens, bizarre ce médicament de l'acné réservé aux femmes, et encore, pas toutes...

Précautions d'emploi ? La notice précise : « Dans la mesure où DIANE 35® est également un contraceptif hormonal, il ne doit pas être associé à un autre contraceptif hormonal. »

Tiens, bizarre, ça tombe bien... un médicament qui fait d'une pierre deux coups.

Posologie ? C'est compliqué : « Premier jour du premier cycle... et les cycles suivants... »

Mais quel rapport avec mes boutons ?

En cas d'oubli ? Il est écrit dans la même notice : « L'oubli d'un comprimé expose au risque de grossesse. »

C'est vraiment embêtant ! Mais c'est un peu plus fou quand je vois un peu plus loin :
« Si l'oubli est constaté plus de 12 heures après l'heure normale de prise, l'effet contraceptif n'est plus assuré. » Et les boutons ? Est-ce que l'effet antiacné est perdu ?

DIANE 35® est donc ce médicament (pas) unique qui est prescrit pour autre chose que ce qui est écrit officiellement, mais il ne faut pas le dire, et si on le dit trop fort, ces messieurs-dames de Bruxelles ne sont pas contents et vous le font savoir. Voici les explications :
Reprenons donc cette histoire à dormir debout, à ses débuts.
C'est en 1982 que le laboratoire Bayer commercialise DIANE®, devenu 5 ans plus tard DIANE 35® avec cette indication « traitement de l'acné ». Seulement, d'emblée, cela ne trompe personne. Le médicament est en réalité utilisé comme contraceptif et, dès 1985, des publications scientifiques confirmaient cette indication. S'agissait-il, comme dans le cas du MÉDIATOR®, d'un détournement d'indication ? Personne n'était dupe : présentation en plaquettes type contraceptifs, notice explicite, etc. Pourtant le fabricant n'a jamais demandé d'AMM avec l'indication « contraception orale » et la démonstration de l'activité contraceptive s'est faite… sur le tas. Aucun essai clinique n'avait été effectué !
Les principaux prescripteurs de DIANE 35® et de ses génériques sont les médecins généralistes, qui réalisent près de 60 % des prescriptions, suivis des gynécologues (36 %) et des dermatologues (3 %). Inutile de souligner le caractère incongru de ce profil des prescripteurs pour un médicament qui se présente (officiellement) à visée dermatologique. Volonté de ne rien voir ? Absence de communication ? de transparence ? L'opinion publique s'émeut d'apprendre en janvier 2013, 30 ans après le début de leur commercialisation, qu'à l'instar du coupe-faim de Servier, les pilules de 3e et 4e générations sont sur la sellette, et que DIANE 35® qui est « hors génération », puisque ce n'est pas (officiellement) une pilule, aurait du souci à se faire. Le rapprochement avec l'autre « affaire » est encore plus patent quand le journal *Le Monde* titre : « Pilule : ces gynécologues sous influence ».
L'activité antiacnéique de DIANE 35® a été démontrée depuis des décennies, comme l'a été l'activité antiacnéique de tous les médicaments œstrogéniques et celle des médicaments antiandrogéniques,

connues respectivement depuis le début des années 1950 et la fin des années 1960. Malheureusement pour la « pilule », la composante progestative est « acnéigène ». Toutes les pilules ne se valent donc pas au plan de leur « intérêt dermatologique » !

Plus il y a d'œstrogène, plus l'activité antiacnéique est élevée. Malheureusement, et parallèlement, si l'activité augmente, la toxicité aussi, et avec elle le risque de phlébite, voire d'embolie pulmonaire, d'autant plus important que les doses d'éthinylestradiol sont élevées. DIANE 35® n'échappe pas à la règle et son utilisation multiplierait le risque d'accident thromboembolique par 4 à 7 lors de la première année. L'Agence du médicament a récemment évalué à plus de 300 cas le nombre d'accidents thromboemboliques veineux déclarés à la pharmacovigilance, et au moins 10 décès en lien direct avec l'utilisation de DIANE 35® depuis 1987. Les alertes ont été nombreuses mais sans aucune réponse de la part de l'industriel ou des pouvoirs publics, qui ont fait le gros dos depuis 30 ans. Quand l'Agence du médicament a décidé de retirer DIANE 35® du circuit français du médicament fin janvier 2013, au moment du débat sur les risques des pilules de 3e et 4e générations avec mise en œuvre le 21 mai, c'était sans compter avec la Commission européenne qui imposa à la France, quelques semaines plus tard, la remise sur le marché de DIANE 35®, avec toutefois un renforcement des contraintes : restriction des prescriptions et meilleure information sur les contre-indications.

Contrairement au MÉDIATOR®, inutile, inefficace et dangereux, DIANE 35® peut se révéler utile lorsque le traitement standard de l'acné « marche » mal. Il faut néanmoins savoir que son action est lente : les résultats sont obtenus en 6 mois environ. Par ailleurs, il doit absolument être déconseillé chez les femmes de plus de 30 ans car elles présentent un risque accru de thrombose.

Mais pourquoi la firme Bayer rechigne-t-elle à demander une AMM comme contraceptif en faveur de DIANE 35® ? Probablement une affaire de prix... DIANE 35®, non remboursé par la Sécurité sociale est payé au prix fort : 60 euros les 3 plaquettes contre 5 euros environ pour 3 plaquettes d'un contraceptif de 2e génération.

Faut-il parler d'hypocrisie ? C'est ce que pense le Pr Jean Revuz :

« C'était un assez médiocre traitement si on le comparait au traitement "standard", mais il avait une utilité indiscutable lorsqu'une femme acnéique demandait une contraception. Car tout le monde, les experts de l'agence inclus, savait qu'il s'agissait d'un contraceptif oral. En France, ce médicament n'est pas reconnu comme contraceptif oral pour des raisons commercialo-administratives obscures ; il ne suffit pas en effet de dire que la firme n'a jamais fait les études nécessaires à l'enregistrement comme contraceptif oral, il faudrait savoir pourquoi elle ne les a pas faites ; elle en avait les moyens, donc c'était probablement un choix marketing délibéré avec un résultat apparemment bizarre mais commercialement efficace : se parer du titre de la « pilule de l'acné » tout en n'étant pas pilule. Il faudrait savoir pourquoi les autorités de l'époque ont accepté ce faux statut : elles ne pouvaient ignorer ce qu'en serait l'utilisation.

« À la suite d'une procédure européenne engagée par la France au mois de février 2013 pour la réévaluation du rapport bénéfice/risque des spécialités contenant l'association acétate de cyprotérone 2 mg et éthinylestradiol 35 µg, la Commission européenne donnait donc tort à la France, obligeant celle-ci à autoriser à nouveau la mise sur le marché de DIANE 35® en restreignant son utilisation au "traitement de seconde intention de l'acné modérée à sévère dans un contexte d'hyperandrogénie, après échec d'un traitement topique ou d'un traitement antibiotique systémique, chez les femmes en âge de procréer". L'hypocrisie reprenait cependant le dessus puisque la Commission de Bruxelles précisait s'il en était besoin : "DIANE 35® et ses génériques ont une action contraceptive et ne doivent pas être prescrits en même temps qu'un autre contraceptif hormonal."

« Quelles leçons tirer de ce "couac" ? Faut-il officialiser l'hypocrisie ? Faut-il se résigner à observer des décès chez des jeunes femmes mal informées, qui ne sont pas malades mais qui peuvent, à leur insu, cumuler des facteurs de risque, tels que tabagisme, antécédents familiaux, surpoids, etc. ?

« Le marketing devrait être équilibré par une information honnête et transparente. Les firmes doivent y consentir ou en pâtir ! Mais Bruxelles n'a vraisemblablement, à leur égard, pas la même autorité qu'à l'égard des pays membres. Pour DIANE 35®, comme pour les autres médicaments, qu'ils soient contraceptifs ou non, connaître leurs risques est la clé de toute prescription ou dispensation de qualité. Rapporter les effets indésirables même s'ils sont "connus" et "habituels" est un impératif éthique et clinique. Améliorer le bon usage des médicaments doit être un souci constant de la part des professionnels de santé. Enfin, un peu de clairvoyance et d'indépendance de la part des autorités politiques et administratives, au plan national comme européen, ne nuirait pas. »

Pr François Chast

Afin de mieux évaluer les risques pour une femme donnée, on devrait apprendre aux jeunes l'importance des antécédents familiaux en matière de santé

En effet, le fait d'avoir une histoire de thrombose dans sa famille en particulier chez sa mère ou sa sœur peut indiquer une anomalie génétique de la coagulation qui favorise les accidents veineux. Très souvent les femmes ignorent leur histoire familiale ou bien en ont une vague notion parfois erronée.

Pas de risque de stérilité, moins de cancers de l'ovaire, de l'endomètre (utérus) et du côlon

La pilule diminue d'au moins 50 % les risques de cancer de l'ovaire et de l'endomètre (muqueuse de l'utérus). Elle abaisse également les risques de cancer du côlon, diminue les règles douloureuses et les anomalies endométriales bénignes. Il existe cependant un risque augmenté de cancers du col de l'utérus lors d'une prise à long terme. Le risque de cancer du sein existe seulement pendant la prise, et cela ne concerne qu'un faible nombre de patientes car le cancer du sein est rare avant 40 ans. On peut considérer qu'il y a moins de 1 % des cancers du sein qui pourraient être mis sur le compte de la pilule.

Il n'y a pas de risque d'infertilité à prendre la pilule de façon prolongée. Il y a donc beaucoup plus d'avantages que d'inconvénients à prendre la pilule même si pour l'instant la contraception idéale n'existe pas.

Pourquoi certaines pilules ne sont-elles pas remboursées (volonté des firmes ou refus des agences) ?

Toutes les pilules devraient être remboursées parce que l'accès à la contraception doit être le plus facile possible. Mais certaines ne le sont pas pour plusieurs raisons, d'abord politiques, mais aussi économiques. Un médicament commence par obtenir une AMM (autorisation de mise sur le marché), ensuite il passe devant la commission de transparence, qui va déterminer l'apport de ce produit par rapport aux précédents, et va déterminer un SMR (service médical rendu) qui va ensuite permettre de fixer le prix en négociant avec le laboratoire pharmaceutique. Dans le cas des pilules de 3e génération, il n'y a pas de supériorité en première intention par rapport aux pilules de 2e génération (même efficacité), c'est pourquoi les laboratoires ont eu des difficultés à négocier un prix supérieur aux précédentes et que beaucoup n'ont jamais voulu baisser leur prétention, préférant les commercialiser sans remboursement. Quelques pilules de 3e génération qui sont des génériques ont obtenu un remboursement.

Quelles sont les recherches faites pour la mise au point de nouvelles pilules sans risque ?

Un œstrogène physiologique, produit en grande quantité par le fœtus pendant la grossesse, est en cours de développement en contraception, en association avec un progestatif. Cet œstrogène, l'estétrol, activerait moins la coagulation. Des études sont encore nécessaires pour connaître sa sécurité d'emploi.

Un anneau vaginal contenant un antiprogestatif, l'acétate d'ulipristal est en cours de développement avec une administration occasionnelle de progestatif. Sa sécurité d'emploi, en particulier endométriale, et son efficacité restent à établir.

En cas de contre-indication à l'utilisation de pilule, que faire ?

Les contraceptions purement progestatives ne présentent pas du tout les mêmes risques thrombotiques ; étant sans risque sur le plan vasculaire, on les prescrit donc aux femmes qui ont fait des phlébites ou des accidents artériels. Mais ces pilules peuvent présenter d'autres inconvénients, comme la prise de poids, des saignements en dehors des règles, une baisse de libido, des problèmes de sécheresse vaginale… Elles permettent cependant d'avoir une contraception efficace chez les femmes qui ne peuvent pas prendre de pilule œstroprogestative. En France, on bénéficie d'un choix beaucoup plus important de molécules progestatives que dans les pays étrangers, cela permet de trouver la mieux adaptée à chaque femme. Cela est sans doute dû à la spécialité franco-française de gynécologie médicale où la formation à l'endocrinologie est plus développée lors de la formation initiale des gynécologues.

Il existe peut-être un surrisque de cancer du sein par rapport aux pilules combinées mais ce n'est pas prouvé, des discussions existent sur ce point. Le risque est probablement assez faible, proche de celui de la pilule œstrogénique : 700 000 femmes, en France, utilisent ces pilules progestatives pures.

Les recommandations de la HAS

Pilules de 2e génération. Première intention :
- Éthinylestradiol (EE) 20 µg + lévonorgestrel 100 µg.
- EE 30 µg + lévonorgestrel 150 µg.
- EE 30/40 µg + lévonorgestrel 75/100/150/200 µg (bi) et triphasique.

Pilules de 2e génération. Deuxième intention :
- EE 30 µg + norgestimate serait équivalente à deuxième génération, intéressant sur l'acné.

Pilules de 3e génération : risque veineux accru
- EE 20-30 µg + désogestrel, gestodène.

– EE 20 + drospirénone 25/28 jours mieux que 21/28 jours.

Pilules à l'estradiol : moins de risque ; équivalantes aux deuxièmes générations ? Peu de données épidémiologiques. Même contre-indication que pilules à EE.

Messages essentiels

• La pilule contraceptive est un vrai progrès dans la vie des femmes, et plus généralement dans la vie de la famille.

• La balance bénéfice/risque est toujours supérieure, sauf chez les femmes qui sont à haut risque cardio-vasculaire ; pour celles-ci, il faut utiliser un autre moyen contraceptif.

• En France, on dispose de beaucoup de possibilités et d'autres contraceptions hormonales dénuées de risque vasculaire.

• Les risques de cancers de l'utérus et de l'ovaire diminuent avec la durée d'utilisation de la pilule.

• Au milieu des années 1990, les recommandations étaient de prescrire en première intention des pilules de 2e génération et pas de 3e génération, sauf en cas d'intolérance, mais le marketing intensif des laboratoires a poussé les médecins à prescrire directement les contraceptifs de 3e génération, plus chers et non remboursés.

• Les pilules de 3e génération sont utiles quand celles de 2e génération sont mal supportées, c'est-à-dire avec des problèmes d'acné, de prise poids, d'hyperandrogénie, des saignements, des troubles du cycle.

RÉFÉRENCES BIBLIOGRAPHIQUES

Statham B. N., Cunliffe W. J., Clayton J. K., « Conception during "Diane" therapy-a successful outcome », *Br. J. Dermatol.*, 1985, 113(3):374.

Kremer P., « Pilule : enquête sur ces médecins liés aux labos », *Le Monde*, 11 janvier 2013, p. 1 à 4.

Shapiro I., « Estrogens by local application in treatment of acne vulgaris », *AMA Arch. Derm. Syphilol.*, 1951, 63(2):224-7.

Cunliffe W. J., Shuster S., Smith A. J., « The effect of topical cyproterone acetate on sebum secretion in patients with acne », *Br. J. Dermatol.*, 1969, 81(3):200-1.

Lidegaard Ø., Løkkegaard E., Svendsen A. L., Agger C., « Hormonal contraception and risk of venous thromboembolism : National follow-up study », *BMJ*, 2009, 339:b2890.

Revuz J., « Haro sur le baudet. Diane® et les hypocrites », *Annales de dermatologie et de vénéréologie*, 2013, 140(4):249-250.

Kant A., Van Puijenbroek E., Van Hunsel F., « Reflections after the Diane affair », *J. Thromb. Haemost.*, 2014, 12(9):1385-7.

Gourbil M., Grandvuillemin A., Beyens M.-N., Massy N., Gras V., D'Amico A., Miremont-Salamé G., Petitpain N., et French Network of Regional Pharmacovigilance Centers,

« Thromboembolic events in women exposed to hormonal contraception or cyproterone acetate in 2012 : a cross-sectional observational study in 30 French public hospitals », *Drug Saf.*, 2014, 37(4):269-82.
Trussell J., Jordan B., « Reproductive health risks in perspective », *Contraception*, 2006, 73(5):437-9.

Vaccins
Les messages brouillés de la santé publique

Pr Serge Gilberg,
médecin généraliste à Paris, professeur de médecine générale, directeur du département de médecine générale de la faculté Paris-Descartes

Liens d'intérêts :
Principal investigateur d'une étude sur les pneumopathies aiguës communautaires (observées hors de l'hôpital) financée par le laboratoire Pfizer. Membre du CTV (comité technique des vaccinations) HCSP (Haut Conseil de la santé publique).

Les vaccins sont-ils utiles ? Ont-ils fait la preuve de leur efficacité ?

Oui, il existe des preuves de leur efficacité. La vaccination permet d'éviter des morts et d'éradiquer certaines maladies. Citons quelques exemples. La variole, maladie infectieuse très contagieuse, a été totalement éradiquée en 1979 grâce à des campagnes massives de vaccination.

La vaccination contre la diphtérie a permis de passer de 45 000 cas par an, dont 3 000 mortels, à quelques rares cas (survenant soit chez des patients immunodéprimés, soit chez des personnes non vaccinées venant de zones endémiques, ou au contact d'animaux justifiant le maintien de la vaccination). La vaccination contre l'*Haemophilus* (Hib) a permis la quasi-disparition des infections invasives liées à cette bactérie chez le jeune enfant, en France, alors qu'elle représentait la première cause de méningite bactérienne du nourrisson avant l'introduction de la vaccination.

Pourquoi recommande-t-on un vaccin plutôt qu'un autre ?

On prend en compte pour ce faire le poids de la maladie, sa fréquence (par exemple la grippe qui est une maladie survenant régulièrement et touchant beaucoup de monde), puis sa gravité (méningites et septicémies induites par les méningocoques ou les pneumocoques) qui peuvent entraîner la mort ou des séquelles sévères.

On met aussi en balance l'existence ou pas et l'efficacité d'autres mesures contre la maladie (par exemple les masques et antiviraux pour la grippe, les solutions de réhydratation pour le *rotavirus*).

Si un vaccin existe, on se demande quelle est la preuve de son efficacité, sa durée de protection, le nombre de doses nécessaires, mais aussi les risques d'effets secondaires et la nature du rapport entre le coût et le bénéfice (quel est le prix potentiel de la vaccination en regard du coût estimé de la prise en charge de la maladie).

À partir de ces éléments, les autorités de santé décident ou non de le recommander en fonction du rapport entre bénéfice et risque.

La recommandation peut ne pas s'adresser à toute la population, mais être ciblée en raison de risques accrus de complications ou d'exposition par rapport à la population générale. Cela peut être lié à l'âge, à des risques particuliers liés à d'autres problèmes de santé (par exemple problèmes respiratoires ou cardiaques pour la grippe ou le pneumocoque), à des pratiques sexuelles à risques, à des risques professionnels, à des séjours dans des zones exposant à des maladies non présentes en France (pour les hépatites B et A).

On étudie également la possibilité de l'intégrer dans le calendrier vaccinal, et son impact en termes épidémiologiques.

L'acceptabilité est ensuite liée au nombre de doses et à la représentation sociale de la maladie. La grippe, par exemple, est considérée comme n'étant pas grave alors qu'on peut en mourir, tandis que le tétanos est toujours considéré comme grave par le grand public. Le vaccin contre la grippe est donc moins bien perçu.

En quoi la vaccination modifie-t-elle l'épidémiologie ?

La vaccination diminue, voire élimine la circulation des agents responsables des maladies. Avant la vaccination contre la rougeole, il y avait, en France, 500 000 cas par an. Cette maladie était presque inévitable pendant l'enfance, et souvent mortelle. Aujourd'hui, elle est devenue rare, mais nous avons tout de même assisté récemment à une recrudescence de cas parmi les jeunes adultes, où la maladie est potentiellement plus grave, qui n'avaient pas été correctement vaccinés, et qui bien évidemment n'avaient pas contracté la maladie lorsqu'ils étaient enfants. De ce fait, si on en meurt presque plus en France, on en oublie qu'elle peut être une cause de décès, 200 000 enfants mourant de la rougeole encore chaque année dans le monde.

La vaccination a souvent un double objectif : la protection individuelle et la protection collective. En faisant diminuer la circulation des agents pathogènes responsables des maladies, on modifie souvent l'épidémiologie d'une maladie. C'est aussi le cas de la vaccination contre la coqueluche. Protéger les nourrissons chez qui elle peut être mortelle est indispensable. En vaccinant massivement les nourrissons, la circulation du *Bordetella pertussis*, agent responsable de la coqueluche, a diminué. Les adolescents et les jeunes adultes ne se recontaminent plus aussi systématiquement et n'ont plus de « revaccination naturelle ». Ils sont donc susceptibles d'attraper et de transmettre la coqueluche. Il a donc fallu introduire des rappels pour les adolescents et les adultes, en particulier pour l'entourage des nourrissons pas encore vaccinés. Il conviendra de répéter ces rappels dans l'entourage des nouveau-nés car la durée de protection du vaccin est de courte durée.

Est-ce que la vaccination risque de faire émerger de nouveaux sérotypes ou génotypes ?

Parfois la vaccination modifie l'« écologie bactérienne ». La vaccination contre le pneumocoque, recommandée en France pour les nourrissons à risques à partir de 2002, puis généralisée en 2006, a permis de faire diminuer de façon importante les infections invasives à pneumocoque, dues aux 7 sérotypes contenus dans le vaccin (responsables alors de 70 % des infections invasives). Mais, dans la même période, on a assisté à l'émergence de nouveaux sérotypes pathogènes, responsables de nouvelles infections invasives.

Les firmes pharmaceutiques ont ensuite mis au point un nouveau vaccin comprenant 6 sérotypes supplémentaires, passant ainsi de 7 à 13, et couvrant dès lors les nouveaux sérotypes virulents.

Il est possible que ces nouveaux sérotypes aient émergé en partie en raison de la modification de l'épidémiologie induite par la vaccination. Depuis l'introduction du vaccin à 13 valences, il ne semble pas y avoir de sérotypes pathogènes de remplacement. Mais cela peut se produire. Il existe 92 sérotypes pour le pneumocoque, même si on sait qu'ils n'ont pas tous un pouvoir pathogène. La surveillance est très organisée et les industriels préparent déjà de nouveaux vaccins contenant plus de sérotypes. On peut de fait se demander s'il était très utile d'avoir démarré cette vaccination. Mais le nombre de malades, de décès et de séquelles de la maladie (dont certains troubles neurologiques et une surdité) a diminué grâce à elle. Tel est le sens de ce que l'on peut appeler le « progrès scientifique », avec ses avantages et ses conséquences.

Pourquoi ces réticences concernant les vaccins (contre la grippe, l'hépatite, le papillomavirus…) ?

Les croyances sur le fait que les vaccins pouvaient entraîner des effets secondaires et différents maux sont anciennes. L'idée la plus répandue est que, avec la vaccination, on « introduit un corps étranger », on « induit parfois une forme de maladie » et que cela peut « modifier des réactions naturelles » de l'organisme.

Pour d'autres, les réticences sont liées à la représentation des risques qu'il y aurait à se faire vacciner, d'autres encore sont réfractaires aux traitements médicamenteux. Paradoxalement, le poids de la maladie ainsi évitée est rarement identifié et pris en compte.

Ces démarches font souvent écho à des croyances et des représentations, liées à des vécus personnels et familiaux, mais aussi à des convictions idéologiques et religieuses. Les mêmes personnes sont souvent préoccupées par une démarche individuelle pour ne pas dire individualiste et jamais par l'intérêt d'une protection collective. Ces personnes sont aussi souvent opposées à la « vaccination qui serait imposée » et préfèrent « laisser faire la nature », au risque d'attraper la maladie, elles ou leurs enfants. On peut considérer dans ce cas que dès lors qu'il existe un vaccin qui protège, l'absence de vaccination peut entraîner une « perte de chance » pour la personne concernée.

Les vaccins sont-ils dangereux (sclérose en plaques, myosites…) ?

On sait que les vaccins peuvent provoquer des effets secondaires, le plus souvent bénins et sans conséquence : rougeurs, courbatures, fièvre, maux de tête, douleurs. Le plus souvent, ces effets secondaires sont décrits au cours des essais cliniques, visant à vérifier l'efficacité, l'innocuité et la tolérance du vaccin.

Les études chez l'homme sont précédées d'une phase de développement préclinique comprenant des études pharmacologiques et toxicologiques. Elles permettent de vérifier l'innocuité, le pouvoir immunogène et la tolérance du vaccin sur différentes espèces animales, en utilisant la même voie d'administration que celle recommandée chez l'homme. Toutefois, il peut y avoir des effets indésirables inattendus, dont la nature, la sévérité ou l'évolution ne correspondent pas aux informations contenues dans le résumé des caractéristiques du produit et qui ne sont pas décrits par les études. Lorsqu'un événement inattendu survient au décours d'une vaccination, il s'agit de savoir s'il est ou non lié au vaccin.

Tel fut, par exemple, le cas avec un vaccin contre le *rotavirus* commercialisé aux États-Unis en 1998, qui a ensuite été retiré du marché un an plus tard parce qu'il était à l'origine d'un taux important d'invaginations intestinales (c'est-à-dire de l'incorporation d'un segment d'intestin dans la portion intestinale située plus en aval. Une invagination peut survenir aussi, chez le nourrisson, en général avant 1 an. Dans 90 % des cas, un simple lavement réduit cette invagination sans avoir recours à la chirurgie).

Plus récemment, plusieurs cas de narcolepsie (trouble du sommeil qui se caractérise par une somnolence excessive au cours de la journée) ont été signalés, en août 2010, en Finlande et en Suède, chez des personnes ayant été vaccinées contre la grippe A (H1N1) avec PANDEMRIX®, seul vaccin utilisé dans ces pays durant la campagne de vaccination pandémique de 2009-2010. En France, depuis le début de la campagne de vaccination en 2009, les effets indésirables de PANDEMRIX® ont fait l'objet d'un suivi de pharmacovigilance renforcé, dont les résultats sont régulièrement publiés sur le site Internet de l'ANSM. Plusieurs études ont montré qu'il existe une augmentation du risque de narcolepsie chez l'enfant, l'adolescent et l'adulte jeune. Ces données sont actuellement en cours d'évaluation au niveau européen. Les investigations se poursuivent afin de mieux comprendre les mécanismes biologiques et les cofacteurs environnementaux qui pourraient expliquer cette augmentation du risque.

Des effets inattendus ont en revanche été rapportés après certaines vaccinations sans que les études de cas et la surveillance ne puissent démontrer la moindre relation. C'est le cas pour la vaccination contre l'hépatite B, que l'on a accusée de provoquer des scléroses en plaques. Aucune étude n'a fait la preuve de la causalité de cette pathologie avec la vaccination. Il en va de même pour la vaccination contre la rougeole, les oreillons et la rubéole (ROR), accusée en Grande-Bretagne de provoquer des cas d'autisme.

Plus récemment, en France, le vaccin GARDASIL® a été tenu pour responsable de la survenue de complications neurologiques et de plusieurs autres maladies. Les médias se sont emparés de cette polémique, renforçant la méfiance contre ce vaccin et la vaccination en général. Pourtant, aucune étude scientifique n'a relevé de lien de causalité. À l'inverse, une étude réalisée avant l'introduction de cette vaccination précisait les cas attendus de maladies (neurologiques, auto-immunes, etc.) chez des cohortes d'adolescentes et de jeunes filles non vaccinées ou vaccinées par placebo. En Angleterre encore, en 2009, une jeune fille est décédée presque immédiatement après une injection d'un vaccin contre le papillomavirus. Une enquête a permis, à l'encontre des rumeurs, de prouver qu'il n'y avait aucun lien avec la vaccination. De plus, une communication rapide et énergique des autorités de santé a permis de restaurer la confiance dans cette vaccination avec, à ce jour plus de 80 % de couverture vaccinale.

Vaccin contre l'hépatite B et la sclérose en plaques : le fantôme du fantasme

Le virus de l'hépatite B est transmissible par voie sexuelle, sanguine ou de la mère à l'enfant lors de la naissance. Il expose à des hépatites aiguës parfois mortelles et à des hépatites chroniques risquant d'évoluer vers la cirrhose et le cancer du foie. L'éradication de cette maladie est possible, à l'instar de la variole et de la poliomyélite, grâce à une vaccination systématique de toute la population. Le vaccin existe, il est extrêmement efficace et très bien toléré. Il figurait dans le calendrier vaccinal des enfants français jusqu'à ce que des ragots sans fondement l'accusent d'entraîner des maladies immunitaires neurologiques, notamment des scléroses en plaques. Cette maladie neurologique grave pouvant débuter à l'adolescence, il était donc statistiquement évident qu'une vaccination systématique allait, dans certains cas, précéder l'apparition des premiers signes de sclérose en plaques par simple coïncidence chronologique. Quelques cas sont apparus, ils ont été médiatisés de façon éhontée et ils ont conduit à soupçonner la vaccination contre l'hépatite B d'être responsable de symptômes neurologiques. Pourtant, de très nombreuses études épidémiologiques d'excellente qualité ont parfaitement prouvé l'absence de causalité entre la vaccination et ces troubles neurologiques.

La meilleure façon de prouver l'innocuité de cette vaccination est de comparer l'incidence des scléroses en plaques chez des sujets vaccinés contre l'hépatite B par rapport à des sujets non vaccinés du même âge. Ces études ont été réalisées et elles ont bien prouvé que le vaccin n'était en rien la cause de sclérose en plaques. Pourtant le mal était fait, le doute était instillé dans tous les esprits. Les politiques ont manqué de courage en se réfugiant derrière le principe de précaution. Les médecins, les scientifiques ont manqué de conviction en affirmant que la vaccination était certes efficace mais que le doute n'était pas totalement exclu. Les ligues antivaccin qui ressemblent davantage aux sorcières du Moyen Âge qu'à des experts raisonnables ont amplifié le problème, et des milliers de jeunes n'ont pas été vaccinés, étant de ce fait désormais exposés au risque d'hépatite et de ses complications. Ce comportement est à la fois non scientifique et obtus. À Pâques, on mange des œufs en chocolat, à Pâques, il y a beaucoup d'accidents de la route mais les œufs en chocolat n'ont jamais entraîné d'accidents de la route…

Le vaccin a toujours été générateur d'interprétations fantasmagoriques. Peut-être que le principe même de l'injection du mal sous forme d'un virus mort ou atténué ou d'une particule protéique du virus suscite-t-il des réactions archaïques. Le jeu pervers de la culpabilité a fait le reste : si quelqu'un attrape l'hépatite B, c'est sa faute ou alors ce n'est pas de chance, et s'il a des effets indésirables qu'il rattache à tort à la vaccination, c'est le corps médical qui est coupable de l'avoir fait vacciner ! Tout cela n'a aucun fondement scientifique valable. Les vaccinations sont certainement les actes

> thérapeutiques les plus efficaces et les plus sûrs qui soient. Refuser une vaccination contre l'hépatite B est aussi inconscient que de rouler sans ceinture de sécurité ou de refuser de se laver les dents de peur de développer une allergie au dentifrice.
>
> Pr Jean-François Bergmann

Des polémiques concernaient également la présence de thiomersal dans certains vaccins. Qu'en est-il ?

Le thiomersal est un composé contenant du mercure, utilisé depuis les années 1930 dans la fabrication de certains vaccins et produits médicaux. Il permet d'inhiber le développement des contaminants bactériens et fongiques qui peuvent s'introduire dans les flacons multidoses lors de leur utilisation répétée. Il représente une composante totalement mineure (< 0,1 %) par rapport aux principales sources d'exposition humaine au mercure.

L'Organisation mondiale de la santé (OMS) et l'Agence européenne d'évaluation des médicaments (EMEA) confirment qu'il n'y a pas d'élément laissant à penser que la quantité de thiomersal employée dans les vaccins présente un risque pour la santé.

L'aluminium dans les vaccins présente-t-il un risque ? Pourquoi faut-il des adjuvants dans les vaccins ?

Associer un adjuvant aux vaccins permet d'améliorer la réponse immunitaire, d'augmenter la proportion de sujets protégés dans la population générale et de mieux protéger les populations au système immunitaire fragile (notamment les sujets âgés) ou déprimés par des maladies ou des traitements. Cela permet aussi de réduire la quantité d'antigènes vaccinaux et le nombre d'injections nécessaires.

Cela peut se révéler très important lorsqu'il s'agit de protéger rapidement la population, comme en situation de pandémie grippale.

La plupart des vaccins inactivés utilisés dans le monde contiennent des adjuvants qui conditionnent leur efficacité.

L'aluminium est l'adjuvant majoritairement utilisé depuis 1920 sans qu'aucun pays ou instance officielle n'ait jamais remis en cause le bien-fondé de cette adjonction ni la sécurité des vaccins contenant cet adjuvant.

Aucune donnée scientifique disponible à ce jour ne permet de remettre en cause la sécurité des vaccins contenant de l'aluminium au regard de leur balance bénéfice/risque.

Les publications concernant des séries de cas de myofasciite à macrophages de l'adulte, occasionnés par l'aluminium contenu dans les vaccins, proviennent d'une seule équipe dans le monde. Le lien entre la vaccination et la présence dans les muscles de granulomes contenant de l'aluminium est reconnu mais aucune étude présentée dans la littérature scientifique ne permet d'affirmer le lien de causalité entre les signes cliniques rapportés et la présence de granulomes contenant de l'aluminium.

D'autres adjuvants que l'aluminium sont ou ont été utilisés par le passé. Rien ne démontre à ce jour que leur efficacité et leur profil de tolérance leur confèrent une balance bénéfice/risque plus favorable que celle de l'aluminium.

Le nombre de cancers du col de l'utérus a fortement baissé en Finlande grâce à une généralisation des frottis sans le recours à la vaccination. N'est-ce pas une meilleure solution ?

En Finlande, le taux de frottis est très important et le nombre de cancers du col de l'utérus a effectivement fortement baissé. Mais, en France, le dépistage organisé n'est pas suffisamment performant et l'on compte tous les ans 3 200 nouveaux cas de cancer du col de l'utérus et 1 000 décès, ainsi qu'environ 16 000 cas de lésions de haut grade et 69 000 de bas grade, nécessitant une prise en charge parfois lourde avec des conséquences physiques et psychologiques importantes.

Or il existe un vaccin (GARDASIL®), extrêmement bien toléré contre le papillomavirus qui protège presque à 100 % contre 80 % des différents papillomavirus (HPV) responsables d'un cancer génital. La durée de protection connue est pour l'instant estimée à environ 8 ans, mais peut-être qu'avec le recul, cette durée de protection sera plus longue.

Pour l'heure, la vaccination est uniquement proposée aux filles victimes de cancers gynécologiques induits par le HPV, de préférence avant leur première relation sexuelle. Mais la question de la vaccination des garçons se pose et elle est proposée dans certains pays, parce qu'ils peuvent contaminer les filles, mais aussi parce qu'ils peuvent être victimes de cancers ORL et de l'anus causés par une infection à HPV en fonction des pratiques sexuelles.

À quoi sert le BCG ?

Chez l'enfant, le BCG protège bien contre la tuberculose miliaire et la méningite tuberculeuse (64 à 86 %), moins bien contre la tuberculose pulmonaire (50 % au mieux). Chez l'adulte, l'efficacité est incertaine ou au mieux modeste. Il n'y a pas d'utilité prouvée de la revaccination en cas de test postvaccinal négatif. Par ailleurs, en France, l'incidence de la maladie est faible. Elle diffère toutefois selon l'âge, la région, la nationalité et le pays de naissance. C'est pourquoi la vaccination par le BCG est désormais ciblée et n'est plus recommandée que pour les enfants à risque (notamment tous ceux résidant en Île-de-France et en Guyane, originaires ou dont les parents sont originaires de pays à forte incidence de tuberculose ou ayant des antécédents familiaux de tuberculose).

Pourquoi est-on si réticent à se faire vacciner contre la grippe ?

Les études montrent bien que la grippe est perçue comme une maladie « pas grave », qu'au pire, « on restera alité ». Il s'agit d'une méconnaissance complète des conséquences possibles des complications de cette maladie, en particulier pour les populations à risque.

Il est vrai que la nécessité d'une revaccination annuelle est contraignante. De plus, les vaccins actuels n'ont qu'une efficacité d'environ 50 %, qui diminue avec l'âge en raison de l'immunosénescence (la diminution des défenses immunitaires). Ce point représente un problème dans la mesure où l'âge est l'un des principaux facteurs de risque.

Certains redoutent parfois la survenue d'un syndrome de Guillain-Barré (maladie auto-immune inflammatoire du système nerveux périphérique qui guérit le plus souvent en quelques semaines sans séquelles).

Une étude a établi un risque relatif de survenue de syndrome de Guillain-Barré dans les 6 semaines suivant la vaccination de l'ordre de 1,7, soit un peu plus d'un cas additionnel pour 1 million de personnes vaccinées. Cette maladie peut aussi survenir après la grippe, indépendamment de toute vaccination.

La balance bénéfice/risque reste très en faveur de la vaccination pour les populations à risque (sujets âgés, vivant en collectivité, insuffisants respiratoires, immunodéprimés) chez qui la grippe peut avoir des conséquences graves conduisant à des hospitalisations et des décès.

La vaccination contre la grippe H1N1 n'a-t-elle pas représenté un grand gâchis ? Un milliard dépensé pour un résultat voisin de zéro, et pis encore, une déconsidération de la vaccination auprès du public...

Si la majorité des patients a perçu la contagiosité de la grippe A (H1N1), elle n'a pas généré de peur. Seulement 35,5 % des Français percevaient la grippe A (H1N1) comme une maladie sévère ou très sévère.

Le faible taux de couverture vaccinale en France est lié à la conjonction d'une perception de la grippe pandémique comme peu grave, d'une défiance à l'égard du vaccin et des modalités d'organisation de la campagne de vaccination. Cette entreprise a en effet renforcé la méfiance envers la vaccination. Mais il ne faut pas oublier qu'il y a eu des cas graves, avec hospitalisation en réanimation et des décès. La vaccination a tout de même permis d'en limiter le nombre.

De plus, avant qu'un vaccin ne soit mis à disposition et avant que l'on ne perçoive le niveau de gravité de cette épidémie, de nombreuses personnes s'inquiétaient de ne pouvoir disposer « à temps d'un vaccin efficace ». Certains ont même été jusqu'à se faire vacciner par un vaccin contre l'infection à pneumocoque, censé les protéger d'une des complications possibles de la grippe en l'absence même de vaccin spécifique encore disponible.

Faut-il rendre les vaccins obligatoires ?

Quelques vaccinations ont été rendues obligatoires en France à une époque où l'incidence de certaines maladies était encore élevée et où le niveau sanitaire général de la population nécessitait de telles mesures : contre la variole, en 1902 ; en 1938 contre la diphtérie ; en 1940 contre le tétanos ; en 1950 contre la tuberculose par le BCG et en 1964 contre la poliomyélite.

L'obligation de vaccination antivariolique a été levée en 1984 et celle de vaccination par le BCG des enfants et adolescents avant leur entrée en collectivité a été suspendue en 2007. Actuellement, seules sont obligatoires les vaccinations diphtérique et tétanique par l'anatoxine, et poliomyélitique chez les enfants, avant l'âge de 18 mois pour tétanos-diphtérie, et avant l'âge de 13 ans pour la poliomyélite. Tous les autres rappels font actuellement l'objet d'une recommandation.

En cas de menace particulière par certaines maladies infectieuses (fièvres typhoparatyphoïdes, typhus exanthématique, variole), les autorités sanitaires peuvent rendre obligatoires les vaccinations correspondantes.

D'autres obligations vaccinales concernent les individus pouvant être exposés à des agents biologiques dans le cadre de leurs activités professionnelles.

Aucun des nombreux vaccins introduits au calendrier vaccinal depuis 1964 n'a été rendu obligatoire. Pourtant certaines maladies pour lesquelles la vaccination est recommandée sont actuellement un fardeau plus important que celui des maladies pour lesquelles la vaccination est obligatoire (hépatites, HPV, rougeole par exemple).

Le maintien ou non du principe de l'obligation vaccinale en population générale relève d'un choix sociétal.

En France l'obligation vaccinale peut paraître à certains égards en contradiction avec la loi relative aux droits des malades instituant la possibilité de donner à toute personne la possibilité de refuser des soins.

D'après certaines études, il semble que ce ne soit pas l'obligation qui permette d'obtenir la meilleure couverture vaccinale, mais l'existence d'un système de soins primaires bien organisé, d'un taux de remboursement important, voire d'une gratuité des vaccins.

Pourquoi certains vaccins ne sont-ils pas remboursés ?

Tout vaccin concourant à protéger a vocation à être remboursé dès lors qu'il est recommandé par un avis du HCSP (Haut Conseil de la santé publique), lui-même établi à partir des recommandations du CTV (Comité technique des vaccinations). Il s'ensuit une procédure pour demande de remboursement selon la réglementation en vigueur.

Mais, au moment de la recommandation, on ne sait pas à quel prix le vaccin sera vendu, alors qu'en Grande-Bretagne par exemple, l'État négocie avec les industriels le prix en fonction du nombre de doses qui seront achetées. Il ne donne une recommandation que si le prix est « acceptable ». Les vaccins y sont donc en général moins chers.

S'ils ne sont pas recommandés, les vaccins ne sont pas remboursés.

Pourquoi existe-t-il un calendrier vaccinal différent selon les pays ?

L'épidémiologie et l'histoire de la vaccination varient selon les pays, ainsi que les ressources financières, les politiques et les choix en matière de santé publique. Cela influence l'achat des vaccins et leur mise à disposition par les firmes.

On a l'impression que le Comité technique des vaccinations (CTV), instance qui élabore les recommandations vaccinales, est parfois en retard pour établir ses avis...

Le calendrier vaccinal est actualisé chaque année ; il intègre les nouvelles recommandations et leurs adaptations, en tenant compte des modifications des caractéristiques des vaccins ou des évolutions épidémiologiques. Mais bien entendu dès lors qu'il s'agit d'établir une recommandation ou de donner un avis, il faut établir l'état des connaissances, le confronter à l'expertise collective et pluridisciplinaire des membres du CTV. Parfois il faut mener aussi certaines études, en particulier médico-économiques. Toutes ces démarches prennent du temps, mais l'enjeu le justifie.

Que penser des vaccins combinés ? L'avantage réside dans le fait de limiter le nombre d'injections, mais jusqu'où peut-on aller ? Ne risque-t-on pas d'avoir des problèmes d'incompatibilité ou des réactions contraires, voire de diminuer l'impact ?

Les vaccins combinés favorisent l'acceptabilité et la faisabilité des vaccins et donc contribuent à améliorer la couverture vaccinale. Tel fut le cas de façon très spectaculaire pour la coqueluche, le Hib, l'hépatite B.

Certes le fait d'associer plusieurs valences vaccinales nécessite de vérifier au cours des essais cliniques que les associations ne diminuent pas l'immunogénicité (c'est-à-dire la capacité d'un antigène à provoquer ou diminuer une réponse immunitaire) et donc la protection par rapport à certaines maladies.

Vaccins, les difficultés du bénéfice collectif et du risque individuel

Dans l'histoire de la médecine, aucun acte médical n'a été aussi efficace en matière de prévention des maladies que la vaccination, notamment la vaccination des enfants. Née avec la prévention de la variole à la fin du XVIIIe siècle, la vaccination s'est durablement ancrée dans les pratiques de la médecine au XIXe et au XXe siècles. Au fil des décennies, des succès ont été enregistrés, concernant la diphtérie, le tétanos, la tuberculose, la poliomyélite, la coqueluche, la rougeole, les oreillons, etc.

Depuis les années 1970, de nouveaux progrès ont été réalisés avec la vaccination contre l'hépatite B, le méningocoque et le pneumocoque. Plus récemment encore, la vaccination des jeunes filles contre le papillomavirus, vecteur du cancer du col de l'utérus, a été controversée : faut-il vacciner avec un coût élevé contre une maladie relativement rare et facile à dépister au moyen d'un frottis ?

Chaque année, la vaccination antigrippale fait l'objet de campagne d'incitation avec un succès relatif. Ce demi-échec est, pour partie, probablement lié à la confusion des messages reçus par le public au cours de la pandémie de grippe H1N1 durant l'automne 2009. Le ministère de la Santé a été au centre d'une controverse majeure avec une commande auprès de l'industrie pharmaceutique de 95 millions de doses de vaccin contre la grippe A. Cette campagne aura été marquée par sa désorganisation, son inefficacité, son coût (plus d'un milliard d'euros) et par le court-circuit délibéré du réseau des médecins traitants et des pharmacies. Il faudrait pourtant vacciner plus efficacement les personnes à risque, notamment celles de plus de 65 ans. Au niveau planétaire, ce sont plusieurs centaines de milliers de vies qui pourraient ainsi être sauvées chaque année.

La vaccination est traditionnellement controversée, jugée par certains nuisible ou dangereuse. Fondée sur des arguments irrationnels, cette approche antivaccinale doit aujourd'hui être battue en brèche en démontrant l'innocuité des vaccins ou l'existence de risques infiniment inférieurs aux bénéfices escomptés. Il n'en demeure pas moins que l'industrie pharmaceutique, après avoir élaboré un plan de retrait de toute trace de mercure dans les vaccins, devrait aujourd'hui s'attaquer à la question de l'aluminium, indispensable à l'amélioration de la réponse immunitaire, dont la bonne tolérance est connue depuis les années 1930, mais à l'égard duquel soupçon et méfiance constituent le terreau d'une sous-vaccination des Français.

Pr François Chast

Messages essentiels

La vaccination constitue un des grands progrès scientifiques du xxe siècle. Elle a contribué de façon décisive à la diminution de la mortalité infantile. Les objectifs vaccinaux sont passés de la protection de l'individu à celle de la société, et s'accompagnent du souhait d'éradiquer certaines pathologies virales. L'introduction de nouveaux vaccins entraîne des modifications épidémiologiques qui justifient d'adapter régulièrement le calendrier vaccinal (introduction ou pas de rappels, modifications du nombre de doses, introduction de nouveaux vaccins). Le progrès scientifique permet la mise à disposition de nouveaux vaccins (souvent développés avec des technologies innovantes), ciblant des maladies anciennes ou d'apparition plus récente. Il convient à chaque fois d'établir le bénéfice et le risque à les utiliser. Il revient aux pouvoirs publics d'intégrer cette problématique dans leurs choix d'objectifs de santé publique et de se donner les moyens de la mise en œuvre des recommandations. C'est dans ces conditions que les médecins et autres professionnels de santé concernés seront plus motivés pour expliquer l'intérêt pour chaque individu de recevoir une vaccination et pour contribuer à améliorer la couverture vaccinale.

Ebola, un virus, des épidémies, pas de traitement...

Le virus Ebola est connu depuis 1976 et a, ces 40 dernières années, entraîné une douzaine d'épidémies en Afrique équatoriale. Ces épidémies ont fait des dizaines, voire des centaines de morts et ont toujours eu une chronologie assez stéréotypée : un premier malade entre en contact avec un singe mort car contaminé par le virus Ebola par le biais d'un animal réservoir sans doute une chauve-souris ; il est hospitalisé dans un hôpital de brousse où il y meurt ; il contamine sa famille et le personnel soignant par contact direct ; les sujets du deuxième cercle sont contaminés à leur tour et contaminent un troisième cercle de leurs proches. Puis les autorités locales bouclent la région et l'épidémie s'éteint après avoir fait de 40 à 400 morts en quelques semaines.

Mais l'épidémie de 2014 est radicalement différente car elle a démarré dans une zone frontière entre trois pays, la Guinée, la Sierra Leone et le Liberia ; les malades contaminés se sont déplacés rapidement vers les grandes villes en contaminant de proche en proche leur entourage et le personnel soignant. Si on sait que le malade n'est pas contagieux dans la période d'incubation (qui dure de 5 à 21 jours), il devient toutefois extrêmement contagieux dès l'apparition des premières fièvres, avec possibilité de transmission de la maladie par contact direct avec sa sueur, ses selles, ses urines, son sang, ses expectorations. À l'inverse des épidémies précédentes, les malades ont rapidement transmis le virus à travers ces trois pays, les autorités sanitaires locales n'ont pas pris la mesure de cette épidémie, les mesures coercitives obligeant un traitement spécifique des cadavres ont entraîné des réactions de rejet, la peur a poussé les malades à refuser les hospitalisations dans les centres spécialisés, ce qui n'a fait qu'aggraver encore davantage la diffusion de la maladie. Les autorités sanitaires internationales ont, elles aussi, tardé à prendre des mesures proportionnées à l'importance de l'épidémie, sans doute parce qu'on croyait que, comme lors des épidémies précédentes, tout allait s'arrêter en quelques semaines.

Mais, malheureusement, en matière d'épidémiologie des maladies extrêmement contagieuses et à incubation courte, les positions attentistes mènent aux catastrophes. Quand la maladie se répand sur un très grand territoire, quand les capacités sanitaires locales sont dépassées, quand les moyens de transport permettent aux malades porteurs du virus de se déplacer aisément pendant les quelques semaines de l'incubation, tout est réuni pour qu'une épidémie devienne une catastrophe sanitaire. Isoler les malades devient d'une difficulté infinie dans ces vastes pays ayant des systèmes de santé bien insuffisants et les malades ne sont pas tentés de se faire hospitaliser dès lors qu'aucun traitement ne leur est proposé.

Depuis bientôt 40 ans, les épidémies de fièvre hémorragique à virus Ebola n'ont touché que quelques centaines de malades dans différents pays d'Afrique équatoriale. Quelques lots de sérum de convalescents ayant survécu à l'infection Ebola (30 % des cas) étaient stockés dans des pays occidentaux pour traiter d'éventuels cas sporadiques (contamination dans un laboratoire de virologie ou hypothétique malade du virus Ebola rapatrié dans un hôpital occidental). Mais, en dehors de ces lots d'anticorps, il n'existe aucune recherche pharmaceutique pour une maladie rare, aiguë, ne touchant que quelques centaines d'Africains. Les seules recherches thérapeutiques existantes étaient conduites par les militaires, car le virus Ebola a toujours été un des candidats favoris

à une guerre bactériologique, en l'occurrence une guerre virologique ! Il n'est pas étonnant que les recherches se soient concentrées aux États-Unis et en Russie... Les quelques recherches médicamenteuses d'antiviraux actifs sur ce virus à ARN étaient issues d'autres travaux de recherche sur d'autres virus à ARN, tels les virus VIH ou les virus de l'hépatite C, pathologie occidentale fréquente, autrement plus rentable pour l'industrie pharmaceutique...
On se trouve donc face à une épidémie imprévisible mais qui a conduit à des mesures sanitaires trop tardives et des options thérapeutiques trop rares. Brutalement, les choses s'accélèrent avec de nouvelles recherches pour un traitement préventif ou curatif mais tout ce processus a démarré avec beaucoup de retard, ce qui a causé des milliers de morts.
Pour ces maladies infectieuses virales aiguës, le meilleur traitement est préventif et il faut espérer la mise au point rapide d'un vaccin, comme pour la fièvre jaune ou la dengue. Mais les essais de vaccins en période épidémique sont souvent difficiles à mener et peuvent entraîner des réactions de foule des populations menacées, avec le risque paradoxal de transmission de la maladie *via* des malades contaminés qui viendraient se mêler aux sujets sains voulant bénéficier de la vaccination. Faute d'un vaccin et en l'absence d'un stock conséquent de sérum contenant des anticorps anti-Ebola, il reste à attendre la mise au point de traitements antiviraux efficaces, mais cela prendra des années.
Il est regrettable qu'une réelle recherche thérapeutique n'ait pas eu lieu sur ce virus Ebola connu depuis 1976 ; il est tout aussi regrettable que lors de l'apparition des premiers cas, fin 2013, les mesures efficaces de santé publique pouvant empêcher l'extension de l'épidémie n'aient pas été prises.

Pr Jean-François Bergmann

RÉFÉRENCES BIBLIOGRAPHIQUES

Partouche H., Benainous O., Barthe J., Pierret J., Rigal L., Michaloux M., Gilberg S., « A survey about determinants of 2009 pandemic influenza A(H1N1) vaccination among French general practionners patients », *Motivac. study, Rev. Prat.*, 2011, 61(10):1411-7.

Moulin A.-M., *L'Aventure de la vaccination*, Paris, Fayard, 1996.

Siegrist C. A., Lewis E. M., Eskola J., Evans S. J., Black S. B., « Human papillomavirus immunization in adolescent and young adults : A cohort study to illustrate what events might be mistaken for adverse reactions », *Infect. Dis. J.*, 2007, 26(11):979-84.

Sites Internet

Direction générale de la santé, *Calendrier des vaccinations et les recommandations vaccinales 2014*, http://www.sante.gouv.fr/calendrier-vaccinal.html

Aluminium et vaccins, Rapport HCSP, juillet 2013, http://www.hcsp.fr/explore.cgi/avisrapportsdomaine?clefr=369

ANSM, *Vaccins pandémiques grippe A(H1N1) et narcolepsie*, septembre 2012 et 2013, http://ansm.sante.fr/S-informer/Points-d-information-Points-d-information/Vaccins-pandemiques-grippe-A-H1N1-et-narcolepsie-Mise-a-jour-de-l-information-sur-les-dernieres-donnees-scientifiques-Point-d-information

mesvaccins.net

www.sante.gouv.fr/vaccinations-vaccins-politique-vaccinale.html

HCSP, *Avis relatif à la politique vaccinale et à l'obligation vaccinale en population générale du 13 mars 2013 et 6 mars 2014*, www.hcsp.fr/explore.cgi/avisrapportsdomaine?clefr=455

Antibiotiques
L'impasse thérapeutique

Dr François Trémolières,
ancien chef du service de maladie infectieuse
à l'hôpital de Mantes-la-Jolie, ancien membre
des commissions d'AMM de la publicité
et de la transparence de l'Agence du médicament
et de la Haute Autorité de santé

Liens d'intérêts : l'auteur n'a pas fait de déclaration.

Les antibiotiques ont été et restent un progrès immense, mais ils sont en danger. Les bactéries s'y sont adaptées et on sait qu'il faudra sans cesse en inventer de nouveaux pour garder leur efficacité antibactérienne. Le risque de voir disparaître les antibiotiques ou en tout cas l'essentiel de leur efficacité est réel. Comment prévenir cette situation ? Nul ne le sait. Des solutions sont proposées :

- limiter l'usage aux strictes indications nécessaires ;
- établir des diagnostics plus rigoureux, aussi proches que possible de la certitude ;
- former la population et les médecins aux règles de bon usage et être sévère envers les contrevenants ;
- inciter les firmes (prix, brevets etc.) à développer de nouveaux médicaments, mais le peuvent-elles encore aujourd'hui ?

On parle souvent de résistance aux antibiotiques, cette situation est-elle fréquente ?

Dès l'instant où l'on utilise un antibiotique, on crée une situation où l'émergence de résistances bactériennes est inéluctable. L'antibiotique est actif car il tue (on dit alors qu'il est bactéricide) ou inhibe la croissance (bactériostatique) des bactéries responsables de l'infection à traiter. Mais l'antibiotique a toujours un spectre antibactérien plus large que celui de cette seule infection. Il atteint aussi d'autres bactéries, innombrables dans l'organisme humain, en particulier celles du tube digestif. Le fragile équilibre d'un écosystème microbien protecteur est ainsi modifié, pour ne pas dire bouleversé, et cela favorise l'implantation de bactéries résistantes. C'est une tactique majeure de défense des bactéries que de se protéger contre l'agression des antibiotiques, en inventant (par différents mécanismes) des résistances toujours renouvelées.

Les résistances aux antibiotiques sont donc fréquentes, et même obligatoires. Une de nos tâches est de les rendre au maximum évitables, en n'utilisant pas d'antibiotiques, où en en limitant l'usage aux situations où ils sont indispensables.

L'avenir est inconnu, mais on prévoit, en 2015, et à vrai dire depuis longtemps déjà, que le nombre de bactéries multirésistantes (BMR), voire résistantes à tous les antibiotiques continuera à augmenter. Un temps où plus aucun antibiotique ne sera actif est aujourd'hui fiction, on ne peut exclure qu'il advienne.

Les situations d'« impasse antibiotique » où l'on n'a rien à proposer existent-elles vraiment ?

En France, comme dans la plupart des pays occidentaux, les cas de BMR s'observent essentiellement dans les hôpitaux, chez des malades affaiblis, ayant été en contact avec d'autres patients, avec des personnels soignants ou du matériel contaminé, voire avec des visiteurs extérieurs, et ce malgré les mesures de précaution de plus en plus grandes, imposées par le bon sens, les bonnes pratiques et les règlements. Il s'agit d'opérés récents, de malades en réanimation, de sujets âgés, de personnes immunodéprimées (présentant une diminution des défenses immunitaires). Il est encore rare aujourd'hui de n'avoir plus aucun antibiotique actif sur ces BMR, mais le cas se rencontre, et ces infections sont graves. Au sein de l'Union européenne, au moins 25 000 patients décèdent chaque année d'une infection due à l'une des cinq bactéries multirésistantes (BMR) les plus fréquentes (« Les bactéries résistantes aux antibiotiques », *Note d'analyse stratégique*, novembre 2012, n° 299). Cela n'est pas particulier à l'Europe : en 2005, aux États-Unis, 19 000 personnes seraient ainsi décédées après une infection par des staphylocoques résistants (staphylocoque *aureus* résistant à la méticilline, SARM).

Il est devenu fréquent d'observer des BMR en dehors de l'hôpital. C'est d'ores et déjà le cas en France pour 3 à 10 % (selon les régions) des germes responsables d'infections urinaires banales, aussi peu graves (en général) que des cystites (*E. coli* de plus en plus résistants aux antibiotiques de la famille des quinolones, trop largement utilisées) et obligeant à une révision des recommandations pour le traitement standard de ces infections.

Des soins réalisés durant un voyage exotique ou dans le cadre du tourisme médical (soins dentaires, chirurgie froide, chirurgie plastique) exposent également ceux qui le pratiquent à des risques particuliers d'acquisition de BMR.

Un cas médiatisé fut celui de l'importation en France, à l'été 2009, d'une bactérie porteuse d'une enzyme de résistance dénommée NDM-1 (New Delhi métallo-bêtalactamase), qui n'était plus sensible qu'à deux antibiotiques. Aujourd'hui, le nombre de porteurs sains de bactéries ayant cette enzyme est important dans le sous-continent indien (plusieurs dizaines de millions de personnes en sont probablement porteuses), mais elle est aussi présente en Afrique du Nord. À défaut d'être dangereuse pour des sujets sains, elle peut être transmise à des malades fragiles, avec des conséquences qui peuvent être fatales.

Il existe bien d'autres bactéries devenues résistantes à travers le monde, comme des salmonelles ou des shigelles, qui causent de millions d'infections, notamment dans les pays où l'hygiène est précaire. Sans parler des colites à *Clostridium* difficile.

Le rapport cité plus haut résume parfaitement la situation générale : « Les progrès majeurs [des antibiotiques] sont aujourd'hui menacés par l'inquiétante augmentation de la résistance – liée à leur surconsommation chez l'homme et l'animal – et la raréfaction des nouvelles molécules mises sur le marché. »

Quelles sont les bactéries inquiétantes ?

De façon très schématique, on peut à l'heure actuelle, les distinguer comme suit :

• Les staphylocoques *aureus* (celui qu'on appelle doré) ou SARM, résistant à la méticilline, mais pour lesquels on dispose encore aujourd'hui de nombreux antibiotiques actifs, dans un contexte où leur prévalence a plutôt diminué en France depuis une dizaine d'années due au lavage des mains systématique avec des solutions hydroalcooliques.

• Les pneumocoques ont beaucoup inquiété, au début des années 1990, et bien qu'en partie résistants, ils ne posent aujourd'hui guère de difficultés thérapeutiques.

• En revanche, la famille des entérobactéries forme un problème grandissant, à cause de la prévalence croissante de la résistance, mais aussi de vraies impasses dans le traitement. Elle comporte de nombreuses espèces devenues résistantes. Il s'agit principalement d'*Escherichia coli* (notre banal colibacille), de bactéries du genre *Klebsielle*, ou *Enterobacter*, et de bien d'autres espèces moins fréquentes. De nouvelles enzymes de résistance touchent depuis peu ces entérobactéries avec de super BLSE (bêtalactamase à spectre étendu) : les carbapénémases (dont les fameuses NDM-1). Dans ces derniers cas, les antibiotiques encore actifs *in vitro* deviennent très réduits, et souvent leur efficacité réelle *in vivo*, c'est-à-dire lorsque dans la vie réelle on traite un malade infecté, est particulièrement difficile à assurer.

• Il existe encore le genre *Pseudomonas*, dont le pyocyanique, qui est si redouté, particulièrement chez les patients atteints de mucoviscidose. *Acinetobacter*, *Citrobacter*, bactéries multirésistantes qui peuvent être cause d'infections nosocomiales souvent gravissimes.

• Les salmonelles (dont la typhoïde), les shigelles, citées plus haut, ne posent pas vraiment de problèmes en France, mais elles seront peut-être, ailleurs, les ennemies de demain, car il deviendra très difficile de traiter des infections graves.

• On doit enfin citer le bacille de la tuberculose (*Mycobacterium tuberculosis* ou bacille de Koch, BK) dont les résistances, dans certains pays et sur certains terrains fragilisés, conduisent parfois à de véritables impasses thérapeutiques et les *Clostridium difficile* responsables de colites pseudo-membraneuses, sélectionnés par les conséquences de l'antibiothérapie sur la flore intestinale.

Pourquoi l'industrie pharmaceutique développe-t-elle si peu de nouveaux antibiotiques ?

On ne peut pas prendre la mesure de ce qui se passe aujourd'hui sans se pencher sur l'histoire des antibiotiques. À partir de 1941 et des premiers usages de la pénicilline, puis de toutes les molécules inventées ensuite, le succès des antibiotiques fut tel que 20 à 30 ans plus tard, ne pas guérir tous les malades atteints de pneumonie, de pyélonéphrite, de septicémie, d'endocardite, d'ostéomyélite, voire de méningite bactérienne (liste non limitative) était devenu difficile à comprendre. Il y eut un âge d'or d'un demi-siècle, et si nous savions que les bactéries savaient se défendre contre les antibiotiques, nous étions néanmoins unanimement persuadés que cette course engagée contre le monde bactérien serait gagnée par une innovation sans fin. Quelle dangereuse certitude !

Aussi, en partie pour répondre à l'accroissement des résistances, de nouveaux antibiotiques ont-ils vu le jour, et durant la seconde moitié du XXe siècle, plus de 200 substances actives distinctes ont été mises sur le marché à travers le monde et, jusqu'en 1990, la recherche a produit un très grand nombre de molécules nouvelles. Mais, dès le début des années 1960, près des trois quarts des familles antibiotiques actuelles étaient déjà connues et comprenaient un ou plusieurs représentants : tout se passait comme si l'essentiel avait d'ores et déjà été découvert.

Or, dès cette période, et particulièrement à partir de 1980, les nouveautés dans ce domaine n'ont eu principalement pour origine que la déclinaison de familles déjà connues ; elles étaient en réalité l'aboutissement d'investissements anciens. L'élaboration de nouveaux antibiotiques s'est trop souvent bornée au plus facile, au plus lucratif. Pourquoi lancer des programmes au devenir incertain quand la énième céphalosporine orale de première génération générait des profits immédiats ? Sur 19 céphalosporines de troisième génération (C3G) injectables développées dans le monde, dont 13 furent commercialisées en France, il n'en reste aujourd'hui que 5, les autres étant redondantes et inutiles. Les nouveautés alléguées se contentaient d'améliorer la tolérance et de proposer de meilleures conditions d'administration censées consolider l'observance. Ce n'était pas négligeable mais cela n'équivalait toutefois pas des innovations majeures.

Les antibiotiques ont aussi été victimes de leur succès. Ils ont – et heureusement de nos jours encore – le « tort » de guérir en quelques jours des maladies dont on a oublié qu'elles étaient mortelles. L'extraordinaire efficacité de traitements courts, aux risques minimes, a été la cause de dérives irresponsables. Qui évalue encore en termes de morbi-mortalité l'effet des antibiotiques, alors qu'il s'agit dans l'esprit de beaucoup d'une révolution considérée comme définitivement acquise ? Alors on a préféré évaluer de minuscules bénéfices cliniques, élargissant l'usage des antibiotiques sans se soucier des conséquences écologiques (c'est-à-dire de l'apparition de résistances) d'un usage excessif... L'antibiotique est beaucoup moins rentable qu'un médicament prescrit en permanence pendant des années à la population la plus large possible, pour le traitement d'affections chroniques ou même pour leur prévention.

La décennie 1990 fut celle des désillusions et de la prise de conscience, en particulier par l'industrie, que de nouveaux antibiotiques ne constitueraient plus jamais une vache à lait de profits assurés.

Des molécules efficaces et validées, autrefois promises à un succès commercial certain, n'eurent jamais une place claire au sein de l'arsenal thérapeutique existant (ainsi par exemple de céphalosporines, baptisées de 4e génération). Vingt ans plus tard, une trentaine de dénominations communes (DC) de cette époque ont d'ores et déjà disparu.

L'exemple le plus percutant concerne le développement avorté des quinolones dites antipneumococciques. Les professionnels ont vraiment cru au début des années 1990 qu'elles pourraient devenir l'antibiotique universel, soignant tout, elles ont alors donné lieu à un engouement déraisonnable :

- des prescripteurs y ont vu, avant toute démonstration, un progrès thérapeutique majeur pour les traitements futurs des bactéries sensibles comme résistantes ;
- des microbiologistes ont surévalué les conséquences cliniques des résistances de certains germes, notamment des pneumocoques. De plus, après l'immense famille des bêtalactamines (tous descendants de la pénicilline de Fleming), on voyait poindre une autre grande famille, celle des quinolones ;
- des organismes de recherche des firmes pharmaceutiques augurant pour demain d'un service rendu élevé, et les promesses de retours substantiels sur investissement.

Une trentaine de molécules ont, dans ce groupe, fait l'objet de développements plus ou moins avancés, dont il ne demeure actuellement à travers le monde que quelques spécialités marginales, en raison à la fois d'effets indésirables initialement très mal évalués et de créneaux d'indication soi-disant prometteurs qui se sont révélés sans lendemain (comme les pneumocoques qui, sauf cas exceptionnels, restent parfaitement traitables en pratique courante par les vieux antibiotiques).

Deux exemples illustrent ces déconvenues :

• La sparfloxacine (ZAGAM®) avait été lancée en France, en 1994, avec 3 indications majeures : pneumonie, bronchite chronique et sinusite. Ce produit très photosensibilisant sera utilisé dès son lancement dans les cas d'infections bénignes sans justifications sérieuses. En 8 mois, il y eut 400 cas de notifications de brûlures cutanées sévères, un risque mal analysable, et en tout cas mal analysé durant les essais cliniques. Après quelques flottements, cette molécule sera retirée du marché.

• La trovafloxacine (TROVAN®) a obtenu une AMM (autorisation de mise sur le marché) aux États-Unis en 1997, et en Europe en 1998. Le dossier réalisé pour le développement de cette molécule fut considérable : près de 60 essais cliniques, 14 indications étudiées sur environ 10 000 personnes. Commercialisée aux États-Unis courant 1998, on constate après 2 millions et demi de prescriptions, 14 cas d'hépatotoxicité sévère, (il y eut 6 décès, et 8 patients guéris, dont 3 après transplantation hépatique). Ces accidents, non suspectés à l'époque dans le dossier initial, avaient une fréquence 4 fois inférieure à celle des chocs anaphylactiques mortels dus à la pénicilline G. Le retrait en Europe (en juin 1999) de l'AMM avant la commercialisation illustre bien l'évolution des conceptions, liée à l'application du principe de précaution : à la question : « Y a-t-il des indications où cet antibiotique serait irremplaçable ? », la réponse a été négative. Quelle que fût l'efficacité de cet antibiotique, à l'époque, cette réponse était la seule possible.

Pourtant, ces antibiotiques étaient intéressants : ils étaient efficaces mais trop prescrits dans des infections où ils n'auraient pas dû l'être. On aurait pu utiliser un autre antibiotique avec moins d'effets secondaires, et réserver ces nouveaux traitements en cas d'inefficacité des premiers antibiotiques. Mais notre paradigme économique fait que l'industrie pharmaceutique ne peut rentabiliser son investissement si son nouveau produit est d'emblée réservé à une population très réduite. Appuyée par des campagnes de marketing, elle a ainsi poussé à l'utilisation de ces antibiotiques le plus largement possible.

Durant cette dernière décennie du XXe siècle, de nombreux produits en développement n'atteindront jamais l'AMM tandis que d'autres seront condamnés plus ou moins rapidement après commercialisation, et ceux qui subsistent n'auront jamais le devenir commercial espéré.

L'antibiotique, si longtemps ressource sûre pour l'industrie, était devenu non rentable.

Depuis l'an 2000, sept nouvelles molécules ont été commercialisées en France. Les développements qui ont permis une AMM européenne ont presque toujours été insuffisants pour qu'on puisse préciser exactement (et même encore aujourd'hui, avec 10 ans de recul pour certains produits) leurs modalités d'utilisation ou leur place dans la stratégie thérapeutique. On peut prévoir deux démarches :

– réserver les nouveaux antibiotiques à quelques malades graves, infectés par des BMR identifiées, et pour le traitement desquels il n'y aurait pas d'autre choix ;
– ou en élargir l'usage, au risque de les gaspiller, avec la menace d'effets indésirables injustifiés, et pour des patients qui n'en ont pas besoin.

Il y a là un débat fondamental qui n'est pas réglé sur les recommandations à faire pour prescrire tout nouvel antibiotique, lorsque au moment de sa mise à disposition, on sait encore peu de choses sur lui.

Pour l'industrie pharmaceutique, et sans parler d'un espoir de profit, la plus grande incertitude règne autour de la question du « retour sur investissement », lequel n'est plus jamais garanti. Pour tous les produits récents, il est même peu probable.

Débuter aujourd'hui le développement d'une nouvelle molécule, c'est faire un pari extrêmement hasardeux sur la réussite d'un produit qui ne sera – s'il l'est – commercialisé que dans 8 à 12 années. Depuis presque 20 ans, la plupart de ces paris ont été perdus. Un système où la rentabilité et le profit sont essentiels ne peut se permettre d'aller plus loin.

Nous avons donc à inventer autre chose.

Pourquoi les nouveaux antibiotiques se comparent-ils aux anciens suivant une démonstration d'équivalence (non-infériorité), ce qui laisse entendre qu'ils ne seraient pas mieux ?

Un peu d'histoire est encore nécessaire pour comprendre ce qui semble être une anomalie. C'est la méthodologie qui détermine les conditions de validité scientifique des essais de médicaments. Une méthodologie plus sévère, s'est affirmée à la fin des années 1980 pour les essais cliniques en général, et particulièrement pour ceux qui concernaient les antibiotiques. Dès lors, dans un cadre scientifiquement rigoureux, on pouvait mettre en évidence lors d'essais comparatifs indispensables une supériorité du traitement à l'essai par rapport au traitement comparateur. Le choix du comparateur est important et difficile, car il doit être un traitement recommandé, considéré comme le standard ou la référence à un moment donné de l'infection visée par l'essai (par exemple, la pneumonie ou l'otite, etc.).

Cependant, si la supériorité d'un produit sur l'autre ne peut être démontrée, il faut pouvoir affirmer que les deux traitements sont au moins équivalents, ou plus exactement, en toute rigueur statistique, que le traitement à l'essai est non inférieur au comparateur. On doit pouvoir affirmer que le produit à l'essai n'est pas moins bien, auquel cas il ne verrait bien sûr jamais le jour.

Beaucoup d'essais portant sur des antibiotiques ne peuvent mettre en évidence une supériorité. L'efficacité des vieux antibiotiques est telle qu'on escompte dans la plupart des maladies bactériennes banales, de gravité moyenne et à germes sensibles, plus de 90 % de succès. Dans ce contexte, démontrer la supériorité d'une nouvelle molécule alors que les vieilles font encore si bien relève de l'impossible. Ou alors, il conviendrait d'identifier des effets marginaux des nouveaux antibiotiques, comme celui d'entraîner moins de résistances bactériennes. À dire le vrai, à ce stade précoce du développement, il est rarement possible d'effectuer ce type de démonstration avec une certitude suffisante.

La question qui se pose est alors de savoir si l'on a réellement besoin de nouveaux antibiotiques pour traiter des infections courantes à germes sensibles. En général, ce n'est pas le cas.

De nouveaux antibiotiques doivent être développés pour le traitement d'infections à bactéries non ou mal traitables par les produits conventionnels, en raison des résistances, de l'émergence des BMR et/ou aussi parce que ces infections sont souvent particulièrement graves, notamment du fait de la fragilité des patients chez qui elles surviennent. Jusqu'à présent, et suivant les recommandations des agences du médicament (Food and Drug Administration aux États-Unis, FDA ; European Medicines Agency en Europe, EMA) la plupart des essais répondent aux exigences classiques de la méthodologie. Ils incluent un grand nombre de patients au sein d'essais multicentriques ; mais pour en faciliter la réalisation il y a trop de patients inclus avec des infections bénignes, pas graves du tout, dont on n'est pas toujours certain qu'ils avaient un vrai besoin d'antibiotiques. Ceci crée ensuite lors de l'analyse d'énormes difficultés d'interprétation.

En effet, si les critères d'inclusion des patients dans l'étude sont larges, on va certes inclure de grands effectifs, permettant une analyse statistique valide ; mais la plupart des patients sont aussi bien traités par le comparateur que par le nouveau produit. On va alors conclure que le traitement à l'essai est équivalent à ce comparateur, il est non inférieur. Mais il devient alors très difficile de lui trouver une supériorité pour valoriser ce nouveau produit et même de préciser la place pour cette nouvelle molécule dans les stratégies à venir. En réalité on n'en a probablement besoin que pour soigner un tout petit nombre de patients en échec des traitements anciens.

Mais si les critères d'inclusion limitent les malades uniquement à ceux qui ont des bactéries résistantes identifiées, avec des critères de gravité suffisants, le nombre de patients sera beaucoup plus faible et, par conséquent, l'analyse statistique discutable, voire impossible.

En réalité, pour obtenir demain de nouveaux antibiotiques, nous sommes actuellement dans une véritable impasse méthodologique, qui met en danger toute évaluation raisonnable avant utilisation.

Affirmer une non-infériorité par rapport aux traitements de référence est sans intérêt.

Mettre en évidence de façon indubitable et scientifique leurs avantages et leur efficacité, dans les « cas graves » est extrêmement difficile. Il y a une méthodologie nouvelle à inventer si l'on veut sortir de cette voie sans issue. Aujourd'hui de nouveaux antibiotiques obtiennent une AMM avec un champ très réduit d'indications cliniques et beaucoup de restrictions d'usage, alors que l'on voudrait être certain qu'ils sont capables de traiter des malades graves avec des BMR. Si l'on peut réduire l'usage de ces nouveaux produits, il faut aussi réduire les populations cibles à traiter ; il faudrait alors augmenter le prix de ces nouveaux antibiotiques réservés à quelques malades. Certains pourraient même avoir le statut de médicaments orphelins.

N'est-ce pas à la recherche publique de prendre la relève ?

Sans répondre directement à cette question, il est clair que la recherche issue de l'industrie privée n'est pas capable aujourd'hui d'assurer l'invention et la validation pour demain de nouveaux antibiotiques.

Avoir des antibiotiques efficaces est une nécessité de santé publique. Sans eux un retour au passé des maladies infectieuses tueuses est possible. Un tel résultat ne peut dépendre de la rentabilité financière de ces médicaments qui n'en ont plus, et n'en auront plus.

On ne peut arrêter l'innovation indispensable parce qu'elle n'est pas rentable. Notre société doit inventer un nouveau système.

Pourquoi les antibiotiques qui sauvent des vies (et peu de médicaments peuvent se vanter d'une telle efficacité) coûtent-ils si peu cher ?

Le prix des antibiotiques n'a jamais été aussi bas. À titre d'exemple, le traitement recommandé d'une pneumonie à pneumocoque est l'amoxicilline (3 g/j) durant 7 à 14 jours. Le coût de l'antibiotique lui-même est inférieur à 10 euros pour une semaine de traitement ! Ne vaudrait-il pas mieux majorer le prix de ce traitement, qui sauve des vies en cas de pneumonie, et supprimer tous les traitements non justifiés des rhinopharyngites, bronchites aiguës, ces trop nombreuses infections (en particulier des voies aériennes supérieures) qui n'en ont nul besoin, et tous ces traitements aussi qu'on prescrit sans diagnostic précis, pour « prévenir », « parce qu'on a peur », « parce que le patient en demande ». Les déterminants non cliniques et non pharmacologiques des prescriptions sont nombreux, et n'ont en général rien à voir avec la rigueur scientifique !

La plupart des antibiotiques prescrits ont plus de 20 ans d'âge ; tous ceux qui étaient généricables l'ont été, mais leur rentabilité n'est assurée que par un volume de prescriptions élevé, qui ne favorise pas le bon usage. De plus, plusieurs vieux antibiotiques disparaissent chaque année car ils ne sont plus rentables pour les firmes pharmaceutiques. Nous en aurons peut-être besoin un jour…

Les antibiotiques prescrits en France représentent un chiffre d'affaires de 780 millions d'euros (640 millions d'euros en ville et 140 millions d'euros à l'hôpital (*Évolution des consommations d'antibiotiques en France entre 2000 et 2012*, rapport de l'ANSM [Agence nationale de sécurité du médicament], juin 2013). En volume, 90 % de la consommation d'antibiotiques se fait dans le secteur de ville et 10 % à l'hôpital. En 2011, les génériques ont représenté 78 % de la consommation en ville. À l'hôpital, environ 4 patients hospitalisés sur 10 reçoivent à un moment ou à un autre une dose d'antibiotique.

Cette utilisation excessive est particulièrement marquée en France, qui reste un des plus gros consommateurs européens d'antibiotiques, avec une consommation supérieure de 30 % à la moyenne européenne, qui est 2 fois plus élevée que celle de la Suède, et 2 fois et demie que celle des Pays-Bas, champion régulier de la modération antibiotique. Ces données sont des arguments qui doivent aider à convaincre les médecins comme la population de moins prescrire. Il n'y a aucune donnée montrant que les Suédois comme les Néerlandais meurent plus de maladies infectieuses mal traitées que les Français.

De plus, sans entrer dans le détail des consommations françaises que le rapport de l'ANSM précise bien, certaines évolutions restent préoccupantes au regard du risque de sélection de bactéries résistantes, en particulier l'augmentation de l'usage de certains antibiotiques (céphalosporines de 3e génération) et l'association amoxicilline-acide clavulanique dont la justification n'a pas été démontrée. Ces excès avaient déjà été dénoncés il y a 20 ans – sans succès !

En coût pour la collectivité, les antibiotiques représentent moins de 3 % des dépenses totales de médicaments. Diminuer la prescription des antibiotiques est un objectif capital, non pour effectuer des économies mais pour en préserver l'efficacité future.

Ce qui importe, ce n'est finalement pas que le coût unitaire d'une prescription antibiotique soit le plus faible possible ; ce sont les règles de bon usage qui sont plus impératives pour les antibiotiques que pour les autres médicaments. Dans les hôpitaux, il existe une liste d'antibiotiques dont la prescription doit être contrôlée au minimum par un pharmacien, un biologiste ou par un clinicien infectiologue servant de référence. En ville, on pourrait envisager de faire contrôler voire sanctionner des praticiens trop déviants par rapport aux recommandations.

Qu'en est-il de la tuberculose ?

La mortalité due à la tuberculose est estimée par l'OMS à 1,4 million de personnes dans le monde, en 2011. La tuberculose multirésistante résulte avant tout d'un traitement initial inadapté. L'utilisation inappropriée ou incorrecte des antituberculeux ou l'usage de médicaments de médiocre qualité peuvent entraîner une résistance aux médicaments ce qui impose alors de recourir à des traitements longs, pas toujours disponibles et souvent mal tolérés. On a recensé environ 310 000 cas de tuberculose multirésistante dans le monde, en 2011. Près de 60 % de ces cas se sont produits en Inde, en Chine et en Russie.

En France la prévalence de tuberculoses résistantes est proche de 2 % des tuberculoses identifiées. Le problème est principalement de les détecter et de traiter les malades, mais avant tout d'empêcher leur diffusion.

Quel est l'impact de l'utilisation systématique d'antibiotiques dans les élevages concernant cette question de la résistance ?

D'après l'OMS, au moins la moitié des antibiotiques produits dans le monde sont administrés à titre préventif aux animaux d'élevage. Les antibiotiques sont en principe interdits en Europe depuis 2006 dans les élevages, en tant que facteur de croissance et à titre préventif, mais ce n'est pas le cas en Amérique du Nord, ni dans la plupart des autres régions du monde. Cependant, malgré cette interdiction, la France est le deuxième consommateur européen d'antibiotiques à usage vétérinaire. Il y a là un problème qu'il faudrait s'attacher à résoudre.

De nouveaux antibiotiques ciblant les bactéries multirésistantes seront-ils bientôt disponibles ?

À la question de savoir s'il y a des antibiotiques en période de recherche, la réponse semble devoir être affirmative. Mais, quand on se penche sur le court terme et la mise à disposition possible de nouveautés, il y a tout lieu d'être très inquiet. Il existe un contraste frappant entre la quarantaine de molécules en cours d'investigation et les 10 antibiotiques, ou moins encore, commercialisés dans le monde depuis 10 ans. Les arrêts de développement ou les refus d'AMM se multiplient dans un contexte de développement *a minima*, qui n'est souvent guidé que par le souci (légitime en soi) de garantir la bonne tolérance de la molécule. De plus, aucune des molécules en développement n'apportera dans un avenir proche les solutions attendues. Quant aux évolutions nécessaires de la réglementation de l'évaluation et du développement, qui permettraient de relancer la recherche en antibiothérapie, elles peinent à voir le jour et en restent hélas au simple niveau de la déclaration d'intention.

Il est donc difficile d'être optimiste.

Y a-t-il un programme et des projets pour sortir des impasses actuelles ?

Nous présentons ici les futures solutions éventuelles à travers sept propositions, sans que cette liste soit toutefois limitative.

• Il faudrait dresser, pour la France, une liste des antibiotiques qui doivent être considérés comme indispensables. La démonstration du caractère indispensable d'un antibiotique est difficile à apporter surtout pour les plus anciens, car il s'agit souvent de molécules qui ont été commercialisées avec des niveaux de preuve ne correspondant pas aux exigences actuelles. C'est la résistance aux familles d'antibiotiques récents qui a relancé l'intérêt pour certaines molécules plus anciennes, plus ou moins oubliées, voire abandonnées. Les critères qui doivent être pris en compte sont d'ordre microbiologique (spectre antibactérien, mécanisme d'action), pharmacocinétique et données cliniques actualisées (y compris pour un antibiotique de niche avec une indication ciblée même pour quelques malades, dernier représentant de la classe et absence d'alternative).

Il faut également savoir que la situation initiale de « niche » peut évoluer si la fréquence de survenue d'infections à bactéries résistantes devient plus importante.

En principe, l'Agence du médicament a la possibilité de s'opposer au retrait d'une molécule lorsqu'elle est la dernière représentante de sa classe sur le marché. La réalité n'est pas aussi simple, et il importerait de dresser une liste des antibiotiques considérés comme indispensables pour la prise en charge de la totalité des maladies infectieuses bactériennes. Une telle liste est établie depuis plusieurs années par l'OMS (Organisation mondiale de la santé), mais elle n'est pas applicable en l'état à la France. Des tentatives pour élaborer une telle liste ont déjà été faites, sans avoir abouti à ce jour.

• Il conviendrait aussi de se donner les moyens de pérenniser la production des produits de cette liste, même si l'usage de certains est très limité, et s'ils ne sont plus du tout rentables.

• Inventer des solutions pour une recherche qui avance, sans dépendre obligatoirement de retours sur investissement très rapides.

• Établir une prospective crédible de l'évolution possible des résistances et de leurs conséquences. L'expérience montre que prévoir aujourd'hui les résistances de demain n'est pas simple du tout.

• Réduire les raisons de prescrire des antibiotiques par des traitements alternatifs aux antibiotiques. On peut évoquer de nouveaux programmes de vaccination, soutenus par les pouvoirs publics, non seulement contre des maladies bactériennes (coqueluche, pneumocoque, méningocoque…) mais aussi des maladies virales susceptibles de mimer ou de se compliquer d'infections bactériennes (grippe, varicelle…). Mais peut-être faut-il aussi réactiver les recherches anciennes, souvent plus ou moins abandonnées parce que apparemment sans perspectives immédiates. On citera des immunothérapies non spécifiques (favoriser les défenses immunitaires des malades).

• Rependre les développements abandonnés d'anti-infectieux issus de la génomique (oubliés depuis l'an 2000), de peptides antibactériens d'origine diverse (venins, tissus animaux), de produits modifiant, voire inhibant la virulence bactérienne, mais aussi de la phagothérapie (le phage connu depuis la fin des années 1930, est un virus spécifique d'une bactérie, et susceptible de la détruire).

• Modifier la méthodologie et la réglementation des essais : les antibiotiques pourraient avoir un statut à part, proche de celui des médicaments orphelins. Prévoir aussi la possibilité initiale d'une AMM conditionnelle puis de suivi de cohorte de l'antibiotique au début de son emploi, comme cela s'est fait pour les médicaments du sida.

• Enfin, il conviendrait d'améliorer les conditions, et surtout la rapidité des tests et des examens permettant d'authentifier une infection bactérienne, et d'identifier très tôt l'existence de résistances. Il y a là un champ immense de recherche si l'on veut progresser.

Si nous voulons sauver les antibiotiques, il faudra innover.

« Les antibiotiques, c'est pas automatique »

Au début des années 2000, le constat est accablant : les Français consomment 50 % d'antibiotiques de plus que la moyenne des Européens. C'est la raison pour laquelle l'assurance-maladie a proposé, en 2002, une campagne d'information auprès du grand public, dont le slogan, « Les antibiotiques, c'est pas automatique », connu de tous, a permis de familiariser les Français avec la notion que les infections, notamment de l'enfant, et en particulier les infections ORL (rhinites, angines, otites, etc.) ou bronchiques (bronchite, bronchiolite), étant très fréquemment d'origine virale, ne nécessitent pas de traitement antibiotique.

L'objectif annoncé d'une baisse de 25 % de la consommation a été quantitativement atteint (- 35 % chez les enfants de 6 à 15 ans). Selon l'Institut Pasteur, en 5 ans, 40 millions de prescriptions auraient ainsi été évitées. Mais, qualitativement, ce fut un demi-échec. Si la consommation de pénicilline et de macrolides a diminué, ce ne fut pas le cas des fluoroquinolones. La réussite est d'autant plus partielle qu'au fil des années, ces bons résultats ont subi l'érosion du temps et de la pression conjuguée des malades et de l'industrie pharmaceutique.

C'est la raison pour laquelle, en 2010, une seconde campagne, « Les antibiotiques, si on les utilise à tort, ils deviendront moins forts », a tenté de corriger ce demi-échec. L'objectif était de faire comprendre au public le défi que représente la préservation de l'efficacité des antibiotiques à l'égard de germes communs devenant de plus en plus résistants (pneumocoque, *haemophilus*, etc.). Il s'agissait également de rappeler qu'une maladie comme la grippe guérit sans antibiotiques. De plus, le message de l'assurance-maladie consistait à minimiser l'efficacité des antibiotiques dans la prise en charge des symptômes douloureux (angines, otites) ou la durée de l'infection (inefficacité antivirale).

Aujourd'hui, les organismes porteurs de messages de santé publique doivent poursuivre cette entreprise de communication inlassablement répétée, visant à épargner en particulier aux enfants un usage abusif des antibiotiques, y compris dans les cas d'infections récidivantes ou prolongées.

Aucune nouvelle campagne ne semble prévue pour l'heure. Toutefois, le ministère en charge de la Santé incite, à juste titre, les professionnels à informer leurs patients, c'est-à-dire à :

1. Veiller à bien respecter la dose, la durée du traitement antibiotique.
2. Ne pas arrêter un traitement prématurément. Même si l'état s'améliore, l'antibiotique doit être pris jusqu'au bout.
3. Ne pas donner le traitement à une autre personne. Un antibiotique est spécifique à chacun.
4. Ne pas réutiliser l'antibiotique plus tard.
5. En cas de doute ou d'effets indésirables, demander conseil à son médecin ou à son pharmacien.

Pr François Chast

Médicaments du sida (VIH)
Le rôle majeur des associations de patients

Pr Willy Rozenbaum,
professeur de maladies infectieuses et tropicales à l'UPMC (université Pierre-et-Marie-Curie),
codécouvreur du VIH sida

Pas de liens d'intérêts.

Comment les premiers traitements du sida ont-ils été découverts ?

Quand on a eu la conviction que cette maladie était liée à un virus, on a cherché à intervenir sur son mode de réplication. Le virus a été mis en évidence début 1983 et, dès l'été 1983, j'ai proposé à des patients de rentrer dans les protocoles d'essai, en utilisant une molécule testée sur des modèles rétroviraux animaux : l'HPA-23. Jean-Claude Chermann avait montré l'effet de cette molécule sur la prévention du cancer mammaire de la souris, qui était réputé être occasionné par un rétrovirus. À l'époque, une centaine d'Américains étaient venus essayer ce traitement injectable, dont un acteur américain très célèbre, Rock Hudson, puisque c'était le seul endroit au monde où on le testait. Ce tout premier traitement s'est révélé inefficace, l'essai a été arrêté en 1989, mais HPA-23 a servi à mieux appréhender la maladie et à développer d'autres traitements, dont l'AZT (zidovudine, RETROVIR®). Les résultats négatifs apportent en effet leur contribution à la compréhension d'une maladie, les informations recueillies permettent d'avancer, de mieux contourner la difficulté.

Il a fallu attendre 1987 avec l'AZT pour démontrer qu'un produit intervenant sur la multiplication du virus apportait aussi des bénéfices cliniques. À l'époque, l'AZT a été testé contre placebo chez des patients dans un état déjà assez avancé. Après 6 mois d'essai, on a constaté 18 décès dans le bras placebo et seulement 2 dans le bras traité avec l'AZT. L'essai a été interrompu prématurément sous la pression d'associations de patients qui accusaient le laboratoire d'avoir été à l'origine des 18 décès du bras placebo. Le produit a été mis à disposition très rapidement, puisque début 1987, il a été disponible aux États-Unis puis en France. Ensuite, dans les années 1992-1993, on a constaté que ce médicament avait un effet limité dans le temps en raison de l'apparition de virus mutants à sensibilité réduite, que l'on a appelés « mutants résistants » du virus. Le bénéfice s'estompait au bout de quelques mois. Cet effet limité dans le temps a été interprété comme néfaste ou nul. Les titres des journaux les plus sérieux, y compris *Le Monde*, mentionnaient : « L'AZT est inutile », « L'AZT ne sert à rien », « L'AZT est toxique », ce qui a eu un impact dramatique sur des milliers de patients traités depuis 1987 avec l'AZT, et qui lisaient ces manchettes affirmant que non seulement le produit ne servait à rien mais qu'en plus il était toxique. L'AZT a permis de sauver des patients en gagnant du temps. J'ai des patients qui sont toujours vivants, parce qu'ils ont bénéficié de ce traitement initial. Au départ, la question du prix de ce médicament ne s'est pas posée, contrairement à ce qui se passe aujourd'hui.

Quelles ont été les prises de risque ?

Les traitements du VIH ont été mis à disposition dans des conditions tout à fait inédites, jamais vues auparavant pour aucune maladie. Les phases de développement ont été accélérées, notamment pour l'AZT. L'essai pivot devait durer des années, mais le produit a reçu son AMM et a été mis à disposition dans des délais extrêmement rapides, en quelques mois, l'essai a débuté en 1986, en n'incluant que 200 patients, et l'AZT était disponible en juin 1987. Jusqu'alors, 8 à 10 ans étaient nécessaires entre le moment où un médicament entrait en phase d'essai et celui où il était réellement commercialisé. Deux raisons peuvent expliquer cette accélération : tout d'abord la maladie avait une image mortifère désastreuse, d'autre part les associations de patients se sont montrées particulièrement combatives et actives. À court terme, le bénéfice était évident : une diminution de 80 % de la mortalité. Il restait toutefois une interrogation sur l'impact de ce traitement à long terme. Ce risque est aujourd'hui bien identifié. Quand on développe un traitement qui va être administré de manière chronique, les études ne durent jamais suffisamment longtemps pour évaluer le risque dans le temps. Mais quels moyens se donne-t-on pour assurer une surveillance suffisamment fiable à long terme ? Au cours de l'infection par le VIH, la mise en place d'un suivi des cohortes de patients traités permet précisément d'évaluer les effets sur la durée.

Est-ce là un exemple de bonne coopération entre médecins, chercheurs et industrie pharmaceutique ?

Effectivement, c'est le cas. Au début, l'industrie pharmaceutique était perdue, car elle ne connaissait pas le sujet et nous, médecins, nous étions bien entendu ouverts à la coopération, parce que nous n'avions pas les moyens de l'industrie pharmaceutique pour développer des médicaments. À l'époque, aucune structure institutionnelle n'avait les moyens humains ou financiers pour mener la recherche clinique, qui s'est mise progressivement en place, avec entre autres la création en France de l'ANRS (Agence nationale de recherche sur le sida et les hépatites) en 1988. Aux États-Unis, le réseau de recherche clinique institutionnelle, les

ACTG, est entré en vigueur un peu plus tôt, dans les années 1986-1987. Le travail avec l'industrie pharmaceutique se passait plutôt bien avec un vrai dialogue fondé sur un échange d'expériences et de données. C'était très transparent, très collaboratif, même si parfois l'industrie cherchait à imposer ses propres orientations et objectifs. Cela a commencé à changer au milieu des années 1990, avec l'apparition de la concurrence. Au départ, le marketing n'était pas présent. Avec l'arrivée de nouveaux traitements, les laboratoires se sont mutuellement accusés de créer des médicaments provoquant des effets indésirables ou les qualifiant de supériorité ou d'infériorité sur des bases loin d'être validées. Les données étaient manipulées par chacune des firmes en fonction de ses intérêts. Cependant, nous avons continué à travailler ensemble, mais de façon moins transparente. Les associations de malades ont poursuivi leur combat, en particulier avec l'objectif d'obtenir un accès plus précoce et plus rapide à des molécules que par le passé. Il faut citer notamment les ATU (autorisation temporaire d'utilisation), dispositif qui permet la prescription de médicaments avant que les démarches conduisant à leur commercialisation ne soient achevées. Aujourd'hui, ce sont les cancers ou les maladies orphelines qui bénéficient de ce type de dispositif, fondé sur un accès prioritaire aux « médicaments innovants ».

Les associations de lutte contre le sida ont permis un accès plus rapide aux molécules, elles se sont aussi battues pour que les pays du sud puissent en bénéficier. Il y eut une action conjointe de la société civile, des associations de patients, des ONG, mais aussi de certains acteurs politiques. Kofi Annan, par exemple, a joué un rôle majeur. Jacques Chirac a été le premier chef d'État à plaider pour cet accès aux traitements dans les pays du Sud, en affirmant avec force que les médicaments étaient au nord et les patients au sud.

L'aide internationale est-elle efficace ?

Dans les années 1960-1970, l'OMS a plaidé pour qu'une liste de médicaments essentiels soit disponible de manière universelle. C'était une première étape pour permettre l'accès aux traitements. Puis, dans les années 1970, il y eut un recul découlant des politiques d'ajustement structurel prônées par le FMI et la Banque mondiale. Ces deux organismes considéraient la santé et l'éducation comme des secteurs de dépenses et non pas des secteurs de bénéfices. Aujourd'hui la vision semble plus conforme à la réalité : on considère que l'investissement en santé est aussi un investissement productif. Le Fonds mondial de lutte contre le sida, la tuberculose et le paludisme et Pepfar, le programme du président américain, permettent la mise sous traitement de plusieurs millions de personnes dans les pays en développement. Cet accès au traitement du sida a aussi changé l'approche de l'accès aux soins de façon plus générale dans les pays du Sud. Cependant la bataille n'est pas encore gagnée. Est-ce qu'investir dans la santé est générateur de croissance ? Actuellement, cette question fait débat. De nombreuses personnes en sont convaincues mais on constate encore des réticences, car investir dans la santé apporte des bénéfices non pas immédiats mais à long terme.

Pourquoi n'y a-t-il pas de vaccin ? Est-ce parce que cela rapporte moins aux laboratoires qu'un traitement à vie ?

Je ne crois pas que ce soit la bonne raison car l'industrie pharmaceutique gagne beaucoup d'argent avec les vaccins. Le laboratoire qui inventerait un vaccin contre le VIH verrait son action en Bourse grimper immédiatement. Il n'existe pas encore de vaccin contre le VIH parce que c'est compliqué. Le développement actuel de ce type de vaccin est essentiellement, sinon exclusivement, fondé sur des concepts millénaires : les Égyptiens vaccinaient déjà ainsi. Il s'agit de placer notre système immunitaire face à une partie d'un agent microbien ou viral, un agent étranger inactif ou peu actif, pour l'inciter à développer une réponse immunitaire qu'il possède naturellement. Mais aucun vaccin ne permet d'apporter une réponse vis-à-vis d'un agent pour lequel il n'existe pas d'immunité naturelle. Pour le VIH, cette immunité naturelle existe, mais elle est imparfaite, et ne tient pas sur le long terme. Ce n'est donc pas parce qu'on éduque notre système de défense, par des procédés de mise en confrontation avec des agents inactifs du virus, qu'il devient inattaquable. Au mieux, on pourrait obtenir un prolongement de la phase asymptomatique, un retard de l'apparition des symptômes et de la maladie, mais il y aura une persistance de la réplication virale et très certainement la persistance de risques de transmission.

Il faudrait accomplir un saut conceptuel, c'est-à-dire trouver le moyen d'apprendre à notre système de défense à se défendre naturellement contre ce virus. Cela implique de transformer génétiquement notre système de défense et de lui apprendre ce que savent faire certains singes. Lorsqu'on leur injecte du VIH, certains singes, en effet, ne sont pas infectés : d'une certaine façon, ils sont plus adaptés que nous pour développer des réponses immunitaires efficaces. Il faut donc poursuivre la recherche.

De même, pour parvenir à la guérison, des concepts thérapeutiques différents sont à inventer, car le virus s'intégrant à nos gènes, il est susceptible d'être dans un état de latence et capable de se réveiller dès que les traitements antiviraux sont interrompus.

Médicaments de l'hépatite C
Toujours plus chers !

Pr Jean-Michel Pawlotsky,
directeur du Centre national de référence des hépatites virales,
hôpital Henri-Mondor, université Paris-Est, Inserm U955, Créteil

Liens d'intérêts
Rémunérations ponctuelles pour des expertises et des conférences par les laboratoires pharmaceutiques intervenant dans le domaine des hépatites virales (Abbott, Abbvie, Achillion, Boehringer-Ingelheim, Bristol-Myers Squibb, Gilead, Idenix, Janssen, Merck, Novartis, et Roche).

Qu'est-ce que l'hépatite C ? Comment la contracte-t-on ? Quelle est son évolution naturelle ?

L'hépatite C est la conséquence de l'infection des cellules du foie par un virus, le virus de l'hépatite C (VHC). La transmission du virus se fait nécessairement par le contact du sang du sujet avec le sang d'un sujet déjà infecté. Dans ces conditions, la transfusion de sang ou de produits dérivés du sang a été, avant qu'on connaisse le virus et qu'on puisse le détecter dans les poches de sang, la principale voie de transmission du VHC. Depuis le début des années 1990, il n'existe plus aucun risque de transmission du VHC par la transfusion sanguine ou les produits dérivés du sang, car ces produits sont maintenant parfaitement sécurisés par l'élimination de tous les dons potentiellement infectieux. La principale voie de transmission du VHC est aujourd'hui l'usage de drogues par voie veineuse, qu'il soit régulier ou occasionnel. Le VHC peut aussi, quoique de façon exceptionnelle de nos jours, être transmis lors de soins médico-chirurgicaux au cours desquels les règles élémentaires d'asepsie ne sont pas respectées, par exemple en cas d'utilisation accidentelle de matériel réutilisable mal stérilisé (procédure médico-chirurgicale invasive, acupuncture...) ou en cas de transmission manuportée par le personnel soignant (hémodialyse). La transmission sexuelle est exceptionnelle, essentiellement rencontrée en cas de rapports sexuels traumatiques avec contact sanguin entre les protagonistes. Enfin, le partage d'objets coupants ou blessants entre individus, en particulier au sein d'une même famille (peigne, ciseaux, brosse à dents, rasoir...) peut être à l'origine de transmissions accidentelles du VHC.

Lorsqu'un sujet est infecté, le virus arrive jusqu'à son foie par le sang. Il est capté par les cellules du foie à l'intérieur desquelles il pénètre et se multiplie à grande vitesse, ce qui aboutit à une production importante de nouveaux virus qui infectent progressivement un grand nombre d'autres cellules du foie. La présence du virus dans le foie déclenche alors une réaction immunitaire qui vise à éliminer le virus et va détruire les cellules infectées, provoquant ainsi une « hépatite aiguë C ». Celle-ci passe le plus souvent inaperçue, mais peut provoquer des symptômes variés. Dans environ 20 % des cas, la réponse immunitaire développée au cours de l'hépatite aiguë permettra la guérison de l'infection : les cellules infectées sont détruites et le virus est éliminé de l'organisme. La guérison est alors complète et définitive, mais le sujet n'est pas protégé d'une nouvelle infection s'il est de nouveau exposé. Dans 80 % des cas, l'infection n'est pas éliminée et devient chronique ; elle persiste alors toute la vie du malade si aucun traitement antiviral n'est mis en place. L'infection chronique par le VHC est la cause d'une maladie chronique du foie qu'on appelle l'« hépatite chronique C ».

L'hépatite chronique C se caractérise par une inflammation du foie qui peut se traduire par des symptômes divers, souvent une fatigue prononcée, des signes neuropsychiques invalidants. C'est l'inflammation chronique qui induit la production de fibrose dans le foie. L'aggravation de la fibrose peut conduire à l'installation d'une cirrhose. Cette évolution se fait sur 15 à 30 ans, voire plus. Elle peut être accélérée par des facteurs toxiques pour le foie, comme la prise régulière de boissons alcoolisées ou une infection concomitante par un autre virus (VIH, virus de l'hépatite B…). Les malades ayant une cirrhose sont exposés à des complications sévères, parfois mortelles : décompensation de la cirrhose, survenue d'un cancer du foie (chaque année, les malades cirrhotiques ont un risque de 4 à 5 % de survenue d'un cancer du foie). C'est la prévention de ces complications mortelles qui justifie le traitement antiviral de l'infection par le VHC. L'élimination du virus guérit définitivement la maladie si elle survient avant l'installation du stade de cirrhose. Si l'élimination du virus intervient alors que la cirrhose est constituée, le risque de survenue de complications sévères ou mortelles est très largement diminué mais il persiste, et les patients doivent être régulièrement suivis en dépit de la guérison de l'infection.

Les nouveaux traitements : une révolution thérapeutique ?

L'infection par le VHC est la seule infection virale chronique chez l'homme que l'on peut guérir définitivement, en éliminant le virus et toutes les cellules qui le contiennent. Depuis une quinzaine d'années, le traitement était fondé sur l'administration d'une combinaison d'interféron alpha, médicament injectable une fois par semaine, et de ribavirine, médicament administré par voie orale. Ce traitement permettait de guérir l'infection chez un peu plus de la moitié des malades, mais au prix d'injections hebdomadaires par voie sous-cutanée pendant 24 à 48 semaines et de nombreux effets secondaires qui, même si leur prise en charge était bien codifiée, rendaient la thérapeutique pénible pour les malades, avec un taux d'échec vécu par eux comme relativement important, en particulier pour ceux ayant une maladie plus sévère. En 2011, deux nouveaux médicaments, des inhibiteurs de protéase du VHC, ont été utilisés en combinaison à l'interféron alpha et la ribavirine. Ces médicaments ont permis d'augmenter d'environ 20 % les taux de guérison, mais au prix d'effets secondaires additionnels parfois sévères et d'une complexification de la prise en charge par les centres experts qui ont finalement limité l'accès au traitement.

En 2014, trois nouveaux médicaments, le sofosbuvir, le simeprevir et le daclatasvir, ont obtenu une autorisation de mise sur le marché en Europe et aux États-Unis. Ce sont des antiviraux directs qui bloquent la production de virus et qui sont administrés exclusivement par voie orale. De nouveaux médicaments sont attendus pour la fin de l'année 2014 et le début de l'année 2015. L'arrivée de ces médicaments permet aujourd'hui de traiter les hépatites chroniques C par des combinaisons de 2 ou 3 antiviraux administrés par voie orale, sans interféron alpha et souvent (mais pas toujours) sans ribavirine. Plus que d'une « révolution », on doit parler d'évolution significative, puisque le traitement de l'hépatite chronique C repose aujourd'hui sur des combinaisons thérapeutiques extrêmement bien tolérées, administrées en une à deux prises par jour, exclusivement par voie orale, sur des durées de 8 à 24 semaines selon les groupes de malades. Les taux de guérison obtenus varient, selon les groupes de malades considérés, entre 85 et 98 % et devraient encore s'améliorer au cours des prochains mois avec l'arrivée de nouvelles combinaisons thérapeutiques.

Leur prix est-il justifié ?

Il apparaît que les médicaments utilisés pour traiter l'hépatite C seront très chers, avec des coûts de l'ordre de 50 000 à 85 000 euros pour une combinaison de deux médicaments administrée 12 semaines, le double pour 24 semaines de traitement chez les malades avec une maladie plus avancée. Les fabricants justifient ce prix élevé, d'une part, en mettant en avant de savants calculs sur la « valeur d'une guérison » (estimation de l'argent économisé à long terme en évitant au patient de développer les complications de la maladie), d'autre part au moyen d'une estimation du retour sur investissement espéré, prenant en compte l'investissement réalisé pour le développement du médicament, le volume du marché attendu, la durée d'exploitation sans, puis avec concurrence, les bénéfices espérés pour la compagnie et ses actionnaires. Les laboratoires pharmaceutiques développant des médicaments contre l'hépatite C sont tous américains. Les calculs ont donc été réalisés aux États-Unis, sans prise en compte démesurée de la situation des marchés extra-américains. Sous la pression associative, les fabricants permettront la mise sur le marché à très bas prix des médicaments sous une forme générique dans certains pays en développement qui, en tout état de cause, n'auront jamais les moyens de les payer au prix fort. En dehors du cas particulier de l'Égypte, qui compte 9 % de sujets infectés parmi sa population générale et qui a développé un ambitieux programme national de dépistage et de traitement, la plupart des autres pays concernés par les médicaments génériques n'ont pas les moyens de dépister l'infection chez la majorité de leurs malades et peu de moyens d'accès aux soins pour les traiter.

Il est très difficile d'estimer ce que doit être un prix « raisonnable » pour le traitement de l'hépatite C, et c'est aux États et aux organisations supragouvernementales, comme l'Union européenne, de le fixer. On peut estimer qu'un coût « raisonnable » doit permettre l'égal accès de tous les patients dans toutes les régions du monde au traitement, les plus riches payant plus, les plus pauvres moins, les laboratoires pharmaceutiques se contentant de profits décents. Dans ce contexte, il est fondamental de prendre en compte dans le calcul du prix des médicaments l'état de l'économie du pays, le type de système de prise en charge des dépenses de santé (privé, public, universel), le volume de patients à traiter, la période sur laquelle tous ces patients devront être traités et en principe guéris de l'infection, le contexte d'arrivée de nouveaux développements thérapeutiques pour d'autres pathologies aussi prioritaires que l'hépatite C. Ce n'est qu'avec l'ensemble de ces éléments en main que les États, comme la France, doivent garder leur capacité de fixer un prix raisonnable pour les traitements de l'hépatite C, permettant au pays de contrôler l'infection à moyen terme, en solidarité et de façon coordonnée avec les autres pays de l'Union européenne, qui doivent également bénéficier d'un accès très large aux nouvelles thérapeutiques.

L'hépatite C va-t-elle disparaître ? Où en est le vaccin ?

L'hépatite C n'est pas près de disparaître. Il n'existe aujourd'hui aucun espoir à court ou moyen terme de disponibilité d'un vaccin préventif, à la fois pour des raisons scientifiques (développer un tel vaccin est très difficile et aucune piste ne semble aujourd'hui prometteuse) et pour des raisons de santé publique (il est très difficile d'identifier la population cible d'une telle vaccination, à la fois pour les études cliniques permettant au vaccin d'arriver sur le marché et pour cibler la population devant être vaccinée si un tel vaccin devenait disponible). Dans ce contexte, le contrôle de l'hépatite chronique C repose sur un trépied essentiel :

1. L'hépatite chronique C étant une maladie silencieuse dans la très grande majorité des cas, avant l'apparition de complications sévères, les patients doivent être dépistés dans le cadre de campagnes ciblées sur les facteurs de risque de l'infection.
2. Le système de santé doit être assez sophistiqué pour permettre la prise en charge des malades en matière de diagnostic, de décision thérapeutique, de suivi du traitement et de suivi de la maladie du foie chez les patients ayant guéri de l'infection mais gardant une cirrhose.
3. Les médicaments doivent être disponibles et à un prix abordable, permettant leur remboursement par le système de couverture du pays. La France remplit les deux premières conditions : son système de prise en charge est d'excellente qualité et elle mène depuis de nombreuses années, dans le cadre du Programme national hépatites, une campagne de dépistage de l'hépatite C qui a permis d'identifier plus de 70 % des patients infectés du pays. L'évolution vers un prix raisonnable des médicaments doit maintenant être

conduite afin de permettre à la France de donner accès aux nouveaux traitements à tous les malades infectés, quelle que soit la sévérité de leur maladie, et de les guérir de leur infection. Dans beaucoup d'autres pays du monde, y compris en Europe, le dépistage de l'infection n'en est qu'à ses balbutiements et le prix des médicaments sera prohibitif pour le plus grand nombre (c'est en particulier le cas en Europe du Sud et de l'Est). C'est le défi posé aujourd'hui par l'arrivée des nouveaux traitements de l'hépatite C.

Hépatite C : qui traiter ?

Toute décision thérapeutique n'est qu'exceptionnellement faite sur un seul critère : un orthopédiste ne décide pas de mettre une prothèse totale de hanche sur une simple radio d'arthrose évoluée. Il prend en compte l'âge du patient et son degré de mobilité antérieur. Dans l'hépatite C, on ne doit pas traiter un malade sur un simple stade de fibrose hépatique mesuré par un test biologique ou morphométrique, mais sur plusieurs critères supplémentaires : Quelle est la probabilité d'évolution de la maladie à court ou moyen terme, évaluée sur le stade de fibrose, l'élévation des transaminases et l'histoire évolutive de l'hépatite C ? Quel est l'âge du patient ? Quel est le retentissement de la maladie sur la vie du patient ? Y a-t-il des complications en dehors du foie ? Une hépatite C avec une fibrose évoluée peut, à mon avis, ne pas être traitée chez un sujet très âgé, s'il n'y a pas d'élément pour une évolutivité de la maladie fibrosante sur quelques années, c'est-à-dire pas de risque de complications majeures à court et moyen terme. À l'inverse, une fibrose modérée (F2) chez un sujet jeune devra sûrement être traitée s'il y a une élévation des transaminases et une évolutivité du processus fibrosant. Mais, compte tenu de la grande efficacité des médicaments désormais disponibles par voie orale, ce patient à fibrose débutante n'est pas à traiter en urgence car l'évolution de la fibrose se fera sur plusieurs années.

Dans le climat actuel de fausses urgences sanitaires, de pressions commerciales des laboratoires poussant au traitement le plus systématique possible, et en raison des prix astronomiques de ces médicaments, le plus raisonnable est de ne traiter que les malades ayant réellement besoin du traitement, c'est-à-dire lorsque le rapport bénéfice médical/coût est favorable : pour la plupart des fibroses F2, nous avons le temps d'attendre que l'on connaisse mieux les meilleures options thérapeutiques, que l'incessante pression industrielle se calme et que les prix deviennent plus raisonnables, car ils sont actuellement parfaitement déraisonnables. Pour les malades porteurs du virus depuis plusieurs dizaines d'années, il est toujours possible de mesurer l'évolutivité de la fibrose et l'activité de la maladie par le dosage des transaminases de façon répétée pour savoir s'il s'agit d'une maladie agressive ou non. N'oublions pas que l'immense majorité des patients porteurs du virus C en France le sont depuis les années 1970 et qu'ils ont maintenant plus de 60 ans. Si la maladie a peu évolué en 40 ans, ils n'auront peut-être pas besoin d'être traités. Le traitement ne s'impose aujourd'hui que chez les malades ayant une fibrose extensive (F3) ou une cirrhose (F4) et ceux ayant une maladie moins avancée mais évolutive. Ce qui ne représente que quelques dizaines de milliers de malades. Tous les autres peuvent attendre des traitements moins chers et des stratégies thérapeutiques plus claires. Les outils de surveillance de la maladie permettent de ne pas laisser de côté des patients évolutifs qui risqueraient de pâtir d'un traitement trop tardif. Dès lors, on peut s'étonner de l'hallucination collective de certains, des sociétés savantes, des rapports ministériels, des libellés d'AMM, des recommandations de la Commission de la transparence et du collège de la Haute Autorité de santé poussant à des traitements larges dans des populations à faible risque évolutif. Mais la peur du scandale sanitaire, le poids des associations, l'euphorie thérapeutique et surtout la pression extrêmement importante des industriels expliquent cette situation. En dehors des toxicomanes intraveineux, de certaines populations homosexuelles et des malades issus de l'immigration, notamment venant d'Égypte, le profil épidémiologique des malades porteurs du virus de l'hépatite C fait que cette maladie va spontanément disparaître dans les 30 ans à venir. En attendant, il ne faut traiter que les patients évolutifs et/ou ayant une fibrose agressive. Tous les autres peuvent attendre soit des traitements moins coûteux, soit que le suivi démontre que la maladie ne fera jamais de dégâts chez eux et qu'il est donc inutile de les traiter. Les biais de sélection des services spécialisés dans l'hépatite C font qu'ils ont une vision très dramatique de cette maladie mais, lorsque les quelques dizaines de milliers de malades à traiter l'auront été et qu'ils auront été guéris grâce aux médicaments extrêmement efficaces désormais disponibles, nous pourront revenir à une position plus raisonnable et plus attentiste.

Pr Jean-François Bergmann

Antalgiques
Rien neuf depuis le XIXe siècle ?

Pr Serge Perrot,
médecin de la douleur, rhumatologue,
responsable du Centre de la douleur, Hôtel-Dieu,
responsable de l'enseignement de la douleur
à l'université Paris-Descartes, chercheur à l'unité Inserm U987,
vice-président de la Société française d'étude
et de traitement de la douleur (SFETD)

Liens d'intérêts
Laboratoires Grunenthal, Pfizer, Sanofi, BMS-UPSA.

Quels sont les médicaments contre la douleur ?

Les médicaments contre la douleur ne sont pas très nombreux, il y a d'un côté les antalgiques ou analgésiques, dédiés uniquement à la douleur, et de l'autre des médicaments dits « coantalgiques » qui sont par exemple des antidépresseurs ou des antiépileptiques, mais dont il s'avère qu'ils agissent aussi sur la douleur.

L'OMS classe les antalgiques par paliers :

Palier 1. Paracétamol, anti-inflammatoire, aspirine.

Palier 2. Opioïde faible : tramadol, codéine, opium à faible dose avec la LAMALINE®.

Palier 3. Opioïde fort : la morphine et ses dérivés, fentanyl, oxycodone, hydromorphone.

Cette classification a été faite pour les douleurs cancéreuses, afin d'établir une gradation avant de prescrire la morphine. Cette classification n'est pas validée pour les autres pathologies. Par exemple, pour une poussée inflammatoire articulaire, un anti-inflammatoire sera plus efficace que la morphine. La morphine n'est pas non plus le meilleur médicament contre la douleur neuropathique, mais elle est le plus efficace dans le cas d'une métastase ou d'une douleur post-traumatique. Les puissances d'efficacité sont donc variables selon la maladie et non pas selon la classe médicamenteuse.

Les « coantalgiques », ou médicaments modulateurs de la douleur, initialement utilisés dans l'épilepsie ou dans la dépression, sont des médicaments qui agissent sur des mécanismes de la douleur chronique. Ils peuvent être utilisés en première intention. Certains considèrent que les antidépresseurs ou antiépileptiques développés dans la douleur sont ceux qui avaient peu d'effet dans la dépression ou l'épilepsie.

La douleur est un phénomène complexe, qui implique le cerveau, la moelle épinière mais aussi les tissus périphériques. De nombreuses recherches sont menées pour trouver de nouveaux traitements, certaines ont montré leur efficacité chez l'animal mais pas chez l'homme, essentiellement parce que la douleur est une expérience complexe. Les laboratoires se heurtent aujourd'hui à deux grands échecs de la recherche : l'Alzheimer et la douleur, sans doute parce que tous deux interviennent dans le cerveau qui reste le dernier continent inconnu. La douleur chronique est par principe celle qui dure, avec des troubles du sommeil, des troubles dépressifs ; traiter tous ces symptômes avec un seul médicament reste difficile.

Les traitements non médicamenteux peuvent aussi être utiles, certains ont prouvé leur efficacité, comme l'hypnose, l'acupuncture, l'ostéopathie, le tai-chi, le yoga… Le médecin doit d'ailleurs toujours chercher d'abord à utiliser une autre technique que le recours aux médicaments.

L'effet placebo est un effet extrêmement important dans la douleur, même s'il reste très mystérieux. Il ne faut pas le regarder de façon méprisante comme un pur effet d'illusion psychologique, mais il faut savoir l'utiliser, sans tromper les patients car il renforce l'effet de beaucoup de médicaments contre la douleur. Dans certains cas, le placebo permet de diminuer la dose des médicaments à risque, comme les anti-inflammatoires. Par exemple, dans la douleur d'arthrose, le patient peut être prévenu qu'on lui administre un médicament dont l'effet est modeste mais qui va être testé avec lui : si au bout de 3 mois, la dose des autres antalgiques a pu être diminuée en raison de poussées moins fréquentes, il est alors bon de l'utiliser sur une plus longue durée. Le placebo fonctionne autant dans la douleur du cancer que dans une douleur liée à une dépression ; il ne sert donc absolument pas à différencier une vraie douleur d'une douleur liée à une détresse psychologique.

Quels sont les risques de ces médicaments ?

De nombreux préjugés existent dans ce domaine, en particulier concernant les morphiniques.

Le premier concerne le risque de dépendance. Les patients craignent de devenir dépendants, mais il faut distinguer la dépendance de l'efficacité. Une personne dont les douleurs quotidiennes disparaissent avec un traitement mais qui réapparaissent à son arrêt n'est pas dépendante au sens psychologique, elle en a simplement besoin. Les patients sous antihypertenseurs à vie ne se disent pas pour autant dépendants, alors pourquoi le penser pour la prise en charge de la douleur ?

Le deuxième préjugé concerne le risque d'accoutumance. Les patients redoutent que l'effet antalgique diminue avec le temps, qu'il devienne alors nécessaire d'augmenter les doses avec, à terme, le risque de ne plus rien trouver d'efficace. Mais, en réalité, il n'y a pas vraiment d'accoutumance, sauf chez certains patients psychiatriques, qui prennent les antalgiques non plus pour son effet sur la douleur mais pour son effet « planant ». Les médecins doivent faire attention aux patients qui déclarent : « Je me sens mieux, je me détends, je plane », ceux-là risquent d'augmenter les doses pour retrouver le même effet, le même plaisir. Dans ce cas, il existe effectivement un risque de mésusage. Le plus souvent, si la douleur augmente, il peut être nécessaire d'augmenter les doses ; il s'agit alors de pseudo-accoutumance. Les patients et les médecins confondent l'accoutumance et la pseudo-accoutumance qui est le besoin d'augmenter les doses parce que le phénomène douloureux sous-jacent s'est aggravé.

Le troisième préjugé consiste à penser que les médicaments antalgiques masquent les signes de dysfonctionnement de l'organisme et que le médecin aura plus de difficultés à dépister un problème. En réalité, en cas de perforation, d'appendicite, d'inflammation dentaire, etc., aucun antalgique n'empêchera la douleur d'être un signal d'alarme.

Tous les médicaments présentent des risques ; la question est, comme pour toute maladie, d'équilibrer le bénéfice/risque. Il faut tenir compte du terrain, des symptômes, du type de douleur, ce qui nécessite une évaluation à part entière, comme pour une vraie maladie, afin d'adapter le bon traitement au type de douleur.

Pour le palier 1

Les anti-inflammatoires non stéroïdiens (AINS) sont les médicaments les plus dangereux de cette classe car ils provoquent des ulcères gastriques avec risque de perforations dans l'estomac ; ils ont des effets néfastes sur le rein ainsi qu'au niveau cardiovasculaire, en favorisant les infarctus et les problèmes vasculaires. Ce sont des médicaments dangereux qui doivent être pris en dose la plus faible possible et sur la durée la plus courte, mais ils sont extrêmement efficaces et nécessaires dans certaines situations. Certains sont vendus sur ordonnance mais beaucoup sont en accès libre, en automédication. Pour l'ibuprofène, par exemple, le risque vient principalement du fait que les patients ne savent pas qu'il s'agit d'un anti-inflammatoire ; ils l'associent alors aux anti-inflammatoires prescrits par le médecin. L'automédication et les coprescriptions représentent donc un danger de surdosage.

Pendant longtemps, on a seulement parlé de la toxicité digestive et rénale des anti-inflammatoires, mais il existe également un risque cardio-vasculaire sur le long terme, notamment pour certains : le diclofénac fait l'objet d'alertes de pharmacovigilance sur cette question, comme les inhibiteurs de COX-2 ou coxibs, les nouveaux anti-inflammatoires développés dans les années 2000. Au contraire, le naproxène présente moins de risques cardio-vasculaires.

L'aspirine présente également des risques proches des anti-inflammatoires, auxquels s'ajoutent des problèmes de saignements. Le paracétamol est dangereux pour le foie avec des hépatites en cas de surdosage. Les formes graves (hépatite fulminante) peuvent conduire à une greffe hépatique, surtout dans les cas de tentative de suicide avec prise massive de paracétamol.

Le paracétamol est souvent associé aux antalgiques de palier 2, comme la codéine, ce qui peut poser des problèmes : par exemple, dans le cas du KLIPAL®, les patients ignorent parfois qu'il contient de la codéine et du paracétamol, ou pour l'IXPRIM® qui contient du tramadol et du paracétamol ; ils risquent alors de prendre en plus du paracétamol et d'aboutir à un surdosage au-dessus des 4 grammes par jour, qui constituent la dose maximale journalière à ne pas dépasser.

Palier 2

La codéine peut provoquer des vertiges, des nausées, une constipation, une sécheresse buccale, des risques de chute chez les personnes âgées, et quelques troubles de la conduction cardiaque.

Concernant le tramadol, ce sont des vertiges, des nausées, une constipation, une hypersudation, de l'hypotension orthostatique, des hallucinations et des risques de crise d'épilepsie…

Palier 3

Les morphiniques risquent d'induire des problèmes tels que la somnolence, la constipation, des vertiges, des troubles de l'équilibre, des troubles cognitifs, des cauchemars. Il existe un risque de mésusage et de dépendance pour deux types de populations : les jeunes et les sujets psychiatriques qui développent plus souvent des conduites addictives.

Peut-on utiliser la morphine et ses dérivés sans risque ?

Les préjugés sur la morphine et ses dérivés sont fréquents. Comme tout médicament, la morphine comporte des risques, le type de douleur et le terrain doivent être évalués avant la prescription. La morphine et ses dérivés représentent les médicaments les plus compliqués à prescrire, mais ce n'est pas pour cela qu'il ne faut pas les prescrire.

Les effets secondaires les plus fréquents sont la constipation, les problèmes digestifs, la somnolence et les vertiges, ce qui chez les sujets âgés peut avoir des conséquences graves, avec des occlusions digestives, des chutes ou encore des hallucinations. Pour les jeunes, le danger principal est celui de l'addiction. Il n'existe pas de dose plafond, on peut donc aller jusqu'à des doses très fortes, avec des formes à libération immédiate pour une douleur qui survient d'un seul coup, et des formes à libération prolongée pour les douleurs de fond. Les deux sont utilisées conjointement, en faisant varier les doses en fonction de l'intensité des symptômes. L'efficacité et la tolérance doivent être évaluées, ce qui demande du temps et une véritable expertise, car on ne trouve pas nécessairement tout de suite la bonne dose. Il n'existe pas de contre-indication mais des précautions en cas d'insuffisance rénale ou respiratoire. Bien utilisée, la morphine ne présente pas de risque, mais des signaux alarmants viennent des États-Unis, où la morphine y est devenue la première cause de surdosage médicamenteux, en remplacement de la cocaïne et de l'héroïne. Il s'agit dans ce cas d'une utilisation illégale, à visée non médicamenteuse, mais ce n'est pas parce que certains l'utilisent comme drogue qu'il faut la supprimer comme médicament.

Le cannabis est-il intéressant comme antidouleur ?

Le cannabis à visée thérapeutique permet surtout de diminuer les nausées, les vomissements, il améliore l'appétit, mais il n'est pas à proprement parler un antalgique. Il induit des effets d'hallucinations et le risque psychiatrique est important. Son action est particulièrement intéressante pour des patients avec un cancer ou au stade terminal d'une maladie dégénérative. Le cannabis a aussi un effet positif sur les crampes musculaires, les dystonies, les contractures musculaires. Son efficacité a par exemple été montrée pour les spasmes musculaires douloureux de la sclérose en plaques.

En résumé, sur la plupart des douleurs, il ne semble pas que le cannabis apporte un bénéfice particulier.

Pourquoi nous avoir privés du DI-ANTALVIC® ?

Le DI-ANTALVIC® est un vieux médicament français pour lequel il n'existe pas véritablement d'étude montrant son efficacité, mais qui a été consacré par l'usage. Pourtant peu utilisé comme antalgique en Angleterre et en Suède, des cas de suicide sous DI-ANTALVIC® ont été constatés dans ces pays, qui ont alors demandé et obtenu le retrait au niveau européen. Le DI-ANTALVIC® a souffert d'un dossier extrêmement faible, l'industrie n'ayant pas voulu le soutenir et dépenser de l'argent pour remonter un dossier, car il était déjà génériqué. Mais c'est probablement un morphinique peu dangereux. Même s'il n'est pas considéré comme très efficace, il avait une place dans la prise en charge des douleurs peu importantes mais pour lesquelles le paracétamol n'est pas suffisant. Des études récentes comparant les antalgiques dérivés de la morphine ont montré qu'il s'agissait probablement du composé présentant le moins de risque.

« Mais pourquoi m'ont-ils enlevé mon DI-ANTALVIC® ? »

Les moyens thérapeutiques efficaces dans le traitement des douleurs ne sont pas si nombreux. Les antalgiques de palier 1 sont largement utilisés : paracétamol, aspirine, anti-inflammatoires non stéroïdiens. Les antalgiques de palier 3 sont tous des dérivés de la morphine. Entre les deux, le palier 2 destiné aux douleurs modérées à sévères résistantes aux antalgiques de palier 1 regroupe surtout des associations de deux médicaments, notamment du paracétamol associé à un « opioïde faible » tel que le tramadol, la codéine, le dextropropoxyphène. Le DI-ANTALVIC® était un des médicaments chouchous des Français et associait du paracétamol au dextropropoxyphène. Ce médicament a été très largement utilisé en France, mais très peu prescrit dans les autres pays de l'Union européenne, où il était paradoxalement devenu l'un des médicaments fétiches des suicidants. La toxicité cardiaque du dextropropoxyphène à trop haute dose en faisait l'un des médicaments le plus couramment utilisé en Suisse, au Royaume-Uni et dans les pays scandinaves pour des tentatives de suicide par médicaments, malheureusement souvent couronnées de succès du fait de la toxicité cardiaque et hépatique de cette association. Ces pays se sont donc inquiétés de la présence sur le marché d'un médicament très peu utilisé à bon escient pour ses propriétés antalgiques et, à l'inverse, largement utilisé pour sa cardio-toxicité. D'où une démarche européenne de retrait de l'autorisation de mise sur le marché. La France s'y était, bien évidemment, violemment opposée car dans l'Hexagone ce médicament était correctement utilisé pour ses propriétés antalgiques et n'était pas un outil habituel à visée suicidaire. Les représentants français ont argué du bon usage de ce produit mais ont dû s'opposer à plusieurs pays qui se plaignaient de son mauvais usage ou même qui n'avaient pas ce médicament à disposition et qui donc n'étaient pas opposés à son retrait ! Il a donc fallu argumenter et, comme d'habitude, la meilleure argumentation repose sur l'évaluation clinique et c'est bien là que le bât a blessé : le dossier clinique du DI-ANTALVIC®, issu de la recherche française, était d'une très grande faiblesse, sans aucune étude prouvant la supériorité du DI-ANTALVIC® à de fortes doses de paracétamol, sans preuve d'une efficacité comparable à celle d'autres médicaments de palier 2, mais, en revanche, beaucoup de preuves directes et indirectes de la cardio-toxicité du dextropropoxyphène. Il était alors difficile de défendre un produit avec un dossier si faible, un usage exclusivement « gaulois », et l'opposition de nombreux pays victimes d'un mésusage de ce médicament. Pour sauver le soldat DI-ANTALVIC®, il aurait fallu refaire des études cliniques d'efficacité, mais, dans ce contexte, personne n'aurait été là pour les financer.

À la fin de l'histoire, il y a toujours un vote... La majorité des pays européens était très en faveur du retrait du DI-ANTALVIC®, et la France n'a rien pu faire en raison de la faiblesse du dossier et de la présence d'alternatives thérapeutiques antalgiques de palier 2. Le retrait européen du DI-ANTALVIC® a donc été officialisé.

Les Français restent convaincus que le DI-ANTALVIC® faisait mieux que 4 grammes par jour de paracétamol, en termes d'efficacité antalgique, et que les effets indésirables étaient moindres qu'avec le tramadol ou la codéine. Mais l'affaire était entendue, l'Europe a triomphé et le DI-ANTALVIC® n'est plus.

Pr Jean-François Bergmann

Pourquoi n'y a-t-il pas plus de recherches ni de nouvelles molécules dans ce domaine ?

La douleur est le point commun de la plupart des maladies, or nous n'avons finalement à disposition que l'aspirine, les AINS, les opioïdes et la morphine, qui sont de vieux médicaments. L'opium a 5 000 ans, l'aspirine en a 120, la morphine 200, les anti-inflammatoires ont 60 ans... et on recycle certains antiépileptiques et antidépresseurs. De nombreuses recherches ont été menées, des laboratoires ont investi des milliards, mais les résultats restent très décevants, parce que le mécanisme physiopathologique de la douleur est extrêmement complexe. Des voies prometteuses existent avec des anticorps monoclonaux : les anti-NGF. Les premiers essais chez l'homme donnent des résultats très intéressants, des premiers traitements très novateurs pourraient peut-être voir le jour d'ici 2 ou 3 ans. Le marché des antidouleurs est important et il continue à intéresser l'industrie pharmaceutique, même si certains laboratoires se sont retirés de ce domaine. L'industrie cherche des « blockbusters » qui marcheront sur toutes les douleurs, or elles ont des mécanismes différents : il y a de grandes différences entre la douleur neuropathique, la douleur de l'arthrose, le mal de tête… Il semble que la recherche vise plus pour les années à venir à mettre au point des thérapies ciblées sur des types de douleurs ou sur des mécanismes bien précis.

On dit souvent que les médicaments psychotropes sont les seuls à être efficaces dans les douleurs neuropathiques. Est-ce vrai ?

Non, ce n'est pas vrai : les antidépresseurs et les antiépileptiques agissent bien dans les douleurs neuropathiques, mais les morphiniques aussi, même s'il faut, pour ces derniers, souvent utiliser de plus fortes doses que pour d'autres douleurs, avec en conséquence des risques de moins bonne tolérance. Il existe aussi des traitements locaux, comme les patchs anesthésiques, qui traitent bien les douleurs neuropathiques localisées.

Les recommandations varient selon le type de douleur neuropathique : neuropathie centrale à la suite d'un accident vasculaire, zona, sciatique, douleurs après chirurgie.

On dit que la douleur n'est pas assez prise en compte par les médecins, est-ce toujours vrai ?

Aujourd'hui encore, la douleur n'est pas assez prise en compte. Les dernières études montrent que la morphine est sous-prescrite, sous-dosée. Une étude, parue en 2007 puis refaite en 2012, montre que même la prise en charge des douleurs cancéreuses n'a pas vraiment changé et ne s'est guère améliorée.

Cependant quelques progrès existent, les jeunes médecins ont reçu une formation sur la douleur dans leur cursus, ils y sont donc plus attentifs, et ils craignent moins de manier la morphine et les autres antalgiques… Mais même si les médecins sont attentifs à la douleur du patient, très peu d'armes thérapeutiques sont à disposition, et celles qui existent sont difficiles à utiliser et sous-utilisées. Par manque de temps pour évaluer la douleur et son mécanisme, la morphine est parfois mal prescrite aux urgences et par le généraliste. On est aujourd'hui confronté à un manque de spécialistes de la douleur, manque qui ira en augmentant car les départs à la retraite ne sont pas remplacés et de nombreux centres de la douleur mis en place dans les années 1980 risquent de fermer.

Merci pour le placebo

1. Qu'est-ce qu'un placebo ?
Il s'agit d'un médicament qui ne contient aucune substance active pour une pathologie ou des symptômes donnés, par exemple de l'amidon ou de l'eau en gouttes ou en collyre mais aussi de la vitamine C (chez une personne non carencée). Par extension, on appelle placebo tout simulacre d'intervention médicale (chirurgie ou irradiation…). On peut, par exemple, utiliser un placebo de l'acupuncture en recourant à des points ne correspondant pas aux points reconnus ou, mieux, en utilisant des aiguilles télescopiques rétractables.
2. Le placebo a-t-il un effet ?
La réponse est oui. Il a statistiquement un effet indiscutable non seulement sur les symptômes perçus par le malade (diminution des insomnies ou des douleurs, amélioration de l'humeur ou de la fatigue…) mais aussi des effets mesurables (baisse de la pression artérielle, diminution de la fréquence cardiaque, baisse du taux sanguin de cortisol…). Cet effet placebo est à distinguer de l'évolution naturelle de nombreuses « petites » maladies ou de sensations de mal-être vers l'amélioration ou la guérison. Il convient également de le différencier d'une part de l'effet médecin « rassurant » et d'autre part de l'effet du discours accompagnant sa prescription. L'effet placebo s'atténue lorsque le médecin explique qu'il prescrit un placebo mais il ne disparaît pas complètement. À l'opposé, l'effet placebo est majoré lorsque le placebo est valorisé

par son coût élevé, par sa sophistication technique et par un discours convaincant (la traduction du mot latin *placebo* est « je plairai »).

3. Comment s'explique cet effet ?

On évoque bien sûr la suggestion, l'attente des patients et le conditionnement positif (avoir eu un effet positif avec un autre médicament). Le placebo a une action neurobiochimique impliquée dans les mécanismes de l'attente et du conditionnement. L'administration d'un placebo entraîne la libération de dopamine et d'opioïdes endogènes qui seraient à l'origine de l'amélioration symptomatique. Dans la douleur, on pourrait inhiber l'effet placebo par l'administration d'antagonistes de ces neuromédiateurs. De plus, la variabilité de l'ampleur de la réponse aux placebos selon les personnes pourrait s'expliquer en partie par des variations génétiques modulant la production de dopamine.

4. Quand l'utilise-t-on ?

Depuis les années 1950, on l'utilise systématiquement dans la recherche clinique pour prouver l'efficacité d'un médicament. On tire au sort deux groupes de patients en nombre suffisant : un groupe prend le médicament actif qu'on souhaite évaluer et l'autre groupe prend un placebo dont l'apparence doit être en tout point semblable au médicament actif. On s'assure de l'observance des patients. Pour éliminer tout biais de subjectivité, on fait en sorte que ni les patients ni les médecins ne sachent qui prend le placebo et qui prend le médicament actif. L'étude est alors dite en « double aveugle ». Lorsqu'il existe déjà un médicament ayant prouvé son efficacité, il ne serait pas éthique de donner seulement un placebo. On compare donc le nouveau médicament au placebo, associés l'un et l'autre à l'ancien. Ainsi s'est développée la médecine, basée sur des faits démontrés et pas seulement sur des raisonnements physiopathologiques et sur l'expérience des cliniciens. Les partisans de l'homéopathie ou les défenseurs des bienfaits intrinsèques des eaux thermales refusent de se soumettre à une évaluation rigoureuse *versus* placebo. Les médecins prescripteurs des cures thermales proposent des évaluations globales de la cure et non seulement des eaux thermales comparées à de l'eau du robinet ; les homéopathes prétendent que la comparaison entre deux groupes de patients est impossible pour eux car leurs prescriptions sont toujours personnalisées. L'argument n'est pas recevable, car on peut chez la même personne donner plusieurs fois de manière séquentielle et en double aveugle tantôt le comprimé homéopathique et tantôt le placebo. Mais vouloir évaluer scientifiquement l'efficacité d'un placebo, c'est aussi tenter de lui ôter une part du mystère qui participe à son efficacité.

5. Dans quelles pathologies ou pour quels symptômes les placebos sont-ils efficaces ?

L'efficacité des placebos concerne surtout certains symptômes tels que la douleur, la fatigue, les malaises, l'angoisse, l'impuissance et la frigidité... et les maladies dites fonctionnelles où l'on observe des dysfonctionnements d'organe sans aucune lésion organique observable (intestin irritable, fibromyalgies, pseudo-hypoglycémies, spasmophilie, palpitations...). Le diagnostic de maladie fonctionnelle suppose d'avoir éliminé une maladie organique relevant d'un traitement spécifique.

6. Faut-il les rembourser ?

On en a déjà beaucoup déremboursé et à juste titre. Cela ne concerne pas que le placebo mais aussi les traitements ayant un bénéfice très faible. Que doit prendre en charge solidairement la collectivité et qu'est-ce qui doit rester à la charge des personnes, soit directement, soit par le biais d'une assurance privée ? Cela relève d'un débat de société qui n'est pas mené dans notre pays. Pourquoi continuer à rembourser des médicaments à 15 % ou à 35 % s'ils ne sont pas, ou très peu, efficaces ? Pourquoi ne plus prendre en charge à 100 % les hypertendus sévères et continuer à rembourser les cures thermales pour 250 millions d'euros et l'homéopathie pour 150 millions d'euros ?

7. Y a-t-il des AMM pour les placebos ?

En principe, pour qu'un médicament soit mis sur le marché, il faut qu'il ait une autorisation de mise sur le marché (AMM), qui n'est obtenue que si le médicament a une réelle activité pharmacologique. On pourrait donc considérer qu'il n'y a pas de placebo au sein des médicaments. Mais, de fait, il existe de vieux médicaments, mis à disposition depuis des décennies, dénués de toute activité thérapeutique démontrée, mais qui avaient une structure pharmacologique laissant espérer une activité thérapeutique. Il s'agit de placebo impur, utilisé sciemment ou inconsciemment par les prescripteurs pour leur effet placebo bénéfique. Mais il existe aussi des médicaments récents, parfois dans des pathologies complexes et graves, dont l'efficacité est tellement minime qu'il serait difficile de la séparer de l'efficacité d'un placebo. Ces médicaments sont comme de vrais médicaments mais la quantité d'effet qu'ils génèrent n'est pas très différente de l'effet d'un placebo.

8. Doit-on parler de médicament placebo ou d'« effet placebo » ?
Au-delà du médicament placebo, il faut parler d'un effet placebo lorsque le soignant aide le patient avec empathie. Ses explications, sa réassurance, son soutien ont un effet anxiolytique qui a aussi un réel effet thérapeutique. C'est cet effet placebo que l'on attend de tout soignant responsable. C'est là un élément qui est plus utile que la prescription de placebos, en croyant qu'ils ont une réelle efficacité, ce qui est le témoignage d'une réelle méconnaissance thérapeutique. C'est plus utile aussi que de prescrire des placebos en sachant qu'il s'agit d'un placebo, car il s'agit là d'une déviance de la relation médecin/malade.

Pr André Grimaldi et le Pr Jean-François Bergmann

Messages essentiels

La douleur chronique est une vraie maladie, un vrai handicap, un vrai fardeau. Des études récentes montrent qu'elle réduit l'espérance de vie et augmente le risque de comorbidités. En termes de répercussions somatiques, sociales et psychologiques, son impact individuel est profond. Et son impact sociétal est majeur, en ce qui concerne les arrêts de travail et la baisse de la productivité. Pour autant, il y a un désengagement massif des pouvoirs publics dans le soutien à la prise en charge de la douleur chronique.

Les médicaments de la douleur sont pour la plupart des médicaments anciens, d'efficacité imparfaite et souvent mal tolérés. Nous sommes dans une situation de manque criant de nouveaux traitements, et certains sont même supprimés en raison d'existence de trafics (clonazépam, RIVOTRIL®) ou de suicides (DI-ANTALVIC®), alors qu'il faudrait plutôt aider à une meilleure utilisation et à une éducation des patients.

Il existe encore de très nombreux préjugés sur la douleur et ses traitements, dont certains sont véhiculés par les médecins eux-mêmes.

Le travail et les recherches qui restent à faire sont immenses, les besoins non couverts sont majeurs dans la douleur.

Psychotropes
Ne pas confondre trouble passager et maladie psychiatrique

Pr Jean-Pierre Lépine,
professeur de psychiatrie à l'université Paris-Diderot,
psychiatre consultant
à l'hôpital Saint-Louis-Lariboisière-Fernand-Widal

Liens d'intérêts
Participation ponctuelle à deux séminaires de formation des internes et assistants, l'un sponsorisé par les laboratoires Servier et l'autre par le laboratoire Otsuka.

Comment définir les maladies psychiatriques ?

Les maladies psychiatriques sont définies par l'existence d'un ensemble de symptômes qui reposent en grande partie sur les dires du patient, parfois de l'entourage, concernant ses pensées, ses émotions, ses comportements aux plans individuel et interrelationnel, plus souvent que sur des signes observables. Il y a donc rarement en psychiatrie des éléments « objectifs », qui permettent de poser un diagnostic. Peu de progrès ont été réalisés dans ce domaine même si la neurobiologie, la génétique, les études neurocognitives, l'imagerie cérébrale se sont développées pour mieux comprendre ces pathologies, mais, jusqu'à présent, l'essentiel du repérage diagnostique se fonde sur la clinique et l'entretien du patient avec les médecins et les psychologues. D'ailleurs, la psychiatrie est une des rares spécialités médicales qui reposent essentiellement sur l'examen clinique. Quand un psychiatre prescrit d'autres examens, c'est soit pour éliminer des diagnostics différentiels, soit à des fins de recherche, mais ce n'est pas, le plus souvent, pour étayer, un diagnostic positif. L'imagerie cérébrale permet, par exemple, d'écarter l'éventualité d'une tumeur.

La définition des maladies psychiatriques est également rendue difficile par le fait que beaucoup d'idées fausses circulent. Rappelons que de très nombreux mots du vocabulaire de la psychiatrie font partie du langage courant : dépression, anxiété et même maintenant « schizo » sont des termes spécialisés mais utilisés par tous dans diverses acceptions, et pas toujours à bon escient. De fait, tout le monde a l'impression de connaître ces troubles et la manière dont il convient de les traiter. Notons enfin que nombre de psychiatres considèrent qu'il ne s'agit pas de maladies au sens strict mais de « réactions » à des facteurs relationnels. C'est là toute l'ambiguïté et l'une des difficultés en psychiatrie.

Peut-on dire qu'il y a trois classes de médicaments psychotropes : les anxiolytiques hypnotiques, les antidépresseurs et les neuroleptiques ?

Non, ce n'est pas le cas. Historiquement, ces médicaments ont été répartis en trois principales classes, mais aujourd'hui cette classification ne tient plus. Un des exemples concerne les antidépresseurs, qui agissent sur les troubles anxieux également, et certains ont aussi des propriétés antimigraineuses et antalgiques. Les neuroleptiques, aujourd'hui appelés antipsychotiques, agissent également sur les troubles bipolaires, voire sur les troubles de la personnalité. Enfin, les patients qui prennent un anxiolytique le soir l'utilisent en fait le plus souvent pour son effet hypnotique. D'autres molécules que les classiques anxiolytiques ont aussi des effets « anxiolytiques », par exemple certains neuroleptiques et de nombreux antidépresseurs.

N'oublions pas également que cette classification n'intègre pas, par exemple, le lithium, le valproate de sodium (DEPAKINE®), la carbamazépine (TÉGRÉTOL®) indiqués dans les troubles bipolaires et le méthylphénidate (RITALINE®, CONCERTA®) dans l'hyperactivité avec déficit de l'attention.

Pourquoi les Français prennent-ils autant d'anxiolytiques, d'hypnotiques et d'antidépresseurs ?

Cette forte consommation est multifactorielle, mais personne ne sait complètement en expliquer les raisons.

Premièrement, les Français consomment beaucoup de médicaments en général, mais cela ne suffit pas à expliquer la raison de la consommation élevée de psychotropes.

Deuxièmement, les médecins français sont peu formés ou mal formés à faire des réponses thérapeutiques autres que médicamenteuses face à ce type de symptômes. Les Anglais, par exemple, prévoient une infirmière ou un travailleur social présent dans les cabinets des généralistes qui mettront en place des psychothérapies brèves et un soutien psychosocial. En France, les thérapies brèves ne sont pas prises en charge par notre système de santé. Le médecin a appris à prescrire une ordonnance médicamenteuse, et non à répondre que les médicaments ne sont pas nécessaires, mais qu'en revanche, il est important d'entreprendre une thérapie ou des exercices de relaxation sur une durée de temps limitée, sans nécessairement se lancer dans une cure psychanalytique longue. Lorsqu'il ne prescrit pas de médicament, le médecin français a l'impression souvent de ne rien faire. Malheureusement, de plus en plus de psychiatres font de même, et sont ainsi devenus également de grands prescripteurs de médicaments.

On voit fréquemment sur les ordonnances de psychiatres des listes de médicaments ajoutés en strates, avec pour conséquence le fait que les patients prennent des médicaments qu'ils ne devraient pas prendre, risquant ainsi des interactions médicamenteuses qui ne sont pas toujours évaluées. Cette polypharmacie devient de plus en plus fréquente. Parallèlement, il existe des formes sévères où les patients relèvent d'un traitement médicamenteux particulier qu'ils ne reçoivent pas, soit parce que le médecin n'a rien prescrit, soit parce qu'eux-mêmes ne veulent pas de ce traitement.

Les nouveaux médicaments sont-ils plus efficaces que les anciens ?

Les nouveaux médicaments, ou plutôt la 2e génération de médicaments, ne sont pas plus efficaces que les anciens, voire parfois moins, mais ils sont souvent mieux tolérés. En effet, les recherches se sont principalement focalisées sur l'amélioration de la tolérance plutôt que sur une plus grande efficacité. De façon générale, les nouveaux antidépresseurs ont certes toujours des effets secondaires, mais ils en ont moins que les anciens, notamment que les antidépresseurs tricycliques.

Quels sont les effets secondaires de ces médicaments ?

Un certain nombre de ces médicaments ont des effets sur la sexualité avec une « panne du désir » tant chez les hommes que chez les femmes. Il existe également des effets digestifs. Parfois, on observe des syndromes d'hypersérotoninergie, avec des risques de myoclonies, c'est-à-dire de contractures musculaires. On remarque également parfois un virage maniaque ou des états d'irritabilité, d'instabilité, avec une forme de surexcitation, différente toutefois de celle qui existe dans les troubles bipolaires. Les taux de récidive sont très importants dans la dépression sévère, qui doit, dans la majorité des cas, être perçue comme une maladie à évolution chronique. Un des grands défis actuels est précisément le traitement au long cours de ces états : faut-il privilégier les médicaments seuls ou d'autres approches non médicamenteuses, ou encore l'association des deux ? Lorsqu'un individu souffre régulièrement de rechutes de dépression, par exemple 3 épisodes sur une courte durée (4 à 5 ans), il est nécessaire de le mettre sous traitement médicamenteux continu, parfois à vie. Certains patients qui souffrent d'effets secondaires gênants ou invalidants ne sont pas observants : ils arrêtent leur traitement et ne reviennent consulter le médecin que lors des rechutes.

Actuellement, il existe une seule étude limitée à une durée de 5 ans et portant sur un faible nombre de patients, mais aucune étude scientifique menée sur 10 ans, pour montrer l'intérêt de ces traitements sur une très longue durée. Trop longues, trop difficiles, trop coûteuses, ces études n'intéressent pas les firmes pharmaceutiques dans la mesure où ces molécules pour la plupart sont génériquées. Si tous considèrent qu'il serait important de mener de telles études, personne n'entend le faire, pas même les agences de régulation et les organismes de recherche. L'essor de la pharmaco-épidémiologie permettra d'apporter une solution à ces questions en définissant un profil de malades plus spécifiquement répondeurs pour chaque stratégie thérapeutique.

Le deuxième point également important est de savoir quelle doit être la variable d'efficacité évaluée. Prend-on simplement la rechute ou un critère plus dur qui est la mortalité globale et ou la mortalité par suicide (il n'est pas toujours aisé de départager les deux) ? Une des difficultés réside dans le fait que même s'il existe un risque suicidaire important dans un certain nombre de maladies psychiatriques, son occurrence est en réalité assez faible ; il faudrait donc inclure de très nombreux patients dans l'étude pour pouvoir montrer un impact éventuel des traitements au long cours selon cet indicateur.

Il n'existe pas à ce jour de traitement médicamenteux préventif du suicide, même si certains résultats suggèrent une certaine efficacité du lithium. Mais est-ce dû au médicament ou au fait que les patients sont suivis plus régulièrement ou bien encore à ces deux facteurs conjugués ?

Qu'en est-il du risque de dépendance ?

La dépendance est un problème complexe. Il y a probablement moins de risque de dépendance avec les antidépresseurs qu'avec les benzodiazépines, mais le risque n'est pas nul. Si un patient veut arrêter son traitement, il ne doit pas le faire brutalement mais toujours progressivement, en raison des risques de manifestations cliniques de sevrage. En raison de l'importance de la consommation de benzodiazépines contre l'anxiété et l'insomnie, les agences sanitaires entendent mieux encadrer leur prescription, précisément à cause de ces risques de dépendance, mais l'impact de ces recommandations semble encore limité.

L'addiction aux anxiolytiques et aux somnifères

D'usage fréquent, les benzodiazépines sont à haut risque de pharmacodépendance en cas de consommation chronique.

En 2010, 134 millions de boîtes ont été vendues dont la moitié comme anxiolytique et l'autre comme hypnotique.

Leur potentiel de pharmacodépendance, c'est-à-dire de l'obligation de prendre le médicament pour éviter les symptômes liés à l'arrêt du traitement, est à l'origine de la chronicisation de la consommation. En effet, si l'on cesse de les prendre, on ne dort pas la nuit, ou bien on est très angoissé. De ce fait, le traitement est poursuivi et reconduit *sine die*.

Même si les autorités de santé ont limité la prescription des somnifères à 4 semaines et des benzodiazépines anxiolytiques à 3 mois, il n'est pas difficile de trouver des subterfuges pour prolonger les prescriptions.

Il nous faut tous acquérir un état d'esprit différent vis-à-vis de ces médicaments : les prescripteurs, qui renouvellent les ordonnances sans se poser de questions, doivent informer les patients des risques encourus et d'autres solutions doivent être trouvées ; les consommateurs, qui ne supportent pas l'idée de ne pas dormir et qui sont prêts à tout pour continuer le traitement doivent essayer d'autres méthodes pour retrouver le sommeil. À leur décharge, les alternatives sont peu ou pas développées en France. Les pharmaciens doivent également mettre en garde les patients contre une consommation prolongée. L'hygiène de vie est sur ce point encore extrêmement importante.

L'histoire suivante en est l'illustration : un grand reporter rêvait de partir en mission au Tibet depuis plusieurs années. Après de nombreuses démarches, il obtient un visa. Le jour tant attendu du départ arrive. Sur la passerelle d'embarquement il se rend compte qu'il a oublié de prendre dans ses bagages sont T...® sans lequel il ne peut dormir ni calmer ses angoisses. Il décide donc... de faire demi-tour et de renoncer à son voyage !

Pr Claire Le Jeunne

Est-ce dangereux de prendre des anxiolytiques au long cours ?

Prendre au long cours des anxiolytiques peut être nocif pour la santé. On sait que poursuivre les antidépresseurs sur la durée permet de prévenir les récidives de dépression mais, à l'inverse, un effet prolongé n'a jamais été démontré avec les anxiolytiques et les benzodiazépines en particulier au-delà de 3 mois de traitement.

En revanche, on sait que les risques de dépendance et d'altération cognitive et mnésique (troubles de la mémoire) sont fréquents avec les anxiolytiques et les hypnotiques avec également des problèmes de sevrage lors de l'arrêt du traitement. Les anxiolytiques à court terme sont très efficaces. Le court terme correspond à 4 semaines au maximum pour les hypnotiques et 3 mois pour les anxiolytiques. En France, les médecins ont parfaitement le droit de refaire une ordonnance avec le même traitement pour une durée renouvelée. Tous les 3 mois, les patients peuvent donc avoir une ordonnance d'anxiolytiques alors que, dans d'autres pays, la durée de prescription autorisée est de 4 semaines au maximum. Il faut prévenir le patient dès l'initiation du traitement que les anxiolytiques sont utiles dans la phase aiguë et sur des périodes brèves. Notons également que chez les personnes âgées qui prennent des benzodiazépines depuis très longtemps et qui sont à l'origine de complications indéniables (altérations cognitives ou chutes par exemple), il est difficile d'arrêter ce traitement, le succès n'étant d'ailleurs pas toujours au rendez-vous.

Il existe des alternatives, comme les programmes de relaxation. Les Anglais ont des alternatives dans leur réseau de santé que nous n'avons pas.

Est-ce dangereux de prendre des hypnotiques au long cours ?

La plupart des hypnotiques sont proches des benzodiazépines ou sont presque quasiment des équivalents de benzodiazépines, avec par conséquent les mêmes risques.

Aujourd'hui, des antidépresseurs à usage sédatif sont assez régulièrement prescrits le soir comme hypnotiques, par exemple la miansérine (ATHYMIL®) à faible posologie. Aucune étude n'a évalué le rapport bénéfice/risque entre cette stratégie et la prescription des hypnotiques « classiques ».

Les troubles bipolaires sont souvent traités par un cocktail d'antidépresseurs pour le côté dépressif plus un neuroleptique pour le côté maniaque, est-ce bien de mélanger les deux ?

Associer un antidépresseur pour soigner le côté dépressif et un neuroleptique pour le côté maniaque consisterait à titre de comparaison à accélérer et à freiner en même temps au volant d'une voiture. Dans les faits, certains patients ont des traitements thymorégulateurs avec une efficacité antimaniaque à laquelle sont ajoutés des antidépresseurs pour traiter ou prévenir les phases dépressives. Le patient un peu déprimé, un peu excité, un peu bipolaire va se retrouver avec un ou deux thymorégulateurs, un antimaniaque, un ou deux antidépresseurs, et encore un autre traitement pour dormir le soir. Dans le flou actuel de la prise en charge des patients bipolaires, les malades reçoivent beaucoup trop de médicaments différents.

Un patient ayant un trouble bipolaire doit être traité en fonction de son état, et des questions doivent être posées : faut-il mettre en place un traitement thymorégulateur (lithium ou médicaments anticonvulsivants ayant des propriétés thymorégulatrices) et un traitement antipsychotique ? L'utilisation des nouveaux antipsychotiques dits « atypiques » a bouleversé la prise en charge, ils sont efficaces dans la manie, avec un effet thymorégulateur pouvant éviter des rechutes maniaques.

Mais, de manière générale, les traitements existants sont plus efficaces pour prévenir les phases maniaques que pour prévenir les dépressions, y compris le lithium. Ce dernier prévient les poussées maniaques et parfois aussi les phases dépressives. Malheureusement, chez de nombreux patients, utilisé seul, il ne suffit pas à éviter les rechutes dépressives.

La lamotrigine (LAMICTAL®) qui a un petit effet préventif sur la dépression peut être prescrite ; elle ne semble pas avoir d'effet sur la prévention des phases maniaques.

Le diagnostic de trouble bipolaire est parfois porté par excès et n'est pas souvent si simple à poser. Il existe à la fois une hétérogénéité des troubles et des sensibilités aux médicaments. Il peut être licite de faire des associations médicamenteuses mais sur des bases « rationnelles », basées sur une analyse sémiologique fine des symptômes.

Peu d'études montrent l'intérêt d'associer un traitement pour prévenir les dépressions et un thymorégulateur pour prévenir les phases maniaques, même si de nombreux psychiatres ont recours à cette stratégie. Cette association de médicaments doit être réservée à des cas résistants, difficiles à équilibrer ; et il faut alors se méfier des interactions médicamenteuses. Ces éléments soulignent l'importance d'une très bonne connaissance des approches pharmacologiques et des spécificités de chaque molécule.

Les Américains ne veulent surtout pas prescrire d'antidépresseurs à des bipolaires à cause du risque de déclenchement des phases maniaques. En Europe, les règles sont plus nuancées, mais il faut être très prudent avant de prescrire un antidépresseur à un patient dont on suspecte fort la bipolarité.

Les patients bipolaires souffrent davantage de phases dépressives, souvent beaucoup plus longues, parasitant leur vie, entraînant parfois des hospitalisations mais également un handicap certain.

Pendant longtemps, les médicaments utilisés dans le domaine de la psychiatrie avaient de nombreux effets secondaires. On les appelait des « drogues sales » (*dirty drugs*), car ils agissaient sur de multiples récepteurs. Les industriels ont ensuite cherché à fabriquer des produits plus spécifiques, n'agissant, par exemple, que sur un sous-type de récepteurs dopaminergiques bien spécifiques. Avec ces nouveaux traitements, il existe parfois moins d'effets secondaires mais, dans la pratique, ils sont associés à des traitements plus anciens pour obtenir une meilleure efficacité. Par exemple, les antipsychotiques atypiques actuels sont beaucoup plus sélectifs, mais parce qu'ils n'agissent pas assez sur l'angoisse, les médecins les associent parfois avec de « vieux » neuroleptiques sédatifs, recréant ainsi ces associations. De fait, le traitement associant un antipsychotique atypique à un neuroleptique ancien ressemble finalement, en termes d'effets secondaires, au traitement par un neuroleptique ancien.

Ces traitements, en général, et en particulier ceux qui sont nouveaux, sont-ils chers ?

Les nouveaux médicaments sont un peu plus chers que les anciens mais restent d'un coût raisonnable. On dit parfois que les prix étant peu élevés, l'industrie pharmaceutique cherche à davantage élargir leur utilisation.

Quelles sont les recherches menées pour la mise au point de nouvelles thérapeutiques ? Quelle est la stratégie de l'industrie pharmaceutique ?

Mis à part certains nouveaux laboratoires, mais ils sont peu nombreux, la plupart se désinvestissent massivement de la recherche en psychopharmacologie, considérée comme peu rentable, et où de nombreuses pistes ont été des échecs.

Très peu d'études sont réalisées dans les états sévères : troubles schizophréniques, troubles bipolaires, états dépressifs, troubles obsessionnels compulsifs les plus sévères et/ou résistants. En ce qui concerne les troubles bipolaires, et plus particulièrement les dépressions bipolaires, très peu d'études sont réalisées (en dehors des phases maniaques ou de la prévention des phases maniaques).

L'industrie pharmaceutique cherche davantage à élargir les prescriptions : des traitements déjà utilisés pour une maladie sont ensuite évalués dans d'autres indications. Par exemple, l'aripiprazole (ABILIFY®), neuroleptique antipsychotique atypique, a été enregistré avec une indication dans le traitement des dépressions résistantes, alors qu'au départ il avait obtenu une AMM pour la schizophrénie.

Une autre possibilité est d'utiliser conjointement plusieurs molécules. Certains traitements médicamenteux n'étant pas assez efficaces, on en ajoute d'autres pour gagner en efficacité et, de fait, cela peut aider à traiter des formes déficitaires de schizophrénie ou des dépressions résistantes. Dans certains cas, cette polypharmacie rationnelle, prenant en compte les éventuelles interactions médicamenteuses, peut présenter un réel intérêt.

Il y a d'ailleurs, très peu de recherches menées actuellement par l'industrie pharmaceutique sur les états dépressifs qui ne répondent pas au traitement. L'argument avancé est qu'il n'y aurait pas assez de malades et que cette approche ne serait pas rentable…

De nos jours, dans les dépressions résistantes, les stratégies psychopharmacologiques ne sont pas souvent les plus efficaces. En revanche, la sismothérapie ou électroconvulsivothérapie (les électrochocs) permet d'améliorer l'état clinique de patients sévèrement handicapés. Si la dépression persiste, la stimulation cérébrale profonde (implantation d'électrodes dans certaines zones cérébrales, comme cela se fait pour la maladie de Parkinson) peut donner de bons résultats. La stimulation magnétique transcrânienne peut également être utilisée en traitement de première intention comme alternative au traitement pharmacologique. De jeunes psychiatres se sont investis dans la recherche concernant ces deux techniques.

L'*Evidence Based Medicine* (ou « médecine basée sur des preuves ») repose sur les essais médicamenteux qui sont réalisés dans l'immense majorité des cas par l'industrie. Très peu d'essais concernent les autres interventions thérapeutiques médicamenteuses et non médicamenteuses ainsi que l'association de ces stratégies entre elles. Les recommandations thérapeutiques ne peuvent donc s'appuyer dans ces cas précis sur des éléments de preuve. Pourtant, dans les dépressions peu intenses ou moyennes, les thérapies cognitivo-comportementales, par exemple, sont efficaces alors que des traitements pharmacologiques ne sont théoriquement pas indiqués.

En ce qui concerne le suicide, et particulièrement le risque suicidaire, il faut noter que les études cliniques avec une comparaison *versus* placebo excluent les patients avec risque suicidaire dans l'immense majorité, voire la totalité des essais conduits dans les épisodes dépressifs majeurs. On ne dispose donc pas de données sur l'efficacité de la plupart des « nouveaux » antidépresseurs dans les états dépressifs avec risque suicidaire.

Quelles sont les perspectives d'avenir ?

On peut espérer que, dans le futur, de nouvelles stratégies thérapeutiques seront découvertes ou affinées grâce aux progrès accomplis par la recherche. Les champs qui semblent les plus prometteurs concernent trois domaines principaux : la génétique, la neuro-imagerie et les approches neurocognitives. Toutefois, d'autres disciplines comme les sciences sociales pourront également s'avérer essentielles, tant il est vrai que dans le registre complexe des maladies psychiatriques, les interactions entre plusieurs domaines de recherche s'avèrent indispensables. Les approches « translationelles » (du laboratoire de recherche au lit du malade) sont revendiquées très largement mais il faut bien reconnaître qu'actuellement nous sommes plutôt dans une phase où les innovations se font vraiment attendre.

Médicaments psychotropes et personnes âgées : « Je t'aime, moi non plus... »

Tous les médicaments sont particulièrement dangereux chez les sujets âgés.

En vieillissant, les capacités hépatiques et rénales d'élimination des médicaments sont altérées, d'où un risque d'accumulation, de surdosage et d'aggravation des effets indésirables, qui augmentent avec la dose. De plus, les sujets âgés ont souvent de multiples maladies, de multiples symptômes qui, si l'on n'y prend pas garde, peuvent conduire à des ordonnances fleuves. La multiplicité des médicaments entraîne un risque accru, de façon exponentielle, d'interactions médicamenteuses potentiellement dangereuses. En outre, les handicaps liés au vieillissement rendent parfois difficile une bonne observance des traitements, ne serait-ce que les difficultés pour lire le nom des médicaments, ouvrir les boîtes, comprendre un traitement. Tout cela peut entraîner des erreurs de prise, diminuer l'efficacité des médicaments et en augmenter les risques.

Les médicaments psychotropes sont trop largement utilisés chez les sujets âgés et exposent à des effets indésirables fréquents et graves.

Les malades âgés ont de multiples raisons d'avoir des troubles du comportement : syndrome dépressif, agitation liée à une démence, troubles de mémoire, insomnies ou inversion du rythme nycthéméral avec somnolence diurne et insomnie nocturne. Des symptômes neuropsychiques sont parfois mêlés : une agitation peut être la simple expression d'une douleur, une démence peut passer pour une dépression ou au contraire une agitation organique, une dépression peuvent s'exprimer par des troubles du sommeil. Les difficultés diagnostiques peuvent entraîner des erreurs thérapeutiques avec notamment des prescriptions de médicaments antagonistes. Les neuroleptiques peuvent provoquer des chutes et une baisse d'autonomie, les antalgiques morphiniques peuvent générer un syndrome confusionnel ou une somnolence, les antidépresseurs excitent, les somnifères rendent confus. Et l'on voit parfois ces médicaments qui s'opposent côte à côte sur la même ordonnance, car un sujet âgé peut, dans une même journée, avoir des périodes d'agitation et des périodes de ralentissement sans que l'on sache bien, au cours du temps, si ces troubles neuropsychiques sont liés à l'âge ou s'ils sont liés aux médicaments eux-mêmes ! Ainsi, une démence débutante peut entraîner des périodes d'agitation mais les sédatifs vont aggraver la démence qui va provoquer des troubles du sommeil et les somnifères aggraveront les troubles de mémoire. On sait donc qu'à terme, chez des sujets âgés, l'utilisation des médicaments psychotropes a bien plus d'effets indésirables que d'effets bénéfiques. Dans ces situations, les stratégies thérapeutiques sont toujours délicates. Il faut d'abord faire un diagnostic précis de la maladie neuropsychique mais il n'est pas toujours aisé de faire la part entre une démence organique évolutive, un syndrome dépressif ou les simples processus physiologiques de vieillissement avec perte de mémoire. Souvent, c'est l'entourage du patient qui réclame des traitements pour le stimuler ou, au contraire, pour traiter son agitation. Les neuroleptiques ou certains antidépresseurs peuvent entraîner des hypotensions artérielles avec risques de chute et de fracture. Tous les somnifères, et en particulier les benzodiazépines, produisent rapidement accoutumance (avec perte progressive de l'effet thérapeutique et nécessité d'augmenter les doses pour obtenir l'effet hypnotique), dépendance (avec impossibilité d'arrêter le traitement) et risque de syndrome de sevrage en cas de baisse des posologies. L'utilisation trop large de certains hypnotiques cachés sous le vocable d'antihistaminiques, tels que le THÉRALÈNE® ou l'ATARAX®, est une solution de facilité bien trop souvent utilisée chez les sujets âgés, notamment en maison de retraite pour faire dormir celui ou celle qui vient troubler le repos des autres. Mais, à moyen terme, cette thérapeutique n'est jamais efficace et il vaut mieux trouver des solutions non médicamenteuses : rassurer le malade, réadapter son rythme veille-sommeil, maintenir une activité diurne suffisante pour justifier le sommeil nocturne. Il faut aussi savoir que les neuroleptiques aggravent les démences, que beaucoup d'antalgiques de palier 2 et 3, largement utilisés chez les sujets âgés, entraînent des confusions, des troubles cognitifs et des troubles du sommeil. Il faut donc s'obliger à prescrire le moins souvent possible et sinon pour une durée la plus brève possible (inférieure à 1 mois), à une dose la plus faible possible, tous ces médicaments psychotropes, notamment les somnifères. Il ne faut jamais en associer plusieurs chez le même malade âgé, et savoir que la prise au long cours de ces traitements gêne le diagnostic de la maladie neuropsychique sous-jacente. Résister aux demandes et aux sollicitations d'une prescription de médicaments psychotropes chez le sujet âgé, c'est bien souvent faire le meilleur choix thérapeutique possible.

Pr Jean-François Bergmann

Benzodiazépine	Spécialités	Date de la première AMM
Alprazolam	XANAX®	1982
Bromazépam	LEXOMIL®, QUIETILINE®	1979
Clobazam	URBANYL®	1974
Clonazépam	RIVOTRIL®	1970
Clorazépate	NOCTRAN®, TRANXÈNE®	1975
Clotiazépam	VÉRATRAN®	1982
Diazépam	VALIUM®	1964
Estazolam	NUCTALON®	1977
Flumazénil	ANEXATE®	1991
Flunitrazépam	NARCOZEP®	1978
Loflazépate	VICTAN®	1980
Loprazolam	HAVLANE®	1981
Lorazépam	TÉMESTA®, EQUITAM®	1972
Lormétazépam	NOCTAMIDE®	2001
Midazolam	HYPNOVEL®	1986
Nitrazépam	MOGADON®	1974
Nordazépam	NORDAZ®	1984

Benzodiazépine	Spécialités	Date de la première AMM
Oxazépam	SERESTA®	1965
Prazépam	LYSANXIA®	1975
Témazépam	NORMISON®	2003
Zopiclone	IMOVANE®	1984
Zolpidem	STILNOX®	1995

Somnifères
Le moins est le mieux !
Le sommeil sans médicaments

Dr Patrick Lemoine,
psychiatre, docteur en neurosciences et directeur de recherches à l'université Claude-Bernard de Lyon,
directeur médical international du groupe Clinéa psychiatrie

Liens d'intérêts : organisation en 2012, 2013, 2014 des rencontres nationales Clinéa par Lundbeck.

Quand peut-on parler d'insomnie ?

Il faut bien différencier un sujet insomniaque d'un « petit » ou « court » dormeur. Une insomnie est un trouble apparu à un instant précis, totalement différent d'un sommeil de courte durée chez une personne qui est depuis toujours un petit dormeur et qui ne ressent pas de fatigue dans la journée. On parle d'insomnie objective lorsque dans la journée la personne se plaint de somnolence, de troubles de la concentration et de la mémorisation, et d'insomnie subjective quand la personne pense qu'elle ne dort pas sans toutefois présenter dans la journée de troubles de la vigilance, de la concentration ou de la mémorisation. Le médecin ne peut pas se contenter de déclarations comme : « Je dors mal » ou : « Je ne dors pas assez. » Il doit d'abord évaluer la vigilance dans la journée. Si celle-ci est conservée, on s'oriente vers une insomnie subjective : la personne dort mais ne le ressent pas ; elle ne perçoit plus son sommeil. En revanche, quand il y a un retentissement diurne de l'insomnie, on essaie de savoir s'il s'agit d'une insomnie d'endormissement, de réveil précoce, d'interruption du sommeil en cours de nuit ou simplement d'une mauvaise qualité de sommeil avec une fatigue matinale. Un simple questionnaire permet d'apporter des réponses : Comment dormez-vous ? Êtes-vous fatigué dans la journée, avez-vous du mal à rester éveillé, à lire un livre, à vous concentrer, à écouter une émission ? Pour vous, quelle est la durée idéale de sommeil ? À quelle heure vous couchez-vous et vous réveillez-vous habituellement, quand tout va bien ? Êtes-vous obligé de vous lever la nuit pour aller aux toilettes ? Qu'est-ce qui a changé par rapport à la période où vous aviez un sommeil idéal ? Y a-t-il eu un événement déclencheur ou non ?

Après ce premier questionnaire, on demande aux patients de remplir un agenda du sommeil, en notant tous les matins et tous les soirs la période où ils pensent avoir dormi, en donnant une note à leur nuit et une note à leur jour. Très souvent, on réalise que les personnes, sans le savoir, obéissent à des règles biologiques, par exemple, telle femme ne dormira pas bien une semaine tous les 28 jours avant ses règles, beaucoup ne savent pas qu'il existe un lien entre les deux. D'autres encore ont des difficultés le week-end car elles font la grasse matinée, tandis qu'elles dormiront bien mardi, mercredi, jeudi car elles sont synchronisées par le sommeil et le réveil à heure régulière. Certains sont pénibles pour leur entourage la première semaine des vacances, avec de fréquents maux de tête et des difficultés à bien dormir. Tous ces éléments diachroniques qui permettent de suivre le film du sommeil sont essentiels. C'est une discipline chronobiologique, dont le temps est un des outils.

Une fois l'insomnie diagnostiquée et analysée, il faut en rechercher les causes ; les premières sont le plus souvent toxiques, la caféine étant au premier rang, avec le café, le thé, mais aussi parfois le chocolat, ou encore le Coca-Cola, dont certaines personnes peuvent boire jusqu'à deux litres par jour, en ignorant sa forte teneur en caféine, de même pour les boissons énergisantes. Il est également important de demander les horaires de la prise de caféine, car sa durée d'action se poursuit 8 à 10 heures après son absorption : la tasse de café de 15 heures réveillera ainsi à minuit-2 heures du matin. Il y a ensuite les autres excitants, à savoir toutes les drogues à l'exception des morphiniques. Le cannabis est ambigu, puisqu'il peut endormir certains mais en réveiller d'autres. L'alcool assoupit mais peut aussi réveiller, probablement par le biais des apnées. Le tabac est aussi un excitant, de même qu'un grand nombre de médicaments, par exemple les bêtabloquants, certains antihypertenseurs, antidépresseurs et neuroleptiques, et bien sûr la cortisone, qui est redoutable pour le sommeil. Certains de ces médicaments sont indispensables, il est donc nécessaire soit de changer les horaires de prise, soit de trouver les moins excitants d'entre eux au sein de la même classe thérapeutique.

Les deuxièmes causes de l'insomnie sont environnementales. Une habitation non sécurisée peut être responsable d'une insomnie : difficile de s'endormir quand on n'est pas certain d'avoir fermé sa porte… Certaines femmes ne peuvent dormir que si leur compagnon se trouve entre elles et la porte, comme un bouclier. D'autres ne veulent aucun obstacle entre elles et la porte, pour pouvoir s'enfuir en cas de danger. D'autres encore ne peuvent s'endormir sans être certaines d'avoir fermé le gaz. Les bruits discontinus sont aussi un obstacle au sommeil : on peut dormir près d'une cascade ou près de la mer mais on peut ne pas bien dormir près d'un aéroport. Certes, il existe une habitude au niveau du sommeil conscient, mais il n'y a jamais d'habitude cardio-vasculaire aux bruits discontinus nocturnes, c'est pourquoi les immeubles bruyants ou encore les aéroports entraînent une augmentation de la pression artérielle. Mettre des boules Quies® peut améliorer le sommeil et faire perdre un ou deux points de tension artérielle. D'autres éléments importants entrent en ligne de compte comme la température de la chambre, son aération, la qualité de la literie, les ronflements du conjoint, l'humidification de l'air…

Les troisièmes causes sont médicales. Les douleurs, comme un rhumatisme inflammatoire chronique, un syndrome du canal carpien, une douleur dentaire, altèrent le sommeil ; c'est pourquoi certains pensent que l'aspirine est un bon somnifère. La plupart du temps, elle supprime une douleur, ce qui permet de mieux dormir, d'autant qu'elle permet aussi d'abaisser la température centrale. Toutes les fièvres, qu'elles soient infectieuses ou autres, entraînent une insomnie car pour avoir un sommeil lent profond il faut que la température centrale s'abaisse, ce qui est impossible en cas de fièvre. D'autres maladies peuvent également perturber les nuits comme l'insuffisance respiratoire, l'insuffisance cardiaque, l'hyperthyroïdie.

Les quatrièmes causes sont d'ordre psychologique. L'attente d'un événement peut empêcher de dormir, notamment la veille d'un concours ou d'un entretien professionnel important. Tous les événements anxiogènes attendus causent des insomnies ; c'est d'ailleurs là l'unique vraie bonne indication (avec le décalage horaire) pour l'utilisation éventuelle de somnifères.

La dépression est un grand pourvoyeur d'insomnie, mais elle n'est pas toujours exprimée : on ressent seulement une fatigue anormale ou un mal de tête tenace le matin mais beaucoup moins douloureux le soir. Ces signes doivent alerter, surtout en cas d'insomnie.

Viennent ensuite les troubles anxieux, les paniques nocturnes, les syndromes de stress post-traumatique qui déclenchent des cauchemars répétitifs. Les personnes luttent contre le sommeil pour ne pas traverser ces cauchemars et revivre le traumatisme, que ce soit un braquage, un viol ou un accident. L'état maniaque provoque également de grandes insomnies.

Enfin, il y a les maladies du sommeil à proprement parler : certains syndromes d'apnée du sommeil et l'insomnie psychophysiologique, c'est-à-dire celle qui n'a pas de cause réelle mais qui est la conséquence d'un cercle vicieux. Quelqu'un qui ne dort pas va chercher le sommeil, mais le sommeil ne se donne qu'à celui qui ne le cherche pas ! Parfois, quand on souhaite enregistrer un insomniaque chronique dans un laboratoire du sommeil pour analyser son endormissement et son sommeil, il lutte contre le sommeil et finalement s'endort sans problème pour toute la nuit. *A contrario*, l'expérience a été faite en prenant 20 sujets excellents dormeurs n'ayant jamais connu d'insomnie de leur vie : ils ont été installés dans un dortoir, lumière éteinte et on a promis 10 000 dollars au premier qui s'endormirait... pas un n'a fermé l'œil. C'est vouloir dormir qui empêche de dormir. Pour s'endormir, il faut lâcher prise.

Quand on interroge une personne insomniaque et/ou déprimée, on doit également explorer si elle est « du soir ou du matin ». Il est maintenant démontré qu'il existe des différences génétiques à ce sujet. Sur une courbe de Gauss, 70 à 80 % des personnes se situent dans une position intermédiaire plutôt du matin ou plutôt du soir mais 10 à 15 % des personnes sont carrément du matin, et 10 à 15 % sont vraiment du soir. On peut les reconnaître très facilement parce que les sujets du matin sont quasi pathologiquement ponctuels, tandis que les sujets du soir ont le plus grand mal à être à l'heure. Les sujets du matin sont chronorigides, le décalage horaire est une catastrophe pour eux, de même qu'une fête qui se prolonge trop tard le soir, travailler en 3 x 8 heures leur est également très difficile. Une étude informelle, dans un hôpital d'Aix-en-Provence, a permis d'observer tous les infirmiers travaillant de nuit depuis 5 ans. 100 % étaient du soir, plutôt courts dormeurs, tous les autres étaient soit tombés malades, soit avaient demandé une mutation, ou bien avaient démissionné. Le sujet du matin ne peut pas accepter, sans conséquence, de changer d'horaire plus souvent que tous les ans. Ces caractéristiques de chronorigidité/chronoflexibilité sont essentielles dans les choix de travail de nuit ou à horaires décalés.

Quels sont les traitements ? Peut-on traiter sans médicaments ?

Le premier traitement à prescrire sans modération est un horaire de réveil. Pourquoi un horaire de réveil et pas d'endormissement ? Parce qu'on ne peut pas s'endormir sur commande, alors qu'on peut se forcer à se lever. Il suffit d'avoir un réveil. Le médecin doit prescrire un horaire d'éveil, correspondant à l'horaire d'éveil quand tout allait bien, moins un quart d'heure ou une demi-heure, histoire de créer une petite dette de sommeil qui facilitera l'endormissement les nuits suivantes. En cas d'insomnie chronique ou de dépression, il faut prescrire un horaire d'éveil constant, impératif, sans aucune possibilité de dérapage, même un lendemain de réveillon, même un lendemain de garde. Le patient doit se lever toujours à la même heure, sans aucune dérogation, car la grasse matinée entraîne un retard de phase qui mène en réalité à l'insomnie, voire à la dépression. Mais, bien sûr, si tout va bien, il est toujours loisible de vivre selon les horaires que l'on souhaite.

C'est ainsi qu'on pourrait interpréter la recrudescence de suicides et de tentatives de suicide décrite par l'INSEE le lundi matin, surtout après un pont, car avec les grasses matinées, les personnes se mettent en retard de phase. Donc il faut se lever tous les jours à la même heure. La qualité de l'éveil suit la remontée de la température centrale. Nous avons un véritable thermostat dans la tête au niveau des noyaux suprachiasmatiques, l'hormone de croissance est d'ailleurs sécrétée exclusivement pendant le sommeil profond ; ce phénomène est lié à la baisse de température centrale. Le réveil à heure fixe doit être accompagné de tout ce qui permet de remonter la température : un petit peu de gymnastique, une douche chaude prolongée, s'exposer à une lumière intense et prendre un petit déjeuner copieux. Ensuite, au cours de la journée, il ne faut pas faire de sieste durant plus de 20 minutes. Et il faut se coucher tout simplement quand on a sommeil, en évitant pendant les 3 heures qui précèdent l'heure du coucher les écrans d'ordinateur, les films d'épouvante, les jeux et l'alcool, et plus généralement les situations d'excitation.

Le plus souvent, ces règles suffisent ; cependant, si tel n'est pas le cas, le médecin peut recourir aux médicaments mais en commençant par les « placebos dits impurs », c'est-à-dire contenant de l'arginine ou du magnésium. Les plantes sont aussi intéressantes ; ce ne sont pas toutes des placebos, des études contrôlées *versus* placebo ayant montré une certaine efficacité. J'estime que l'effet de la valériane sur le sommeil est établi même si son efficacité est faible, c'est probablement aussi le cas pour d'autres. On peut tout à fait expliquer au patient la prescription d'un placebo (voir encadré page 253).

Quand rien de tout cela n'est efficace et qu'une synchronisation devient nécessaire, on peut alors prescrire des hypnotiques. Pour une insomnie chronique, il m'arrive de prescrire de la mélatonine à action prolongée (CIRCADIN LP®), non remboursée par la Sécurité sociale mais peu onéreuse, même si les prix varient suivant les pharmacies. Selon l'AMM, CIRCADIN LP® est réservé aux sujets de plus de 55 ans. Il est bien toléré comme tous les mélatoninergiques, il améliore d'abord la qualité de la vigilance diurne et dans 60 % des cas le sommeil nocturne. L'AMM n'a été donnée qu'aux plus de 55 ans, parce que les preuves issues d'études contrôlées en double aveugle existaient dans cette indication mais, dans mon expérience personnelle, il pourrait être intéressant dans d'autres circonstances.

Il est formellement déconseillé d'acheter la mélatonine dans les supermarchés américains ou de la commander *via* Internet, car on n'est absolument pas sûr du dosage et à peu près certain d'avoir des impuretés dont certaines assez toxiques ou plus souvent inactives.

Mélatonine, une histoire à dormir debout ?

Quitte à semer le doute dans l'esprit du lecteur de cet ouvrage, la mélatonine est un sujet sur lequel nous n'avons pas obtenu un consensus entre coauteurs. Patrick Lemoine et de nombreux spécialistes du sommeil sont « mélatoninophiles ». Ils sont séduits par ce neurotransmetteur cérébral à demi-vie ultracourte participant à l'équilibre veille/sommeil. Ils ont étudié les changements induits par cette molécule sur les enregistrements encéphalographiques polysomnographiques et trouvent donc qu'elle a une logique physiopathologique et un mécanisme d'action qui devraient entraîner des améliorations de notre sommeil. Mais la molécule de mélatonine originale a une demi-vie très courte, son utilisation commerciale est très aléatoire avec des produits en vente libre, de fabrication discutable. À l'arrivée du CIRCADIN LP®, qui était une forme de mélatonine à activité prolongée, ils ont été séduits non tant par les essais thérapeutiques randomisés en double aveugle *versus* placebo, peu démonstratifs, mais plutôt par les changements de la physiologie du sommeil et par certains questionnaires montrant une meilleure qualité du réveil après les nuits « mélatoninisées ». Bien qu'il n'y ait rien de probant dans les essais cliniques, bien que les essais sur l'amélioration du sommeil n'aient pas été convaincants, ils restent favorables à cette molécule et à son mécanisme d'action séduisant.
Leur enthousiasme s'appuie aussi sur l'obtention d'une autorisation de mise sur le marché, preuve qu'il existe bien une activité pharmacologique à cette molécule. Mais il faut rappeler qu'actuellement les AMM européennes sont délivrées sur des données pharmacologiques *a minima*, sans nécessité de la preuve formelle d'une utilité clinique. D'ailleurs, la Commission de la transparence ne s'y est pas trompée, car, devant la faiblesse de la démonstration, elle a refusé de rembourser le CIRCADIN LP® dans le traitement de l'insomnie.
Ce médicament est un bel exemple du fossé qui existe entre des mécanismes d'action séduisants, surtout aux yeux des spécialistes, et des preuves d'efficacité squelettiques. Cela n'empêche pas que certains utilisateurs ravis en fassent la promotion, sans qu'on sache avec certitude si l'efficacité qu'ils ont ressentie est différente de l'effet placebo. On pourrait s'en contenter, si le malade est satisfait et si le médicament n'a pas d'effet indésirable, mais la Sécurité sociale a raison de ne pas mettre notre argent dans le remboursement d'un médi-

> cament dont l'efficacité est si douteuse. L'histoire de ce médicament le dira et permettra peut-être de trancher, mais il n'est pas sûr qu'on sache un jour si le CIRCADIN LP® améliore réellement le sommeil. Cette situation est fréquente en médecine et les avis divergents ne sont qu'une preuve supplémentaire, s'il en fallait, de l'immensité de nos méconnaissances.
>
> Pr Jean-François Bergmann

Ensuite, en cas d'insomnie transitoire, on doit commencer par une « Z drogue », zopiclone (IMOVANE®), zolpidem (STILNOX®) – on ne dispose pas en France de zaleplon, car ce sont les moins nocifs avec peu de dépendance lorsque la durée de traitement est brève (quelques jours). Ces médicaments sont déconseillés en cas d'examen car ils peuvent induire des troubles de la mémoire.

STILNOX® agit rapidement, IMOVANE® a une durée d'action un peu plus longue. IMOVANE® a un effet secondaire intéressant car il donne un très mauvais goût dans la bouche, les personnes n'ont donc pas envie de le continuer trop longtemps, ce qui est excellent pour éviter la dépendance. Ce sont les deux hypnotiques de première intention et, surtout, le médecin doit les prescrire comme on doit le faire avec un antibiotique, c'est-à-dire en précisant : « C'est jusqu'à telle date et après vous arrêterez. Il y aura une ou deux nuits difficiles, mais c'est moins grave que la dépendance. Vous pouvez éventuellement en prendre un demi-comprimé pendant un ou deux jours avant l'arrêt. » Si les patients savent à l'avance que la prescription est limitée à une durée déterminée, on ne rencontre jamais de problème d'arrêt ; en revanche, lorsque le somnifère est prescrit *ad libitum*, comme c'est malheureusement trop souvent la règle en France, de vraies complications peuvent apparaître. Très souvent les médecins renouvellent indéfiniment les ordonnances. Certains patients prennent tous les soirs leur somnifère depuis 10, 15, voire 20 ans ; il est alors très difficile d'arrêter le traitement.

En cas d'échec, en deuxième intention, il y a 4 benzodiazépines hypnotiques qui ont une demi-vie de 8 à 10 heures. Il s'agit de témazépam (NORMISON®), loprazolam (HAVLANE®), lormétazépam (NOCTAMIDE®), oxazépam (SERESTA®). Mais leur utilisation doit être exceptionnelle. Tous les autres, sans exception, doivent être mis au panier : les MOGADON®, les anxiolytiques type RIVOTRIL®, TRANXÈNE®, TÉMESTA® ne doivent pas être utilisés dans cette indication, ils sont fortement pourvoyeurs de dépendance.

On bannit bien entendu tous les barbituriques, les produits à demi-vie longue, les neuroleptiques qui interagissent avec la dopamine, THÉRALÈNE®, PHÉNERGAN®, TERCIAN®, NOZINAN®, même ATARAX® qui est un antihistaminique sédatif mais anticholinergique.

Enfin, on peut éventuellement prescrire, même sans ordonnance, doxylamine (DONORMYL®) qui est aussi un antihistaminique mais qui ne pose pas de problème de dépendance ; il est assez facile à arrêter et pas trop toxique même chez la femme enceinte.

La prescription ne doit pas être, si possible, de plus d'une ou deux semaines, quatre semaines étant un maximum. Mais, parfois, l'insomnie perdure, il y a beaucoup d'échecs. À ce moment-là, je peux prescrire des antidépresseurs hypnotiques qui n'ont pas l'AMM en France dans l'insomnie mais qui l'ont dans d'autres pays. Les deux leaders dans ce domaine sont la miansérine (seule la forme générique est disponible en France) et la mirtazapine (NORSET®) à faible dose. Il existe enfin un produit prescrit dans le monde entier, sauf en France pour des raisons financières car il ne rapportait plus suffisamment de bénéfices, et qui s'appelle la trazodone. Il s'agit d'un antidépresseur, mais, à faibles doses, c'est un hypnotique qui ne fait pas prendre de poids, ne modifie pas la libido, entraîne dès la première nuit une augmentation importante de sommeil lent profond et ne modifie pas le reste du sommeil. Il s'agit probablement du produit disposant du meilleur rapport bénéfice/risque car il a très peu de contre-indications. Les patients peuvent se le procurer en Angleterre, en Italie, en Espagne, en Belgique, en Suisse...

Quels sont les effets secondaires des somnifères ?

Les effets secondaires sont nombreux. L'addiction vient de la faible efficacité des somnifères. En effet, non seulement ils ne guérissent pas l'insomnie, mais il se produit en plus bien souvent au bout de quelques semaines un épuisement de l'action hypnotique. Il s'agit d'un épuisement inconscient : si on questionne une personne au bout d'un mois de prise quotidienne d'un hypnotique, elle déclare dormir, mais si on enregistre son sommeil, on constate que ce n'est pas le cas. Il y a une discordance entre le sommeil subjectif et le sommeil objectif. Si l'effet sédatif s'épuise sur la durée, l'effet amnésiant pour sa part ne s'épuise pas. En clair, ce sont des personnes qui ne dorment pas mais qui oublient qu'elles ne dorment pas, ce qui constitue un bénéfice assez mince.

L'effet secondaire le plus important est l'aggravation majeure d'un possible syndrome d'apnée du sommeil. On a démontré dans une publication nord-américaine qu'un quart de comprimé de bromazépam (LEXOMIL®) pris à 20 heures multiplie par deux le nombre et la durée des apnées. C'est peut-être ce quart de LEXOMIL® qui fera, plusieurs années plus tard, le lit des complications cardiovasculaires des apnées du sommeil. Le risque accru d'hypertension artérielle, de dégradation des capacités cognitives lié aux benzodiazépines, aux hypnotiques ou aux tranquillisants semble démontré, sans parler des troubles de l'érection, des accidents de voiture par endormissement au volant et du risque souvent peu connu que sont les levées d'inhibition avec amnésie. Ainsi lors d'une enquête réalisée aux États-Unis chez des femmes qui avaient été violées, on s'est aperçu qu'un tiers d'entre elles avaient dans les urines des traces de flunitrazépam (ROHYPNOL®), alors qu'elles n'étaient pas traitées par ce médicament (il n'est plus commercialisé en France depuis le début de l'année). Ce qui signifie qu'en boîte de nuit ou qu'au restaurant, des personnes malveillantes leur avaient fait ingérer à leur insu du ROHYPNOL®, avec l'intention de les violer. Certains ont ainsi signé des chèques, sans en garder le moindre souvenir.

L'un de mes articles publié dans l'*American Journal of Forensic Psychiatry* donne l'exemple de 3 meurtres commis sous l'emprise des benzodiazépines, notamment un médecin de Montpellier ayant massacré sa famille à coups de hache.

Ces produits entraînent parfois des comportements complètement inadéquats. Ils sont capables de dissoudre le surmoi avec de surcroît une amnésie. Freud n'avait pas prévu que le surmoi serait soluble dans les benzodiazépines ! De plus, certaines études évoquent des liens avec la maladie d'Alzheimer lors de l'utilisation de benzodiazépines au long cours.

Quels sont les risques de dépendance ?

Si on donne à des rats une coupelle avec de l'eau et une autre avec de l'eau plus du VALIUM®, ils prennent indifféremment l'une ou l'autre et ne développent pas de préférence pour le VALIUM®, sauf si l'on a rendu auparavant le rat alcoolique. Les personnes prenant depuis longtemps des benzodiazépines peuvent développer une dépendance à travers différents mécanismes mal connus à ce jour, mais qui impliquent *in fine* le circuit de la récompense.

De plus, il ne faut pas oublier que le fait d'avoir moins d'anxiété est plutôt agréable ; la dépendance est de fait liée à la réapparition de l'état antérieur d'anxiété ou d'insomnie. Un arrêt brutal de benzodiazépines peut entraîner des crises d'épilepsie, des épisodes confusionnels, voire des bouffées délirantes. On ne peut donc pas nier la dépendance ni l'addiction.

Les toxicomanes utilisent préférentiellement RIVOTRIL®, HALCION® (retiré du commerce), antérieurement ROHYPNOL®, et STILNOX®, parce que ces produits ont une absorption très rapide, le STILNOX® en étant l'exemple paradigmatique. Certains de mes patients sont allés jusqu'à 52 STILNOX® par jour, sans dormir, tout en se disant « sur un petit nuage rose ». Ces addictions récréatives sont très sévères, ce qui rend particulièrement difficile le sevrage sur le long terme. Quant à ceux qui prennent des somnifères depuis 10 ans en usage « normal » le soir pour dormir, sont-ils pour autant dépendants ? S'ils ne peuvent pas les arrêter, c'est surtout parce que l'insomnie revient dès qu'ils ne les prennent plus.

Pourquoi les Français sont-ils aussi accros aux somnifères ?

Les Français sont effectivement beaucoup plus accros aux somnifères que dans les autres pays développés. La France est le seul pays développé au monde où l'on n'observe pas, actuellement, de réduction d'utilisation des benzodiazépines. On constaterait même à l'inverse un rebond. C'est un phénomène qui me semble à mettre en parallèle avec une autre particularité française : nous sommes un des seuls pays où il n'y a aucune prise en charge par des techniques pourtant efficaces, comme les thérapies cognitives et comportementales, l'hypnose, la relaxation. Nous sommes dans un pays où l'on trouve deux à trois fois plus de psychiatres que dans tous les pays environnants mais où il faut attendre de 6 mois à un an pour obtenir un rendez-vous. En France, les psychiatres ne font pas que de la psychiatrie, ils font aussi de la psychothérapie, de la psychanalyse, ce qui est également le métier des psychothérapeutes et des psychologues. On est dans une situation où des techniques efficaces validées et recommandées par les sociétés savantes sont relativement peu accessibles car elles ne sont pas prises en charge par la Sécurité sociale (contrairement aux somnifères). Et les psychiatres étant débordés, ce sont les médecins généralistes qui traitent les patients avec les outils dont ils disposent, à savoir les hypnotiques et les sédatifs. Plus de 85 % des prescriptions de somnifères sont faites par les médecins généralistes. Ce n'est pas en 15 minutes de consultation qu'un médecin peut poser un bon diagnostic d'insomnie. Une première consultation pour des troubles du sommeil dure une heure. On a montré l'efficacité d'une prise en charge en thérapie cognitivo-comportementale de groupes d'insomniaques. Dans ces *sleep watchers*, on remplace la balance (des *weight watchers*) par l'agenda de sommeil et cela marche très bien. Si les Français avaient accès à de bons thérapeutes de l'insomnie ou de l'anxiété, ils ne seraient pas plus accros que les autres, car ils ne sont pas différents, n'ont pas plus d'anxiété, ni plus d'insomnies. C'est uniquement une question de politique de santé concernant à la fois l'organisation des soins et la politique du médicament. Cela coûterait probablement moins cher à la Caisse nationale d'assurance-maladie de rembourser les consultations de psychothérapeutes et de psychologues que de supporter les coûts directs et indirects des hypnotiques.

Qu'en est-il de l'effet placebo dans le traitement de l'insomnie ?

L'effet placebo est absolument majeur dans l'insomnie. D'ailleurs, les premières études scientifiques sur le placebo ont été faites sur l'insomnie, par Bernheim de l'école de Nancy, contemporain de Charcot : il envoyait un signal lumineux tout en donnant de façon concomitante un hypnotique ; après un certain nombre de fois, il envoyait toujours le signal bleu mais remplaçait le somnifère par un placebo, induisant donc le sommeil par conditionnement. La croyance ou conviction entraîne probablement une libération d'endorphines et d'« endohypnotiques » et peut-être aussi de mélatonine. L'effet placebo dans l'insomnie est presque aussi important que dans la douleur. Comme toujours, ce qui conditionne l'effet placebo, c'est la conviction du médecin et celle du patient. Le bon médecin ne doit pas obligatoirement prescrire des placebos, mais il doit savoir utiliser l'effet placebo. Sa conviction renforce l'efficacité de ce qu'il prescrit, qu'il s'agisse de médicaments ou de prise en charge psychothérapeutique. Il suffit de reprendre les nombreuses études randomisées sorties ces 30 dernières années comparant un somnifère à un placebo, et on voit que les placebos ont une bonne efficacité.

Et si les insomniaques restaient éveillés... ?

Les insomniaques qui ne sont pas traités et qui gardent un temps de sommeil inférieur à celui qui leur est physiologiquement nécessaire ont un risque accru de développer une obésité, un diabète, une hypertension artérielle. À cela s'ajoutent les dangers de la fatigue : accidents de voiture, chutes dans les escaliers, et tous les accidents dus à un manque de vigilance. Enfin, le malaise digestif est l'un des symptômes du jetlag ; c'est un phénomène peu expliqué mais assez étonnant.

Ce sont bien sûr les insomnies sur la durée qui peuvent générer ces problèmes de santé, l'insomnie transitoire ne posant pas trop de problèmes. D'où l'intérêt, quand on ne dort pas bien, de consulter et surtout de ne pas mettre le doigt dans l'engrenage de la consommation chronique d'hypnotiques – même si, de temps en temps, on peut faire une ou deux nuits avec un hypnotique pour relancer les rythmes.

Comment traiter l'insomnie du « jetlag » ?

L'insomnie du « jetlag » repose avant tout sur l'utilisation conjointe de la lumière et de la mélatonine, sachant que la mélatonine n'a pas un niveau de preuve d'efficacité très important dans cette indication. Il est possible qu'il s'agisse d'un pur effet placebo. Un voyage avec décalage horaire peut s'anticiper en modifiant, quelques jours auparavant, ses heures d'endormissement et de réveil. Une fois installé dans l'avion, il faut immédiatement se mettre dans les rythmes de sommeil et d'alimentation du pays d'accueil. À l'arrivée dans le pays d'accueil, il faut s'exposer à une lumière blanche, brillante, de manière à bloquer la mélatonine et éventuellement favoriser l'endormissement par la mélatonine. IMOVANE® peut être pris en avion, voire STILNOX®, mais en évitant la consommation d'alcool car l'association des deux provoque un risque de désinhibition avec amnésie.

Messages essentiels

Premièrement, on ne traite pas l'insomnie sans en avoir cherché la cause, qu'elle soit toxique, environnementale, médicale, psychologique ou essentielle.
Deuxièmement, on ne prescrit pas de médicaments sans avoir d'abord restauré une bonne hygiène des rythmes circadiens.
Enfin, on prescrit de façon précise et surtout pour une durée prédéterminée.
Le sommeil induit par les hypnotiques est plus une anesthésie légère qu'un vrai sommeil. On enregistre moins de sommeil paradoxal, moins de sommeil profond, et plus de sommeil léger (stade 2). C'est un sommeil moins réparateur. Le seul vrai bon sommeil est le sommeil naturel ou sous placebo.

Ce que l'on sait, ce que l'on pense, ce que l'on dit, ce que l'on fait

Patrick Lemoine est un expert incontesté sur le sommeil et son traitement. Son analyse de l'insomnie, de ses causes et des risques des hypnotiques, notamment en termes de mésusage, est consensuelle. En revanche, il convient de souligner un désaccord parmi les coauteurs du présent ouvrage concernant quatre points :
L'effet insomniant de la caféine nous paraissait survenir quelques heures après la prise et non dix heures plus tard.
Les essais contrôlés sur l'efficacité de la mélatonine dans l'insomnie et le jetlag étaient, selon nous, plutôt négatifs
Il nous semble important de déconseiller tous les antidépresseurs, y compris la miansérine dans le traitement de l'insomnie.
L'efficacité des tisanes de valériane a été démontrée avec un niveau de démonstration des plus ténus et une quantité d'effets des plus mineures.
Cependant, nous respectons pleinement ses positions.
Ces divergences sont l'occasion de quelques réflexions sur l'*Evidence Based Medicine* (EBM) ou médecine basée sur les preuves. Les décisions thérapeutiques doivent prendre en compte l'état de la science (donc des résultats des essais contrôlés permettant d'évaluer le niveau des preuves d'efficacité), mais aussi l'expérience du médecin, les croyances et les souhaits du malade. Dans le domaine de l'insomnie, quel que soit

le niveau de preuve de l'efficacité des différents médicaments évoqués, il n'en reste pas moins que nous pouvons tous avoir un mode de prise de décision des plus variables. Le faible niveau de preuve de l'efficacité de la mélatonine ou de la valériane peut suffire à convaincre certains de ne pas les prescrire. D'autres, plus sensibles aux mécanismes d'action ou à de bons résultats obtenus personnellement, appuieront leur décision thérapeutique sur leurs convictions plutôt que sur les résultats des essais thérapeutiques. Dans certains cas, ils auront raison, dans d'autres, ils auront tort mais on ne peut guère les critiquer dès lors qu'ils ne font pas prendre de risque au malade. On est relativement tranquillisé quant à l'innocuité de la mélatonine ou de la valériane. La situation serait tout à fait différente s'il existait des médicaments ayant un rapport bénéfice/risque infiniment meilleur, si ces choix privaient le malade de traitement indispensable, si ces décisions étaient prises par négligence ou enfin si elles entraînaient des coûts abusifs pour la Sécurité sociale. Or, dans le domaine du traitement de l'insomnie, on ne peut pas considérer que ces décisions soient abusives.

En d'autres termes, nos décisions thérapeutiques ne sont pas toujours basées sur des preuves scientifiquement étayées et indiscutables. Si le médecin est devenu un ingénieur respectant des procédures et appliquant des recommandations, il est resté un artisan fort de son expérience et prenant en compte la singularité de chaque patient. Dans tous les cas, la décision médicale impose rigueur et respect du malade.

Pr Jean-François Bergmann

Antimigraineux
Du bon diagnostic au bon médicament

Pr Anne Ducros,
département de neurologie,
CHRU Gui-de-Chauliac, Montpellier

Liens d'intérêts
Lors des deux dernières années, Anne Ducros déclare avoir reçu des honoraires d'Amgen et de Bausch et Lomb.

Comment définit-on la migraine ?

La migraine est une maladie neurologique très fréquente qui se manifeste par des crises répétées de céphalée (mal de tête) aux caractéristiques cliniques bien précises. On parle de maladie migraineuse uniquement lorsque le patient a eu plusieurs crises. De vastes études, dans de nombreux pays dont la France (enquêtes Grim et Framig), ont montré son caractère ubiquitaire, sa grande prévalence (10 à 20 % de la population selon l'utilisation des critères de migraine stricte ou probable), sa prépondérance féminine (3 femmes pour 1 homme), son fréquent début précoce (5 % des enfants prépubères sont migraineux), son caractère handicapant, avec pour un quart à un tiers des migraineux un retentissement socioprofessionnel marqué.

On parle d'une céphalée primaire, c'est-à-dire non symptomatique d'une lésion sous-jacente, car c'est la maladie migraineuse elle-même qui cause les crises. Elles vont être définies uniquement par des critères cliniques, et le diagnostic ne se fait que par l'interrogatoire.

Pour pouvoir diagnostiquer une migraine, il faut connaître la présentation et les critères cliniques. D'après la classification internationale des céphalées, on parle de crise de migraine en face d'une céphalée survenue à plusieurs reprises (au moins 5 fois), durant 4 à 72 heures, avec une douleur devant avoir deux des quatre caractéristiques suivantes : unilatérale, pulsatile, d'intensité modérée à sévère et augmentée par le mouvement (c'est-à-dire par une activité physique de routine, telle que la montée ou la descente d'escaliers).

Une douleur « modérée » gêne les activités sans les interrompre totalement, alors qu'une douleur « sévère » nécessite l'interruption des activités. Pour parler de migraine, au moins l'un des signes associés suivants doit être présent : un trouble digestif (nausées et/ou vomissements) et/ou une hypersensibilité sensorielle avec une photophobie (gêne à la lumière) associée à une phonophobie (gêne au bruit). En cas de doute sur une affection sous-jacente, des examens sont nécessaires mais, dans la migraine, ils sont normaux, ce ne sont donc pas eux qui vont amener à poser le diagnostic.

Les migraineux peuvent avoir soit des crises de migraine sans aura, répondant aux critères précédents, soit, dans 25 % des cas, des crises de migraine avec aura. Dans ces dernières, la céphalée est accompagnée ou précédée de troubles neurologiques transitoires, successifs, d'installation progressive, dont les plus fréquents sont des troubles visuels : lumières scintillantes, taches ou lignes, flou visuel ou perte de la vision. Des symptômes sensitifs totalement réversibles sont également possibles et concernent une main, un bras puis la face avec des sensations de piqûres d'épingle ou d'engourdissement.

On constate encore aujourd'hui un défaut de diagnostic et de prise en charge dû à une méconnaissance des critères diagnostiques ainsi qu'à des interprétations variables, s'expliquant en partie par un manque de formation sur les céphalées au cours des études médicales.

C'est à la fois une maladie sous-diagnostiquée et surdiagnostiquée. Des personnes ayant une autre variété de céphalée primaire, comme des céphalées de tension musculaire épisodiques, avec une douleur bilatérale en étau, favorisée par le surmenage, le stress et sans signes associés vont avoir tendance à parler de migraine. Mais, au contraire, certaines femmes vont considérer comme tout à fait normal d'avoir un fort mal de tête à l'arrivée des règles, avec des nausées et une phono-photophobie alors qu'il s'agit en fait de véritables crises de migraine. D'autres migraineux encore ne sont pas diagnostiqués comme tels, la céphalée étant attribuée à des troubles psychologiques, dentaires, sinusiens ou rachidiens.

Dans les études françaises, 40 % des migraineux n'ont jamais consulté pour leur migraine, 60 % ignorent leur statut de migraineux et les possibilités de prise en charge existantes, ce qui conduit à une automédication importante.

Le diagnostic se pose donc sur des critères cliniques suite à un interrogatoire. Pour préciser le profil des crises, il est recommandé de faire tenir au patient un agenda des crises précisant le nombre de jours par mois avec des migraines, la durée et l'intensité de la douleur, les facteurs déclenchants et les médicaments utilisés.

Quels sont les traitements de la migraine ?

Les traitements médicamenteux comportent deux volets. Tout d'abord, le médecin va proposer un traitement de crise visant à soulager la céphalée et les symptômes associés. Le traitement de crise doit être pris dès le début de chaque crise, tout en évitant un abus médicamenteux. Il convient de distinguer les traitements de crise spécifiques des traitements non spécifiques. Les traitements non spécifiques regroupent les antalgiques simples comme le paracétamol, les anti-inflammatoires non stéroïdiens (ibuprofène, kétoprofène) et l'aspirine. Les antalgiques opiacés ne doivent pas être utilisés, il est recommandé de ne jamais les prescrire, sauf à un migraineux qui aurait une impossibilité de prendre tous les autres traitements de crise. En effet, ces antalgiques opiacés augmentent considérablement le risque d'abus médicamenteux, mais également de troubles digestifs (nausées et vomissements) lors des crises. Les traitements spécifiques comprennent les triptans (molécules les plus efficaces), et le tartrate d'ergotamine GYNERGÈNE CAFÉINÉ® qui n'est pratiquement plus prescrit depuis l'avènement des triptans.

Le second volet du traitement médicamenteux est le traitement de fond, préventif ou prophylactique, qui est proposé aux personnes ayant des crises fréquentes, sévères et/ou longues. Ce dernier peut être proposé aux patients dès la présence d'une ou deux crises par mois si elles sont sévères, et *a fortiori* à ceux qui consomment des antalgiques, des anti-inflammatoires ou n'importe quel traitement de crise plus de 6 ou 7 jours par mois, même si ces traitements restent efficaces. Ce traitement de fond doit être pris quotidiennement sur une longue période. Il a pour but de diminuer la fréquence des crises (de 50 % au moins), mais aussi leur intensité et leur durée, si bien qu'avec un traitement de fond bien conduit et efficace, on arrive à une très nette amélioration chez les patients répondeurs, sans toutefois aboutir à zéro crise. Les personnes ayant un traitement de fond doivent continuer à avoir un traitement de crise efficace pour pouvoir traiter leurs migraines, lorsqu'elles surviennent.

L'observance thérapeutique va dépendre de nombreux facteurs : la sévérité de la migraine initiale, la motivation du patient, sa compréhension des objectifs du traitement, l'absence de problèmes de tolérance et d'effets indésirables. Le patient doit comprendre que la fréquence des crises sera réduite mais que les migraines ne disparaîtront pas. L'un des objectifs de la prophylaxie est aussi d'éviter l'abus médicamenteux de traitement de crise avec, à terme, le risque de rendre les traitements inefficaces. L'accord et la motivation du patient sont indispensables : il est complètement inutile d'aller prescrire des traitements de fond à une personne qui ne veut pas en prendre, il faudra alors conseiller des abords non médicamenteux.

Les traitements de fond comportent différentes classes médicamenteuses, mais très peu ont été développées spécifiquement pour la prévention de la migraine. On utilise donc des antihypertenseurs et des antiépileptiques, dont certains n'ont pas d'AMM dans cette indication. Parmi les antimigraineux de la classe des antihypertenseurs, certains bêtabloquants sont recommandés, largement utilisés et ont l'AMM, notamment le propranolol (AVLOCARDYL®), et le métoprolol (LOPRESSOR®). Un anticalcique, la flunarizine (SIBÉLIUM®) peut également être employé. D'autres antihypertenseurs comme le candésartan (ATACAND®), ou éventuellement le lisinopril (ZESTRIL®) n'ont pas d'AMM en France. Parmi les antimigraineux de la classe des antiépileptiques, le topiramate (EPITOMAX®) est recommandé et bénéficie d'une AMM en France. En revanche, le valproate de sodium (DÉPAKINE®), très largement utilisé aux États-Unis, n'a pas d'AMM en France.

Certains antidépresseurs comme l'amitriptyline ou la venlafaxine sont également utilisés en prévention de la migraine. En France, il existe tout de même une classe médicamenteuse développée spécifiquement pour la migraine, ce sont les médicaments agissant sur la sérotonine avec l'oxétorone (NOCERTONE®) et le pizotifène (SANMIGRAN®). Ces médicaments sont en revanche peu (ou pas) utilisés aux États-Unis.

Quels sont les effets indésirables des traitements ?

Les traitements de fond ont des effets indésirables et une efficacité modérée. Le patient aimerait bien être débarrassé définitivement de ses crises, or ce n'est pas ce qui va survenir. Les crises vont diminuer, de manière plus ou moins importante, et de nombreux patients vont avoir des effets indésirables. Par exemple avec le topiramate (EPITOMAX®), un quart à un tiers des patients l'arrêtent à cause des effets indésirables : fourmillements des pieds et des mains, irritabilité, et parfois troubles cognitifs avec ralentissement idéatoire, troubles attentionnels ou troubles du langage avec des oublis de mots, troubles de la vision et perte de poids. Ces effets sont entièrement réversibles à l'arrêt du traitement.

Pour tous les autres traitements de fond, en particulier le valproate de sodium (DÉPAKINE®), le pizotifène (SANMIGRAN®), l'oxétorone (NOCERTONE®) ou l'amitriptyline (LAROXYL®), les effets secondaires les plus gênants sont la prise de poids et la somnolence.

Ces traitements s'adressent à une population cible de personnes plutôt jeunes, majoritairement des femmes, le plus souvent en âge d'avoir des enfants, il faut donc se garder de tout traitement au potentiel tératogène. En cas de désir de grossesse ou de grossesse en cours, on se retrouve rapidement limité à ne pouvoir utiliser que des bêtabloquants ou de l'amitriptyline. D'autre part, la prise de poids peut être un facteur limitant, c'est le cas pour l'amitriptyline, le pizotifène, le valproate de sodium, la flunarizine et, à un degré bien moindre, les bêtabloquants. Pour les bêtabloquants, la contre-indication majeure est l'asthme. Chez une personne à la fois asthmatique et en surpoids, on se trouve rapidement devant un choix thérapeutique assez mince, surtout si l'on suit l'AMM française.

Les bêtabloquants peuvent provoquer également de la fatigue, des troubles de l'humeur, des troubles du sommeil, des cauchemars et des troubles de l'érection ; ils majorent également le syndrome de Reynaud.

Y a-t-il abus, mésusage, surusage des triptans et de l'ensemble des médicaments de crise ?

Tous les traitements de crise, s'ils sont pris en excès, peuvent chez certaines personnes, aboutir à des céphalées chroniques par abus médicamenteux. Une céphalée chronique par abus médicamenteux se définit par la présence d'un mal de tête plus de 15 jours par mois depuis plus de 3 mois et par la consommation de traitements de crise en excès chaque mois depuis plus de 3 mois, avec un seuil qui, pour le paracétamol, est de 15 jours par mois ou plus, pour les opiacés, les triptans et le GYNERGÈNE®, de 10 jours par mois ou plus, pour les anti-inflammatoires non stéroïdiens, de 15 jours par mois.

Certaines personnes en prennent même largement plus d'un jour sur deux, voire tous les jours. Elles voient alors leurs crises de migraine s'aggraver, devenir plus longues, plus fréquentes et de plus en plus rebelles aux médicaments pris. Entre deux véritables crises migraineuses, les patients peuvent ressentir des douleurs de moindre intensité, puis ils finissent par avoir mal tous les jours. Les migraines peuvent aussi s'intriquer à des céphalées dites de tension musculaire épisodique. Certains patients développent une anxiété vis-à-vis des crises, avec une anticipation négative, qui les conduit à prendre leur traitement de crise à la moindre douleur, sans la laisser arriver ou dès les premiers signes avant-coureurs, voire préventivement par peur de sa survenue. Petit à petit, cette prise médicamenteuse ne fait qu'aggraver le problème, les patients se retrouvent pris dans un cercle vicieux avec une prise quotidienne de traitement.

D'autres facteurs peuvent contribuer à la chronicisation des céphalées, les facteurs psychologiques comme l'anxiété ou la dépression, l'obésité, la sédentarité ; des facteurs intrinsèques, peut-être génétiques, peuvent aussi intervenir, mais on les connaît mal.

Face à une personne en abus médicamenteux, il faut une prise en charge globale avec un sevrage, ce qui implique de cesser complètement la consommation du traitement pris en abus, d'utiliser un traitement de fond préventif pour les céphalées primaires initiales et un traitement de crise, à limiter à deux jours par semaine ou huit jours par mois. Les céphalées par abus médicamenteux sont considérées comme des céphalées secondaires, mais ce sont en réalité des complications de la céphalée primaire initiale. Il est indispensable d'expliquer au patient qu'un traitement de crise doit être bien pris dans des limites à ne pas dépasser, c'est-à-dire pas plus de 8 jours par mois en général (environ deux jours par semaine).

Le traitement de crise va l'aider, soulager ses crises, mais parfois lorsque la crise est en train de passer, quand elle a atteint un niveau tolérable, surtout chez les personnes qui ont des crises fréquentes, il faut la laisser s'en aller spontanément, sans reprendre systématiquement de médicament, pour espérer des jours sans aucune céphalée. Sinon, tout doucement, il se crée une sensibilisation centrale, entretenue par les médicaments et alors la céphalée persiste. C'est une situation très fréquente : des études épidémiologiques françaises permettent ainsi d'estimer que 3 % de la population française est en situation de céphalée chronique quotidienne, c'est-à-dire depuis plus de 3 mois avec des douleurs plus d'un jour sur deux. Et chez la moitié de ces patients, il y a un abus médicamenteux.

Malheureusement, on voit beaucoup de jeunes de 18-19 ans qui souffrent déjà de céphalées par abus médicamenteux et qui consomment des opiacés (EFFERALGAN CODÉINÉ®, IXPRIM®, TRAMADOL®) en quantité excessive depuis déjà un, deux, voire trois ans. Ce problème semble augmenter, peut-être par effet collatéral négatif des plans de prise en charge systématique de la douleur et par le fait que les médecins ont perdu leur ancienne réticence à la prescription des opiacés. Le message sur le traitement de la douleur est peut-être parfois mal compris : chaque douleur, chaque céphalée doit tout d'abord être analysée, et il faut diagnostiquer sa véritable nature. Une fois le diagnostic de maladie migraineuse posé, il faut suivre les recommandations sur le traitement qui précisent bien que les opiacés n'ont pas leur place dans ce cadre, et qu'ils sont, au contraire, contre-indiqués.

Un sevrage médicamenteux bien conduit améliore 70 à 80 % des patients, même s'il existe un risque de rechute de 50 à 60 % au cours de la première année. Il y a ensuite certes, une petite frange de patients concernée par une migraine chronique, c'est-à-dire qui ont une maladie migraineuse sévère avec plus de 15 jours de céphalées par mois, dont au moins 8 jours de migraine, et pour qui, même après sevrage médicamenteux, la situation ne s'améliore pas, leur maladie migraineuse étant très sévère.

D'autre part, il ne faut pas confondre cette situation avec celle de personnes qui ont des maux de tête chroniques, où il y a une intrication entre migraines et céphalées de tension, dans le contexte d'un syndrome douloureux chronique plus général avec également des cervicalgies, des lombalgies chroniques, des douleurs diffuses ayant un retentissement psychologique majeur, auxquelles s'ajoutent une sédentarité de plus en plus importante et une tendance à l'abus de traitement opiacé. La problématique n'est pas seulement celle d'une migraine, mais aussi de douleurs plus diffuses, chroniques. Ces patients sont souvent suivis dans des centres antidouleur et ont des comorbidités psychiatriques très importantes.

Enfin, certaines personnes n'arrivent pas à arrêter ou ne le veulent pas, et on se trouve parfois dans des situations d'addiction, particulièrement pour les antalgiques opiacés.

Les patients viennent souvent tardivement en consultation spécialisée, après avoir vu plusieurs médecins qui ont chacun ajouté une couche de traitement sans véritablement proposer ou convaincre de la nécessité d'un sevrage, qui n'est pas agréable. De plus, les délais d'attente pour une consultation dans un centre spécialisé restent longs et les spécialistes des céphalées et migraines assez peu nombreux.

Utilisez-vous fréquemment certains médicaments qui n'ont pas reçu l'AMM ? Que pensez-vous de la suppression de certains traitements de fond ?

Les spécialistes de la migraine utilisent des traitements de fond qui n'ont pas l'AMM dans cette pathologie, mais qui sont recommandés parce qu'ayant fait la preuve de leur efficacité. Il ne faut pas confondre le niveau de preuve d'efficacité et l'AMM. Un traitement de fond de la migraine est considéré comme efficace lorsqu'il a fait la preuve de sa supériorité sur un placebo, dans plusieurs essais thérapeutiques contrôlés, satisfaisant toutes les conditions de validité méthodologique. Le plus fort niveau de preuve permet de dire que l'efficacité est démontrée avec un grade A dans les recommandations de prise en charge françaises. C'est le cas pour le valproate (DÉPAKINE®) et le divalproate de sodium (DÉPAKOTE®), pour deux bêtabloquants (métoprolol et propranolol) et pour le topiramate. Le valproate a une efficacité démontrée (grade A), mais n'a pas d'AMM en France dans la migraine. Il faut donc être prudent si l'on souhaite l'utiliser en prophylaxie antimigraineuse. Chez la femme non ménopausée, il vaut mieux l'éviter en raison de son potentiel tératogène. Chez les hommes migraineux, on peut l'utiliser après avoir épuisé les alternatives thérapeutiques.

Pour de nombreux autres traitements antimigraineux, le niveau de preuve est un peu moindre, avec une efficacité dite probable (grade B ou C) car elle a été démontrée par un ou deux essais thérapeutiques de moindre niveau méthodologique. Ce groupe réunit différentes molécules dont certaines, utilisées depuis des années, ont une AMM dans la migraine (la flunarizine, l'oxétorone, le pizotifène) et d'autres n'ont pas d'AMM (l'amitriptyline, certains bêtabloquants, le candésartan, la venlafaxine). Chez une patiente jeune, asthmatique, un peu en surpoids, on se trouve facilement limité dans le choix des traitements prophylactiques à cause des effets secondaires énumérés auparavant. Si le topiramate est inefficace ou mal toléré, le candésartan peut être utilisé hors AMM. Cette molécule est intéressante puisque, à part une hypotension orthostatique et quelques sensations vertigineuses, elle n'a pas d'effets indésirables psychiques négatifs ni d'effet de prise de poids.

Cependant, le candésartan doit être stoppé avant une grossesse car il peut entraîner une fausse couche. La venlafaxine est également utilisée hors AMM en France dans la migraine et peut avoir un intérêt particulier en cas d'association entre migraine et état dépressif. Ces médicaments ont été développés et ont une AMM dans d'autres pathologies que la migraine (l'hypertension artérielle pour le candésartan et la dépression pour la venlafaxine) ; il est peu probable que les industries pharmaceutiques se lancent dans une demande d'extension d'AMM en France pour la migraine.

Enfin, un dernier groupe de molécules avait reçu en 2012 l'appréciation d'efficacité douteuse alors qu'ils avaient une AMM et qu'ils étaient largement utilisés. Il s'agit de la dihydroergotamine (SÉGLOR®) et de l'indoramine (VIDORA®). Ces médicaments, très largement prescrits en France jusqu'en 2012, ont depuis été déremboursés après avis de la Commission de la transparence puis retirés du marché par l'AMM. Certains patients prenant ces traitements depuis des années ont dû les stopper. Le SÉGLOR® était le traitement de fond antimigraineux le plus prescrit en France jusqu'en 2012, à la fois par les médecins généralistes et par les neurologues. La popularité de ce vasoconstricteur reposait sur des concepts anciens, aujourd'hui remis en question, concernant l'implication d'une vasodilatation dans la douleur migraineuse et sur des essais thérapeutiques très anciens. Un essai randomisé plus récent, conduit en France, n'avait pas montré de supériorité du SÉGLOR® sur le placebo. Connaissant l'absence d'efficacité démontrée de ces molécules et ne les utilisant pas, je n'ai pas été confrontée à la gestion de l'arrêt et du changement de traitement de fond après leur suppression.

Les discordances entre AMM et niveau de preuve d'efficacité peuvent parfois poser des problèmes, comme ce fut le cas avec l'oxétorone (NOCERTONE®) après la publication des nouvelles recommandations sur la prise en charge thérapeutique de la migraine par un groupe d'experts et sous l'égide de la Société française d'étude des migraines et céphalées (SFEMC), en 2012. Initialement, la première version de ces recommandations avait été faite sous l'égide de l'ANAES en 2002. Une révision était nécessaire car, dans les recommandations de 2002, il n'y avait pas encore le topiramate, le seul traitement de fond majeur ayant obtenu l'AMM en France dans la migraine ces 15 dernières années. Le groupe d'experts, membres de la SFEMC, a suivi la même méthodologie que pour la première version des recommandations avec un groupe de lecture, et a publié, en 2012 et 2013, les nouvelles recommandations pour le traitement français. La NOCERTONE®, molécule largement utilisée en France, a été classée comme ayant une efficacité probable. Pourquoi ? Parce que les essais thérapeutiques portant sur cette molécule ont été conduits il y a plus de 30 ans, sur des petits groupes de patients. Depuis, le laboratoire produisant la NOCERTONE® (Sanofi) n'a non seulement pas souhaité refaire des essais, mais a même presque décidé de retirer la molécule du marché, prenant le prétexte que les experts français donnaient une appréciation d'efficacité seulement « probable » et invoquant des coûts de production et des difficultés d'approvisionnement en matières premières. Pourtant, la NOCERTONE® est largement utilisée en France depuis longtemps, car elle ne provoque pas (ou peu) de prise de poids, son seul effet indésirable étant parfois une légère somnolence – mais en la donnant le soir, on résout le problème. Il y a également, mais rarement, des diarrhées nécessitant l'arrêt du traitement.

Pour les personnes asthmatiques, obèses ou en surpoids, insomniaques, et/ou ne tolérant pas le topiramate (EPITOMAX®), la NOCERTONE® est utile. Après une levée de boucliers des patients obligés d'arrêter leur traitement et des neurologues prescripteurs, la fabrication de ce médicament a repris à un niveau normal depuis février-mars 2014, mais il ne semble pas y avoir de volonté de la part du laboratoire de refaire des essais thérapeutiques pour le positionner comme un antimigraineux d'efficacité « démontrée ».

Plusieurs médicaments ont été retirés du marché, comme l'indoramine, qui avait pourtant une AMM, et la dihydroergotamine, largement utilisée, mais un essai thérapeutique a montré qu'elle ne donnait pas de meilleurs résultats qu'un placebo. Ces retraits posent beaucoup moins de problèmes que la NOCERTONE® car l'efficacité de ces produits était plus que douteuse et n'avait jamais été vraiment démontrée. Cela démontre la nécessité dans la migraine de conduire des essais thérapeutiques de bonne qualité contre placebo pour souligner une supériorité. On considère d'ailleurs qu'un traitement de fond est efficace quand il fait 30 % mieux que le placebo.

Le méthysergide (DÉSERNIL®) a également été retiré : son efficacité ne faisait pas de doute en prévention de la migraine, mais ce dérivé de l'ergot de seigle avait un risque d'effet indésirable rare mais grave, à savoir une fibrose rétropéritonéale, pleurale ou cardiaque (c'est-à-dire une altération des enveloppes des intestins, des poumons et du cœur), dont la survenue est imprévisible. La prescription nécessitait de prévoir régulièrement une fenêtre thérapeutique avec un arrêt complet du DÉSERNIL® d'un mois tous les six mois.

L'Agence nationale de sécurité du médicament a réévalué le méthysergide comme ayant un rapport bénéfice/risque très peu favorable et a décidé son retrait. Il y a actuellement un recours auprès de l'EMA pour que ce médicament puisse être à nouveau utilisé avec une prescription limitée aux spécialistes dans des centres hautement spécialisés, et une surveillance médicale étroite mais, pour l'instant, cela n'a pas abouti. Ajoutons que les dérivés de l'ergot de seigle peuvent également être à l'origine de valvulopathies.

Face à ces traitements de fond, chaque neurologue ou chaque spécialiste de la migraine a sa propre façon de faire en fonction des données scientifiques et des effets indésirables potentiels. La migraine est une maladie qui se manifeste par de fortes crises douloureuses mais qui ne provoque jamais de décès. Certes, il y a une invalidité parfois considérable, mais il faut savoir jouer sur l'efficacité des traitements de crise, sur les traitements de fond médicamenteux et sur une prise en charge non médicamenteuse, avec la pratique d'une activité physique régulière, des conseils sur la régularité des repas, sur l'hygiène de vie, sur le sommeil, et la nécessité de s'hydrater suffisamment – des règles très simples qui permettent de mieux vivre. La lutte contre l'abus médicamenteux de traitement de crise doit par ailleurs être une priorité à chaque étape.

Peut-on considérer que les crises de migraine sont correctement et efficacement traitées ?

En ce qui concerne le traitement des crises, il existe en France sept molécules de triptans (voir tableau p. 306). Les triptans sont efficaces chez environ 70 % des patients dans les essais thérapeutiques, probablement plus en pratique courante. Pour les 20 à 30 % de patients qui ne répondent pas bien aux triptans, les anti-inflammatoires (AINS) peuvent être essayés. À une dose adaptée, chez certains migraineux, les AINS donnent de meilleurs résultats que les triptans. On peut aussi recourir aux dérivés ergotés, le GYNERGÈNE CAFÉINÉ® et la dihydroergotamine intranasale (DIERGOSPRAY®).

Les recommandations françaises préconisent de prescrire sur la même ordonnance un anti-inflammatoire non stéroïdien (AINS) à dose antimigraineuse et un triptan. Pour un patient n'ayant jamais pris de triptan, on lui conseille de commencer par l'anti-inflammatoire dès le début de la crise de migraine et de prendre le triptan une heure après si besoin. Si lors de deux ou trois crises l'AINS seul ne soulage pas correctement la céphalée, il peut alors prendre directement le triptan. Pour les personnes ayant des crises sévères, ou un peu rebelles, on conseille d'associer l'anti-inflammatoire non stéroïdien et le triptan dès le début de la crise. En cas d'échec, ce qui est assez rare, on essaie le tartrate d'ergotamine. On peut associer des antinauséeux, comme du métoclopramide, qui a aussi une petite efficacité antimigraineuse. Le métoclopramide est d'ailleurs largement utilisé en traitement des crises de migraine sévère dans les services d'urgence, seul ou en association à des antalgiques ou AINS injectables.

Chez certains patients, dont les crises ne répondent pas bien à ces médicaments, il faut prévoir un traitement de fond pour diminuer l'intensité des crises et les rendre sensibles au traitement de crise. On traite correctement et efficacement les crises de migraine chez 80 à 90 % des patients, mais fréquemment les médecins ne font pas les bonnes prescriptions.

Pourquoi y a-t-il autant de médicaments dans le traitement de la crise et si peu de recherche dans les traitements de fond ?

Dans la migraine épisodique, il y a peu de recherches, peu de molécules en préparation. Une nouvelle approche est à l'étude dans les traitements de fond avec des anticorps anti-CGRP sous forme injectable. Ils seront probablement réservés aux migraineux ayant des crises fréquentes, soit 10 à 14 jours de céphalées par mois, et aux patients en migraine chronique. Plusieurs essais thérapeutiques sont en cours, mais un problème de prix va certainement se poser. Reste à savoir si en France nous y aurons accès, ou si l'on assistera à quelque chose de comparable à la toxine botulinique qui, après avoir démontré une efficacité dans deux essais contrôlés contre placebo dans l'indication migraine chronique, a obtenu l'AMM dans la migraine chronique en Europe mais n'a pas été mise sur le marché en France. Le développement d'essais n'est pas facilité par le fait que même si on compte beaucoup de patients (7 millions de migraineux en France), il y a peu de centres de prise en charge de la migraine et de neurologues spécialisés dans ce domaine.

À cela s'ajoutent différents problèmes liés directement à la migraine, dont l'absence de système de diagnostic objectif, impliquant l'absence de possibilité de mesures objectives d'efficacité, tout reposant sur le seul interrogatoire, en l'absence de tout examen biologique ou radiologique permettant de confirmer un résultat. Enfin, les patients migraineux en raison de leur pathologie sont hypersensibles, la maladie migraineuse est en effet liée à une hyperexcitabilité cérébrale de cause génétique. Ces patients déclenchent une crise de migraine sous l'effet de certains changements notamment hormonaux (chute du taux d'œstrogène en fin de cycle), climatiques (trop chaud, trop froid, trop de vent), alimentaires (repas trop riche, gras, trop d'alcool), du rythme de sommeil (trop dormir, pas assez dormir), émotionnels (contrariétés, stress, ou joie trop intense) de rythme de vie (week-end, vacances), etc. Ce qui explique également le fait que beaucoup de migraineux aient aussi une sensibilité particulière aux traitements avec une fréquence d'effets indésirables un peu plus importante que pour la population générale. Trouver des traitements efficaces avec peu d'effets indésirables reste compliqué.

Actuellement, les recherches se concentrent sur les patients les plus sévèrement atteints qui mobilisent déjà la plupart des ressources médicales dans les centres spécialisés, c'est-à-dire les patients porteurs de céphalées chroniques quotidiennes, qu'elles soient avec ou sans abus médicamenteux.

Recommandations sous l'égide de la Société française d'études des migraines et céphalées avec un groupe de relecture pour les traitements de la crise migraineuse

Traitements non spécifiques de la crise migraineuse qui ont fait la preuve de leur efficacité :

- Les anti-inflammatoires non stéroïdiens (AINS) suivants : naproxène, ibuprofène, kétoprofène et diclofénac. Les autres AINS n'ont pas d'AMM spécifique dans le traitement de la crise migraineuse.
- L'acide acétylsalicylique en monothérapie, en association avec le métoclopramide (MIGPRIV®).
- Le paracétamol en monothérapie qui n'a pas d'AMM spécifique dans le traitement de la crise migraineuse

Traitements spécifiques de la crise migraineuse :

- Les triptans, ils sont 7 à avoir une AMM pour le traitement de la crise migraineuse : almotriptan (ALMOGRAN®), élétriptan (RELPAX®), frovatriptan (ISIMIG®, TIGREAT®), naratriptan (NARAMIG®), rizatriptan (MAXALT®), sumatriptan (IMIGRANE®) et zolmitriptan (ZOMIG®). Il existe des différences minimes d'efficacité et de tolérance entre les triptans mais, en pratique, on constate une grande variabilité interindividuelle. Un patient non répondeur à un triptan peut répondre à un autre triptan.
- Le tartrate d'ergotamine associé à la caféine (GYNERGÈNE CAFÉINÉ®) a une AMM dans le traitement de la crise de migraine.
- La dihydroergotamine par voie per-nasale et injectable a une AMM dans le traitement de la crise de migraine.

Recommandations sous l'égide de la Société française d'études des migraines et céphalées avec un groupe de relecture sur l'efficacité des traitements de fond de la migraine (2012 et 2013)

Efficacité démontrée :

- valproate et divalproate de sodium ;
- métoprolol (AMM) ;
- propranolol (AMM) ;
- topiramate (AMM).

Efficacité probable :

- amitriptyline ;
- aténolol ;
- candésartan ;
- flunarizine (AMM) ;
- méthysergide (AMM, récemment réévaluée par la Commission d'AMM avec un rapport bénéfice/risque peu favorable) ;
- nadolol ;
- naproxène sodique ;
- nébivolol ;
- oxétorone (AMM) ;
- pizotifène (AMM) ;
- timolol ;
- venlafaxine.

Efficacité douteuse :

dihydroergotamine (AMM depuis retiré) ;
indoramine (AMM depuis retiré) ;
gabapentine.

L'évaluation d'aujourd'hui n'est pas l'évaluation d'hier

Nous avons assisté au déremboursement de toute une série de médicaments anciens dans l'arsenal thérapeutique, qui n'avaient pas démérité mais dont l'efficacité avait été démontrée à l'époque dans des essais avec une méthodologie beaucoup moins exigeante que maintenant : petits effectifs, critères de jugement subjectifs, groupes de patients hétérogènes. La migraine qui est une maladie connue depuis l'Antiquité n'a pas échappé à cette règle.

Il a d'abord fallu s'entendre sur la définition de la migraine, et ceci s'est amélioré au début des années 1990 par la classification internationale des céphalées permettant d'avoir des critères de définition précis pour la migraine (parmi les 13 autres grands chapitres de céphalées) ensuite des critères d'évaluation précis pour la quantification des douleurs ont été mis en place et la pertinence clinique du gain thérapeutique définie (quantité d'effet jugée suffisante).

Les triptans ont été évalués selon ces critères de même que les bêtabloquants, le topiramate et le valproate de sodium, dans les traitements de fond.

Une fois cette méthodologie acceptée et reconnue, il était difficile de valider les premières études des vieilles molécules reposant sur des démonstrations faibles antérieures à la mise en place de tous ces critères. Des choix se sont imposés et même si certaines personnes pouvaient être satisfaites de ces traitements à faible niveau de preuve, à partir du moment où ces molécules présentaient des éléments d'intolérance même mineure, il a été décidé de les retirer du commerce. Ce fut donc le cas de la dihydroergotamine, vedette pendant des décennies du traitement de fond de la migraine qui, si elle ne faisait pas de bien, en tout cas ne faisait pas de mal..., sauf qu'il s'agissait d'un dérivé de l'ergot de seigle, aujourd'hui considéré comme potentiellement à risque thérapeutique.

Pr Claire Le Jeunne

Messages essentiels

La migraine touche 15 % de la population, mais seulement 2 % de la population générale a besoin d'un traitement de fond de la migraine car des traitements de crise efficaces existent, et permettent de soulager très efficacement plus de 80 % des patients.

Le point essentiel contre lequel il faut se battre, c'est celui de la céphalée par abus médicamenteux. Il est indispensable de ne pas prescrire à tort et à travers des antalgiques, des opiacés, ni même des triptans, sans avoir un diagnostic clair. Les prescriptions de traitement de crise doivent bien préciser les limitations: pas plus de 8 jours par mois. Au-delà, le patient doit consulter pour avoir un traitement de fond et réduire la fréquence des crises.

Anti-inflammatoires non stéroïdiens

D'autres cibles que les articulations : l'estomac, le cœur, le rein…

Pr Thomas Bardin,
professeur de rhumatologie, université Paris-Diderot,
chef de service de rhumatologie, hôpital Lariboisière, Paris

Liens d'intérêts
Ipsen, Menarini, AstraZeneca, Novartis, MSD, BMS.

Quand les anti-inflammatoires sont-ils utiles ?

Comme leur nom l'indique, les anti-inflammatoires sont tout d'abord utiles en cas d'inflammation, c'est-à-dire dans les rhumatismes inflammatoires aigus ou chroniques comme la spondylarthrite ankylosante ou la polyarthrite rhumatoïde. Les inflammations articulaires chroniques sont la première indication des anti-inflammatoires non stéroïdiens (AINS). Ils sont aussi utiles dans le traitement des crises de goutte.

Ils sont également intéressants pour leurs propriétés antalgiques, car ce sont de meilleurs antalgiques que le paracétamol ou même que les morphiniques faibles, probablement parce que le mécanisme des antalgiques et des anti-inflammatoires est voisin, c'est-à-dire qu'ils inhibent, en tout cas pour le paracétamol, la production de prostaglandines. Ce sont de bons antalgiques utilisables en cancérologie par exemple ou dans les syndromes prémenstruels, dans les coliques néphrétiques, dans toutes sortes de douleurs et en particulier dans la douleur arthrosique.

Quels sont leurs effets secondaires ?

Les effets indésirables sont nombreux, et bien qu'ils soient relativement rares à l'échelon individuel, ils sont très importants à l'échelon collectif car, si on regarde les effets indésirables par classe thérapeutique, dans tous les pays du monde, les anti-inflammatoires sont dans les tout premiers du fait de leur très grand volume de prescription.

Ces accidents sont de diverses catégories. Les plus connus sont les *accidents digestifs*, avec notamment des douleurs abdominales souvent épigastriques, appelés dyspepsies, qui ne sont pas toujours associées à une lésion anatomique d'ulcère gastrique mais une fibroscopie gastrique est souvent nécessaire. Ces douleurs de dyspepsie constituent une cause fréquente d'arrêt de traitement, même si elles sont en fait sans gravité.

En revanche, les ulcères gastriques, qui ne sont pas extrêmement fréquents, sont dangereux par leurs complications et notamment les hémorragies digestives, ou les perforations de l'estomac, ou encore la possibilité de sténoses gastriques. Ces complications peuvent être mortelles. Dans les années 1990, aux États-Unis, les AINS tuaient autant que le sida. En France, il y a plusieurs milliers de décès tous les ans dus aux AINS, si bien que les services de réanimation digestive les considèrent comme des médicaments très dangereux.

Un certain nombre de facteurs de risque augmentent cette toxicité digestive gastrique et sont à bien connaître afin de prévenir leur survenue. Le premier concerne l'âge, qui est un facteur de fréquence et de gravité : les ulcères sont plus courants chez les plus 65 ans et leurs conséquences sont beaucoup plus importantes.

Ce n'est pas la même chose de faire une hémorragie digestive à 30 ans, qu'à 80, âge auquel on supporte beaucoup moins bien les conséquences d'une hémorragie. Les fortes posologies d'AINS et les longues durées de traitement augmentent le risque, même si l'ulcère peut survenir précocement.

Ensuite, il y a bien sûr les antécédents ulcéreux : on ne doit pas prescrire un anti-inflammatoire à quelqu'un qui a fait une hémorragie digestive haute, car on est pratiquement sûr de la récidive. Les antécédents d'ulcère – sauf quand on a pu éradiquer le germe responsable : *Helicobacter pylori* – sont une contre-indication des AINS. Un autre problème vient des coprescriptions d'anti-inflammatoires : prescrire deux anti-inflammatoires en même temps est strictement interdit car cela augmente sérieusement le risque. Cette situation est moins fréquente qu'auparavant, même s'il reste des malades qui de temps en temps s'automédiquent avec de l'ibuprofène à dose antalgique en plus de la prescription médicale d'un AINS, ce qui est dangereux. La situation la plus fréquente est celle de la prescription d'aspirine à visée cardioprotectrice : la coprescription d'aspirine, même à petite dose, et d'AINS augmente le risque.

Il y a aussi les coprescriptions avec les corticoïdes qui en eux-mêmes, lorsqu'ils sont donnés seuls, n'ont probablement pas un effet très délétère sur l'estomac, mais qui augmentent la toxicité gastrique des AINS. On se demande si les problèmes cardiaques, notamment l'insuffisance coronarienne, augmentent ce risque ; en tout cas, ils en augmentent la gravité et il y a d'autres raisons, indépendamment de la toxicité digestive, d'éviter de donner ces médicaments chez les cardiaques.

Les complications digestives concernent également l'intestin. La perforation de diverticules coliques peut être favorisée par les AINS. En principe, la connaissance d'une diverticulose est une contre-indication aux anti-inflammatoires, mais on ne le sait pas toujours avant qu'un événement ne se produise, et c'est une maladie dont la fréquence augmente avec l'âge. Enfin, il existe aussi une toxicité sur l'intestin grêle, notamment avec des ulcérations intestinales difficiles à mettre en évidence, mais on peut se douter de leur présence devant un patient anémié à cause de saignements occultes. L'estomac s'explore assez facilement par une fibroscopie, le côlon par une coloscopie. Une autre cause est un saignement du grêle, qu'il faut suspecter si fibroscopie et coloscopie sont normales. On peut aussi observer des perforations du grêle, qui sont heureusement très rares.

Le deuxième grand type d'accidents dus aux AINS concerne *le système cardio-vasculaire*. Il a fallu du temps pour mettre en évidence ces effets indésirables dont on n'a pris réellement conscience qu'avec l'affaire du VIOXX®. Les anti-inflammatoires agissent sur la douleur et l'inflammation en inhibant les prostaglandines. Le VIOXX® agissait sélectivement sur la COX-2, c'est-à-dire sur l'une des enzymes nécessaires à la production des prostaglandines, et qui est activée dans l'inflammation ; en revanche, une autre enzyme, la COX-1 qui sécrète les prostaglandines physiologiques protégeant l'estomac, était respectée. L'avantage était une toxicité moindre sur l'estomac, Mais on a vu avec le VIOXX® un certain nombre d'accidents cardiaques, essentiellement coronariens. Étant donné que la majorité des patients concernés souffraient d'arthrose et étaient âgés, et donc exposés à ces maladies cardiaques, on a dans un premier temps eu un peu de mal à admettre que la cause ne venait pas de l'âge mais du médicament.

Le laboratoire (MSD) qui commercialisait le VIOXX® a ainsi dans un premier temps retenu que les accidents observés n'étaient pas dus à leur produit mais au fait que les patients traités étaient naturellement exposés à ce type d'accidents. Il y a une polémique pour savoir si MSD a caché cet effet secondaire ou pas (voir le chapitre « Les scandales de l'industrie pharmaceutique »). Ce type d'accident peut en fait s'expliquer de façon théorique car la COX-2 a un effet antiagrégant et la COX-1, au contraire, est vasoconstrictrice et prothrombotique. Donc en inhibant seulement une des deux enzymes, la COX-2, on crée un déséquilibre, pouvant favoriser des accidents thrombotiques et expliquer une plus grande fréquence des infarctus du myocarde. Dans un second temps, le laboratoire MSD a mené un essai randomisé contre placebo sur la prévention des cancers coliques par le VIOXX®, mais l'étude a dû être arrêtée parce qu'il y avait plus de mortalité cardio-vasculaire dans le groupe traité par le VIOXX® que dans celui sous placebo. À ce moment-là, le laboratoire a retiré le VIOXX® avant qu'on ne le lui demande. On a ensuite commencé à s'intéresser aux effets cardio-vasculaires des anti-inflammatoires en général, avec une difficulté importante parce que la population cible est âgée et qu'elle présente des problèmes cardio-vasculaires plus fréquents que chez les jeunes. C'est pourquoi il est difficile d'accuser seulement l'anti-inflammatoire sans prendre en compte la question de l'âge.

On s'est aperçu qu'indépendamment de ce problème d'ischémie coronarienne, qui est peut-être plus spécifique des inhibiteurs spécifiques de la COX-2, il y avait de toutes les façons une toxicité cardio-vasculaire, ne serait-ce que par un effet de rétention de sel et d'eau, cause d'augmentation de la pression artérielle, favorisant les accidents cardio-vasculaires, y compris ischémiques. Il existe donc au moins un effet indirect des AINS, qui passe par l'augmentation de la tension artérielle, qui augmente le risque d'infarctus du myocarde (et d'accident vasculaire cérébral).

Il est important, quand on donne un anti-inflammatoire, de faire attention à une prise de poids rapide, à l'apparition d'œdèmes, parce que c'est un effet indésirable qui existe pour tous les anti-inflammatoires (sauf, probablement pour le naproxène), et qui traduit la rétention hydrosodée. Pour les personnes en insuffisance cardiaque, la prise d'un anti-inflammatoire est une cause fréquente de décompensation de l'insuffisance cardiaque. La personne se retrouve en œdème pulmonaire, avec des conséquences dramatiques. L'insuffisance cardiaque est une contre-indication absolue aux AINS et l'insuffisance coronarienne une contre-indication plus relative, mais certaine. La toxicité cardio-vasculaire doit donc être connue et crainte, notamment chez les sujets âgés.

Le troisième risque concerne *les reins*. Cette toxicité rénale peut être diverse : on peut voir des accidents allergiques, des néphropathies tubulo-interstitielles allergiques qui peuvent se terminer en insuffisance rénale aiguë. L'aggravation de la fonction rénale chez une personne qui a une petite insuffisance rénale est en revanche très fréquente, ce qui rend ces médicaments contre-indiqués dans l'insuffisance rénale même débutante. Il en va de même pour les patients greffés rénaux : la contre-indication est absolue.

On peut signaler d'*autres effets secondaires* beaucoup plus rares. Les problèmes hépatiques sont rares mais potentiellement très graves, et ils constituent la principale cause de retrait secondaire d'un AINS, après une autorisation de mise sur le marché. Les accidents exceptionnels mais mortels n'apparaissent pas dans les dossiers d'enregistrement. Il y a donc plusieurs anti-inflammatoires qui ont été retirés du marché du fait de la survenue de quelques cas d'hépatite mortels.

Certains anti-inflammatoires ont aussi des effets neurologiques centraux, comme l'indométacine (INDOCID®) qui, donné à forte dose à des personnes de petit poids, provoque des vertiges. Il y a des céphalées liées à une hypertension qui peuvent être déclenchées par l'anti-inflammatoire et enfin quelques cas de méningite aseptique. Il faut aussi parler des accidents infectieux. On évite les AINS dans un contexte infectieux car l'inflammation sert à éliminer aussi des microbes, et si l'on diminue l'inflammation, on diminue les défenses de l'organisme. Les réanimateurs sont les premiers à avoir attiré l'attention sur ce point, car il est très fréquent dans les suites d'extractions dentaires de donner un anti-inflammatoire qui est le traitement le plus efficace sur la douleur. L'ibuprofène bat le morphinique dans la douleur après extraction dentaire, mais il est contre-indiqué dans les infections dentaires, parce qu'on favorise alors la diffusion de l'infection, et particulièrement les cellulites infectieuses de la face qui sont des complications rares mais graves, laissant d'importantes séquelles.

Cela a été prouvé avec le VIOXX®. Le laboratoire MSD souhaitant non seulement l'AMM pour les maladies rhumatismales mais aussi comme antalgique, un essai clinique sur la douleur après extraction dentaire a été mené, et il a effectivement montré que le VIOXX® était plus efficace que l'antalgique mais que les infections étaient plus nombreuses.

Un dernier point. On évite de donner des anti-inflammatoires dans le troisième trimestre de la grossesse, parce qu'ils retardent la fermeture du canal artériel, c'est-à-dire du court-circuit vasculaire qui existe chez le fœtus et qui permet de ne pas faire circuler son sang dans le poumon. Ce shunt doit se fermer assez rapidement après la naissance et les anti-inflammatoires retardent cette fermeture, ce qui peut bien sûr être délétère pour le bébé. Au deuxième trimestre, on peut en principe donner des anti-inflammatoires. Le premier trimestre pose également problème, d'abord parce que les anti-inflammatoires peuvent interférer avec la nidation, et être une cause de stérilité. Quand une femme a des difficultés à être enceinte, il faut vérifier qu'elle ne prend pas d'anti-inflammatoires et les lui faire arrêter le cas échéant. En début de grossesse, il peut aussi exister un risque de malformation, qui incite à la prudence, même si cela n'est que très rarement observé.

Vient ensuite le problème des coprescriptions

Nous avons vu les problèmes posés par l'association des AINS aux corticoïdes ou à l'aspirine. Toutes les situations dans lesquelles le volume du sang circulant est diminué (hypovolémie) exposent à un risque d'insuffisance rénale aiguë ; l'hypovolémie créée par un médicament diurétique confère un risque d'insuffisance rénale aiguë en cas de prescription d'un AINS. Ce risque est encore augmenté si en plus du diurétique, le patient reçoit un inhibiteur de l'enzyme de conversion. Ces traitements, et surtout l'association diurétique et inhibiteur de l'enzyme de conversion souvent donnée dans le traitement de l'HTA, constituent des contre-indications aux AINS. Elles sont souvent non respectées et, si on n'a vraiment pas le choix, il faut alors surveiller de très près la créatinine sanguine pour être certain qu'elle n'augmente pas et arrêter l'AINS rapidement en cas d'augmentation.

D'autre part, chez l'hypertendu, les anti-inflammatoires font souvent monter la tension artérielle par cet effet de rétention hydrosodée, il faut donc au minimum bien surveiller la tension artérielle. L'existence d'une hypertension artérielle non contrôlée est une contre-indication aux AINS, surtout lorsqu'ils sont donnés de façon prolongée.

Il faut également souligner les interactions avec les anticoagulants : être sous anticoagulants est une contre-indication absolue aux anti-inflammatoires, parce qu'en cas d'hémorragie digestive, le saignement peut être cataclysmique. En outre, pour les antivitamines K, il existe une seconde raison à cette contre-indication : les AINS déséquilibrent le traitement anticoagulant, d'où un risque d'hémorragie spontanée, en particulier cérébrale. En ce qui concerne les nouveaux anticoagulants, il n'y a pas d'interaction, mais en cas d'hémorragie digestive sous anticoagulants, cela peut être très grave. On est confronté à cette situation en cas d'automédication, et il faut donc répéter que, sous anticoagulants, on ne doit pas prendre d'AINS, même ceux comme l'ibuprofène ou l'aspirine qui peuvent être achetés sans ordonnance.

Il existe aussi des accidents pulmonaires, rares, avec des crises d'asthme, qui peuvent s'observer notamment chez les patients ayant un syndrome de Widal avec polypose nasale, asthme et allergie à l'aspirine. On ne donne pas d'anti-inflammatoire en principe chez ces personnes. On note aussi des accidents allergiques qui sont rarement très graves, sauf en cas d'œdème de Quincke. Ces situations peuvent être compliquées car certains individus sont allergiques à une classe d'AINS, d'autres à plusieurs classes ou à l'ensemble des AINS. Quand on a vraiment besoin de donner un anti-inflammatoire chez ces patients, on change de classe sous surveillance hospitalière de manière à réagir assez vite si un œdème de Quincke apparaît.

Peut-on prescrire les AINS sur de longues durées ?

Le grand principe, du fait de ces problèmes de toxicité, en particulier chez le sujet âgé, est de prescrire les AINS à la plus faible dose possible, la dose étant un facteur de risque de toxicité, et pour la plus brève durée possible. L'ibuprofène (ADVIL®, BRUFEN®, NUROFEN®, ANTARÈNE®, etc.) est en vente libre, car il n'est pas très toxique tant qu'on reste en dessous de 1 200 mg par jour ; mais si on prend la dose maximale de 2,4 g, sa toxicité rejoint celle des autres AINS. En ce qui concerne la durée de prescription, les choses ne sont pas toujours simples, car en cas de rhumatismes inflammatoires ou de spondylarthrite, les patients doivent souvent prendre un AINS pendant des mois. S'ils développent un accident avec des anti-inflammatoires ou s'ils ont une contre-indication, on dispose d'alternatives et on peut, par exemple passer à des biothérapies comme les anti-TNFalpha. L'arthrose est beaucoup plus fréquente que les rhumatismes inflammatoires, puisque la polyarthrite touche en France environ 200 000 personnes, que l'ensemble des spondylarthrites touche aussi environ 200 000 personnes, alors que l'arthrose concerne 10 à 12 millions de personnes, souvent des sujets âgés.

Les arthrosiques ont souvent besoin d'AINS, parce qu'ils sont plus efficaces que le paracétamol, même si toutes les recommandations internationales conseillent de donner du paracétamol. Lorsque les antalgiques, comme le paracétamol ne suffisent pas, on ne doit prescrire un AINS qu'à la plus petite dose possible. Par exemple on peut limiter sa prescription à une seule prise le matin car, sauf dans les arthroses très avancées (qui d'ailleurs requièrent souvent une prothèse de hanche ou de genou), il n'y a pas de douleur nocturne, la prise du soir ne sert à rien. On utilise ainsi une demi-dose d'AINS, uniquement le matin. On essaie également de les réserver aux poussées douloureuses, en les prescrivant par périodes d'une ou deux semaines, et on tente ensuite d'arrêter ; même si les poussées d'arthrose durent plus longtemps, il est prudent de ne les prescrire qu'en cures intermittentes, ou en limitant leur prise aux jours où les patients ont besoin d'être plus actifs.

En prescrit-on trop ? Pas assez ?

On prescrit moins, me semble-t-il, d'AINS qu'autrefois, mais on en prescrit encore probablement trop, notamment dans le cas de l'arthrose, où la recherche de traitements efficaces devrait être développée. Il faut en effet reconnaître qu'il existe très peu de traitements efficaces dans cette pathologie. Les industriels fabriquant les antiarthrosiques d'action lente qui ont, au mieux, un effet modeste, insistent sur le fait qu'ils sont préférables à un anti-inflammatoire, car moins délétères. Ces médicaments peuvent d'ailleurs être assez efficaces, probablement lorsqu'ils sont associés à un fort effet placebo et savoir utiliser un effet placebo peut paraître légitime pour éviter de précipiter les patients vers les AINS et leurs risques. On prescrit aussi trop d'AINS dans les douleurs d'origine infectieuse de la sphère ORL ou buccale. En revanche, dans la spondylarthrite, il existe des malades sous-traités.

Faut-il toujours donner un protecteur gastrique avec un AINS ?

On ne le fait pas de façon systématique parce que ces protecteurs (les inhibiteurs de la pompe à protons ou IPP) ne sont pas complètement anodins. On réserve cela aux sujets à risque d'accidents gastriques, c'est-à-dire aux personnes de plus de 60 ans et à celles qui ont des antécédents d'ulcère, ou de reflux gastro-œsophagien. Les IPP sont souvent très efficaces sur les dyspepsies sous anti-inflammatoires et sont largement prescrits dans cette indication. En principe avec les inhibiteurs sélectifs des COX-2, on a moins d'indications des IPP mais si on regarde les prescriptions d'IPP, on constate qu'elles varient peu selon la classe d'anti-inflammatoires, car ils sont largement donnés pour la dyspepsie.

Face à toutes ces contre-indications, quelles sont les alternatives ?

Les alternatives ne sont pas nombreuses dans l'arthrose. C'est une maladie pour laquelle un grand effort de recherche est nécessaire, car elle concerne 10 à 12 millions de personnes en France et on n'a toujours pas de traitement. On peut faire des infiltrations quand il y a des épanchements et on peut aussi utiliser les anti-inflammatoires par voie transcutanée. Évidemment, en cas d'atteinte profonde, comme une arthrose de l'épaule, l'anti-inflammatoire ne va pas arriver à l'intérieur de l'articulation, mais dans les arthroses des doigts ou du genou, la voie percutanée donne des résultats intéressants à condition de bien expliquer aux patients comment appliquer la crème. Au genou, elle ne s'applique pas sur la rotule, qui ne pourra pas être traversée, mais dans les gouttières pararotuliennes où l'articulation est proche de la peau. Pour les arthroses des doigts, l'articulation est juste sous la peau, il ne faut donc pas donner un anti-inflammatoire par voie systémique qui expose à de nombreux effets indésirables potentiellement graves, on le donne sous forme de crèmes, en transcutané. Des accidents peuvent tout de même exister avec les anti-inflammatoires transcutanés comme une intolérance cutanée qui n'est pas si rare, il y a aussi des cas rapportés de toxicité générale (insuffisance rénale aiguë) en cas d'utilisation très abusive.

Il existe une controverse à propos des injections d'acide hyaluronique dans le traitement de l'arthrose. En cas d'épanchements, les injections cortisoniques sont préférables. En cas d'arthrose du genou sans épanchement, les rhumatologues font fréquemment des injections d'acide hyaluronique. Les patients sont souvent, bien qu'inconstamment améliorés. Il faut noter ici que toute injection articulaire induit un fort effet placebo, d'où la controverse actuelle sur l'efficacité réelle de ces produits. En revanche, la tolérance en est généralement bonne. Les accidents sont très rares, contrairement à ce qu'une certaine presse a cru pouvoir affirmer.

Tous les traitements non médicamenteux de l'arthrose peuvent être aussi utilisés comme la kinésithérapie et la physiothérapie antalgique. Les morphiniques faibles donnent également de bons résultats, quant aux vrais morphiniques, leur toxicité est importante chez les sujets âgés. Dans les rhumatismes inflammatoires, les cortisoniques représentent une vraie alternative. À petite dose, ils sont peu toxiques.

Dans la spondylarthrite axiale avec des douleurs rachidiennes, les anti-TNF alpha sont la seule alternative. Ils sont très efficaces mais ils coûtent très cher et ne sont pas anodins ; il y a des accidents, notamment infectieux, qui demandent des précautions particulières.

Ces anti-inflammatoires se valent-ils tous ?

Au regard des essais thérapeutiques, il est assez difficile de dire qu'un anti-inflammatoire est meilleur qu'un autre. Dans l'ensemble, on les trouve à égalité lorsqu'on regarde les moyennes d'amélioration sur des groupes importants de patients ; mais il y a une sensibilité individuelle qui fait que chez un sujet donné tel anti-inflammatoire sera plus efficace que tel autre, ce qui justifie qu'on en ait plusieurs, mais peut-être pas des dizaines comme il en existe aujourd'hui.

Par ailleurs, en fonction des pathologies, on regrette la phénylbutazone pour son efficacité dans la spondylarthrite. Il y avait indiscutablement des malades, certes peu nombreux, qui résistaient aux anti-inflammatoires habituels et pour qui la phénylbutazone améliorait franchement la situation, mais c'est un anti-inflammatoire très toxique, plus très rentable et dont la commercialisation a été arrêtée. L'indométacine est probablement un anti-inflammatoire particulièrement puissant dans les rhumatismes inflammatoires.

Anti-inflammatoires non stéroïdiens : un bilan mi-figue, mi-raisin

Les anti-inflammatoires non stéroïdiens (AINS) sont de bons médicaments, efficaces sur les symptômes douloureux de l'inflammation en rhumatologie et utiles pour leurs propriétés anti-inflammatoires, antalgiques et antipyrétiques. Mais ce ne sont pas des médicaments anodins, notamment chez le sujet âgé qu'ils exposent à des risques rares mais graves de toxicité rénale. Ils ont aussi des effets indésirables digestifs (douleurs, voire ulcères ou hémorragies) et peuvent entraîner des réactions allergiques parfois gravissimes. Enfin, ils sont contre-indiqués pendant la grossesse et augmentent le risque de maladie cardio-vasculaire. Mais cette longue liste d'effets indésirables potentiels doit être mise en regard de l'utilisation extrêmement fréquente de ces médicaments. Les Français (à l'inverse des Américains) restent raisonnables sur l'utilisation des AINS qui sont généralement prescrits pour de courtes durées. Cependant, les effets indésirables graves, notamment rénaux chez les sujets âgés restent trop fréquents et sont la preuve d'une méconnaissance du risque conduisant à un mésusage.

En ORL, l'activité anti-inflammatoire et antalgique des AINS conduit à des prescriptions fréquentes. Il ne faut pas oublier qu'en cas de pathologie infectieuse, donner des anti-inflammatoires sans donner d'anti-infectieux expose au risque d'extension et de propagation de l'infection. Paradoxalement, l'arrivée des strepto-tests permettant d'affirmer ou d'éliminer une angine à streptocoque a conduit à diminuer les prescriptions d'antibiotiques inutiles dans les angines virales. Mais, parfois, il n'y a pas de streptocoque mais une autre bactérie responsable de l'angine, prescrire alors des AINS sans antibiotique expose au risque de complications parfois graves de l'infection.

Chez les sujets à risque d'effets indésirables des AINS, il est toujours possible d'utiliser des cures courtes de corticoïde (moins d'une semaine) ayant une très bonne activité anti-inflammatoire et beaucoup moins de risques d'effets indésirables à court terme. Enfin, rappelons que l'utilisation des inhibiteurs de la pompe à protons (IPP), antisécrétoire gastrique pour prévenir les complications digestives liées aux AINS, n'a d'efficacité que sur les symptômes douloureux et

les lésions endoscopiques mais n'a jamais démontré un effet préventif sur les complications graves des AINS, notamment les hémorragies digestives.
AINS : de bons médicaments à utiliser avec prudence !

Pr Jean-François Bergmann

Messages essentiels

Les anti-inflammatoires sont des médicaments très utiles lorsqu'ils sont bien utilisés. Leur prescription doit être raisonnée, prenant comme toujours en compte le rapport bénéfice/risque de la prescription. Ce sont des médicaments qui ont des effets indésirables potentiellement graves, qui, même s'ils ne sont pas fréquents, doivent toujours être pris en compte dans la prescription. Il faut bien connaître les facteurs de risque et les contre-indications, bien noter que le risque augmente avec la posologie et donc toujours, mais plus encore chez le sujet âgé, utiliser la plus petite dose efficace, avec une faible durée de prescription, et enfin savoir les arrêter.

Ulcère et reflux

Les inhibiteurs de la pompe à protons (IPP) : IPP un jour, IPP toujours ?

Pr Philippe Ruszniewski,
chef de service de gastro-entérologie et des maladies du pancréas à l'hôpital Beaujon, DHU Unity

L'auteur déclare ne pas avoir de liens d'intérêts en rapport avec ce texte.

Qu'est-ce qu'un IPP ? Quand est-il prescrit ?

Les IPP, inhibiteurs de la pompe à protons, sont des molécules mises au point dans les années 1970. Ce sont des inhibiteurs extrêmement puissants de la sécrétion acide gastrique, milieu le plus acide de l'organisme. On disposait jusque-là de médicaments capables d'inhiber la sécrétion acide gastrique (antihistaminiques H2) mais de façon beaucoup moins puissante. Les IPP inhibent l'étape ultime de la synthèse des protons, en bloquant le fonctionnement de l'ATPase H+K+, enzyme responsable de la sécrétion des protons. Les IPP, avec une seule prise par jour, ont un effet inhibiteur très puissant et durable sur la sécrétion acide.

Ils sont prescrits dans différentes situations :

- En cas d'ulcère de l'estomac et du duodénum, les IPP sont prescrits en accompagnement des antibiotiques. En effet, ces ulcères sont liés dans la grande majorité des cas à une bactérie, *Helicobacter pylori*. Un IPP, associé à 2 antibiotiques pendant 10 jours, permet la cicatrisation de l'ulcère et la disparition de la bactérie dans la majorité des cas. Si l'ulcère siège dans l'estomac, ou s'il est compliqué d'hémorragie, l'IPP doit être poursuivi pendant 4 semaines supplémentaires. Les rechutes sont très rares si la bactérie a disparu, et il y a donc aujourd'hui très peu d'ulcéreux sous IPP au long cours.

• En cas de reflux gastro-œsophagien et sa complication l'œsophagite peptique. La sécrétion acide gastrique passe au travers du cardia, la petite barrière présente entre l'œsophage et l'estomac, puis remonte dans l'œsophage et provoque des brûlures derrière le sternum et des régurgitations acides. C'est une maladie chronique fréquente qui concerne 10 % de la population adulte. Les patients peuvent prendre des IPP pendant des années de façon discontinue, voire parfois continue, selon la gêne et la gravité.

• Pour la prévention des symptômes et des lésions induits par l'utilisation de médicaments comme l'aspirine et les anti-inflammatoires. Cette situation est fréquente pour des maladies rhumatismales et surtout cardiologiques. L'aspirine même à faible dose peut entraîner des ulcérations, surtout dans l'estomac ; elle peut aussi favoriser le reflux gastro-œsophagien et des hémorragies digestives. Les IPP permettent de prévenir ces complications. Certaines personnes sont plus à risque : les plus de 65 ans, celles qui ont déjà eu des ulcères, ou déjà fait une hémorragie, celles enfin qui ont antérieurement mal toléré les anti-inflammatoires. Ces sujets doivent être protégés par les IPP, même si l'on doit reconnaître qu'ils n'ont jamais démontré qu'ils diminuent le risque hémorragique sous aspirine en faible dose...

• Beaucoup plus rarement, les IPP sont prescrits chez des malades porteurs d'une tumeur sécrétant de la gastrine, hormone qui stimule en permanence la sécrétion acide gastrique.

Quels sont les effets secondaires des IPP ?

Les IPP sont des médicaments extrêmement sûrs et bien supportés, faciles à prendre en une seule fois par jour. La liste des effets secondaires peut paraître longue mais ces inconvénients sont très rares. La sécurité des IPP est attestée par l'excellente tolérance des centaines de millions de traitements prescrits depuis 30 ans.

Il existe 5 molécules d'efficacité et de tolérance équivalentes. Toutefois, l'une d'entre elles, le pantoprazole ne semble pas interagir avec le cytochrome P450, qui est impliqué dans le métabolisme des médicaments. Or on a constaté une perte d'efficacité de l'action antiagrégante du clopidogrel chez les personnes sous IPP, probablement par interaction médicamenteuse. Il est donc préférable de choisir le pantoprazole, si un IPP est nécessaire chez un patient sous clopidogrel.

Même si elle est globalement très satisfaisante, la tolérance au long cours des IPP a récemment fait l'objet de discussions. L'action des IPP sur l'estomac est très spécifique, mais il reste à savoir si inhiber la sécrétion acide sur le long terme peut avoir des effets indésirables.

L'acide est une très bonne barrière contre la prolifération des germes dans l'intestin. C'est un puissant bactériostatique et son absence favorise la pullulation des bactéries dans l'intestin grêle. L'une d'entre elles, *Clostridium difficile*, semble proliférer plus souvent dans l'intestin des personnes âgées qui prennent des IPP au long cours, entraînant des colites assez sévères. Cette bactérie prolifère surtout après une prise d'antibiotique qui modifie la flore intestinale mais les IPP jouent un rôle favorisant. Chez une personne âgée, souvent en institution, qui a pris des antibiotiques plus des IPP, et qui présente une diarrhée, il faut rechercher *Clostridium difficile* et arrêter les IPP.

En dehors de cette situation, une diarrhée peut s'observer chez environ 3 % des sujets traités, mais aussi une constipation, des nausées, des réactions allergiques... La liste des effets secondaires est longue, mais ils surviennent finalement assez rarement.

L'acide étant impliqué dans des processus d'absorption de certaines vitamines ou micronutriments (fer et vitamine B12), quelques études ont décrit des carences en fer ou en vitamine B12 chez des patients sous IPP. En revanche, on n'a pas mis en évidence de trouble de l'absorption du calcium.

Cependant, et bien que la plupart des études ne mettent pas en évidence de diminution de la densité minérale osseuse, certains travaux montrent que deux types de fractures sont plus fréquents chez les personnes âgées sous IPP : les fractures du col fémoral et les tassements vertébraux. Les mécanismes à l'origine de ce phénomène sont obscurs. Un autre effet mal compris des IPP est la baisse possible du magnésium. Cela invite à la prudence dans la prescription prolongée d'IPP chez les personnes âgées.

On s'est enfin demandé si les IPP pouvaient favoriser le développement de tumeurs de l'estomac ou du côlon chez l'homme. Certains travaux menés chez l'animal avaient pu le suggérer. On sait en réalité aujourd'hui qu'aucun cas de tumeur n'a été observé chez l'homme, avec un recul approchant une quarantaine d'années.

Pourquoi tant d'IPP avec de faibles doses d'aspirine ?

L'aspirine, même à faible dose, prise au long cours, augmente le risque d'ulcère, ou d'érosion dans l'estomac, d'hémorragie digestive à partir de ces lésions. Se pose donc la question de l'intérêt de prévenir ces problèmes par des IPP. Les recommandations sont de limiter ces indications à des sous-groupes à risque : à savoir les personnes de plus de 65 ans, celles qui ont mal toléré des AINS ou l'aspirine, celles qui ont déjà fait un ulcère ou une hémorragie digestive.

Les recommandations de la HAS

Cinq molécules sont actuellement disponibles, dont trois sont génériquées :

- Ésoméprazole (INEXIUM®). *Demi-dose : 20 mg ; pleine dose : 40 mg.*
- Lansoprazole (LANZOR®, OGAST®, OGASTORO® et génériques). *Demi-dose : 15 mg ; pleine dose : 30 mg.*
- Oméprazole (MOPRAL®, ZOLTUM®, génériques). *Demi-dose : 10 mg ; pleine dose : 20 mg.*
- Pantoprazole (EUPANTOL®, INIPOMP® et génériques). *Demi-dose : 20 mg. Pleine dose : 40 mg.*
- Rabéprazole (PARIET®). *Demi-dose : 10 mg ; pleine dose : 20 mg.*

Un nombre important de prescriptions d'IPP sont faites dans des situations cliniques hors AMM. En l'état actuel des connaissances, ces prescriptions sont *injustifiées*, notamment dans :

- La *dyspepsie fonctionnelle* (sauf si un reflux gastro-œsophagien est associé).
- La *prévention des lésions gastroduodénales* dues aux AINS utilisés dans le cadre d'affections aiguës chez des patients non à risque (moins de 65 ans, sans antécédent ulcéreux et n'étant traités ni par antiagrégant plaquettaire, ni par anticoagulant, ni par corticoïde).

Les IPP ont trois indications principales :

- Le traitement du reflux gastro-œsophagien et de l'œsophagite par reflux.
- La prévention et le traitement des lésions gastroduodénales dues aux anti-inflammatoires non stéroïdiens (AINS) chez les patients à risque.
- L'éradication d'*Helicobacter pylori* et le traitement des ulcères gastroduodénaux.

Faut-il prescrire des IPP d'emblée, sans endoscopie préalable, en cas de reflux gastro-œsophagien ?

En cas de reflux gastro-œsophagien typique chez un sujet de moins de 50 ans, sans signe d'alarme (amaigrissement, saignements, difficultés à avaler), il est tout à fait recommandé de proposer un traitement par IPP d'emblée. En revanche, s'il existe un signe d'alarme, ou si les IPP ne sont pas efficaces, ou encore si les symptômes récidivent après l'arrêt du traitement, il faut alors réaliser une endoscopie.

Si *Helicobacter pylori* est retrouvé sur des biopsies d'un patient n'ayant pas d'ulcère, faut-il prescrire un IPP et des antibiotiques pour éradiquer la bactérie ?

En effet, il le faut, car cette bactérie est mise en cause dans la survenue du cancer de l'estomac. Même si ce cancer est moins fréquent aujourd'hui et si la bactérie ne provoque ce cancer que chez une minorité de sujets, il faut obtenir sa disparition par un traitement approprié.

Antiulcéreux, antisécrétoires gastriques tellement bons que tout le monde en veut ?

La découverte du germe *Helicobacter pylori* comme agent responsable des ulcères gastroduodénaux et l'éradication de cette bactérie par l'association d'antibiotiques bien connus et d'un antisécrétoire gastrique ont révolutionné la gastro-entérologie : les performations d'ulcères, les hémorragies sont devenues rares. Les services de chirurgie digestive se sont vidés de tous ces patients ulcéreux. Les inhibiteurs de la pompe à protons (IPP), par leur excellent effet antisécrétoire de l'acidité gastrique, ont participé à cette révolution thérapeutique. Ce sont de très bons médicaments, très efficaces, très bien supportés ; ils représentent un immense progrès thérapeutique. Ils sont tellement bons qu'on leur attribue des vertus thérapeutiques sur beaucoup de symptômes liés à l'acidité gastrique, et il est vrai qu'ils ont nettement amélioré la vie quotidienne de tous ceux qui se plaignent de brûlures gastriques, de reflux gastro-œsophagien. Ils sont devenus le traitement de première intention de tout symptôme digestif haut et, on ne fait finalement la fibroscopie gastrique à la recherche d'un ulcère ou d'un cancer qu'après échec de ces médicaments.

Jusque-là rien à dire même si leur usage un peu facile conduit parfois à des prescriptions excessives. Mais où le système s'est emballé, c'est lorsqu'on s'est attaqué au problème de la prévention des lésions digestives induites par d'autres médicaments, en particulier les anti-inflammatoires non stéroïdiens donnés en rhumatologie, puis secondairement les anticoagulants et les antiagrégants plaquettaires tels que l'aspirine ou le clopidogrel (PLAVIX®) donnés en cardiologie chez les malades ayant une maladie coronaire ou neurovasculaire. Dans ces situations, les IPP ont montré qu'ils prévenaient les lésions endoscopiques induites par ces médicaments mais, en revanche, leur efficacité dans la prévention des complications graves des anti-inflammatoires que sont les hémorragies digestives n'a jamais été démontrée. Si ces médicaments peuvent diminuer les douleurs induites par les anti-inflammatoires à forte dose, personne ne sait quel est leur intérêt chez des patients prenant de petites doses d'aspirine (75 ou 100 mg), à visée antiagrégante plaquettaire dans les maladies cardio-vasculaires. Or, aujourd'hui, la quasi-totalité des malades à qui sont prescrites de faibles doses d'aspirine se voient prescrire, en prévention, un IPP cinq fois plus cher que l'aspirine. Il s'agit là d'un traitement conjuratoire (on s'en voudrait qu'un malade ait une hémorragie digestive induite par une prescription médicale) et le fruit d'une extrapolation hasardeuse puisque si on a bien démontré que les IPP prévenaient les lésions de la muqueuse, on n'a jamais démontré qu'ils diminuaient le risque hémorragique. Pourtant, un malade sur trois hospitalisés en médecine en France reçoit un IPP. Les prescripteurs sont convaincus qu'ainsi ils diminuent le risque d'hémorragie digestive, mais bien peu savent que cette diminution est plus qu'hypothétique. Ces médicaments sont très bien supportés, ils sont vendus à la tonne, tout le monde a l'impression de faire au mieux, mais personne ne sait si les coûts induits par ces prescriptions ont la moindre légitimité.

Pr Jean-François Bergmann

Messages essentiels

Les IPP ont révolutionné le traitement des maladies liées à l'acidité gastrique (ulcère, reflux gastro-œsophagien).
Ils permettent aussi de prévenir des complications parfois graves des traitements par anti-inflammatoires et aspirine chez les sujets à risque.
Les IPP sont globalement très bien tolérés. Des effets secondaires sont toutefois possibles, il faut donc toujours réévaluer la nécessité d'une prescription prolongée.

Anti-Alzheimer

Intérêt des médicaments pour les malades ? pour l'industrie ? ou pour les deux ?

Pr Joël Ankri,
professeur de santé publique et gériatre, chef de service du Centre de gérontologie, hôpital Sainte-Périne, Paris, directeur du laboratoire Santé, environnement, vieillissement (EA 2506), université de Versailles-Saint-Quentin (UVSQ)

L'auteur déclare ne pas avoir de liens d'intérêts.

Que connaît-on de la maladie d'Alzheimer ?

Cette maladie cérébrale entraîne une altération lente et progressive des fonctions intellectuelles qui se répercute sur les activités de la vie quotidienne. Le sujet atteint de cette maladie devient non seulement incapable de se souvenir des choses mais également présente progressivement une perte du jugement, du raisonnement, de la capacité d'abstraction et du langage. Tout le monde s'accorde sur l'organicité de la maladie, en lien avec des lésions cérébrales.

C'est une maladie du cortex cérébral, l'étage le plus récent dans l'évolution du cerveau humain, qui est à l'origine de la pensée, de la logique, du raisonnement. Il n'existe pas de véritable modèle animal de la maladie d'Alzheimer.

Cette pathologie est grave et fréquente : environ 800 000 personnes sont touchées par la maladie d'Alzheimer ou maladies apparentées et, du fait du vieillissement de la population, on craint une augmentation du nombre de personnes atteintes. Néanmoins, certaines études épidémiologiques très récentes ont tendance à montrer une diminution de la prévalence de la maladie dans certains pays, éventuellement en raison des mesures de prévention des maladies cérébro-vasculaires. Il faut rappeler que cette maladie touche également les sujets jeunes de moins de 60 ans mais en nombre plus faible.

Cette pathologie est liée à deux lésions cérébrales principales : des lésions extracellulaires, réalisant des plaques constituées d'une substance appelée amylose (plaque sénile) qui vont envahir progressivement le cerveau. Elles atteignent en premier la région hippocampique au niveau de la face interne du lobe temporal puis progressivement l'ensemble du cortex cérébral. La seconde lésion, intracellulaire, est marquée par une dégénérescence neurofibrillaire. Les recherches biologiques et pharmacologiques s'intéressent à ces deux phénomènes qui conduisent à la mort neuronale. Elles cherchent à connaître les mécanismes à l'origine de ces deux lésions et les médicaments testés tentent de bloquer à différents niveaux la cascade des événements biologiques conduisant à la mort neuronale. Face à cette maladie chronique, il nous semble illusoire de croire qu'une thérapeutique unique puisse être la solution.

Le diagnostic de cette maladie repose sur un bilan clinique et paraclinique complet comportant notamment des tests neuropsychologiques. Les marqueurs biologiques et l'imagerie permettent d'améliorer la précision du diagnostic. Aujourd'hui, il semble être possible, d'après certaines études, de reconnaître les premiers signes biologiques 15 à 20 ans avant que la maladie ne se déclare, mais cela reste du domaine de la recherche et n'a aucun intérêt pratique tant que nous ne pourrons pas guérir cette maladie.

Les médicaments actuels anti-Alzheimer n'ont-ils pas une efficacité minime et leur rapport bénéfice/risque n'est-il pas défavorable ?

D'après les recommandations françaises et européennes, pour qu'un médicament contre la maladie d'Alzheimer soit considéré comme actif, il faut qu'il montre une action significative sur des performances cognitives appréciées par des tests, un changement des performances dans les activités de la vie quotidienne et une impression clinique globale d'évolution favorable appréciée par un médecin. Il est très difficile de montrer une réelle amélioration concernant ces trois éléments, en particulier sur le retentissement dans les activités de la vie quotidienne. C'est précisément cette amélioration des activités de la vie quotidienne qu'on aimerait obtenir par des thérapeutiques. On se retrouve donc face à une situation particulière où des médicaments peuvent maintenir, voire améliorer, des performances à des tests mais sans avoir d'impact direct sur l'évolution de la maladie.

C'est une situation, hélas, fréquente en médecine dans des maladies chroniques dont nous connaissons peu les mécanismes et les déterminants. Les chercheurs avaient au début à l'esprit le modèle de la maladie de Parkinson dans lequel le blocage de la dégradation de neurotransmetteurs permettait d'améliorer la symptomatologie. Dans la maladie d'Alzheimer où il a été montré qu'un neurotransmetteur, l'acétylcholine, jouait un rôle, les recherches thérapeutiques se sont orientées vers les médicaments qui bloquaient la dégradation de cette substance dans le cerveau. Ce sont les inhibiteurs de la cholinestérase : donépézil (ARICEPT®), rivastigmine (EXELON®), galantamine (REMINYL®).

Un autre axe s'est développé en bloquant des récepteurs cérébraux particuliers appelés NMDA : mémantine (EBIXA®). Ces médicaments ont obtenu leur autorisation de mise sur le marché dans les années 1990 sur la base d'essais cliniques qui ont montré une différence significative par rapport au placebo mais avec un bénéfice modeste, ne permettant qu'un ralentissement de quelques mois dans la dégradation cognitive mais pas d'amélioration sur le retentissement dans les activités de la vie quotidienne. On assista alors à une conjonction des intérêts des industriels du médicament (qui trouvaient là une importante réserve de malades, vivant dans des pays disposant d'une protection sociale permettant le remboursement de ces médicaments) et des praticiens satisfaits de disposer de médicaments pour cette maladie. En effet, pour la première fois des médicaments avaient obtenu l'autorisation de mise sur le marché avec l'indication du traitement symptomatique de la maladie d'Alzheimer dans sa forme légère à modérément sévère et ce, même si les résultats cliniques étaient peu importants.

On peut même se demander si la mise sur le marché de ces médicaments n'a pas permis une médicalisation de la prise en charge des malades au détriment d'une prise en charge plus médico-sociale qui aurait pu mieux répondre aux attentes des patients et de leurs aidants. En réaction à certaines dérives et à une absence d'efficacité réellement visible par l'entourage ou le corps médical lui-même, certains médecins français sont entrés en croisade contre ces médicaments. Le débat a aussi porté sur la réalité de l'entité de la maladie par rapport au vieillissement. Car il reste toujours la difficulté de différencier le normal du pathologique dans le cadre du vieillissement, qui conduit parfois à un certain « âgisme » compatissant. Le débat est aussi économique, en tant qu'il porte sur le coût de la santé induit par les pathologies associées au vieillissement, et certains ont demandé le transfert des millions d'euros dépensés pour les médicaments anti-Alzheimer sur les aides à domicile. Mais nous savons qu'il est illusoire de penser que les millions de l'industrie pharmaceutique iront dans le social.

Les autorités de tutelle avaient conscience dès le début des dérives possibles. Pour éviter les abus prévisibles et être certains que le diagnostic soit bien posé, seuls des spécialistes peuvent prescrire ces médicaments soumis à une révision annuelle (pour laquelle les contrôles ont été exceptionnels !). Il s'agit de médecins spécialistes en neurologie, en psychiatrie, ou titulaires du diplôme d'études spécialisées complémentaires de gériatrie.

Aujourd'hui, la Haute Autorité de santé considère que « leur efficacité est au mieux modeste et de pertinence clinique discutable. Aucun impact n'a été démontré sur le délai d'entrée en institution, la qualité de vie ou la morbi-mortalité ». D'autres recommandations internationales (NICE au Royaume-Uni, conférence de consensus canadienne par exemple) ont des positions similaires mais moins tranchées.

Ces médicaments pouvant par ailleurs, entraîner des effets indésirables, il est donc indispensable de vérifier l'absence de contre-indication, entre autres cardiaque. Il existe des risques de troubles digestifs très fréquents à type de nausées, vomissements et diarrhées et d'autres plus exceptionnels mais graves comme les hémorragies digestives. Des études avant commercialisation et confirmées par des études pharmaco-épidémiologiques ont montré un risque accru de bradycardie, de syncopes, de troubles neuropsychiatriques (léthargie, hallucinations, dépression, etc.) et d'interactions, en particulier avec les antipsychotiques, souvent coprescrits.

Recommandations de la HAS du 19 octobre 2011

L'intérêt thérapeutique des médicaments de la maladie d'Alzheimer doit être considéré comme faible. Néanmoins, dans le souci de ne pas priver les patients répondeurs (impossibles à identifier *a priori*) d'un éventuel bénéfice clinique à court terme, il reste suffisant pour leur prise en charge par la solidarité nationale.

En l'absence de donnée clinique à long terme, l'utilisation de ces médicaments doit faire l'objet d'une réévaluation attentive à un an, au cas par cas. La pertinence de la poursuite du traitement au-delà d'un an ne sera décidée qu'après une réunion de concertation pluridisciplinaire.

La stratégie thérapeutique est la suivante :

- Au stade léger de la maladie, on peut utiliser un inhibiteur de l'acétylcholinestérase (IAChE) : donépézil, galantamine ou rivastigmine.
- Aux stades modéré et modérément sévère, on peut utiliser un IAChE (sans privilégier l'un plutôt qu'un autre). Dans ces formes, les IAChE représentent une alternative à la prescription de la mémantine. L'intérêt d'administrer la rivastigmine sous forme de dispositif transdermique par rapport à la voie

orale est discutable, en raison d'un risque de mésusage dont les conséquences peuvent être graves.
– Au stade sévère, seule la mémantine a l'AMM, mais son bénéfice clinique attendu est très limité.
– L'intérêt d'associer deux IAChE ou un IAChE à la mémantine n'est pas démontré.

Ces médicaments doivent être réévalués régulièrement. Nous sommes face à une maladie grave avec des médicaments qui ne sont pas des placebos, mais qu'il faut remettre à leur juste place, dans des cas de prescriptions bien cadrées, précises, en tenant compte du rapport bénéfice/risque. Il est important de préciser au patient que ces traitements ne permettent pas de guérir mais qu'ils peuvent avoir une légère action qui doit être surveillée car, en cas d'absence de résultat, ils doivent être arrêtés. Ce n'est pas du « tout ou rien », ces médicaments font partie de l'arsenal de prise en charge ; c'est une option mais en aucun cas une obligation.

Il est tout aussi ridicule de rejeter ces médicaments que de les considérer comme un moyen de guérison. Ils sont utiles, si on constate un frein à la dégradation naturelle, et si le patient les supporte bien ; ils n'apportent certes pas d'éléments spectaculaires dans la vie quotidienne, dans le comportement et ne retardent pas l'entrée en institution, mais il existe des répondeurs à ces thérapeutiques qui ne peuvent pas être déterminés au préalable.

Au total, le service médical rendu par ces quatre médicaments est à partir des études considéré faible, témoin d'une efficacité des plus modérées, et ils ont obtenu une ASMR 5 dans le traitement symptomatique de la maladie d'Alzheimer, signe qu'ils n'améliorent pas la prise en charge globale de ces patients.

La polémique autour de ces médicaments de la maladie d'Alzheimer reste néanmoins un débat relativement franco-français. En Grande-Bretagne, la discussion était plutôt d'ordre économique.

La démence n'est-elle pas la fin programmée de la vie ? Ne faut-il pas « laisser faire la nature » ?

C'est une question souvent posée, mais tous les travaux mènent à la conclusion qu'il s'agit bien d'une maladie et pas d'un effet du seul vieillissement. Néanmoins, au-delà de 90 ans, il n'est pas toujours facile de différencier les effets de la sénescence d'une forme débutante de la maladie d'Alzheimer. Des diagnostics sont probablement faits en excès mais il ne faut pas pour autant rejeter une approche diagnostique dans cette tranche d'âge. Rappelons que le diagnostic de certitude de cette maladie reste l'analyse à l'autopsie du cerveau.

Quelles sont les pistes thérapeutiques sérieuses dans ce domaine ? La recherche est-elle très active ?

La recherche est très active mais jusqu'à présent les études portant sur de nouvelles cibles thérapeutiques sont toutes négatives. Il est habituel dans le cadre des pathologies chroniques comme la maladie d'Alzheimer, qui sont des pathologies multifactorielles, de ne pas espérer une réponse thérapeutique univoque. Nous avons trop souvent en tête le modèle de la maladie aiguë, par exemple infectieuse, où le médicament (ici l'antibiotique) supprime l'agent pathogène, fait disparaître la maladie et guérit totalement le malade.

En matière de prévention, aucun moyen précis n'a montré son efficacité dans cette maladie. Les études épidémiologiques montrent qu'il existe un certain nombre de facteurs de risque et de facteurs de protection. Dans ces facteurs de risque, il y a ceux des pathologies vasculaires comme l'hypertension artérielle et le diabète. Une meilleure prise en charge de ces pathologies pourrait avoir une action sur l'incidence de la maladie, et c'est peut-être ce que montrent les toutes récentes études épidémiologiques notamment anglaises sur la baisse de prévalence de la maladie.

Par ailleurs, il a été montré que les femmes ménopausées traitées par des hormones œstroprogestatives ont un risque moindre d'Alzheimer que les femmes non traitées. Il en est de même des personnes consommant des anti-inflammatoires non stéroïdiens au long cours. Mais ces médicaments ne constituent en aucun cas une approche préventive de la maladie. Il existe aussi des facteurs de risque sur lesquels aucune action préventive ne peut être mise en place, comme l'âge, le fait d'être femme ou le périmètre crânien !

Parallèlement, des facteurs protecteurs ont été mis en évidence, comme 2 verres de vin par jour, des exercices intellectuels, la lecture, toutes les activités de loisir (tricoter, jardiner...). En revanche, regarder la télévision n'a pas ce même effet. Ces facteurs sont vraisemblablement en rapport avec un bon équilibre de vie, un respect de règles hygiéno-diététiques qui, nous le savons, conduisent à un meilleur état de santé général. On pourrait espérer ainsi qu'une amélioration des comportements de santé au sein de la population s'accompagne d'une réduction de la morbidité globale et de maladies comme l'Alzheimer.

Que faut-il penser des pistes vaccinales ?

Il n'existe pas de modèle animal sur lequel travailler, parce que les animaux ne développent pas de maladie d'Alzheimer. Pour réaliser des essais, on recrée chez les souris transgéniques des modèles de lésions au niveau cérébral. Dans un essai vaccinal développé il y a une dizaine d'années, on a créé la lésion liée au dépôt de la protéine bêta-amyloïde (plaque) chez des souris qui n'en font pas spontanément, en manipulant des gènes. On a ensuite injecté cette substance à la souris et constaté une diminution de la plaque, voire, si on l'injecte suffisamment tôt, une absence d'apparition de plaque. C'est de cette immunothérapie qu'est venue l'idée, reprise par la grande presse, d'une possible vaccination contre la maladie d'Alzheimer.

Malheureusement, les essais menés chez l'homme n'ont pas été concluants voire à certains égards dangereux. Il y a aussi toute une série de travaux sur d'autres pistes qui bloqueraient la cascade amyloïde, la production de la protéine tau, l'inflammation, etc. Des espoirs existent toujours mais le chemin est long pour trouver le médicament qui aura une action efficace, au moins sur l'évolution de la maladie.

Médicaments de la maladie d'Alzheimer, a-t-on manqué de courage ?

L'analyse que l'on peut faire sur la place en thérapeutique des médicaments actuellement disponibles dans le traitement de la maladie d'Alzheimer amène à conclure qu'il s'agit de « petits médicaments », à faible efficacité chez quelques malades répondeurs avec des effets indésirables non négligeables. Ces médicaments une fois prescrits sont difficiles à arrêter même s'ils n'ont pas d'efficacité, et s'est récemment posée la question de savoir s'il ne fallait pas les dérembourser. La Commission de la transparence de la Haute Autorité de santé a finalement décidé que non, alors qu'elle n'avait pas eu de scrupule à dérembourser des médicaments autrement plus efficaces, tels que des pilules de 3e génération ou des médicaments du diabète.
On comprend donc à demi-mot que ces médicaments pourraient être utiles en tant qu'outils de la prise en charge plutôt que comme molécules ayant une activité pharmacologique favorable. Il s'agit donc d'un moyen artificiel de donner l'impression qu'on fait quelque chose pour les malades et pour les aidants en s'appuyant sur la magie du comprimé (*cf.* encadré sur « un symptôme, un traitement », p. 444). Cette position est contestable : elle instrumentalise le médicament en lui donnant une fausse place dans la prise en charge thérapeutique. La décision inverse (un déremboursement) aurait été aussi scientifiquement étayée, voire plus. Finalement, ce sont les actions couplées des malades et surtout de leurs aidants, des familles, de l'industrie, des politiques, des associations de patients, de certains médecins militants qui ont poussé les régulateurs à prendre une demi-mesure politiquement correcte

mais pas très courageuse, coûteuse et pouvant, de plus, donner une mauvaise image de la prise en charge thérapeutique dans la maladie d'Alzheimer. Espérons que les vrais médicaments actuellement à l'étude montreront une efficacité incontestable, ce qui pourra enfin donner au médicament la place qu'il mérite dans le traitement de cette maladie.

Pr Jean-François Bergmann

Messages essentiels

Les malades d'Alzheimer doivent être pris en charge dans une vision médicopsychosociale et le médicament ne résume pas le soin.

L'établissement d'un diagnostic le plus précis possible au cours d'un bilan correctement mené s'impose. Il repose sur des examens cliniques, paracliniques, d'imagerie et de psychométrie. La concertation pluridisciplinaire pour ce diagnostic s'impose et permet de mettre en place le plan de soin qui évoluera à partir du trépied médicopsychosocial en intensité et en complexité au cours du temps. La prise en charge des aidants de ces malades est aussi un temps important qu'il ne faut pas négliger face à cette maladie dont l'évolution est défavorable de façon inexorable encore aujourd'hui.

Médicaments de l'ostéoporose
Toutes les femmes sont-elles candidates ?

Pr Marie-Christine de Vernejoul,
PU-PH, service de rhumatologie, hôpital Lariboisière

Pas de liens d'intérêts.

Qu'est-ce que l'ostéoporose ?

L'ostéoporose se caractérise par une diminution de la masse osseuse et des altérations de la structure de l'os, qui rendent les os beaucoup plus fragiles et qui augmentent considérablement le risque de fracture. L'examen de référence validé par l'Organisation mondiale de la santé (OMS) est la mesure de la densitométrie osseuse (DMO). Elle permet d'obtenir une valeur de densité qui est comparée à une valeur de référence chez un adulte jeune. Le T-score est l'écart qui existe entre la densité osseuse d'un patient et celle d'un adulte jeune de même sexe. Il est exprimé en déviation standard de la moyenne des sujets jeunes du même sexe.

On parle d'ostéoporose quand le T-score est < – 2,5, ce qui correspond grossièrement à une valeur 25 % plus basse que la moyenne des sujets jeunes. L'ostéopénie est définie par un T-score entre – 1 et – 2,5.

L'ostéoporose prédispose à toutes les fractures, mais plus particulièrement aux fractures par fragilité osseuse, c'est-à-dire les tassements vertébraux, les fractures du col du fémur, du poignet. Les fractures des orteils, des doigts ou de la face ne sont pas des fractures par fragilité osseuse.

Ces fractures par fragilité osseuse surviennent non lors d'un d'accident mais lors d'un traumatisme minime, comme une chute de sa hauteur.

Le problème est qu'il n'y a pas de corrélation parfaite entre la densité osseuse et les fractures. Certaines personnes ont une densité osseuse très basse et ne font pas de fractures, d'autres ont une densité osseuse moins basse mais font de nombreuses fractures.

Pour mieux évaluer le risque fracturaire, en plus de la valeur de densité osseuse, un certain nombre de facteurs de risque cliniques doivent être pris en compte :

- l'âge : à densité osseuse égale, une personne de plus de 80 ans a trois fois plus de probabilités de se fracturer qu'une personne de 50 ans ;
- la maigreur : d'une part, parce que la chute est moins bien amortie, et d'autre part, parce qu'on sait aussi que dans le gras se trouvent des molécules qui ont une action positive sur l'os ;
- le tabagisme ;
- avoir des parents qui ont fait une fracture de fragilité osseuse ;
- avoir un traitement par cortisone ;
- avoir une ostéoporose secondaire à une autre pathologie endocrinienne ou digestive.

Tous ces paramètres sont entrés dans un logiciel : le FRAX® (disponible sur www.shef.ac.uk/FRAX/tool.jsp?lang=fr) qui a été développé par l'OMS pour évaluer les probabilités de fracture des patients dans les 10 ans à venir. Beaucoup de médecins ne s'en servent pas, car les autorités de santé de nombreux pays ne se sont pas mises d'accord sur une valeur seuil de FRAX®, à partir de laquelle les traitements seraient remboursés. Cet indice sert essentiellement quand les médecins hésitent à mettre en place un traitement.

Quels sont les traitements ?

1. Les bisphosphonates. Cette classe de médicaments est la plus prescrite ; elle diminue la dégradation osseuse mais augmente peu la densité osseuse. Elle diminue le risque de fracture vertébrale de 50 %, voire un peu plus pour certains et le risque de fracture du col du fémur de 20 à 30 %. L'ostéoporose signifie moins d'os mais aussi de l'os de moins bonne architecture, de moins bonne qualité. Les bisphosphonates améliorent sans doute l'architecture osseuse. On ne sait pas très bien combien de temps dure l'efficacité antifracturaire après l'arrêt de la prise du traitement. En conséquence, il y a un problème de stratégie pour savoir quand démarrer ces traitements, car ils ne peuvent pas être pris à vie. Actuellement on les prescrit le plus souvent par séquences de 3 à 5 ans. Les plus utilisés sont FOSAMAX®, ACTONEL®, en comprimés une fois par semaine et ACLASTA® en perfusion, une fois par an.
2. Le raloxifène (EVISTA®) mime les œstrogènes, c'est-à-dire qu'il a l'effet des œstrogènes, en un peu plus faible, au niveau de l'os et il a un effet anti-œstrogène sur le sein. Il diminue donc le risque de cancer du sein. Il protège des fractures vertébrales mais pas des fractures du col du fémur. Il est surtout utilisé pour les femmes âgées de moins de 70 ans. Il est contre-indiqué chez les femmes ayant des antécédents de phlébite.
3. Le ranélate de strontium (PROTELOS®) a une efficacité sur les fractures vertébrales à peu près identique aux autres traitements mais moindre sur les fractures du col du fémur. Il est un peu plus compliqué à utiliser car la prise doit être quotidienne, alors que, pour les bisphosphonates, elle est hebdomadaire. En raison de ses effets indésirables (allergies, thromboses veineuses...), il est contre-indiqué chez le sujet âgé alors que c'est la population cible et il vient même d'être exclu des recommandations de l'Agence européenne du médicament. Le PROTELOS® n'est indiqué qu'aux moins de 80 ans et sans antécédents cardio-vasculaires ou de phlébite.

4. Le denosumab (PROLIA®) est une biothérapie, c'est-à-dire un anticorps monoclonal dirigé contre une molécule qui stimule des cellules favorisant l'ostéoporose : les ostéoclastes. Il s'utilise sous forme d'une injection cutanée tous les 6 mois ; il vient d'obtenir le remboursement. Il est plus puissant que les bisphosphonates oraux, il n'a pas de rémanence, c'est-à-dire qu'il ne s'accumule pas dans l'os, l'effet disparaissant à l'arrêt du traitement. Dans certaines circonstances, c'est un traitement intéressant car on ne peut pas prescrire les bisphosphonates chez des patients qui ont une insuffisance rénale. C'est également un médicament de deuxième intention chez les sujets ne pouvant recevoir des bisphosphonates oraux.
5. Le FORSTEO® est une hormone parathyroïdienne à faible dose qui s'utilise sous forme d'injection sous-cutanée quotidienne ; il ne peut être prescrit que pour une période de 18 mois. Indiqué dans le cas d'ostéoporoses sévères chez les personnes qui ont eu au moins deux factures vertébrales, c'est le seul traitement anabolique, c'est-à-dire qui fait construire de l'os et donc qui remonte la densité osseuse, mais seulement de façon transitoire. Cependant, il n'est pas meilleur que les autres en termes de diminution du risque de fracture.

Quels sont les risques des traitements ?

On n'énumérera pas tous les effets secondaires possibles mais on se limite à ceux qui sont les plus fréquents ou les plus médiatisés.

Les bisphosphonates oraux peuvent entraîner des ulcères œsophagiens, des gastralgies et ils sont contre-indiqués chez les patients ayant une hernie hiatale ou une gastrite. Ils doivent être pris à jeun et debout. Les bisphosphonates oraux mais surtout intraveineux peuvent provoquer après l'extraction d'une dent, une nécrose des mâchoires. Les facteurs de risque sont une longue durée et/ou une dose élevée du médicament, un cancer, une mauvaise hygiène dentaire, un traitement simultané par la cortisone.

La nécrose des mâchoires a été décrite essentiellement chez des patients qui recevaient ce traitement en injection à très forte dose, par exemple en cas de métastase osseuse. Cela s'explique par le fait que le médicament freine le renouvellement osseux. On conseille donc aux patients d'aller chez le dentiste avant de débuter le traitement et si une dent doit être arrachée, il faut le faire sous antibiothérapie.

L'autre effet secondaire osseux décrit est celui de fractures au milieu du fémur, fractures atypiques, sans chute, sans traumatisme. Il s'agit d'un événement encore plus rare, survenant lui aussi après un traitement prolongé.

Le raloxifène augmente le risque de phlébite, il ne peut donc pas être prescrit aux personnes qui ont des antécédents de phlébite.

Pour le PROTELOS® il existe un risque d'accident allergique, et il augmente également le risque de phlébite. D'autre part, on a récemment décrit une augmentation d'accidents vasculaires chez l'homme ; il est donc contre-indiqué chez les personnes qui ont des antécédents cardio-vasculaires.

Le PROLIA®, comme les biphosphonates, induit un risque de nécrose des mâchoires et de fractures atypiques puisqu'il diminue aussi le renouvellement osseux.

Quand ces traitements sont-ils nécessaires ?

Ces traitements sont indispensables pour les personnes qui ont des antécédents de fractures dites majeures comme les tassements vertébraux et la fracture du col du fémur et qui ont une propension importante à récidiver.

Dans les autres cas, la décision thérapeutique n'est pas toujours facile à prendre.

Pendant les années 1990, qui correspondent à l'établissement de la définition de l'ostéoporose (1994) et à la mise sur le marché concomitante du premier bisphosphonate (1995), les prescriptions étaient larges et le domaine était très soutenu par l'industrie pharmaceutique, car 30 % des femmes de plus de 50 ans avaient un T-score inférieur à – 2,5 et étaient susceptibles de recevoir un traitement antiostéoporotique.

Vingt ans après, on a réévalué le risque fracturaire en incluant l'évaluation clinique. Les effets secondaires des médicaments sont bien connus et les bisphosphonates, dont l'efficacité reste incontestable, sont génériqués. Les indications et les modalités de traitement se sont donc affinées et la prise en charge s'est améliorée. Par un effet de balancier, on est confronté au fait que de nombreux patients qui devraient recevoir un traitement antifracturaire ne veulent pas le prendre par peur des effets secondaires exceptionnels, qui ont été très médiatisés. Au total, en ce début de XXIe siècle, l'ostéoporose est donc sous-traitée.

Pour une personne avec une fracture par fragilité osseuse, il n'y a pas de doute sur l'utilité du traitement, mais pour celles qui n'ont pas d'antécédents de fracture, il faut évaluer la densité osseuse, calculer le score FRAX® et prendre en compte les facteurs de risque cliniques, en particulier : l'âge. En fonction de ces paramètres, on décide de la mise sous traitement ou non. Cette décision doit se prendre après information du patient, son opinion étant très importante : est-il réellement prêt à prendre un médicament ? Car seulement 30 % des patients adhèrent aux traitements antiostéoporotiques.

Comme on ne peut pas donner ces traitements à vie, en raison des risques de nécrose des mâchoires et de fractures atypiques, on les prescrit moins aujourd'hui, moins tôt, et on pense à faire des fenêtres thérapeutiques (périodes sans médicament). Au bout de 5 ans de traitement, il est nécessaire de refaire une densité osseuse, de réévaluer la situation et de surveiller. Ces médicaments ont une longue rémanence, c'est-à-dire une efficacité prolongée. Ils persistent dans les os, après l'arrêt de la prise du traitement.

Comment opérer des choix entre les différentes classes de médicaments ?

Chez une femme de moins de 65 ans, avec une densité osseuse basse au rachis, sans antécédent de phlébite, on propose le raloxifène pendant 5 ans, puis se pose la question de la mise sous bisphosphonates. Si la patiente est plus âgée avec des antécédents de fractures périphériques, on débute par les biphosphonates. On ne propose le PROLIA® qu'à des personnes qui ont une contre-indication aux biphosphonates ou qui continuent à faire des fractures sous ces traitements. Enfin, les indications du FORSTEO® sont limitées aux sujets qui ont déjà eu au moins 2 fractures vertébrales.

Qu'en est-il de la prise de calcium, de vitamine D, de l'alimentation lactée, de l'exercice physique ?

Mieux vaut ne pas être en carence calcique complète, mais manger des kilos de calcium par jour n'a jamais vraiment soigné l'ostéoporose. Une alimentation correcte avec un laitage à chacun des 3 repas est suffisante. Pour ceux qui n'aiment pas les laitages, il existe des eaux minérales riches en calcium ou alors on peut prendre des comprimés de calcium, qui provoquent toutefois des problèmes de constipation. D'ailleurs, selon une étude anglaise, au bout d'un an, seuls 15 % des patients poursuivent leur traitement par supplémentation en calcium.

Une grande carence en vitamine D favorise les fractures. C'est pourquoi, on donne aujourd'hui de la vitamine D aux personnes âgées ; on observe donc moins de grandes carences. La concentration sanguine doit être de 30 ng/ml, mais il n'est pas pour autant utile de doser la vitamine D régulièrement. Une consommation en trop grande quantité de vitamine D pourrait favoriser l'athérosclérose et l'infarctus du myocarde.

L'activité physique est importante : on conseille une demi-heure de marche par jour. Il faut faire du sport « en charge », c'est-à-dire debout. La piscine ne sert donc pas à grand-chose pour la prévention de l'ostéoporose.

Ne faut-il pas finalement revenir aux traitements hormonaux substitutifs (THS) de la ménopause ?

Chez une femme de 65 ans présentant une ostéoporose, on ne donne pas de THS qui risque de créer des problèmes vasculaires. Au moment de la ménopause, pour des femmes avec des troubles climatériques (bouffées de chaleur, sécheresse vaginale, troubles urinaires, troubles de l'humeur : irritabilité, anxiété, des troubles du sommeil) et une grande ostéoporose, on peut prescrire un THS transitoirement. Mais comme on ne peut le prescrire que peu de temps et qu'il a un effet suspensif, ce traitement ne règle pas le problème de l'ostéoporose sur la durée.

Depuis 10 à 20 ans, dans les pays occidentaux, on note moins de fractures du col du fémur qu'auparavant. Une des raisons serait une meilleure prévention des chutes, une meilleure alimentation, et plus d'exposition au soleil ! Chez les Asiatiques au contraire l'incidence des fractures augmente chez les sujets âgés, sans doute en raison du changement de mode de vie.

Y a-t-il des ostéoporoses à traiter chez l'homme ?

Les hommes aussi peuvent être traités pour l'ostéoporose, quand il y a une ostéoporose et des antécédents de fractures, ce qui n'est pas si rare, car un tiers des fractures du col surviennent chez les hommes. Le traitement de première intention est un bisphosphonate oral.

Où en est la recherche ?

L'objectif est de trouver des traitements qui fassent mieux que les bisphosphonates, particulièrement sur la réduction des factures du col du fémur. Actuellement, le traitement le plus prometteur est une nouvelle biothérapie. Cet anticorps monoclonal, le romosozumab, est un inhibiteur d'une molécule inhibant la formation osseuse. Il est en essai clinique de phase 3. On ne connaît pas encore son efficacité antifracturaire.

Vitamine D, panacée ou illusion ?

Initialement proposée dans le traitement et la prévention du rachitisme, la vitamine D joue un rôle majeur dans la formation de l'os, et un déficit en vitamine D est associé au risque de défaut de minéralisation osseuse (ostéomalacie), d'ostéoporose et de fractures, souvent synonymes chez les personnes âgées d'une perte d'autonomie. Lentement mais sûrement, elle a vu le champ de ses applications largement amplifié par toutes sortes de travaux plus séduisants les uns que les autres. On a proposé (officieusement) la vitamine D dans toutes sortes d'indications : stimulation de l'immunité (VIH), prévention des infections nosocomiales, des affections respiratoires, des cancers, des maladies cardio-vasculaires, des diabètes, et en neurologie on l'a évoquée pour la sclérose en plaques, la maladie de Parkinson, etc.

La vitamine D, bonne à tout faire, ferait chaque jour davantage la preuve de son intérêt en médecine. Or on a singulièrement frémi quand l'Étude nationale nutrition santé effectuée en 2007 a montré que 8 Français sur 10, au nord comme au sud, étaient carencés, comme d'ailleurs les autres Européens et les Américains. La carence était légère à modérée pour 42,5 % de la population, sévère dans 5 % des cas.

Cette carence en vitamine D est fréquente, surtout en fin d'hiver et au début du printemps. Si le déficit modéré ne s'accompagne pas de signes cliniques de décalcification osseuse par défaut de minéralisation (ostéomalacie), il pourrait cependant constituer un facteur de risque d'anomalies osseuses, d'ostéoporose et de certaines maladies chroniques

comme les cancers, les maladies cardio-vasculaires et les maladies mettant en jeu les défenses immunitaires.
Comment un déficit vitaminique peut-il être si fréquent dans nos pays développés où la nourriture est accessible et variée ? La dose de 400 unités internationales/jour de vitamine D actuellement recommandée est non seulement très inférieure aux besoins, mais, vieille de plus de 90 ans, cette recommandation est contredite par toutes les études scientifiques. Elle n'est pas adaptée à une population chez laquelle médecins et pharmaciens hésitent à prescrire et délivrer des doses supérieures à ces recommandations anciennes. Faut-il ajouter que les doses autorisées aux géants de l'agroalimentaire pour l'enrichissement des aliments en vitamine D (lait et produits laitiers essentiellement) sont tellement faibles qu'elles ne servent à rien.
Malheureusement, quand on effectue des études de supplémentation exogène en vitamine D, la démonstration de l'effet thérapeutique est vraiment modeste. Des études de supplémentation pour les maladies cardio-vasculaires et le diabète ne donnent rien de très significatif. Les essais dans le domaine des maladies infectieuses sont tout aussi décevants, il en est de même pour l'asthme.
Même si, avec plus de 2 000 publications scientifiques chaque année, la vitamine D est la championne toutes catégories de la recherche médicale, les études apportent leur lot d'effets inédits positifs, comme de déceptions. Chez les personnes carencées, ce n'est malheureusement pas parce qu'on les « supplémente » que le cours de la maladie évolue plus favorablement qu'elle ne le ferait avec une autre prise en charge.
Le remède ? S'exposer au soleil mais pas trop, et tout au long de l'année : c'est moins facile en hiver, mais se retrousser les manches et ôter son chapeau pendant vingt dimanches entre la Toussaint et Pâques rapporte autant qu'avaler des seaux de vitamines.

Pr François Chast

Messages essentiels

• L'ostéoporose doit être recherchée notamment chez les femmes ménopausées, en s'aidant d'un logiciel consensuel évaluant le risque ostéoporotique et le risque de fracture en fonction de facteurs cliniques et épidémiologiques individuels : le FRAX®.
• Les traitements préventifs de l'ostéoporose sont nombreux, efficaces mais ils ont tous les effets indésirables spécifiques.
• Même si les biphosphonates sont les traitements de référence, la stratégie thérapeutique en prévention primaire et en prévention secondaire de l'ostéoporose reste complexe.
• L'apport alimentaire de calcium, la vitamine D, l'exposition au soleil, l'exercice physique en position verticale sont des mesures préventives de l'ostéoporose qui sont efficaces et qui doivent être systématiquement préconisées.

RÉFÉRENCES BIBLIOGRAPHIQUES

Kanis J. A., Melton L. J. 3rd, Christiansen C., Johnston C. C., Khaltaev N., « The diagnosis of osteoporosis », *J. Bone Miner. Res.*, 1994, 9(8):1137-41.

Kanis J. A., Oden A., Johansson H., Borgström F., Ström O., McCloskey E., « FRAX and its applications to clinical practice », *Bone*, 2009, 44(5):734-43.

Liberman U. A., Weiss S. R., Bröll J., Minne H. W., Quan H., Bell N. H., Rodriguez-Portales J., Downs R. W. Jr, Dequeker J., Favus M., « Effect of oral alendronate on bone mineral density and the incidence of fractures in postmenopausal osteoporosis. The Alendronate Phase III osteoporosis treatment study group », *N. Engl. J. Med.*, 1995, 333(22):1437-43.

Khosla S., Burr D., Cauley J., Dempster D. W., Ebeling P. R., Felsenberg D., Gagel R. F., Gilsanz V., Guise T., Koka S., McCauley L. K., McGowan J., McKee M. D., Mohla S., Pendrys D. G., Raisz L. G., Ruggiero S. L., Shafer D. M., Shum L., Silverman S. L., Van Poznak C. H., Watts N., Woo S. B., Shane E., « American Society for Bone and Mineral Research. Bisphosphonate-associated osteonecrosis of the jaw : Report of a task force of the American Society for Bone and Mineral Research », *J. Bone Miner. Res.*, 2007, 22(10), 1479-91.

Schuit S. C., Van der Klift M., Weel A. E., De Laet C. E., Burger H., Seeman E., Hofman A., Uitterlinden A. G., Van Leeuwen J. P., Pols H. A., « Fracture incidence and association with bone mineral density in elderly men and women : The Rotterdam Study », *Bone*, 2004, 34(1):195-202.

Médicaments de la rétine
Progrès et trompe-l'œil

Pr Alain Gaudric,
professeur émérite d'ophtalmologie, université Paris-Diderot ;
hôpital Lariboisière AP-HP, Paris

Liens d'intérêts
Honoraires de Novartis pour la réalisation d'un site d'imagerie et de diagnostic des maladies rétiniennes sur Internet, libre de publicité pour des médicaments.
Remboursement de frais de congrès : Novartis, Bayer.

Qu'est-ce que la dégénérescence maculaire liée à l'âge (DMLA) et quels sont les traitements ?

La dégénérescence maculaire liée à l'âge (DMLA) est un ensemble de manifestions dégénératives de la macula, la partie centrale de la rétine qui sert à la vision précise. Chez certains sujets, le vieillissement anormal de la rétine se traduit par l'accumulation de petits dépôts jaunes sous la rétine, les *drusen*, qui conduisent à d'éventuelles complications à long terme.

La DMLA atrophique (« sèche ») est la plus fréquente de ces complications. L'accumulation de *drusen* entraîne après de nombreuses années une atrophie progressive des photorécepteurs de la macula et une baisse de l'acuité visuelle. On ne sait pas soigner cette forme de DMLA atrophique, mais elle évolue très lentement. Cette atrophie peut aboutir à la perte d'une fonction précieuse comme la lecture par exemple, mais la vision périphérique reste toujours normale.

La DMLA exsudative (« humide ») est moins fréquente mais d'apparition plus soudaine. Dans un fond d'œil comportant des *drusen*, de petits vaisseaux, « les néovaisseaux choroïdiens », prolifèrent anormalement sous la macula et gênent la vision. Le grand progrès de cette dernière décennie est d'avoir trouvé des médicaments qui agissent efficacement sur la composante néovasculaire, exsudative, de la DMLA. En l'absence de traitement l'évolution peut être assez rapide, conduisant à une perte de la vision centrale en quelques semaines ou en quelques mois.

Les médicaments utilisés dans le traitement de la DMLA exsudative sont des anticorps angiogéniques, les anti-VEGF (*anti-Vascular Endothelial Growth Factor*). Le VEGF a été découvert en 1989, et reconnu comme étant la cause de la néovascularisation, c'est-à-dire la prolifération de néovaisseaux (sous la rétine pour ce qui concerne la DMLA). Le premier anticorps contre le VEGF a été développé en 2002 ; il s'agit du bévacizumab (AVASTIN®) dont la première utilisation était dirigée contre la néovascularisation des tumeurs cancéreuses. L'utilisation des anti-VEGF pour traiter la néovascularisation de la DMLA a suivi rapidement en 2005.

Quels sont les risques de ces traitements ?

Le traitement a d'abord été administré par voie veineuse pour certains cancers, dans l'idée de supprimer l'alimentation vasculaire des tumeurs et donc de favoriser leur régression. Dans le cas de la DMLA, la grande avancée a été l'administration de doses infimes, par injection intraoculaire directe, ce qui s'est révélé efficace, en épargnant presque totalement le passage du produit dans le reste de l'organisme. Les effets secondaires généraux des anti-VEGF, administrés par voie intraoculaire, sont donc très rares. Une publication parue en 2010, fondée sur la révision de 150 000 dossiers du Medicare aux États-Unis, montre qu'il n'y a pas de risque accru de mortalité, d'infarctus du myocarde, ni d'accident vasculaire cérébral, qu'on puisse attribuer à l'AVASTIN®, le premier des anti-VEGF utilisés dans la DMLA aux États-Unis.

Sont-ils réellement très efficaces ?

Avant l'arrivée des traitements antiangiogéniques, la baisse de la vision était malheureusement inexorable et rapide, avec une perte assez sévère de la vision centrale. Après une ou deux années d'évolution, l'acuité visuelle était inférieure à 1/10e.

L'apparition des anti-VEGF a eu comme premier effet d'arrêter la dégradation de la vision et même dans le meilleur des cas de l'améliorer. Dans 25 % des cas, la vision s'améliore, dans 50 % des cas elle est stabilisée, enfin dans 25 % des cas elle continue à décliner, mais moins vite qu'en l'absence de traitement. Dans le cas d'une stabilisation, la situation est très différente selon la situation de départ. On comprend qu'il est plus profitable de stabiliser une vision de départ à 4/10e plutôt qu'à 1/10e, et donc que le diagnostic et le traitement précoces sont importants. L'efficacité des anti-VEGF est imparfaite : d'une part ils ne suppriment pas les néovaisseaux, mais ils empêchent leur progression et leur exsudation, d'autre part ils ne traitent pas la cause de la maladie (les *drusen*) et n'empêchent pas l'évolution progressive vers un certain degré d'atrophie maculaire.

La vie des patients atteints de DMLA a cependant été transformée par l'arrivée des traitements par anti-VEGF qui leur ont permis, dans la majorité des cas, de maintenir leur vision. Le traitement lui-même est facile à administrer ; l'injection par une aiguille extrêmement fine est indolore et nécessite simplement des conditions d'asepsie bien codifiées.

Combien de temps le traitement doit-il être poursuivi ?

Certains patients sont traités depuis 5 ans ou plus, et il est rare que le traitement puisse être arrêté. Il y a cependant deux raisons de le suspendre : lorsque l'activité des néovaisseaux semble s'épuiser après des mois de traitement, il faut alors surveiller l'absence de reprise évolutive, ou dans les cas où le traitement se révèle inefficace et où la vision est devenue extrêmement faible.

Pourquoi les traitements de la DMLA sont-ils si chers ?

C'est une question qui concerne en fait de nombreux médicaments mis actuellement sur le marché. De ce point de vue, l'affaire de l'AVASTIN® est inhabituelle et fort instructive. Il s'est passé là quelque chose d'inédit dans l'industrie pharmaceutique, comme si un produit générique était disponible avant le produit labellisé par les agences du médicament. Il s'ensuit que l'AVASTIN®, qui est utilisé dans de nombreux pays du monde, dont les États-Unis, revient à environ 80 euros par injection, tandis que les médicaments équivalents ayant une AMM, ranibizumab (LUCENTIS®) et aflibercept (EYLEA®) reviennent à plus de 800 euros par injection.

L'histoire est la suivante. En 1989, un chercheur, Napoleone Ferrara, qui travaille dans une entreprise de biotechnologie, Genentech, découvre le VEGF. À la suite de cette découverte, la société fabrique dès 2002 un anti-VEGF, le bévacizumab (AVASTIN®), pour traiter le cancer, médicament autorisé en 2004 par la FDA, dans le traitement du cancer du côlon métastatique. Genentech modifie ensuite un peu sa molécule d'AVASTIN® en en réduisant la taille pour créer le ranibizumab LUCENTIS® qui sera testé dans une étude clinique dans la DMLA.

Pourquoi cette molécule modifiée ? La version officielle est que Genentech pensait que la molécule d'AVASTIN® ne traverserait pas la rétine en raison de sa taille trop grosse, ce qui se révéla rapidement inexact. Simultanément, le Dr Philip Rosenfeld (Miami) a connaissance du cas d'un patient, atteint d'une DMLA, traité par AVASTIN® pour un cancer du côlon. Le patient a noté une amélioration de sa vision. Philip Rosenfeld a alors l'idée de commencer à traiter des patients atteints de DMLA exsudative par des injections intraveineuses d'AVASTIN®, avant même que le LUCENTIS® ne commence à être utilisé. Ces recherches donnent lieu à une publication en juillet 2005, mais les risques systémiques de l'AVASTIN®, acceptables dans le cas d'un cancer engageant le pronostic vital, ne l'étaient pas pour une DMLA. Le traitement ne pouvait pas continuer à être administré par voie intraveineuse. En mai 2005, sachant que l'AVASTIN® et le LUCENTIS® partagent le même principe actif, Philip Rosenfeld traite, avec son accord, une patiente, porteuse d'une DMLA évoluée. Il lui injecte de l'AVASTIN® dans l'œil malade, alors que le LUCENTIS® n'est pas encore disponible à cette époque.

En juillet 2005, lors du congrès annuel des spécialistes de la rétine aux États-Unis, Genentech présente les premiers résultats de l'étude préliminaire (phase 2) du LUCENTIS® montrant des résultats impressionnants. Rosenfeld présente son seul cas, un résultat remarquable obtenu par injection intraoculaire d'AVASTIN®. De retour chez eux les ophtalmologistes injectent de l'AVASTIN® à leurs patients. Genentech s'est ainsi vu concurrencé bien avant la sortie de son médicament sur le marché.

Le Dr Rosenfeld savait que LUCENTIS® était une partie de la molécule d'AVASTIN®. Avant de lancer les essais sur le LUCENTIS®, Genentech savait-il ou non que l'AVASTIN® pouvait être efficace ? On ne connaît pas la réponse. En revanche, ce qui est certain, c'est que Rosenfeld a expliqué à Genentech ses résultats avec l'AVASTIN®, ce qui n'a pas empêché l'entreprise de continuer le développement du LUCENTIS®.

Aux États-Unis, l'AVASTIN® est reconditionné pour les injections intraoculaires dans des pharmacies privées qui fournissent les ophtalmologistes. En octobre 2007, Genentech a essayé d'empêcher la commercialisation de l'AVASTIN® en menaçant de ne plus vendre d'AVASTIN® aux pharmacies de reconditionnement. Cette démarche a déclenché un tollé contre Genentech chez les ophtalmologistes, notamment en octobre 2007, lors du congrès de l'Académie américaine d'ophtalmologie. Genentech doit alors revenir sur sa démarche.

La FDA (Food and Drug Administration aux États-Unis), sollicitée pour retirer son approbation à l'utilisation de l'AVASTIN®, refuse de le faire, puis en 2009, commence une étude financée par le NIH qui a pour objectif de comparer l'efficacité et la sécurité de l'AVASTIN® et du LUCENTIS® (étude CATT). Les résultats de cette étude ont été publiés en mai 2012, suivis de 5 autres publications. Les 6 études montrent qu'il n'y a pas de différence en termes d'efficacité entre l'AVASTIN® et le LUCENTIS® dans le traitement de la DMLA.

L'usage de l'AVASTIN® est resté autorisé aux États-Unis par la FDA, et il représente 60 % du marché par rapport à LUCENTIS® et à EYLEA® (anti-VEGF commercialisé par Bayer) qui se partagent les 40 % restants.

En Europe, en revanche, la plupart des gouvernements ont interdit l'utilisation de l'AVASTIN® dans la DMLA, même si tout récemment l'Italie et l'Allemagne l'ont autorisée à nouveau. En France, une étude comparative a cependant été lancée en 2010 par l'ancienne AFSSAPS, l'étude GEFAL, qui ne présentait pas beaucoup d'intérêt car on savait déjà que la publication des résultats de l'étude CATT était imminente. L'étude GEFAL financée (faiblement) par la Sécurité sociale et par des crédits du ministère de la Santé a aussi été l'occasion d'interdire l'utilisation de l'AVASTIN® dans la DMLA en dehors de l'étude.

Les résultats de l'étude GEFAL, parus en 2013, confirment ceux de l'étude CATT : il n'existe pas de différence d'efficacité entre les deux médicaments. Mais l'AVASTIN® n'est pas pour autant autorisé à être de nouveau utilisé. Au contraire, une nouvelle circulaire du ministère de la Santé en juillet 2012 a interdit l'utilisation des injections intraoculaires de l'AVASTIN®, puisqu'il existe un produit avec une AMM pour les mêmes indications !

Pourquoi les ophtalmologistes américains soutiennent-ils tellement l'utilisation de l'AVASTIN® ?

Aux États-Unis, les ophtalmologistes fournissent et vendent aux patients les produits qu'ils injectent. Ils ont donc un bénéfice sur le produit, avec une marge de 6 %. Pour favoriser leur envie de prescrire du LUCENTIS®, Genentech pratique un système de marge arrière : si l'ophtalmologiste utilise un grand volume de LUCENTIS®, il obtient une ristourne. Quand les patients sont couverts par une assurance privée, ils paient le médecin et sont ensuite remboursés par leur assurance. Mais, pour ceux qui bénéficient de Medicare, le système est différent : le patient ne débourse rien, c'est Medicare qui rembourse l'ophtalmologiste avec un délai de 3 ou 4 mois. Par conséquent, si l'ophtalmologiste prescrit du LUCENTIS®, il est confronté à un problème de trésorerie car il doit avancer une importante somme d'argent (le LUCENTIS® coûte plus cher aux États-Unis, environ 2 000 dollars). Lorsqu'un ophtalmologiste soigne un patient sous Medicare, il a donc plutôt intérêt à utiliser de l'AVASTIN® pour éviter une avance de trésorerie. En France, le système est différent, aucun patient n'a à payer le LUCENTIS®. Le médicament est délivré par la pharmacie et pris en charge à 100 % par la Sécurité sociale. Prescrire l'un ou l'autre des traitements ne change donc rien pour l'ophtalmologiste.

Il est certainement réducteur de considérer que tous les ophtalmologistes américains ne sont mus que par leur propre intérêt dans le choix du médicament prescrit. Une réelle proportion d'entre eux est aussi animée, comme le Dr Rosenfeld, par le souci de faire économiser aux assurés et aux financeurs publics des dépenses inutiles.

Si ce médicament est efficace, pourquoi n'a-t-il pas reçu l'AMM ?

Le laboratoire Roche qui commercialise l'AVASTIN® en Europe refuse de demander une AMM pour l'utilisation oculaire de l'AVASTIN® ; il a même mis en garde contre l'utilisation de son médicament dans la DMLA, et les États semblent ne pas pouvoir contraindre un groupe pharmaceutique à demander une AMM pour un médicament qu'il ne veut pas commercialiser. Il faut évidemment noter qu'il existe des intérêts croisés entre firmes pharmaceutiques. Genentech a d'abord vendu l'AVASTIN® à Roche, puis le LUCENTIS® à Novartis (se réservant la distribution aux États-Unis). Ultérieurement, Roche a acheté Genentech. Enfin Novartis a récemment augmenté à 33 % sa participation au capital de Roche.

Le LUCENTIS®, commercialisé en Europe par le laboratoire Novartis, coûte autour de 800 euros par injection, contre 1 800 euros initialement. En France, il est désormais l'une des plus grosses dépenses de médicaments de l'assurance-maladie, avec un montant total d'environ 425 millions d'euros par an, en progression de plus de 40 % en deux ans. Le prix réel payé par la Sécurité sociale à Novartis est en fait probablement inférieur car il existe des accords « prix-volume » non publiés avec les firmes pharmaceutiques qui régulent partiellement le montant global des dépenses.

On estime que le prix de revient d'une dose d'AVASTIN® coûte autour de 40 euros, si 10 doses sont reconditionnées par flacon, donc 20 fois moins cher que le LUCENTIS®. Il faut en fait moduler ce prix car il faudrait inclure le prix du reconditionnement qui doit être fait dans des conditions d'asepsie bien codifiées ce qui augmenterait probablement le prix à 80 euros. On pourrait donc espérer une économie d'environ 200 millions d'euros par an pour l'assurance-maladie si la prescription de LUCENTIS® ou d'EYLEA était complètement remplacée par l'AVASTIN® – ce qui est néanmoins peu probable dans un régime de libre prescription des médicaments par les médecins.

On ne peut pas reprocher aux firmes pharmaceutiques qui sont avant tout des entreprises industrielles et commerciales de rentabiliser au maximum leurs produits mais, en revanche, les États, qui sont les payeurs, ont la responsabilité de négocier les prix. Or, de ce point de vue, ils font preuve d'une réelle faiblesse. L'État français se contente d'encadrer de façon légère le prix de la mise sur le marché des médicaments. Comme le dit une note d'analyse du Commissariat général à la stratégie et à la prospective en mars 2014 :

> « Si le prix des médicaments sous brevet est négocié entre le CEPS et les industries, les marges de manœuvre des autorités régulatrices sur la définition du prix sont, dans les faits, relativement ténues, au moins pour 3 raisons :
> - la négociation est déséquilibrée, seule l'industrie pharmaceutique disposant de toutes les données économiques et scientifiques ;
> - les délais de prise de décision sont courts (15 jours pour s'opposer à la proposition de prix) ;
> - une fois le prix fixé, toute modification prend beaucoup de temps. »

Qui plus est, comme le précise parfaitement cette note, le système est à la fois complexe et opaque, loin des exigences actuelles de transparence, notamment en termes de liens d'intérêts entre les différents acteurs. Le credo officiel consiste plutôt à dire que la concurrence fera baisser les prix. Ce n'est vrai qu'en partie. Le marché du médicament n'est pas un marché libre, le patient n'étant pas libre de choisir ses médicaments. De plus, le prix est fixé en accord avec les États, ce n'est donc pas un marché libre mais négocié. L'arrivée de Bayer sur le marché de la DMLA, avec un nouvel anti-VEGF, l'EYLEA®, ne s'est pas accompagnée d'une baisse de prix significative par rapport au vrai prix de revient des anti-VEGF. Et c'est en cela que l'histoire de l'AVASTIN® est également intéressante car elle a mis en évidence le coût de fabrication de ces molécules. Les experts s'accordent à dire que le coût de fabrication du LUCENTIS® n'est certainement pas supérieur à celui de l'AVASTIN®.

Dans ces conditions, quel est le « juste prix » d'un médicament innovant ? La question se pose de plus en plus avec les nouvelles molécules qui apparaissent sur le marché. Il est clair qu'il faut prendre en compte le développement très coûteux des essais cliniques, ceux-ci pouvant aboutir à un échec qui entraîne de grosses pertes pour les laboratoires pharmaceutiques. Néanmoins, et c'est un autre débat, tout démontre dans le cas AVASTIN®-LUCENTIS® que la rente de situation du LUCENTIS® est actuellement peu justifiable.

De ce point de vue, on ne peut passer sous silence les ententes purement commerciales entre groupes pharmaceutiques. L'Autorité française de la concurrence a ouvert en mars une enquête préliminaire pour entente contre Novartis et Roche. En Italie, l'Autorité de la concurrence a infligé une amende de 180 millions d'euros aux deux laboratoires pour entente illicite, mais ceux-ci réfutent toute accusation. En réalité, c'est Genentech (qui a découvert l'AVASTIN® et le LUCENTIS® et qui est maintenant une filiale de Roche) qui a vendu le LUCENTIS® à Novartis. Et, à ce titre, Roche touche des royalties pour les ventes de LUCENTIS®. Nous sommes donc au cœur de la question du statut de ce produit particulier qu'est le médicament : remède pour soigner ou guérir, prescrit par le médecin aux patients selon les règles médicales et éthiques habituelles, mais aussi marchandise soumise aux lois habituelles du profit.

Au-delà des intérêts financiers et commerciaux, quelle est la ligne de défense de l'industrie pharmaceutique ?

C'est là une question très intéressante, car on voit se développer toute une rhétorique du soupçon sur les possibles effets indésirables comparés des trois médicaments sur le marché : AVASTIN®,

LUCENTIS®, EYLEA®. À grand renfort de méta-analyses, d'analyses *a posteriori* des résultats d'études cliniques, d'arguments expérimentaux chez l'animal ou d'extrapolations à partir de dosages sanguins, des publications font peser le soupçon d'un risque plus grand, bien que très marginal et non démontré, d'effets indésirables systémiques survenant avec l'AVASTIN® et l'EYLEA® plutôt qu'avec le LUCENTIS®.

C'est un terrain miné, car la crainte des effets indésirables effraie autant les autorités de santé que les médecins prescripteurs et, de fait, nul ne peut être indifférent au risque éventuel encouru par des patients. Par ailleurs, si certains auteurs de ces publications déclarent des liens avec les fabricants d'anti-VEGF, d'autres en sont indépendants. Quel est le degré de vérité contenu dans ces soupçons ?

Le rapport de l'efficacité comparée à 2 ans du LUCENTIS® et de l'AVASTIN® dans l'étude CATT confirme l'égale efficacité des deux médicaments et commente les effets systémiques indésirables.

Il n'y avait pas de différence entre les deux médicaments en termes de décès ou de complications thrombotiques. L'interprétation de la persistance d'un taux plus élevé d'effets indésirables graves avec le bévacizumab (AVASTIN®) est incertaine en raison de l'absence de relation entre ces événements et l'inhibition du VEGF.

Deux méta-analyses différentes parues dans la très sérieuse revue scientifique *PloS One* relèvent également un taux faible mais significativement plus élevé d'effets indésirables systémiques avec le bévacizumab, mais, là encore, en dehors des risques vasculaires connus des anti-VEGF. Ce sont notamment des incidents gastro-intestinaux (aussi variés que nausées, vomissements, hernie, ou hémorragie digestive) qui ont été relevés plus fréquemment avec le bévacizumab de façon inattendue. Les auteurs reconnaissent par ailleurs que les études analysées n'étaient pas construites pour recueillir de façon exhaustive les effets indésirables.

Le Dr Frank G. Ah-Fat qui a été l'investigateur principal d'une grande étude comparative AVASTIN®/LUCENTIS® en Grande-Bretagne (étude IVAN) commente ces résultats de façon critique.

Il indique que le meilleur marqueur d'une activité systémique indésirable de l'un ou l'autre des deux anti-VEGF aurait dû être l'hypertension artérielle. Or ni dans l'étude CATT ni dans l'étude IVAN une telle complication n'a été observée. Il souligne également les nombreux biais méthodologiques qui empêchent de conclure sur la différence de ces effets secondaires. Une récente publication de statisticiens britanniques souligne également que les méta-analyses ne permettent pas encore de conclure à un risque systémique plus élevé du bévacizumab et reviennent en détail sur l'interprétation des données statistiques.

Ces soupçons reposant sur des bases très incertaines suffisent cependant à alimenter la défiance et ils ont conduit par exemple l'investigateur principal de l'étude française GEFAL à déclarer au journal *Le Monde* que, à titre personnel, il préférait prescrire du LUCENTIS®, alors qu'aucun élément dans l'étude GEFAL ne fait apparaître une dangerosité de l'AVASTIN®.

Faut-il autoriser l'utilisation oculaire de l'AVASTIN® ?

La question est moins simple qu'il n'y paraît. Elle s'est résolue pour des raisons pragmatiques aux États-Unis, on l'a vu, à cause d'un mode de prescription et de rémunération des médecins bien différent de ce qui a cours en France. On a vu aussi que l'utilisation de l'AVASTIN® imposait, dans les conditions de présentation actuelles du médicament du laboratoire Roche, le fractionnement et le reconditionnement des doses. Il n'est pas certain que le nombre de pharmacies hospitalières habilitées à réaliser ce type de reconditionnement puisse absorber la préparation de plusieurs centaines de milliers de doses par an. Par ailleurs, même si les contrôles de qualité sont probablement très rigoureux en France, on ne peut pas ignorer que plusieurs séries de contaminations bactériennes ont eu lieu aux États-Unis avec l'AVASTIN® reconditionné ayant abouti à des cécités par endophtalmie. Enfin, quand bien même l'AVASTIN® serait de nouveau autorisé, la motivation des ophtalmologistes à le prescrire risquerait d'être faible eu égard à l'absence actuelle de coût du LUCENTIS® pour le patient et sa facilité d'approvisionnement. Seuls les hôpitaux publics risqueraient de devoir utiliser l'AVASTIN®. Or actuellement l'hôpital ne paye pas le médicament. Le patient achète le LUCENTIS® ou l'EYLEA® en pharmacie et il est injecté à l'hôpital. L'AVASTIN® devra être fourni et préparé par l'hôpital : économie pour la Sécurité sociale mais dépense pour l'hôpital.

La vérité pourrait se trouver ailleurs. Les patients ont droit à un médicament préparé dans les règles de sécurité maximum à partir du moment où sa fabrication est devenue industrielle. Une solution serait donc plutôt de contraindre Roche à préparer des doses d'AVASTIN® à usage oculaire.

On n'en est pas là, mais il a été inscrit dans la loi en juillet 2014, qu'il sera autorisé sous certaines conditions d'utiliser un médicament dans des indications pour lesquelles le laboratoire n'a pas demandé d'autorisation de mise sur le marché.

L'autre solution serait d'obliger Novartis et Bayer à baisser leurs prix à un niveau raisonnable qui serait certainement entre 2 ou 4 fois moins qu'aujourd'hui, en attendant l'arrivée éventuelle des génériques.

En fait, cette polémique n'aura qu'un temps, car déjà se préparent de nouvelles générations de médicaments antiangiogéniques qui arriveront sur le marché avec des prétentions de prix encore plus élevées.

LUCENTIS® : les prix s'affolent

À côté de LUCENTIS®, facturé à la Sécurité sociale 827 euros pour 2,3 mg soit 356 000 euros le gramme, le caviar Beluga à 10 euros passe pour un banal amuse-gueule, l'or fin à 40 euros fait figure de vulgaire ferraille et le diamant à 100 000 euros est largement distancé.

Incontestablement, ramené à son poids, LUCENTIS® est le plus cher de tous les médicaments disponibles sur le marché, à l'exception de la toxine botulique (BOTOX®), superpuissante puisque quelques nanogrammes (un million de fois moins que quelques milligrammes) suffisent à déplisser les fronts les plus rebelles.

À la fin, c'est bien sûr la Sécurité sociale (assurance-maladie) qui paie, c'est-à-dire nous tous, grâce à nos cotisations sociales, à hauteur de 425 millions euros en 2013, cher pour seulement 1,2 kilo de médicament…

Si l'on place à côté de ces chiffres ceux qui concernent l'AVASTIN®, on voit qu'à 2,50 euros le milligramme, cet autre médicament, tout aussi actif sur les maladies de la rétine traitées par LUCENTIS®, conduit à un prix de la seringue de 25 euros pour 10 mg injectés. C'est pourtant le même groupement d'intérêt américano-helvétique (Genentech-Roche-Novartis) qui a mis sur le marché ces deux médicaments, sortis du même concept (anti-VEGF) avec des études de complexité probablement équivalentes entre les recherches ophtalmologiques (pour LUCENTIS®) et cancérologiques (pour AVASTIN®).
Rien ne justifie une telle différence de prix. Rien ne justifie que les industriels se rémunèrent sans tenir compte de la fragilité du lien social que représentent les systèmes publics d'assurance-maladie. Rien ne justifie que les états ou les organismes internationaux acceptent de telles discordances entre le prix et le coût des médicaments. Trop, c'est trop.

Pr François Chast

GLOSSAIRE

AFSSAPS : Agence française de sécurité sanitaire et des produits de santé, devenue en 2012, Agence nationale de sécurité du médicament et des produits de santé (ANSM).

Antiangiogénique : qui s'oppose à la prolifération de vaisseaux anormaux ou néovascularisation.

CEPS : Comité économique des produits de santé.

Compounding pharmacies : établissements pharmaceutiques qui reconditionnent des médicaments ou préparent des chimiothérapies et qui sont souvent des officines privées aux États-Unis.

Endophtalmie : infection intraoculaire.

Exsudation : passage de liquide et de constituants du sang dans le tissu rétinien à partir de la paroi anormalement perméable des néovaisseaux choroïdiens.

FDA : Food and Drug Administration aux États-Unis, l'équivalent de notre Agence nationale de sécurité du médicament et des produits de santé (ANSM) et de l'Agence nationale de sécurité sanitaire de l'alimentation, de l'environnement et du travail (ANSES).

Medicare : l'équivalent de notre Sécurité sociale pour les personnes de plus de 65 ans.

Méta-analyse : démarche statistique (du grec *meta* « après ») combinant *a posteriori* les résultats d'une série d'études indépendantes. Les méta-analyses ne sont pas elles-mêmes exemptes de biais d'interprétation et leur pertinence est souvent discutée.

National Institute of Health : institut américain de la santé dont les moyens sont notablement plus étendus que ceux de notre Haute Autorité de santé.

RÉFÉRENCES BIBLIOGRAPHIQUES

Curtis L. H. *et al.*, « Risks of mortality, myocardial infarction, bleeding, and stroke associated with therapies for age-related macular degeneration », *Arch. Ophthalmol.*, 2010, 128(10):1273.

Lam A., *Saving Sight : An Eye Surgeon's Look at Life Behind the Mask and the Heroes Who Changed the Way We See*, Bokooelia (Fl), Irie Books, 2013.

Rosenfeld P. J., « Bevacizumab versus ranibizumab for AMD », *N. Engl. J. Med.*, 2011, 364(20):1966.

Kodjikian L. *et al.*, « Ranibizumab versus bevacizumab for neovascular age-related macular degeneration : Results from the GEFAL non inferiority randomized trial », *Ophthalmology*, 2013, 120(11):2300.

Whoriskey P., Keating D., « An effective drug is available for $ 50. But many doctors choose a $ 2000 alternative », *The Washington Post*, 7 décembre 2013 (http://www.washingtonpost.com/business/economy/an-effective-eye-drug-is-available-for-50-but-many-doctors-choose-a-2000-alternative/2013/12/07/1a96628e-55e7-11e3-8304-caf30787c0a9_story.html)

Commissariat à la stratégie et à la prospective, « Les médicaments et leurs prix : comment les prix sont-ils déterminés ? », http://www.strategie.gouv.fr/blog/wp-content/uploads/2014/03/2014-03-04-Prixdumedicaments-NA101.pdf

Comparison of Age-related Macular Degeneration Treatments Trials Research Group, Martin D. F., Maguire M. G. *et al.*, « Ranibizumab and bevacizumab for treatment of neovascular age-related macular degeneration : two-year results », *Ophthalmology*, 2012, 119(7):1388-98.

Schmucker C. *et al.*, « A safety review and meta-analyses of bevacizumab and ranibizumab : Off-label versus goldstandard », *PloS One*, 2012, 7(8):e42701.

Wu B., Wu H. *et al.*, « Ranibizumab versus bevacizumab for ophthalmic diseases related to neovascularization : A meta-analysis of randomised controlled trials », *PloS One*, 2014, 9(7):e101253.

Ah-Fat F. G., Zaidi F. H., « Bevacizumab versus ranibizumab-an appraisal of the evidence from CATT and IVAN », *Eye*, 2013, 27(3):289-290.

Bunce C. *et al.*, « Ophthalmic statistics G. ophthalmic statistics note 2 : Absence of evidence is not evidence of absence », *Br. J. Ophthalmol.*, 2014, 98(5):703-05.

Cabut C., Hecketsweiler C., « Ophtalmologie : la guerre des médicaments », *Le Monde* 3 septembre 2012.

Antiglaucomateux
Une goutte tous les jours pour préserver le nerf optique

Dr Antoine Rousseau,
chef de clinique assistant, service d'ophtalmologie, CHU de Bicêtre AP-HP, université Paris-Sud

Pr Marc Labetoulle,
professeur des universités, praticien hospitalier, service d'ophtalmologie, CHU de Bicêtre AP-HP, université Paris-Sud

Liens d'intérêts
Antoine Rousseau : consultant (orateur occasionnel) pour 3 laboratoires pharmaceutiques fabriquant des collyres antiglaucomateux, Alcon, Thea et Allergan.
Marc Labetoulle : expertises ponctuelles pour les laboratoires Alcon, Allergan, Bausch et Lomb, Santen, Thea.

Qu'est-ce que le glaucome chronique à angle ouvert ?

Le glaucome chronique à angle ouvert est une maladie dégénérative du nerf optique qui s'accompagne d'altérations caractéristiques du champ visuel et de la papille optique (émergence du nerf optique dans l'œil). Le principal facteur de risque du glaucome est l'hypertension oculaire. Les autres facteurs de risque sont l'âge – le glaucome est très rare avant 50 ans –, les antécédents familiaux, la myopie forte (c'est-à-dire supérieure à – 6 dioptries) et l'origine ethnique. En effet, les personnes d'origine africaine ou afro-américaine ont plus de risques de développer un glaucome chronique. Pour ces patients, la maladie est souvent plus précoce et plus grave. Par ailleurs, l'hérédité est très importante dans le glaucome mais on ne connaît encore que très peu les gènes impliqués.

Le glaucome est souvent confondu avec l'hypertension oculaire, pourtant, hypertension oculaire et glaucome ne sont pas synonymes. Pour mieux comprendre, on peut assimiler l'œil à une sphère « gonflée » à une certaine pression. Cette dernière dépend de l'équilibre entre la sécrétion d'humeur aqueuse et son évacuation. Si l'évacuation est inférieure à la sécrétion, la pression monte : c'est l'hypertension oculaire. Chez certaines personnes, l'hypertension oculaire est sans conséquence : la tension oculaire sera élevée toute leur vie sans que cela n'entraîne un glaucome. Au contraire, certains patients sont plus sensibles que d'autres à l'hypertension oculaire : celle-ci va entraîner une souffrance des fibres optiques et déclencher ou accélérer le glaucome. Il existe donc des hypertensions oculaires sans glaucome mais aussi des glaucomes « à pression normale » où le glaucome évolue malgré une pression basse. Dans ces cas, les mécanismes impliquent des phénomènes neurodégénératifs ou des problèmes de vascularisation du nerf optique.

Le diagnostic est souvent suspecté à l'occasion d'une visite de routine car, aux stades débutants, le patient ne ressent aucun symptôme. Pour cette raison, il est recommandé d'effectuer des consultations systématiques chez l'ophtalmologiste après 50 ans, notamment en cas d'antécédents familiaux de glaucome.

Au cours de son examen, l'ophtalmologiste mesure la tension oculaire et examine le fond d'œil. Si la tension oculaire est élevée ou la papille optique a un aspect suspect, l'ophtalmologiste fera pratiquer des examens complémentaires pour confirmer ou infirmer le diagnostic de glaucome. Ces examens ont pour objectif d'analyser la structure et la fonction du nerf optique.

L'analyse de la structure du nerf optique se fait le plus souvent avec un appareil appelé OCT. Cet examen est simple et rapide (quelques secondes) et ne nécessite aucune préparation.

L'analyse de la fonction du nerf optique est effectuée grâce au champ visuel qui détecte les zones du champ de vision ayant perdu de la sensibilité et perçoivent donc moins bien la lumière. Le champ visuel est le plus souvent effectué à l'aide d'un appareil automatique sous le contrôle d'un orthoptiste. L'examen dure plusieurs minutes et nécessite une bonne concentration. Dans le glaucome, les anomalies du champ visuel débutent le plus souvent en périphérie, ce qui explique l'absence de perception des troubles par le patient.

Enfin, l'épaisseur de la cornée (ou pachymétrie cornéenne) pourra être mesurée pour pondérer la mesure de la tension oculaire.

Au moyen de tous ces éléments, l'ophtalmologiste pourra le plus souvent statuer sur l'existence ou non d'un glaucome. Toutefois, dans certains cas, il ne pourra pas avoir de certitude immédiate, et c'est finalement l'évolution des examens répétés au cours du temps qui permettra d'établir le diagnostic, de mettre en route les traitements et de les adapter en fonction de l'évolution de la maladie.

L'évolution naturelle du glaucome chronique à angle ouvert consiste en un élargissement des zones déficitaires du champ visuel qui finissent par atteindre le centre et entraîner une baisse de l'acuité visuelle. Or les traitements du glaucome ne permettent que de stabiliser la maladie et non pas de récupérer ce qui a déjà été perdu : il ne faut donc pas attendre les signes d'alerte !

Grâce aux traitements modernes du glaucome, cette maladie n'est plus constamment cécitante. Les études les plus récentes montrent toutefois que dans les pays industrialisés, 10 à 15 % des patients atteints de glaucome évoluent vers une cécité bilatérale au cours de leur vie. On estime qu'environ 1 à 2 % de la population est touchée par le glaucome chronique à angle ouvert.

Il est à noter que certaines formes très particulières de glaucome peuvent s'accompagner de signes perceptibles par le patient : il s'agit des glaucomes où la tension oculaire monte brutalement et à des niveaux très élevés. C'est le cas du glaucome aigu par fermeture de l'angle, une maladie très différente du glaucome chronique où, suite à une circonstance déclenchante, la tension oculaire monte brutalement à des niveaux très élevés s'accompagnant d'une douleur oculaire intense et d'une baisse de vision rapide.

Quels sont les traitements du glaucome chronique à angle ouvert ?

Si la tension oculaire n'est pas le seul facteur de risque de la maladie, c'est en revanche le seul sur lequel nous sachions agir. Par conséquent, tous les traitements actuels vont avoir pour objectif de faire baisser la pression intraoculaire.

1. Les traitements médicaux

Les collyres hypotonisants sont les traitements utilisés en première intention pour faire baisser la pression oculaire. Il s'agit donc de médicaments administrés sous la forme de gouttes oculaires qui devront théoriquement être instillés quotidiennement et à vie. Ils agissent en diminuant la sécrétion d'humeur aqueuse et/ou en facilitant son évacuation.

Il existe plusieurs classes de collyres hypotonisants :

• *Les collyres d'analogues des prostaglandines* (latanoprost, XALATAN® ; travoprost, TRAVATAN® ; bimatoprost LUMIGAN®) : ce sont les collyres les plus prescrits en première intention, car ils ont une très bonne efficacité (baisse pressionnelle de 25 à 35 % par rapport au niveau initial) et une très bonne tolérance générale.

• *Les collyres de bêtabloquants* (timolol, TIMOPTOL®, TIMABAK®, GELTIM®... ; cartéolol, CARTÉOL®) : c'est l'autre classe de collyres qui peut être prescrite en première intention. La tolérance locale est souvent meilleure que pour les collyres aux analogues des prostaglandines (la rougeur et l'inconfort oculaires à l'instillation sont rares), mais ces collyres ont les mêmes contre-indications et effets secondaires que les bêtabloquants par voie générale (voir ci-dessous).

• *Les collyres aux inhibiteurs de l'anhydrase carbonique* (dorzolamide, TRUSOPT® ; brinzolamide, AZOPT®) et les alpha-adrénergiques (brimonidine, ALPHAGAN®) : ces deux classes de collyres hypotonisants sont prescrites en seconde intention, en association avec les traitements de première intention s'ils ne sont pas suffisamment efficaces, ou en cas de contre-indication ou d'intolérance à ces derniers.

Généralement, on démarre le traitement avec une « monothérapie » : un collyre aux analogues des prostaglandines ou aux bêtabloquants. On évalue ensuite l'efficacité du traitement sur la baisse de la pression oculaire et la stabilisation du champ visuel. Si la pression n'est pas suffisamment basse ou si les altérations du champ visuel continuent de progresser, on peut soit essayer une autre monothérapie, soit passer à une bithérapie, voire à une trithérapie, en associant plusieurs collyres hypotonisants.

Depuis plusieurs années, des collyres associant deux principes actifs sont disponibles. Ils permettent une bithérapie avec un seul collyre. Ces associations ont une efficacité équivalente aux deux médicaments lorsqu'ils sont instillés séparément. Le traitement ainsi simplifié est plus facile à prendre, et donc souvent mieux pris. Par ailleurs, en réduisant le nombre de flacons, on diminue la quantité de conservateurs instillés sur l'œil et ainsi la toxicité des collyres. Les « combinaisons fixes » disponibles à ce jour comprennent toujours un bêtabloquant associé à l'une des trois autres classes thérapeutiques.

Quels sont les effets secondaires des traitements médicamenteux ?

Ils varient selon les classes de collyres : les effets secondaires des analogues des prostaglandines sont principalement locaux. En effet, ces médicaments entraînent fréquemment une vasodilatation des vaisseaux conjonctivaux qui se traduit par une rougeur oculaire. Celle-ci diminue le plus souvent en quelques semaines mais peut persister. Par ailleurs, les prostaglandines provoquent souvent un allongement des cils. Enfin, chez les personnes ayant un iris bicolore (c'est-à-dire des yeux vert-marron ou bleu-marron), les prostaglandines peuvent faire foncer la couleur des yeux de manière irréversible. En revanche, les effets secondaires généraux des collyres aux prostaglandines sont exceptionnels. Seuls de rares cas d'aggravation d'asthme ont été rapportés chez des patients atteints d'asthme très sévère et mal contrôlé par le traitement. D'ailleurs, un asthme équilibré sous traitement ne constitue pas une contre-indication aux collyres aux prostaglandines.

Le profil de tolérance des collyres aux bêtabloquants est très différent : ils sont généralement très bien tolérés localement, mais ont les mêmes contre-indications et effets secondaires que les bêtabloquants par voie générale. En effet, une proportion non négligeable du collyre instillé sur l'œil passe dans la circulation sanguine. Par conséquent, les bêtabloquants sont contre-indiqués chez les asthmatiques, les insuffisants respiratoires par bronchopathie obstructive, les patients atteints de troubles de la conduction cardiaque sévères ou en cas d'insuffisance cardiaque non contrôlée. Chez les patients fragiles et chez les autres, les bêtabloquants peuvent être responsables de difficultés respiratoires, d'un ralentissement du rythme cardiaque (qui peut être gênant pour les sportifs), plus rarement de déséquilibres métaboliques (aggravation d'un diabète, ou d'une dyslipidémie), de baisse de la libido, voire d'une impuissance et d'humeur dépressive. Des collyres aux bêtabloquants sous la forme de gel ont été développés ces dernières années pour diminuer le passage dans la circulation sanguine. Ils ne dérogent pas aux contre-indications des bêtabloquants, mais sont parfois mieux tolérés.

La brimonidine est le seul collyre alpha-adrénergique indiqué au long cours dans le glaucome chronique à angle ouvert. Ce médicament est très efficace mais il peut être mal toléré localement par certains patients (allergies locales ou irritation). Par ailleurs, il semblerait que son effet s'épuise plus rapidement que celui des autres collyres (on parle de tachyphylaxie). Le collyre à la brimonidine est contre-indiqué chez les enfants, chez qui il peut entraîner des troubles neurologiques graves. Il peut exceptionnellement être responsable de syndrome confusionnel chez les personnes âgées.

Enfin les effets secondaires des collyres aux inhibiteurs de l'anhydrase carbonique sont principalement locaux. Ils peuvent également être pourvoyeurs de réactions allergiques locales. Par ailleurs, le passage du collyre par le conduit lacrymo-nasal puis dans l'oropharynx entraîne chez certains patients une dysgueusie (c'est-à-dire un goût désagréable). Exceptionnellement les collyres aux inhibiteurs de l'anhydrase carbonique peuvent provoquer des paresthésies comme des sensations de fourmis dans les extrémités.

Les génériques dans le traitement du glaucome : faut-il être pour ou contre ?

Pour le traitement du glaucome, les collyres génériques soulèvent des questions particulières. Cela s'explique d'une part par la nature même d'un collyre, qui n'est pas une simple suspension ou solution d'une substance active, mais une réelle composition de plusieurs éléments, dont les excipients, qui jouent un rôle majeur dans la tolérance et la pénétration du principe actif dans l'œil. Parmi ces composés, on trouve notamment des tampons qui en font varier le pH, des émollients qui en modifient la viscosité et des conservateurs, qui évitent de devoir stocker le collyre au froid, mais qui peuvent être toxiques pour la surface oculaire. De plus, dans le cas du glaucome, les collyres sont instillés quotidiennement et pendant des années, si bien que la toxicité ou l'intolérance à certains composants s'accumulent.

Une des limites des collyres génériques est qu'ils reposent sur le seul principe d'une concentration équivalente de principe actif par rapport au collyre de référence.

À l'inverse, la composition en excipients peut varier par rapport au collyre de référence, ce qui peut poser en pratique quotidienne des différences de tolérance ou d'efficacité.

Leur équivalence en termes d'efficacité par rapport au collyre de référence n'est pas aussi facilement et solidement établie que pour un médicament en comprimés (en l'absence de possibilité de faire un dosage du produit actif localement).

À titre d'exemple, une allergie ou une simple intolérance à un collyre antiglaucomateux (qui peut être très ennuyeuse étant donné le faible nombre de familles thérapeutiques) peut être liée à un composé autre que le principe actif, et il est alors plus difficile de faire la part des choses pour trouver l'origine de cette intolérance.

Les études qui ont comparé des collyres de référence à leur générique sont rares et ont retrouvé des résultats contradictoires : certains génériques sont aussi bien tolérés et aussi efficaces que les collyres de référence, mais ce n'est malheureusement pas toujours le cas.

Quand le traitement médical maximal ne suffit plus ou n'est plus toléré par le patient, il est nécessaire d'envisager les traitements au laser ou la chirurgie.

2. Les traitements physiques : les lasers

Le traitement laser le plus utilisé dans le glaucome est le SLT ou trabéculoplastie sélective au laser. Il vise à remodeler la principale structure impliquée dans l'évacuation de l'humeur aqueuse : le trabéculum, afin de diminuer la résistance à l'écoulement de l'humeur aqueuse. Le trabéculum peut être considéré comme une gouttière protégée par un filet dont les mailles filtrent les éventuelles impuretés présentes dans l'humeur aqueuse. Pour schématiser, le SLT agit en élargissant des mailles du trabéculum. Ce traitement est relativement indolore et rapide, et permet un gain de l'ordre de 25 à 30 % de la pression intraoculaire chez les patients qui y répondent. Le taux de patients répondeurs varie selon les études et le profil des patients : il est d'environ 75 % chez les patients naïfs de tout traitement, mais d'environ 50 % chez les patients ayant déjà reçu plusieurs traitements.

En France, on utilise le laser SLT quand les collyres sont insuffisamment efficaces ou mal tolérés et que la situation n'est pas assez avancée pour envisager d'emblée une chirurgie. On peut aussi utiliser le SLT lorsque l'état de santé du patient est trop fragile pour proposer une chirurgie.

Même chez les patients répondeurs, le SLT n'est pas toujours une solution définitive : l'effet peut s'épuiser avec les années. Toutefois, cela permet de retarder un geste chirurgical plus invasif, d'autant plus qu'on peut éventuellement répéter cette procédure. Le SLT a très peu d'effets secondaires, le principal risque est celui d'une poussée tensionnelle transitoire dans les jours suivant le laser.

3. Les traitements chirurgicaux

Quand la situation évolue trop rapidement malgré les traitements médicaux (et parfois malgré le laser), la solution chirurgicale doit être envisagée. Les deux principales techniques chirurgicales sont la trabéculectomie et la sclérectomie profonde non perforante, qui sont toutes deux des chirurgies dites « filtrantes ».

La trabéculectomie consiste à constituer un canal d'évacuation pour l'humeur aqueuse. On crée un pertuis dans le trabéculum, qui communique avec une chambre réceptrice de l'humeur aqueuse sous la conjonctive : la bulle de filtration.

Dans la sclérectomie profonde non perforante, à la différence de la trabéculectomie, le trabéculum n'est pas percé mais sa paroi est affinée au maximum pour éliminer la résistance à l'évacuation de l'humeur aqueuse. Là encore, l'humeur aqueuse passe dans une bulle de filtration sous la conjonctive.

Le choix de la technique chirurgicale dépend de l'expérience du chirurgien, de l'anatomie de l'œil du patient et du type de glaucome.

Comme pour tous les traitements du glaucome, la chirurgie permet juste de diminuer la pression intraoculaire et donc au mieux de stabiliser la maladie, mais ne permet pas de récupérer les zones déficitaires du champ visuel.

Les traitements chirurgicaux pourraient-ils remplacer les traitements médicaux ?

Les chirurgies du glaucome ne sont pas toujours simples car leur réussite dépend d'un élément difficile à maîtriser : la cicatrisation de la conjonctive. De celle-ci dépend le débit de filtration de l'humeur aqueuse et donc la pression intraoculaire. Dans les semaines qui suivent l'opération, le chirurgien essaiera donc au mieux de guider la cicatrisation en utilisant des moyens mécaniques et chimiques pour la contrôler, parfois au prix de reprises chirurgicales.

Une fois passés les premiers mois postopératoires, le risque de complication et d'échec diminue. Toutefois, une cicatrisation tardive reste possible. Le pourcentage de trabéculectomies encore efficaces après 15 ans est de l'ordre de 60 %. Par ailleurs, la bulle de filtration continue d'évoluer toute la vie. Elle peut augmenter de volume et être ressentie comme un corps étranger ; plus rarement, elle peut s'infecter ou se percer, parfois des années après la chirurgie.

Si la pression remonte après la chirurgie, on reprend habituellement un traitement médical en l'augmentant progressivement, on peut également utiliser le laser et réopérer si nécessaire. En raison de l'espace qu'occupe une cicatrice de chirurgie filtrante sur la conjonctive, un œil ne peut supporter plus de 2, voire 3 trabéculectomies ou sclérectomies. Il est ensuite possible d'avoir recours à des chirurgies plus complexes et plus risquées, réservées aux cas difficiles avec échec des chirurgies conventionnelles.

Pour toutes ces raisons, les ophtalmologistes ne proposent la chirurgie du glaucome que quand cela est vraiment nécessaire : les traitements chirurgicaux actuels ne peuvent en aucun cas remplacer les traitements médicaux.

Sur quoi portent les recherches dans le traitement du glaucome chronique à angle ouvert ?

Concernant les traitements médicaux du glaucome, les travaux ayant récemment porté leurs fruits sont ceux qui ont été menés pour diminuer la toxicité des collyres sur la surface oculaire, en mettant notamment au point des formulations sans conservateur. Des travaux récents ont en effet permis de démontrer qu'au long cours, les conservateurs irritent l'œil, et donc diminuent la tolérance et parfois la compliance des collyres antiglaucomateux. Si de nombreux collyres aux bêtabloquants ainsi qu'un inhibiteur de l'anhydrase carbonique sont disponibles depuis plusieurs années dans des formes sans conservateur, le premier collyre au latanoprost non conservé n'est disponible que depuis le début de 2014.

D'autres équipes travaillent sur de nouvelles manières d'administrer les substances actives, par des dispositifs délivrant le médicament de manière régulière et prolongée, afin d'éviter aux patients la contrainte de l'instillation quotidienne d'un collyre.

La recherche se porte également vers des moyens alternatifs ou plus efficaces de faire baisser la pression intraoculaire. Pour cela, de nouveaux médicaments visant à remodeler le trabéculum sont actuellement à l'essai. Citons notamment les inhibiteurs de la rho kinase, qui pourraient être une alternative intéressante pour diminuer la pression intraoculaire. Des études cliniques comparant ces traitements à d'autres collyres hypotonisants sont actuellement en cours.

Enfin, la « neuroprotection » constitue l'une des pistes les plus prometteuses pour ralentir la progression de la neuropathie optique glaucomateuse : elle consiste à agir sur les neurones que sont les fibres optiques pour éviter leur dégénérescence, à l'instar de ce qui est essayé dans d'autres maladies neurodégénératives comme la maladie d'Alzheimer. Malheureusement, il n'existe pas encore d'application clinique probante des neuroprotecteurs dans le glaucome.

Dans le domaine des traitements chirurgicaux, la recherche porte entre autres sur de nouveaux moyens de moduler la cicatrisation conjonctivale. De nouvelles thérapeutiques, notamment des anticorps monoclonaux inhibant sélectivement certaines voies de la cicatrisation, sont à l'essai en application locale pendant ou après la chirurgie. De nouvelles techniques chirurgicales sont en cours de développement pour s'affranchir des problèmes de cicatrisation conjonctivale :

- certaines reposent sur une dérivation de l'humeur aqueuse vers d'autres espaces (comme l'espace suprachoroïdien), parfois à l'aide de prothèses qui agissent comme un guide pour l'évacuation de l'humeur aqueuse ;
- d'autres techniques dites *ab interno* visent à cathétériser le canal d'évacuation de l'humeur avec des tubes « percés » insérés par l'intérieur de l'œil.

Enfin, de nouveaux traitements à l'étude ont pour cible une diminution de la sécrétion d'humeur aqueuse en détruisant partiellement les tissus qui la synthétisent (les corps ciliaires). Jusqu'à présent, la destruction des corps ciliaires (ou cyclo-affaiblissement) était réalisée avec un laser dont les effets sont difficiles à prévoir. Une nouvelle technique basée sur l'emploi d'ultrasons semble prometteuse. Les études préliminaires, réalisées sur des patients réfractaires à tous les autres traitements ont trouvé des résultats encourageants, mais des études de plus grande taille restent nécessaires pour valider son utilisation et déterminer sa place dans la stratégie thérapeutique du glaucome chronique à angle ouvert.

Messages essentiels

- **Le glaucome est une affection fréquente et bénigne à condition d'en avoir fait le diagnostic tôt, d'où l'importance du dépistage.**
- **Les traitements locaux par collyre (bêtabloquants ou prostaglandine) sont très efficaces mais chaque classe pharmacologique a ses effets indésirables propres.**
- **L'observance au traitement est capitale.**
- **En cas d'échec des collyres bêtabloquants ou des collyres prostaglandine on peut les associer.**
- **Les glaucomes graves résistants au traitement local peuvent être traités chirurgicalement mais la chirurgie ne doit être envisagée qu'en cas d'échec des traitements médicaux bien conduits.**

Classe médicamenteuse	Analogues des prostaglandines Latanoprost, XALATAN® ; travoprost, TRAVATAN® ; bimatoprost, LUMIGAN®	Bêtabloquants Timolol, TIMOPTOL®, TIMABAK®, GELTIM® ; cartéolol, CARTÉOL®	Inhibiteur de l'anhydrase carbonique Dorzolamide, TRUSOPT® ; brinzolamide, AZOPT®	Alpha-adrénergique brimonidine, ALPHAGAN®
Place	1re intention	1re intention	2e intention	2e intention
Efficacité	++++	+++	++	++++
Effets secondaires	Locaux : +++ - rougeur oculaire - allongement des cils - changement de couleur de l'iris Généraux : +/- très rarement	Locaux : +/- - allergie - picotements Généraux : +++ - bradycardie - gêne respiratoire - impuissance - déséquilibre du diabète	Locaux : ++ - allergie - dysgueusie Généraux : +/- - paresthésies	Locaux : ++ - allergie Généraux : +/- - confusion

RÉFÉRENCES BIBLIOGRAPHIQUES

Bron A., Francoz A., « Le glaucome primitif à angle ouvert dans le monde », *in* Renard J., Sellem E. (éds), *Le Glaucome primitif à angle ouvert. Rapport 2014 de la la Société française d'ophtalmologie*, Paris, Elsevier Masson, 2014.

Dollfus H., Chennen K., « Aspects génétiques du GPAO », *in* Renard J., Sellem E. (éds), *Le Glaucome primitif à angle ouvert, ibid.*

Peters D., Bengtsson B., Heijl A., « Lifetime risk of blindness in open-angle glaucoma », *American Journal of Ophthalmology*, 2013, 156:724-30.

Cantor L. B., « Ophthalmic generic drug approval process : Implications for efficacy and safety », *Journal of Glaucoma*, 1997, 6:344-9.

Mammo Z. N., Flanagan J. G., James D. F., Trope G. E., « Generic versus brand-name North American topical glaucoma drops », *Canadian Journal of Ophthalmology*, 2012, 47(1):55-61.

Sonty S., Mundorf T. K., Stewart J. A., Stewart W. C., « Short-term tolerability of once-daily timolol hemihydrate 0.5 %, timolol maleate in sorbate 0.5 %, and generic timolol maleate gel-forming solution 0.5 % in glaucoma and/or ocular hypertension : A prospective, randomized, double-masked, active-controlled, three-period crossover pilot study », *Clinical Therapeutics*, 2009, 31:2063-71.

Kahook M. Y., Fechtner R. D., Katz L. J. *et al.*, « A comparison of active ingredients and preservatives between brand name and generic topical glaucoma medications using liquid chromatography-tandem mass spectrometry », *Current Eye Research*, 2012, 37:101-8.

Allaire C., Dietrich A., Allmeier H. *et al.*, « Latanoprost 0.005 % test formulation is as effective as Xalatan(R) in patients with ocular hypertension and primary open-angle glaucoma », *European Journal of Ophthalmology*, 2012, 22:19-27.

Narayanaswamy A., Neog A., Baskaran M. *et al.*, « A randomized, crossover, open label pilot study to evaluate the efficacy and safety of Xalatan in comparison with generic Latanoprost (Latoprost) in subjects with primary open angle glaucoma or ocular hypertension », *Indian Journal of Ophthalmology*, 2007, 55:127-31.

Wang W., He M., Zhou M., Zhang X., « Selective laser trabeculoplasty versus argon laser trabeculoplasty in patients with open-angle glaucoma : A systematic review and meta-analysis », *PloS One*, 2013, 8(12):e84270.

Samples J. R., Singh K., Lin S. C. *et al.*, « Laser trabeculoplasty for open-angle glaucoma : A report by the American Academy of Ophthalmology », *Ophthalmology*, 2011, 118:2296-302.

Landers J., Martin K., Sarkies N. *et al.*, « A twenty-year follow-up study of trabeculectomy : Risk factors and outcomes », *Ophthalmology*, 2012, 119:694-702.

Baudouin C., Labbe A., Liang H. *et al.*, « Preservatives in eyedrops : The good, the bad and the ugly », *Progress in Retinal and Eye Research*, 2010, 29:312-34.

Wang S. K., Chang R. T., « An emerging treatment option for glaucoma : Rho kinase inhibitors », *Clinical Ophthalmology*, 2014, 8:883-90.

Cuenca N., Fernandez-Sanchez L., Campello L. *et al.*, « Cellular responses following retinal injuries and therapeutic approaches for neurodegenerative diseases », *Progress in Retinal and Eye Research*, 2014, 43:17-75.

Thanos S., Bohm M. R., Meyer zu Hörste M. *et al.*, « Role of crystallins in ocular neuroprotection and axonal regeneration », *Progress in Retinal and Eye Research*, 2014, 42:145-61.

Tsai J. C., « *Canadian Journal of Ophthalmology* lecture : Translational research advances in glaucoma neuroprotection », *Canadian Journal of Ophthalmology*, 2013, 48(3):141-5.

Van Bergen T., Van de Velde S., Vandewalle E. *et al.*, « Improving patient outcomes following glaucoma surgery : State of the art and future perspectives », *Clinical Ophthalmology*, 2014, 8:857-67.

Laxatifs
Automédication ?

Pr Marc-André Bigard,
service d'hépato-gastro-entérologie, CHU de Nancy

Liens d'intérêts
Interventions ponctuelles (conférences, participations à des congrès, conseil) pour MSD, Abbott, Sanofi-Aventis, Reckitt-Benckiser, Bayer HealthCare.

Qu'est-ce qu'un laxatif et quand est-il utile ?

Un laxatif a pour objectif de favoriser le transit intestinal chez un patient constipé, c'est-à-dire avec moins de 3 selles par semaine, dures et difficiles à émettre. La constipation est un symptôme, pas une maladie. C'est une défécation insatisfaisante. Seul le patient peut déterminer lui-même ce qu'il considère comme un « transit satisfaisant ». C'est ainsi que certains se jugeront constipés alors qu'ils ne le sont pas, tandis que d'autres se jugeront au contraire normaux alors que, pour un médecin, d'après les définitions, ils sont plutôt constipés. Le patient aime avoir une sensation d'évacuation complète, sans efforts excessifs d'expulsion. Une selle doit être bien moulée, bien hydratée (ce qui correspond à environ 80 % d'eau), et facile à émettre.

Certains patients, qui ont seulement 2 selles ou 1 selle par semaine ou par quinzaine, ne se plaindront de rien, n'auront pas besoin d'un avis médical ou d'un traitement. Beaucoup de personnes, surtout de sexe féminin, se prennent en charge elles-mêmes par des petits moyens diététiques (fruits et légumes, son de blé ou d'avoine, eau Hépar) ou par des laxatifs en vente libre avec ou sans le conseil officinal.

La constipation est un motif fréquent de consultation, sans en être la plupart du temps le motif principal ; le problème est souvent abordé à la fin d'une consultation en médecine générale comme en médecine spécialisée. Ne vont voir le gastro-entérologue que les patients qui souffrent de douleurs, de ballonnements avec un syndrome de l'intestin irritable. On dit qu'il existe plus de femmes constipées et plus d'hommes diarrhéiques, mais il n'y a pas de différences fondamentales, les études montrant seulement que les femmes demandent plus souvent un avis médical.

Le but du laxatif est donc d'obtenir une selle bien moulée, bien hydratée, facile à émettre et d'une fréquence jugée satisfaisante par le patient.

Les laxatifs sont-ils des médicaments dangereux ?

Premièrement, la constipation n'est pas dangereuse mais, dans de rares cas, elle peut être le symptôme d'un cancer du côlon, surtout s'il existe des signes associés, comme du sang dans les selles, une alternance de diarrhée et de constipation, un amaigrissement involontaire. Une absence de selles pendant un temps prolongé de 2 semaines, par exemple, ne fait courir aucun risque si le patient émet des gaz rectaux. Dans la constipation simple, il n'y a pas de lésions intestinales, la coloscopie est normale ; elle montre parfois quelques diverticules sigmoïdiens surtout après 50 ans. Le grand public confond souvent constipation et occlusion intestinale, mais dans la constipation il y a toujours des émissions de gaz, ce qui n'est pas le cas dans l'occlusion.

Deuxièmement, les laxatifs ne sont pas des médicaments dangereux. La colite des laxatifs « irritants » (maintenant appelés « stimulants » pour moins effrayer !) est une vieille affection qu'on ne voit plus, car les patients ne prennent plus de fortes doses de laxatifs comme ce pouvait être le cas il y a quelques décennies

– d'ailleurs plutôt pour maigrir que pour aller à la selle. Ces laxatifs stimulants sont souvent des dérivés des plantes, comme le séné ou la rhubarbe, ils donnent un appel d'eau dans le tube digestif, comme la toxine cholérique, avec le même mécanisme d'action au niveau des entérocytes. L'entérocyte sécrète de l'eau et du sodium, cet afflux d'eau passe dans le côlon et aboutit à une défécation quelques heures après la prise. En général, les personnes prennent par exemple une tisane laxative le soir et, le lendemain matin, elles ont une selle et sont satisfaites.

Le principal problème vient du fait que ces laxatifs peuvent quelquefois entraîner des troubles hydro-électrolytiques. Comme il n'y a pas d'accidents graves dus à ces laxatifs s'ils sont utilisés à dose normale, ils ont été un peu réhabilités car, en les utilisant intelligemment avec une surveillance médicale, ils peuvent aider certains patients avec des constipations difficiles à traiter, même si ce ne sont pas des laxatifs de première intention. Il faut noter que dans 10 % des cas ils entraînent des douleurs abdominales et de la diarrhée qui motivent leur arrêt. En cas de coloscopie, on peut observer une nigrose colique ou pseudo-mélanose au niveau de la muqueuse du côlon, qui apparaît gris, quelquefois noir, en raison de l'accumulation de pigments anthracéniques, généralement dérivés des plantes (séné, rhubarbe).

Ces « tisanes des familles » ou « tisanes des 7 plantes », qui contiennent par exemple du séné, de la bourdaine, de l'aloès, de la cascara, de la rhubarbe ont surtout le risque du développement d'une accoutumance, transformant une constipation, qui aurait peut-être pu être traitée assez simplement au départ, en constipation chronique difficile à prendre en charge. Un deuxième problème est le détournement de cette classe de laxatifs par des femmes souffrant d'anorexie mentale et qui absorbent, par exemple, des doses massives de séné, s'exposant à des troubles métaboliques graves. Ces plantes sont en effet d'accès libre en pharmacie ou comme compléments alimentaires.

Les laxatifs par voie rectale, comme les lavements, peuvent entraîner des risques, notamment chez les patients âgés dépendants. Un lavement mal pratiqué, comme c'est parfois le cas chez des sujets difficiles à mobiliser, ou opposants, peut provoquer une ulcération recto-anale ou des rectorragies par dilacération de la muqueuse du bas rectum. C'est souvent dans cette population que l'on observe les impactions fécales ou les fécalomes. Ceux-ci sont de grosses boules de selles desséchées, dures. Le patient qui était constipé a alors de la diarrhée et une incontinence fécale car il ne peut émettre le fécalome et seules des selles liquides le contournent. L'extraction de ces fécalomes n'est agréable ni pour le patient ni pour le médecin, il faut le fragmenter, le casser, le retirer avec les doigts en crochet.

Laxatifs et anorexie

Les laxatifs irritants, même s'ils sont peu consommés en volume par rapport à d'autres, sont encore utilisés de façon détournée par des jeunes femmes anorexiques qui pensent que ces médicaments leur feront perdre du poids d'une part et leur assureront un ventre plat d'autre part. Au fur et à mesure que l'anorexie mentale progresse, la consommation de laxatifs augmente et il est possible de voir des jeunes femmes qui consomment jusqu'à 50 à 70 cp par jour de ces IDÉOLAXYL® ou DULCOLAX® qui sont en vente libre en pharmacie et qui, à force, représentent un budget important pour les consommatrices excessives. Ils provoquent, en prise chronique et à dose élevée, une diarrhée hydro-électrolytique permanente plus ou moins importante et donc essentiellement une perte d'eau et non de calories. Le risque à terme de cette utilisation intempestive et non contrôlée est la déshydratation, l'hypokaliémie et les troubles du rythme cardiaque. Après plusieurs années d'utilisation une parésie intestinale s'installe rendant difficile la reprise d'un transit intestinal normal.

Des médicaments ont été retirés du commerce pour moins que cela. Certes, il s'agit d'un mésusage, mais leur vente en tant que médicaments d'automédication permet tous les excès. Il existe de nombreuses alternatives thérapeutiques ; il n'est donc pas raisonnable que ces médicaments soient toujours commercialisés.

Pr Claire Le Jeunne

Les laxatifs plus anciens sont-ils mieux ou moins bien que les modernes ?

Tous les laxatifs usuels sont anciens, quelquefois utilisés depuis l'Antiquité ! Certains traitements sont apparus récemment sur le marché ou sont en cours d'évaluation mais ils ne concernent que très peu de malades. Avant de prescrire un laxatif, il faut d'abord faire une enquête sur l'alimentation et les conditions de vie du patient. Il est impératif d'augmenter la ration en fibres alimentaires et de viser un apport de 20 à 40 g de fibres par jour. Ceci doit se faire très progressivement, sur plusieurs semaines pour éviter les flatulences excessives et le ballonnement. L'augmentation de la quantité journalière de fibres entraîne une augmentation du nombre de selles et une amélioration de leur consistance, les fibres étant très hydrophiles. On peut avoir recours au son de blé ou d'avoine sous différentes formes. Le pain au son est utile mais apporte des calories si l'on doit en prendre 10 tranches par jour (il y a généralement 2 g de son par tranche). Les céréales au son sont généralement bien acceptées du point de vue gustatif mais il faut choisir les formules les plus riches en fibres pour diminuer le coût journalier. Par exemple, dans la gamme ALL-BRAN®, la plus répandue, pour un bol de 40 g d'ALL-BRAN®, le patient absorbe 11 g de fibres de son de blé et 130 Kcal, alors que pour 45 g d'ALL-BRAN® pépite nature, ce seront seulement 4 g de fibres mais 182 Kcal, pour 45 g d'ALL-BRAN® chocolat, 3,5 g de fibres et 185 Kcal et pour 40 g d'ALL-BRAN Fruit'n'Fibres®, 3 g de fibres et 152 Kcal. Il faut conseiller de prendre ces spécialités avec un aliment liquide ou semi-liquide comme du lait, du yaourt ou du fromage blanc. Comme les préparations les moins riches en fibres sont également les plus chères, on voit que le coût journalier pour 20 g de fibres peut varier considérablement avec la même marque commerciale ! Une augmentation de l'activité physique est classiquement recommandée ainsi qu'une augmentation de la ration hydrique, mais il s'agit plus de mesures visant à améliorer le bien-être que le transit intestinal.

Les différentes classes de laxatifs

• Les laxatifs de lest qui augmentent la teneur des selles en fibres et autres constituants non digestibles avec un effet débutant 48 heures après la prise. Ils sont constitués de mucilages qui sont des cousins germains des fibres alimentaires extraits d'algues (agar-agar), de gommes (sterculia), de graines (psyllium, ispaghule). Comme les fibres, ils doivent être prescrits à dose progressive pour éviter le ballonnement.

• Les laxatifs lubrifiants ou émollients. Les huiles de vaseline ou de paraffine ont une action laxative en retardant l'absorption de l'eau. L'efficacité est proportionnelle à la viscosité. L'action se fait en 6 à 24 heures et ces huiles sont très peu absorbées. En cas de fortes doses, elles peuvent entraîner des suintements huileux anaux et un prurit anal.

• Les laxatifs osmotiques. Leur but est de provoquer une hyperosmolarité dans la lumière intestinale de façon à créer un appel d'eau pour hydrater les selles. Les plus anciens sont les laxatifs salins (magnésium, sulfate, phosphate) qui ne doivent plus être utilisés de façon chronique car ils entraînent souvent une recrudescence de la constipation. Ils sont actuellement employés de façon ponctuelle dans certaines préparations pour coloscopie. Les laxatifs sucrés (lactulose, lactitol) sont des disaccharides de synthèse non digérés et non absorbés par l'intestin grêle. Ils sont fermentés par les bactéries dans le côlon et sont souvent responsables de flatulences et de douleurs abdominales. Les laxatifs à base de polyéthylène glycol de haut poids moléculaire (macrogol) ne sont ni absorbés ni fermentés et leur effet laxatif est plus élevé à charge osmotique égale. Leur tolérance est supérieure à celle des laxatifs sucrés, et une méta-analyse de la Cochrane est en faveur de leur utilisation préférentielle vis-à-vis des laxatifs sucrés.

• Certaines préparations associent des laxatifs de classes différentes, comme paraffine et lactulose ou paraffine et ispaghule.

• Les laxatifs stimulants sont des dérivés anthracéniques d'origine végétale (aloès, bourdaine, cascara, séné) ou des substances chimiques (bisacodyl, docusate sodique), possédant le même mécanisme d'action de stimulation de l'adénylate-cyclase membranaire.

• Les laxatifs de contact sont administrés par voie rectale et déclenchent la vidange en stimulant la muqueuse rectale par contact avec différents irritants (phosphate de sodium, bile de bœuf, glycérol, bisacodyl) ou par dégagement gazeux.

Quelles sont les nouvelles molécules ?

Le prucalopride (RESOLOR®) est un agoniste des récepteurs 5-HT4 à la sérotonine qui agit comme un colokinétique. Comme l'indique le suffixe « pride » il s'agit d'une benzamide psychotrope comme le cisapride, molécule proposée dans le syndrome de l'intestin irritable avec constipation, retiré du marché en raison d'accidents cardio-vasculaires. Le médicament a une action motrice sur l'intestin et possède une AMM dans le traitement symptomatique de la constipation chronique mais uniquement chez les femmes. Le service médical rendu (SMR) a été jugé insuffisant par la HAS, et on ne possède que des essais *versus* placebo sans comparaison à un macrogol, par exemple. Les effets secondaires sont fréquents, notamment les céphalées, et l'allongement possible du segment QT de l'électrocardiogramme fait courir des risques cardiaques graves. Le médicament est disponible depuis janvier 2012 mais il n'est pas remboursé. Le coût d'un mois de traitement est de 120 euros en général. Comme le nombre moyen de selles hebdomadaires passe dans les essais de 2 à 3, la selle supplémentaire revient à 30 euros environ. On ne s'étonnera donc pas que le médicament soit très peu prescrit. En Europe, le médicament est soit non remboursé, soit sa prescription est très encadrée.

Le linaclotide (CONSTELLA®) est un agoniste de la guanylate cyclase C, augmentant la sécrétion de liquide dans l'intestin, ramollissant les selles et augmentant leur nombre. De façon intéressante, le laboratoire a obtenu de l'EMA une AMM pour le traitement des symptômes modérés à sévères du syndrome de l'intestin irritable avec constipation. Un groupe d'experts très soutenu par l'industrie pharmaceutique a élaboré depuis 15 ans une classification complexe en groupes et sous-groupes des troubles fonctionnels digestifs, en se basant sur les symptômes décrits par les malades. Cette classification de Rome a eu des mises au point successives (Rome 1, 2 puis Rome 3) et permet la pratique d'essais cliniques.

On sait toutefois que le syndrome de l'intestin irritable est multifactoriel et qu'il n'y a pas de relation étroite entre des anomalies physiopathologiques, comme des troubles de la motricité ou de la sensibilité intestinales, et le tableau clinique.

On classe ainsi comme syndrome de l'intestin irritable des patients constipés qui décrivent également des douleurs ou une gêne abdominale. Dans les essais du linaclotide *versus* placebo, environ 15 % des malades se disent plus améliorés par le linaclotide, ce qui va de pair avec l'amélioration du transit intestinal. On ne dispose pas d'essai *versus* un laxatif usuel, type d'essais que le laboratoire n'a aucun intérêt à faire ! L'indication dans le syndrome de l'intestin irritable, indication plus noble que la constipation chronique, peut faire espérer au laboratoire une meilleure prise en charge par la collectivité. L'AMM européenne date de novembre 2012 mais le médicament n'est pas disponible en France en novembre 2014.

Il faut noter qu'aux États-Unis est commercialisé le lubiprostone, molécule dérivée des prostaglandines, qui fait sécréter de l'eau et des électrolytes par le biais des canaux chlore. Cette molécule ne sera pas commercialisée en France, car un remboursement serait très improbable comme pour le prucalopride. Enfin, une voie de recherche consiste à inhiber la réabsorption des sels biliaires.

Pourquoi rembourser les laxatifs ? Ne devraient-ils pas tous être en automédication ?

Une grande part du marché est occupée par des traitements non remboursés, comme les tisanes. Certains médicaments sont remboursés à 30 % comme le lactulose, les macrogols. Certains laxatifs de lest sont remboursés à 30 %, d'autres à 15 %, ce qui n'est pas très logique. Ces traitements de confort peu coûteux ne devraient plus être remboursés.

Pourquoi les Français sont-ils de gros consommateurs de laxatifs ?

Les Français ne sont pas plus constipés que les autres, mais ils consomment plus facilement des médicaments. En France, 90 % des patients ressortent de chez le médecin avec une ordonnance, alors que dans beaucoup de pays c'est beaucoup moins. Les médecins prescrivent beaucoup de laxatifs, probablement trop, mais ils n'ont souvent pas le choix, ils ont une certaine pression de la part des malades qui exigent d'avoir un transit normal et qui veulent des médicaments faciles à prendre au lieu de s'ennuyer avec un régime et des prescriptions diététiques. Il y aurait sûrement moyen de faire autrement mais cela nécessite de grands changements d'habitudes.

Face à un constipé simple, le médecin doit tout d'abord faire une enquête alimentaire, connaître ses habitudes et, très souvent, il trouve un déficit en fibres alimentaires, avec un manque de consommation de fruits et de légumes et une consommation importante de pommes de terre et de pain blanc qui ne contiennent pas beaucoup de fibres alimentaires. Le médecin doit conseiller de modifier l'alimentation, en mangeant plus de fruits et de légumes ; mais cela ne suffira pas, il est également nécessaire de donner des fibres alimentaires qui se trouvent essentiellement dans le son de blé, riche en fibres, sans beaucoup d'apport calorique.

On en trouve tout simplement en supermarché, mais il faut le choisir nature, sans abricot, ni chocolat, ni fruits. Il n'est jamais sur les étagères accessibles mais en bas du rayon : il ne coûte pas cher, fonctionne bien, et peut être poursuivi indéfiniment. Il convient toutefois de ne pas manger la moitié du paquet pour avoir un résultat rapide, sinon, le lendemain, le patient se sentira comme un ballon et en conclura que c'est là un mauvais traitement.

En 1900, les Français mangeaient en moyenne 800 g de pain noir par jour ; actuellement, il s'agit de 100 g de pain blanc avec de la farine blutée, dont l'enveloppe du blé a été retirée. Au début du siècle, les selles françaises avaient un poids d'environ 300 g par jour, actuellement, c'est 100 g, le poids des selles a donc été divisé par trois en un siècle. Cela est dû à des changements très importants de l'alimentation, et non pas à des modifications de la physiologie intestinale. Ces modifications peuvent en partie expliquer une augmentation de l'utilisation des laxatifs.

Le séné, de Molière à la grande distribution

Molière faisait prescrire à son *Malade imaginaire* (scène I de l'acte I) « une bonne médecine purgative et corroborative, composée de casse récente avec séné levantin ».

Trois cent cinquante ans plus tard, le séné (PURSENNIDE®, X-PREP®) est resté un laxatif efficace, voire drastique. Il est issu de diverses espèces végétales du genre *Cassia*, répandues au Moyen-Orient et en Inde. Les médicaments qui en sont issus sont disponibles sans ordonnance.

Les principes actifs laxatifs présents dans les plantes sont, le plus souvent, des dérivés de l'anthraquinone que l'on retrouve dans la bourdaine, le cascara, l'aloès, etc. Les composants actifs du séné, les sennosides issus de cette famille chimique, agissent comme irritants sur la muqueuse du côlon, ce qui favorise le péristaltisme et l'évacuation des selles. À condition d'être utilisé ponctuellement, le séné est généralement bien toléré, mais il peut provoquer des effets indésirables sévères. Une consommation excessive (il faut éviter les cures de plus de 5 à 7 jours) provoque des diarrhées avec perte d'eau et d'électrolytes conduisant, surtout chez le sujet âgé, à un risque de déshydratation et de troubles cardio-vasculaires. Si le purgatif est utilisé à doses élevées ou au-delà de deux mois, le risque de toxicité hépatique est manifeste avec insuffisance hépatocellulaire, réversible à l'arrêt du traitement.

Quelle n'a pas été notre surprise, voire notre indignation, de constater que l'arrêté du 24 juin 2014 établissant la liste des plantes, autres que les champignons, autorisées dans les compléments alimentaires, incluait un grand nombre de ces végétaux qui, en l'état, peuvent se révéler dangereux pour la santé ! *Cassia fistula*, *Aloe vera* ou *Aloe ferox*, *Frangula dodonei* ou *Frangula purshiana*, *Rhamnus*

cathartica, *Rheum officinale* ou *Rheum palmatum*, *Senna alexandrina* ou *Senna obtusifolia* peuvent donc être inclus dans des compléments alimentaires… Certes, il est précisé que « leur étiquetage devra comporter un avertissement déconseillant l'emploi aux enfants de moins de 12 ans, aux femmes enceintes et allaitantes et une mention déconseillant l'usage prolongé ». Pour autant, exposer sans vergogne à une vente illimitée de tels produits, au demeurant potentiellement dangereux, quand ils ne sont pas conseillés par un professionnel de santé, paraît être un non-sens sanitaire.
Au lieu de faire évoluer la réglementation dans le sens de la protection de la santé, donc des consommateurs, on a malheureusement l'impression que les pouvoirs publics, avec ou sans l'influence des stimuli européens, considèrent prioritairement la « libéralisation » du circuit des produits de santé comme source de fluidité économique et de liberté du petit commerce. Et peu importent les conséquences.
Du coup, aloès et séné se disputent les ventes en ligne et les têtes de gondole. Monsieur Purgon a désormais sa place dans le panier de la ménagère !

Pr François Chast

Que penser des laxatifs par voie injectable ?

La méthylnaltrexone (RELISTOR®) est un antagoniste des récepteurs aux opioïdes périphériques indiqué dans la constipation liée aux opioïdes, surtout dans un contexte de soins palliatifs. Elle s'administre par voie sous-cutanée 1 jour sur 2 en cas d'échec de la prise en charge habituelle. On y a recours quand les patients ne vont pas à la selle alors qu'ils ont des laxatifs osmotiques ou lubrifiants. La selle est obtenue environ 1 heure après l'injection.

Messages essentiels

En cas de constipation difficile à traiter, il faut consulter un médecin spécialiste qui essaiera de trouver une solution avant que la situation ne s'aggrave. Un bon diagnostic permet souvent d'éviter d'avoir recours aux laxatifs.

Deux exemples :

- **Lorsque des patients ont une fissure anale, ils évitent d'aller à la selle ; un cercle vicieux s'installe alors car la selle devient dure et aggrave la fissure anale. Chez les enfants, il ne faut jamais les opérer mais traiter la constipation, et la fissure guérit. Lors d'une constipation terminale, avec des selles qui s'accumulent dans le rectosigmoïde et qui n'arrivent pas à sortir, une cause locale doit donc être recherchée, comme une pathologie proctologique ou des troubles de la statique rectale.**
- **Certaines femmes dont le périnée a été abîmé par des grossesses, l'obésité, le vieillissement peuvent présenter des troubles de la statique rectale, comme une rectocèle qui est une hernie du rectum dans le vagin. Au lieu d'être dirigée vers l'anus, la selle l'est vers l'avant ; les efforts de poussée deviennent inefficaces.**

Des bilans relativement simples permettent de diagnostiquer ces pathologies et de les traiter, au lieu d'avoir recours uniquement à des laxatifs, d'ailleurs peu efficaces en ce cas.

Classes	1re ligne	2e ligne	3e ligne	Exemples de spécialités
Fibres alimentaires	+++	+++	+++	ALL-BRAN®
Laxatifs de lest	+++	++	+	SPAGULAX®, NORMACOL®
Laxatifs lubrifiants	+	++	+	LANSOYL®, LUBENTYL®
Laxatifs osmotiques sucrés	-	+	+	DUPHALAC®, IMPORTAL®
macrogol	-	++	++	FORLAX®, TRANSIPEG®, MOVICOL®
Associations	-	++	+	PARAPSYLLIUM®, TRANSULOSE®
Laxatifs stimulants	-	-	+	DULCOLAX®, DRAGÉES FUCA®

Classes	1re ligne	2e ligne	3e ligne	Exemples de spécialités
Laxatifs de contact	-	-	+	ÉDUCTYL® (suppositoire à la glycérine)
Laxatif colokinétique	-	-	+/-	RESOLOR®

RÉFÉRENCES BIBLIOGRAPHIQUES

Piche T., Dapoigny M., Bouteloup C. *et al.*, « Recommandations pour la pratique clinique dans la prise en charge et le traitement de la constipation chronique de l'adulte », *Gastroenterol. clin. biol.*, 2007, 31:125-35.

Ford A. C., Suares N. C., « Systematic review : The effects of fibre in the management of chronic idiopathic constipation », *Aliment Pharmacol. Ther.*, 2011, 33:895-901.

Ford A. C., Suares N. C., « Effects of laxatives and pharmacological therapies in chronic idiopathic constipation : Systematic review and meta-analysis », *Gut.*, 2011, 60(2):209-18.

Lee-Robichaud H., Thomas K., Morgan J., Nelson F. L., « Lactulose versus polyethylene glycol for chronic constipation », *Cochrane Database Syst. Rev.*, 2010, 7(7):CD007570.

Camilleri M., Kerstens R., Rykx A. *et al.*, « A placebo-controlled trial of prucalopride for severe chronic constipation », *N. Engl. J. Med.*, 2008, 358:2344-54.

Lembo A. J., Schneier H. A., Shiff S. J. *et al.*, « Two randomized trials of linaclotide for chronic constipation », *N. Engl. J. Med.*, 2011, 365:527-36.

Drossman D. A., « The functional gastrointestinal disorders and the Rome III process », *Gastroenterology*, 2006, 130:1377-90.

Barish C. F. , Drossman D., Johanson J. F., Ueno R., « Efficacy and safety of lubiprostone in patients with chronic constipation », *Dig. Dis. Sci.*, 2010, 55:1090-7.

Chey W. D., Camilleri M., Chang L. *et al.*, « A randomized placebo-controlled phase IIb trial of a3309, a bile acid transporter inhibitor, for chronic idiopathic constipation », *Am. J. Gastroenterol.*, 2011, 106:1803-12.

DEUXIÈME PARTIE

Le parcours du médicament

Du laboratoire à la pharmacie, de la recherche au patient

Jean-François Bergmann, Claire Le Jeunne

1. Quel est le processus que doit suivre un médicament avant d'être disponible dans les pharmacies ?

Première étape de la recherche : les sources de molécules

Pour trouver un médicament (le principe actif), deux méthodes sont possibles :

• Des recherches sont menées dans le but d'améliorer la compréhension de la physiopathologie de la maladie (la ou les causes et le mécanisme de développement de la maladie). À partir de là, on conçoit un médicament qui s'oppose au dysfonctionnement en compensant ou en s'opposant à certains de ces mécanismes. Les grands progrès récents sont issus de ce mode de recherche, que représentent entre autres les thérapies dites « ciblées ». Cette recherche fondamentale est essentiellement académique et publique, ce n'est pas l'industrie pharmaceutique qui la mène mais lorsqu'une découverte peut avoir des débouchés thérapeutiques, l'industrie intervient alors dans le parcours pour participer au développement du candidat-médicament.

• À l'opposé, dans des cas de plus en plus rares aujourd'hui, la démarche est inverse : on part d'une molécule et on rattache ses propriétés pharmacologiques à une maladie (antivitamines K, inhibiteurs de l'enzyme de conversion…).

Cependant la découverte d'une molécule et de ses propriétés n'est pas la garantie du succès. Aujourd'hui, pour 1 000 molécules candidates, il n'y en aura qu'une qui arrivera *in fine* sur le marché.

Essais précliniques

Les premiers essais sur le vivant sont menés sur l'animal en laboratoire pour étudier le métabolisme du futur médicament et la toxicité du produit candidat, sous toutes ses formes, y compris sur la fertilité, la descendance. On cherche avant tout à savoir si le médicament est susceptible de provoquer des cancers, des malformations, des mutations génétiques et des effets indésirables autres, quels qu'ils soient. On étudie ces effets chez l'animal, souvent les rongeurs, mais aussi chez les mammifères supérieurs. Ces études chez l'animal durent plusieurs années. Une fois qu'il existe un réel candidat-médicament et qu'il semble avoir une toxicité raisonnable chez l'animal, l'étape suivante est l'administration à l'homme.

Essais sur l'homme

Ils comportent 3 phases.

Phase 1

C'est une phase essentielle de recherche de toxicité et d'étude du métabolisme du médicament chez l'homme (données dites de pharmacocinétique) : on essaie de déterminer quelle est la dose maximale tolérée. Ces essais se font sur des volontaires sains, à dose progressive, en débutant à 1/100e de la dose toxique chez l'animal (50 % du groupe étudié).

Phase 2

On recherche la démonstration des propriétés pharmacologiques chez des petits groupes de malades, c'est-à-dire que l'on compare plusieurs doses pour trouver la dose la plus efficace sans effet indésirable majeur en particulier, hépatique, cutané, ou hématologique...

Phase 3

On évalue l'efficacité thérapeutique (future indication) chez les malades souffrant de la pathologie visée par le nouveau médicament. Le plus souvent, plusieurs centaines ou milliers de patients sont exposés à ce nouveau médicament en comparaison à un placebo ou à un médicament de référence, reconnu comme le traitement incontournable de la pathologie étudiée. Cette phase mesure l'efficacité et la sécurité du médicament, permettant d'estimer un premier rapport bénéfice/risque.

Le nombre de malades exposés à ce nouveau traitement dépend de la fréquence de la maladie et de la différence d'efficacité escomptée avec le comparateur. Par exemple si avec un nouveau traitement on se propose de réduire la mortalité de 80 à 20 %, il ne faudra que 26 malades dans l'essai pour le démontrer avec un bon niveau de preuve statistique. En revanche, si l'on veut réduire la mortalité de 80 à 75 %, il faut inclure 2 260 malades dans l'essai de phase 3. Cette différence escomptée est bien évidemment dépendante de la puissance du nouveau traitement, par rapport à son comparateur.

Par analogie, pour démontrer que les Peuls sont plus grands que les Pygmées, il suffit de mesurer une dizaine d'entre eux pour obtenir une différence statistiquement significative. En revanche, si l'on veut savoir si les Bretons sont plus grands que les Normands, il faudra en mesurer des milliers. Et d'ailleurs, même avec des milliers, on n'est pas sûr d'y arriver !

Avec quoi compare-t-on le médicament dans les essais ?

Tout nouveau médicament doit être évalué par des essais thérapeutiques « contrôlés », c'est-à-dire en comparant le nouveau médicament à un groupe contrôle recevant un traitement comparateur pour la même pathologie. Le choix de ce comparateur est crucial pour connaître la véritable efficacité du nouveau médicament.

Lorsqu'il s'agit d'un nouveau traitement dans une pathologie où il n'existe aucun traitement efficace disponible, l'essai thérapeutique doit être fait *versus* un placebo, qui est dans ce cas le seul comparateur légitime. L'essai *versus* placebo est aussi la règle lorsqu'un nouveau traitement est proposé « en plus » des traitements existants (c'est-à-dire ajouté aux médicaments existants). Dans ce cas, chez les malades recevant les traitements de référence, l'essai thérapeutique comparera l'adjonction d'un nouveau traitement à l'adjonction d'un placebo. Pour un nouveau médicament antiépileptique, par exemple, ce médicament peut être testé chez des patients insuffisamment contrôlés par leur traitement habituel de l'épilepsie. Ils recevront donc en plus de ce traitement habituel soit le placebo, soit le nouveau médicament, pour tenter de diminuer le nombre de crises d'épilepsie. Le placebo est là pour matérialiser la prise en charge médicale et l'évolution naturelle de la maladie.

Dans les situations les plus fréquentes, il existe déjà des traitements de référence efficaces. Si le nouveau médicament à l'étude est *a priori* plus efficace que le traitement de référence, il se comparera à lui dans un essai dit de supériorité. S'il démontre sa supériorité par rapport au traitement de référence, son efficacité sera établie (dès lors que le traitement de référence l'est réellement, c'est-à-dire qu'il a lui-même démontré son efficacité dans le traitement de la maladie en question). Un des moyens de montrer une prétendue « supériorité », c'est de choisir un piètre comparateur. Il n'est pas difficile d'être meilleur qu'un médicament pas ou peu efficace ou mal toléré. En revanche, être meilleur qu'un bon médicament garantit une réelle efficacité. Un peu comme au tennis, où il n'y a pas de fierté à battre sa grand-mère 6/0, 6/0, alors que c'est un réel succès de battre Nadal, même 7/5, 7/5.

Lorsqu'il existe un traitement de référence mais que le nouveau médicament ne semble pas être beaucoup plus efficace que la référence, il est demandé à la fois un essai du nouveau médicament *versus* un placebo, pour s'assurer que le nouveau médicament n'est pas un simple placebo et un essai *versus* le traitement de référence, qui peut n'être qu'un simple essai d'équivalence dit « essai de non-infériorité ». C'est seulement lorsque l'essai *versus* placebo est non éthique, car la prise du placebo ferait perdre une chance au patient (maladie grave, rapidement évolutive avec traitement de référence très efficace et indispensable), qu'on se contentera de ces essais de non-infériorité *versus* un comparateur actif (traitement de l'embolie pulmonaire, d'une crise d'asthme…).

Quel est l'intérêt de ces essais de non-infériorité ?

On peut légitimement se demander quel est l'intérêt de mettre sur le marché ces nouveaux médicaments « non inférieurs » qui n'apportent rien de plus que ce qui existe déjà pour traiter une pathologie donnée. Il faut savoir que, dans notre économie libérale, rien n'empêche un laboratoire pharmaceutique de développer un produit de plus. En fait, l'industriel espère toujours que ce nouveau médicament apportera « un plus » par rapport aux anciens. Si ce n'est pas le cas (situation très fréquente actuellement), il viendra augmenter la diversité des options thérapeutiques, ce qui peut élargir les choix proposés au malade. Toutefois cette politique libérale favorise une compétition inflationniste entre les industriels qui proposent souvent des médicaments voisins (ou *me-too products*). Plus il y a de produits disponibles, plus on en consomme. Le problème est que si la mise sur le marché d'un médicament relève des principes d'une économie « libérale », son financement relève, pour sa part, d'une économie « collective ». Ce n'est pas le consommateur individuel qui paie, c'est la Sécurité sociale, c'est-à-dire la collectivité !

Qu'est-ce que le placebo ?

Le placebo est un leurre de médicament, c'est-à-dire qu'il en a l'aspect, la couleur, la forme, mais qu'il ne contient aucun principe pharmacologiquement actif. C'est plus ou moins une molécule de sucre.
Le placebo a une place importante dans les essais thérapeutiques car il matérialise toute la prise en charge du patient : la relation médecin/patient, les recommandations qui lui sont données, les mesures hygiéno-diététiques, le fait de prendre un comprimé, les examens complémentaires réalisés, soit toute la prise en charge, sauf l'effet pharmacologique du nouveau médicament. L'ensemble de ces paramètres s'appelle l'effet placebo.
On peut en quelque sorte dire que l'effet mesuré d'un candidat-médicament dans un essai thérapeutique est la résultante de l'effet placebo plus l'effet pharmacologique.
On conçoit ainsi que plus l'effet pharmacologique est faible, plus la résultante globale est proche de l'effet du placebo.
Il est intéressant de noter que le placebo est susceptible d'induire des effets indésirables dits effets nocebo.

Pourquoi ne pas limiter chaque classe pharmacologique à une seule molécule ?

Les firmes décident selon leur bon vouloir des médicaments qu'elles veulent développer et dans quelle pathologie. L'industrie choisit en général les médicaments pour des pathologies fréquentes (surtout dans des pays riches), de longue durée (maladie chronique), donc rentables. Tous les industriels sont concurrentiels mais ils se surveillent de près, et en fonction des progrès de la science ils s'intéressent aux mêmes pathologies, aux mêmes nouvelles classes pharmacologiques, ce qui explique la sortie concomitante de plusieurs molécules agissant de la même façon (nouveaux anticoagulants oraux directs, nouveaux médicaments du diabète de type 2...). Les molécules développées en même temps par plusieurs laboratoires pharmaceutiques ont toujours des différences chimiques ou pharmacologiques, et les industriels espèrent que la leur sera la meilleure (la plus efficace et la moins toxique). Parfois, cette différence est confirmée en clinique, mais c'est rare. Le plus souvent, tous ces médicaments chimiquement proches ont des efficacités cliniques et des tolérances proches. Cela explique pourquoi il y a autant de molécules avec un encombrement par classe. Chaque laboratoire espère être le premier. De plus comme ces médicaments sortent souvent à peu près en même temps sur le marché, ils n'ont pas été comparés entre eux. Ils se comparent tous au placebo ou à un produit de référence incontournable, mais l'effet placebo n'est pas toujours le même d'une étude à une autre. Il est donc presque impossible de dire qu'une molécule est supérieure à une autre de la même classe.

Alors, pourquoi ne pas accepter une seule molécule ? En raison des problèmes de tolérance, d'allergies, de variabilité individuelle, qui ne sont pas prévisibles, d'où l'intérêt d'avoir plusieurs molécules. Il faut cependant empêcher qu'une classe ne devienne pléthorique, d'où la règle de faire baisser les prix des nouveaux médicaments qui n'apportent rien par rapport aux médicaments déjà sur le marché. Dans les années 1970, les Finlandais n'acceptaient qu'un seul médicament par classe, il n'y avait donc pas d'alternative en cas d'intolérance. De plus, on donnait une prime démesurée au premier arrivé sur le marché à quelques mois d'écart par rapport au suivant, avec une situation de monopole pour le fabricant, et donc une politique de baisse de prix difficile en l'absence de concurrence.

L'AMM (autorisation de mise sur le marché)

À la fin de ces essais, le médicament prouve son efficacité avec un rapport bénéfice/risque si ce n'est favorable, du moins comparable à l'existant ; le laboratoire demande alors l'AMM au niveau européen auprès de l'EMA (European Medicines Agency). Les décisions sont prises par les 29 pays à la majorité simple, un pays équivalent à une voix et chaque voix ayant la même valeur. La France devra ainsi donner l'AMM si la majorité le souhaite, même si elle y était opposée. Aucune considération économique n'entre en ligne de compte, même si c'est le centième médicament pour la même pathologie.

Actuellement, l'AMM européenne est très pointilleuse sur les problèmes de sécurité et de risques liés aux nouveaux médicaments. Elle est par contre très laxiste sur la quantité d'effet thérapeutique : des médicaments sûrs mais peu efficaces auront une AMM européenne, à charge après, pour chaque pays, de limiter leur usage en régulant la prescription, voire le remboursement. L'AMM n'est pas toujours un réel gage d'efficacité thérapeutique cliniquement significative pour le malade.

2. Prix et remboursement

Le remboursement

Après l'AMM, obtenue dans l'immense majorité des cas des dossiers déposés, se pose la question du remboursement.

Les laboratoires savent que, en France, si un médicament n'est pas remboursé, il ne sera pas prescrit et surtout pas consommé par les patients. Les industriels présentent donc un dossier de demande d'accès au remboursement à la Commission de la transparence au sein de la Haute Autorité de santé (HAS). Deux points sont analysés : le SMR (service médical rendu) et l'ASMR (amélioration du service médical rendu). En réalité, plus que le service rendu, il s'agit du service susceptible d'être rendu, en l'absence de données en vraie vie permettant de l'apprécier réellement.

Le SMR (service médical rendu) est la valeur intrinsèque du médicament avec cette question pour la HAS : ce nouveau médicament rend-il suffisamment de service pour être remboursé ? Le niveau de service rendu déterminé par la commission permet d'attribuer un taux de remboursement (important, modéré, faible ou insuffisant).

Cinq critères sont pris en compte pour évaluer le SMR :

1. L'efficacité et les effets indésirables du médicament (même dossier que les essais fournis à l'AMM).
2. Sa place dans la stratégie thérapeutique, notamment au regard des autres traitements disponibles : sera-t-il un traitement de première, deuxième, ou troisième intention ?

3. La gravité de l'affection à laquelle il est destiné : est-ce une maladie mortelle handicapante, entraînant une altération de la qualité de vie ?
4. Le caractère préventif, curatif ou symptomatique du traitement médicamenteux.
5. L'intérêt que sa commercialisation représentera pour la santé publique en France (la maladie d'Alzheimer est une priorité en France, elle ne l'est pas pour des pays africains qui font face à d'autres problématiques notamment infectieuses).

Une fois ces cinq critères évalués, on est en mesure de décider du niveau de SMR. Plusieurs niveaux de SMR ont été définis :

• SMR majeur ou important : le médicament sera remboursé à 65 % et même à 100 % pour les patients bénéficiant d'une prise en charge à 100 % au titre des affections de longue durée (ALD), soit 9 millions d'assurés. Seuls les médicaments prescrits pour le traitement de la pathologie concernée sont remboursés à 100 %. Le 100 % est systématique pour les médicaments du cancer, du sida, de l'hépatite C, etc.

• SMR modéré (remboursé 30 %) ou faible (remboursé à 15 %) mais justifiant cependant le remboursement. La réduction du remboursement à 15 % a été l'objet de polémiques car les mutuelles ne voulaient pas se substituer au rôle de l'assurance-maladie.

• SMR insuffisant pour justifier une prise en charge compte tenu des alternatives disponibles sur le marché. Ceci s'applique pour un médicament d'efficacité si modeste que le bénéfice clinique pour le patient devient négligeable, pour les médicaments ayant un rapport bénéfice/risque défavorable (plus d'effets indésirables que bénéfiques) et pour un traitement de confort qui n'a pas à être pris en charge par la collectivité.

Le SMR d'un médicament est évalué à un moment donné, il peut évoluer dans le temps. Schématiquement, le SMR est important pour un médicament efficace dans une maladie grave (antibiotiques, antihypertenseurs, vaccins, antidépresseurs, chimiothérapies…) et modéré dans les traitements symptomatiques qui ne modifient pas le cours de la pathologie, sauf pour la douleur qui est une priorité de santé publique. Il serait sans doute plus clair médicalement, pour les patients comme pour les professionnels de santé, de définir un « panier de soins solidaire » comportant des médicaments remboursés au taux maximal et des médicaments hors panier de soins, non remboursés.

L'ASMR (amélioration du service médical rendu) permet de contribuer à fixer le prix du médicament. Qu'est-ce que ce médicament apporte par rapport à ce qui existait déjà et quel message la Commission de la transparence veut-elle donner au CEPS (Comité économique des produits de santé) qui a pour mission de fixer les prix des médicaments ?

Il existe cinq niveaux d'ASMR :

Niveau 1. Amélioration majeure : le médicament permet de sauver des vies dans une pathologie fréquente ou grave. Trois domaines principaux, la vaccination, la cardiologie et l'infectiologie, apportent ce type de démonstration.

Niveau 2. Amélioration importante : on allonge significativement l'espérance de vie, le médicament a un effet très significatif pour le malade en termes de mortalité ou de morbidité.

Niveau 3. Amélioration modérée : bénéfice clinique significatif et important par rapport à l'existant mais pas assez puissant pour être 1 ou 2.

Pour ces trois niveaux, la firme peut prétendre au même prix que celui des 5 pays clés de l'Europe (Grande-Bretagne, Allemagne, Italie, Espagne et France).

Niveau 4. Amélioration mineure : le prix est fixé par l'administration, en l'occurrence le CEPS qui dépend du ministère de la Santé, avec une faible marge de négociation pour la firme – négociation qui se déroule à un niveau national. C'est pour les ASMR 4 qu'interviennent des négociations annexes et secrètes qui n'ont pas toujours grand-chose à voir avec la santé. La firme peut, par exemple, mettre en balance la construction d'une usine en France en échange d'un meilleur prix… Le prix dépend de celui des comparateurs : une amélioration mineure ne peut donc conduire qu'à une augmentation de prix mineure, voire quasi nulle par rapport au prix des médicaments déjà sur le marché dans la même indication (pour obtenir un bon prix, il vaut mieux se comparer à un médicament existant cher, donc un des plus récemment commercialisés, qu'au vieux produit de référence sur le marché depuis 40 ans...).

Niveau 5. Pas d'amélioration, mais commercialisation malgré tout, même si la quantité d'effet est superposable à celle d'autres produits déjà présents sur le marché : le prix devra donc être inférieur, mais ce n'est pas toujours le cas. Il s'agit de toutes les copies, toutes les déclinaisons dans une même classe. Au fur et à mesure de leur arrivée sur le marché, les prix baissent régulièrement.

Plus de 80 % des nouveaux produits ont aujourd'hui une ASMR 5, ce qui est bien la preuve qu'ils n'apportent pas grand-chose.

Les visiteurs médicaux sont tenus par la loi de remettre au médecin l'avis de la Commission de la transparence précisant le SMR et l'ASMR. Bien peu le font, surtout s'ils ont obtenu une ASMR de niveau 5. Les médecins devraient toujours le demander... et en tirer des conclusions pour leurs prescriptions.

La fixation du prix

Une fois l'évaluation par la Commission de la transparence faite, le dossier du médicament est alors étudié par le CEPS (Comité économique des produits de santé), organisme responsable de la fixation des prix. Ce comité interministériel est placé sous l'autorité conjointe des ministères de la Santé, des Affaires sociales et de l'Économie. C'est en fonction de l'ASMR que le prix se négocie. Cette démarche peut prendre plusieurs mois, elle peut ne pas aboutir et alors le médicament n'est pas commercialisé en France. L'AMM et le prix sont les deux étapes du développement du médicament publiées au *Journal officiel*. Ces deux publications encadrent la partie administrative du médicament : le lendemain de la publication du prix d'un médicament au *JO*, il est disponible et remboursable dans toutes les pharmacies de France.

La Sécurité sociale est prête à payer plus s'il y a un gain clinique d'efficacité ou de sécurité. S'il n'y a pas de gain pour le malade, alors elle doit y gagner grâce à un prix inférieur.

Mais le prix affiché n'est pas toujours celui qui est réellement pratiqué. Il y a un prix dit « facial » (prix affiché) et un prix réel, secret, inférieur ; ce qui signifie que, chaque année, les industriels versent à la Sécurité sociale une somme correspondant à la différence entre le prix affiché et le prix négocié.

On a parfois du mal à comprendre pourquoi les médicaments sont si chers. Les laboratoires arrivent à obtenir un bon prix dans plusieurs cas : quand ils ont eu une ASMR 1, 2, 3, c'est-à-dire qu'ils sauvent des vies, comme en cancérologie ou en cardiologie, quand ils ont une petite population cible (population atteinte de la pathologie et susceptible de bénéficier du nouveau traitement), et/ou quand la technologie de fabrication du produit est complexe. Par exemple, pour le traitement de maladies orphelines, le prix peut être très élevé si peu de personnes sont destinées à utiliser ce médicament, quand bien même il ne coûte pas cher à la fabrication. Le volume des ventes sera obligatoirement faible et les coûts de développement ont pu être très élevés. De plus, l'industriel cherche logiquement à maintenir ses marges pour assurer sa rentabilité et rétribuer ses actionnaires.

Comme nous l'avons souligné, 80 % des médicaments évalués par la Commission de la transparence ont une ASMR 5, donc pas d'amélioration du service médical rendu par rapport aux médicaments existants. Cela devrait, en toute logique, aboutir à un prix inférieur par rapport au comparateur mais, de fait, la comparaison est souvent faite par rapport à un placebo. Parfois le comparateur légitime est un très vieux médicament à prix extrêmement bas. Un nouveau médicament, même avec une ASMR 5, pourrait avoir un prix supérieur à ce vieux comparateur pour s'aligner sur les prix actuels en reconnaissance d'efforts de développement beaucoup plus importants qu'à l'époque du comparateur.

Néanmoins, la règle la plus habituelle veut qu'une ASMR 5 entraîne une réelle baisse des prix de 5 à 20 % par rapport aux traitements de référence déjà sur le marché. D'où l'importance de la réévaluation 3 à 5 ans après, avec possibilité de réajustement du prix, et en posant alors la question suivante : qu'est-ce que ce médicament a finalement apporté de plus que l'existant ?

L'AMM est obtenue pour une indication correspondant à la population incluse dans les essais mais, au fur et à mesure de l'utilisation du produit, on peut se rendre compte qu'il a d'autres propriétés que celles pour laquelle il a été étudié. Par exemple, les bêtabloquants, utilisés dans l'hypertension artérielle, s'avèrent traiter aussi la migraine et l'insuffisance cardiaque.

Dans ce cas, soit le laboratoire refait des essais et demande une AMM pour cette nouvelle indication, soit le médicament est sur le point de tomber dans le domaine public, le laboratoire n'aura alors pas intérêt à faire de nouvelles études, financièrement non rentables. En effet, les bénéfices des études iront également aux laboratoires fabriquant des génériques qui, par définition, n'investissent pas en recherche et développement. En l'absence d'études, il n'y aura pas d'extension d'AMM dans cette nouvelle indication potentielle et les médecins seront alors contraints de prescrire hors AMM, sous leur responsabilité.

L'industrie pharmaceutique : entre générosité sanitaire et capitalisme triomphant L'histoire de Mr Smith, le P-DG qui ne veut pas licencier

Mr Smith a fait ses études de médecine à UCLA, puis un MBA à Harvard, il a fait de la recherche clinique en nutrition à Los Angeles, puis a été tenté par les sirènes de l'industrie agroalimentaire. Après 5 ans de succès dans le monde du chocolat, il est revenu à ses premières amours. Il est devenu responsable de la recherche et développement d'un laboratoire pharmaceutique international, à Philadelphie. Entré dans l'entreprise en 2002, il a pour mission de maintenir une expansion à deux chiffres, liée à des grandes découvertes de médicaments dans les années 1980 et 1990.

Des unités de recherche de médicaments pléthoriques, des régiments de visiteurs médicaux à travers toute la planète, des actionnaires heureux, mais insistants l'obligent à faire au moins aussi bien que son prédécesseur. Malheureusement, la recherche s'essouffle, il faut donc faire des choix et s'orienter vers les thématiques les plus rentables : les pathologies fréquentes, chroniques des pays riches : diabète, hypertension, Alzheimer, sclérose en plaques... Il abandonne la recherche en antibiotiques (traitements trop brefs, les malades guérissent !), dans la douleur (coût de traitement journalier trop bas), en cardiologie (marché encombré), dans la dépression (difficile de faire mieux que ce qui existe déjà).
Les découvertes de ses chercheurs tardent à arriver et sont décevantes. En cancérologie, où l'on s'était habitué à des gains de survie en nombre d'années, on trouve désormais difficile de se contenter de quelques semaines de gain de survie ; en cardiologie, où l'on pouvait diminuer la mortalité de 30 %, on a du mal à s'ébahir devant une réduction du nombre des événements morbides de 3 ou 4 %. Mais Mr Smith a toujours ses employés à rémunérer et ses actionnaires qui le poursuivent. Il essaie de créer de nouveaux concepts, voire de nouvelles maladies pour élargir la population à traiter, ou de tenter par des subterfuges de protéger ses molécules de la perte de brevet après 10 ans en sortant une molécule chimiquement différente, donc protégée par un brevet mais pas cliniquement plus efficace. Il explique aux payeurs que tout bénéfice est bon à prendre pour tenter d'obtenir des bons prix pour ces nouveaux médicaments. Il parle alors de bénéfice « incrémental », c'est-à-dire de bénéfice à peine perceptible par le malade mais qui pourrait dans certaines conditions, additionné à d'autres bénéfices du même ordre, apporter un léger mieux. Il tente de diminuer la durée du développement très coûteux de ses nouveaux médicaments en remplaçant des critères d'évaluation « durs » (survie, événements graves évités) par des critères dits « intermédiaires » ou « mous » et plus faciles à obtenir rapidement (ralentissement de la progression de la maladie, amélioration d'une image, d'un chiffre) mais bien moins pertinents pour le malade. Mais les payeurs ne sont plus d'accord pour payer autant, pour un bénéfice si faible, évalué à partir de critères qui ne sont pas toujours objectifs. Ses frais sont les mêmes mais, comme ses nouveaux médicaments apportent moins d'avantages, les prix baissent. Il voudrait pourtant maintenir ses bénéfices, il tente donc de surévaluer ses médicaments et s'il n'y arrive pas, il sera alors obligé de licencier. Pour

Mr Smith, il est difficile d'avoir en même temps la main sur le cœur en proclamant que son objectif est d'améliorer la santé de la planète, et la main sur le portefeuille pour maintenir ses bénéfices... sauf à trouver de magnifiques nouveaux médicaments !

Pr Jean-François Bergmann

Les médicaments coûtent de plus en plus cher. L'industrie pharmaceutique le justifie par des questions d'amortissement de la recherche. Qu'en est-il réellement ?

Contrairement à une idée reçue, les médicaments ne coûtent pas de plus en plus cher à fabriquer, sauf pour quelques très rares grandes révolutions thérapeutiques. Ce sont les stratégies thérapeutiques qui, notamment en cancérologie et dans le domaine des biotechnologies, deviennent de plus en plus complexes, de plus en plus prolongées et donc de plus en plus chères. Ces stratégies associent plusieurs médicaments déjà coûteux individuellement dans des situations où précédemment aucun traitement n'était proposé (cancers résistants à des premières lignes de traitement, maladies graves à un stade très précoce ou au contraire très tardif). Dans ces derniers cas, les coûts de développement très élevés sont l'argument avancé par les industriels pour demander des prix très élevés. Mais c'est oublier la notion de « quantité d'effet » : si on est prêt à payer cher un médicament qui sauve des vies, qui allonge la survie ou qui retarde un handicap sévère de plusieurs années, on l'est beaucoup moins pour des médicaments qui ne font gagner que quelques mois ou semaines de survie en plus. L'actuelle nécessité d'un meilleur contrôle des coûts globaux de la santé impose désormais une plus grande exigence des évaluateurs (en termes de quantité d'effet bénéfique pour le patient) par rapport à l'âge d'or du médicament des années 1980 où, d'une part, on découvrait de vrais progrès thérapeutiques majeurs et où, d'autre part, on était moins préoccupé par la dépense.

Il faut que les industriels se fassent à l'idée qu'ils ne pourront plus espérer des prix élevés pour des bénéfices cliniques mineurs. Soit ils découvrent de « grands » nouveaux médicaments (ce qui est plus facile à dire qu'à faire !), soit ils diminuent leurs coûts de fonctionnement (en réduisant par exemple les dépenses de marketing et de promotion).

Aujourd'hui, la Sécurité sociale n'a plus les moyens de tout rembourser, on ne se trouve donc plus seulement face à des études de bénéfice/risque, mais face à des études coût/efficacité et coût/utilité. Des études médico-économiques sont nécessaires pour répondre à la question de savoir si un nouveau traitement améliore la santé générale de la population et à quel prix. Nous ne pouvons pas nous permettre de menacer le système de Sécurité sociale reposant sur les principes de solidarité et d'égalité pour ne financer que quelques traitements. C'est là un débat de société. Dans ce domaine, la France est plus généreuse que la Grande-Bretagne, mais la Haute Autorité de santé (HAS) a créé une commission médico-économique, la situation pourrait donc changer.

Au moment de la rédaction de ce livre, un débat qui agite grandement les milieux avertis est celui du prix des médicaments de l'hépatite C.

Le prix d'un médicament est-il justifié ?

L'évaluation en vue du remboursement est parfois très difficile, notamment pour des vieux médicaments utilisés hors AMM de longue date dans des indications rares, voire orphelines. Lorsqu'ils sont repris et développés dans ces indications, la plupart du temps sur données bibliographiques, les laboratoires demandent une AMM et, de fait, présentent le médicament au remboursement. Sous prétexte de maladies rares ou orphelines, ils souhaitent un prix qui n'a plus rien à voir avec celui de la période hors AMM.

C'est le cas de l'ibuprofène PEDEA®, administré par voie intraveineuse au nouveau-né prématuré, permettant une fermeture rapide du canal artériel. Ce produit méritait l'obtention d'une AMM et la reconnaissance d'un statut de médicament orphelin dans cette population pédiatrique très spécifique. Le laboratoire a de ce fait demandé un prix sans commune mesure avec le coût de production pour un produit amorti de longue date.

L'hydroxyurée (HYDREA®), produit ayant une AMM dans le traitement des syndromes myéloprolifératifs, était utilisé hors AMM pour limiter les crises vaso-occlusives douloureuses chez les drépanocytaires sévères. Cette indication hors AMM figurait même dans les recommandations des autorités de santé. Une petite modification galénique permettant la sécabilité des comprimés a permis à un laboratoire de déposer une demande d'AMM pour la drépanocytose et d'obtenir ainsi un prix de 400 euros pour 30 comprimés de 1 000 mg, sans commune mesure avec celui de l'HYDREA®, qui était de 6 euros pour 20 gélules à 500 mg.

Que dire du sildénafil (VIAGRA®) quand il est utilisé non remboursé et donc à prix libre dans l'indication dysfonctionnement érectile et qu'il devient médicament orphelin quand la même molécule prend le nom de REVATIO® dans le traitement de l'hypertension artérielle pulmonaire ?

Pr Claire Le Jeunne

Les affections de longue durée et leur coût

Les dépenses de la Sécurité sociale sont consacrées à 65 % aux 9 millions d'assurés bénéficiant d'une prise en charge à 100 % au titre des affections de longue durée dites ALD (diabète, maladies cardiovasculaires, cancers, sclérose en plaques, maladies neurodégénératives, insuffisance respiratoire, asthme, polyarthrite...). Le nombre des patients atteints de maladies chroniques ne cesse d'augmenter et, d'ici à 2020, la Sécurité sociale dépensera plus de 75 % de son budget pour ces patients. En conséquence, elle se désengage de la prise en charge des soins courants (hors hospitalisation et hors CMU) qu'elle ne rembourse plus qu'à 50 %, laissant la main aux assurances privées dites « complémentaires » (mutuelles, instituts de prévoyance et compagnies d'assurances). Quelles sont les solutions pour l'avenir ?

1. Centrer la Sécurité sociale sur les patients les plus pauvres ou ayant les pathologies les plus graves, en abandonnant les soins courants aux assurances complémentaires dont les tarifs progresseront encore. À terme, cette option remettra en cause la solidarité entre pauvres et riches et entre bien portants et malades, sur laquelle repose notre système de santé. C'est ce qui se passe aux États-Unis et que le président Obama a voulu combattre en en faisant un des thèmes centraux de sa campagne électorale.
2. Réduire le nombre de patients bénéficiant de l'ALD. Ainsi l'hypertension artérielle sévère a été retirée de l'ALD.
Certains envisagent de retirer l'ALD aux diabétiques non compliqués et non traités par l'insuline. Cela revient à augmenter le reste à charge (RAC) de ces patients alors qu'il est déjà 2 à 3 fois plus élevé que celui des personnes ne bénéficiant pas de l'ALD. Plusieurs études ont montré que, dans les pathologies où la prévention des complications ou des rechutes joue un rôle essentiel, la prise en charge à 100 % améliore l'observance des traitements, et finalement réduit les coûts pour la collectivité. Il faut en effet préciser que 10 % des patients diabétiques, ceux qui ont les complications les plus graves (dialyse, amputations, cécité, insuffisance coronaire) utilisent 50 % des 10,4 milliards que la Sécurité sociale dépense pour les soins liés directement ou indirectement au diabète chaque année. Pour réduire les dépenses, il est essentiel de réduire le nombre des patients à risque de complications sévères.
3. Supprimer les ALD et la CMU remplacés par un « bouclier sanitaire » équitable, c'est-à-dire par une franchise généralisée variable en fonction des revenus de chacun (ce qui suppose de les connaître) : 0 euro pour les très pauvres, plusieurs milliers d'euros pour les « riches ». Ce serait là accroître à nouveau le rôle des assurances privées plus chères et moins solidaires que la Sécurité sociale et, surtout, ce serait rompre avec le principe actuel d'égalité face aux soins. Dans notre système, l'équité est censée se faire au niveau des prélèvements, chacun payant en fonction de ses moyens, tandis que les prestations sont prises en charge de façon égalitaire.
4. Définir avec les professionnels et les représentants des patients, le « panier de soins » relevant de la solidarité à 100 %. CRESTOR®, statine non génériquée, continue à être prescrite et remboursée à 100 %. Les nouveaux antidiabétiques 4 à 5 fois plus chers que les anciens sont prescrits pratiquement sans limite. Des bilans parfois injustifiés sont répétés *ad libitum*. La multiplication des consultations et des hospitali-

sations est stimulée par le paiement à l'acte et la tarification à l'activité obligeant les hôpitaux à « remplir » les lits (c'est-à-dire dans le jargon administratif : avoir un taux d'occupation maximal).

5. Développer la prévention primaire grâce à une politique de santé publique active et en particulier l'éducation pour la santé. Il suffit de rappeler que si le tabagisme rapporte 12 milliards de taxes, il coûte à la Sécurité sociale 18 milliards par an (avec 70 000 décès imputables au tabac chaque année).

En tant que professionnels de santé, attachés au principe éthique « du juste soin au moindre coût » et fidèles à l'adage selon lequel « mieux vaut prévenir que guérir », ce sont évidemment les solutions 4 et 5 qui ont notre préférence.

Pr André Grimaldi

Pourquoi certains médicaments ne sont-ils plus remboursés ?

Il faut bien se rappeler que le remboursement n'est pas automatique après l'AMM (sauf pour l'homéopathie). Seuls les médicaments qui ont été évalués par la Commission de la transparence à la demande de l'industriel et après un dépôt de dossier pourront l'être.

Il y a plusieurs situations qui peuvent conduire un médicament ayant une autorisation de mise sur le marché et disponible en pharmacie à ne pas être remboursé par la Sécurité sociale :

- La Commission de la transparence peut avoir jugé son service médical rendu (SMR) insuffisant pour permettre le remboursement, soit parce que l'efficacité du médicament est minime, soit parce que les effets indésirables et les contraintes surpassent son bénéfice, soit enfin parce qu'il existe à l'évidence de meilleurs choix pour traiter la pathologie en cause.
- Un médicament anciennement remboursé peut avoir été réévalué et cette réévaluation a pu conduire à un déremboursement autoritaire par attribution d'un SMR insuffisant par la

commission de la transparence. La réévaluation périodique des médicaments a permis de remettre en cause leur réelle utilité clinique pour les patients. C'est ainsi que les antiasthéniques, les veinotoniques, les oxygénateurs cérébraux, les antitussifs ont été déremboursés.

• Le non-remboursement peut être volontaire, le laboratoire pharmaceutique préférant commercialiser un produit non remboursé à prix libre plutôt qu'un produit remboursé à un prix décidé par le CEPS. Lorsqu'un médicament peut être dispensé par une pharmacie sans ordonnance et dans la mesure où il n'est pas indispensable pour le traitement d'une pathologie potentiellement grave, l'industriel peut choisir le déremboursement ou d'emblée le non-remboursement permettant un prix libre.

C'est initialement ce qui s'est passé pour les pilules de 3e ou 4e génération : peu différentes des pilules de 1re ou 2e génération, qui sont remboursées, elles auraient eu un prix comparable aux pilules plus anciennes. Sans remboursement avec un prix libre, l'industriel pouvait les vendre dix fois plus cher, dès lors que les médecins étaient prêts à les prescrire et les femmes prêtes à les payer. En faisant une publicité plus ou moins insidieuse dans les magazines féminins et chez les prescripteurs, ces pilules de 3e et 4e générations sont passées pour de vrais progrès thérapeutiques : il devenait *has been* d'avoir une pilule de 1re ou 2e génération alors qu'elles exposaient à un risque plus faible de thromboses veineuses ou artérielles que les pilules de 3e ou de 4e génération.

Un autre exemple : le MAALOX® qui est un antiacide largement prescrit pour les brûlures d'estomac. Unilatéralement, ce produit vendu sans ordonnance a été, sur décision de la firme, déremboursé et son prix, devenu libre, a été multiplié par trois. Parallèlement, pour se donner bonne conscience, le laboratoire Sanofi a mis sur le marché le XOLAAM® (MAALOX à l'envers), remboursé et au prix de l'ancien MAALOX®. Il est donc possible de continuer à donner un médicament remboursé et à bas prix, mais toutefois aucune publicité n'a été faite sur le XOLAAM®, et les médecins prescripteurs ont continué à mettre le nom du célèbre MAALOX® sur l'ordonnance permettant de dispenser du MAALOX® trois fois plus cher que le XOLAAM® !

Les négociations de prix entre l'industriel fabriquant le médicament et le comité économique des produits de santé peuvent être âpres et longues et elles peuvent ne pas être couronnées de succès. L'industriel peut toujours mettre alors le médicament sur le marché au prix qu'il souhaite mais il ne sera pas remboursé ou bien il peut décider de ne pas le commercialiser en France.

Certaines pathologies considérées comme mineures ou de confort voient leurs traitements non pris en charge par la Sécurité sociale qui préfère mettre son argent dans des pathologies à plus forte morbi-mortalité. Ainsi les traitements de l'impuissance (VIAGRA®, CIALIS®), certains médicaments pour le sevrage tabagique, les vitamines, de nombreux produits médico-cosmétiques en dermatologie, certains médicaments d'aide au régime diminuant l'absorption des graisses, quoique efficaces, correspondent à des pathologies non prises en charge par la Sécurité sociale pour des raisons qui ne sont pas obligatoirement les mêmes pour chaque produit.

• Enfin, il existe une vraie automédication correspondant à des médicaments efficaces dans la prise en charge de pathologies aiguës simples pour lesquelles le malade peut lui-même faire son diagnostic et décider de son traitement. Ces médicaments tout à fait efficaces, correspondent à un nouvel aspect de la responsabilisation des malades qui peuvent prendre en charge eux-mêmes leur diarrhée (avec du lopéramide, IMODIUM®), leurs douleurs (avec de l'ibuprofène , NUROFEN®), leur herpès labial (avec de l'aciclovir crème)... sans avoir besoin de consulter et après en avoir discuté avec leur médecin. Ces médicaments d'automédication ont un rapport bénéfice/risque favorable, une facilité d'usage et très peu d'effets indésirables. Leurs prix sont libres et ils peuvent bénéficier d'une publicité auprès du grand public. Le paradoxe est que l'on fait coexister des médicaments d'automédication à prix libre (et particulièrement chers en France) avec les mêmes molécules sur prescription, remboursées, à des prix beaucoup plus bas. Voilà qui est bien français mais pas vraiment incitatif à l'automédication ! Les malades préfèrent donc parfois prendre un rendez-vous de consultation pour avoir une ordonnance d'un médicament remboursé, plutôt que de prendre le même médicament en automédication sans ordonnance et sans consultation !

Certaines situations particulières sont complexes : ainsi la contraception d'urgence (pilule du lendemain) est gratuite à la fois chez les mineures, remboursable sur ordonnance et disponible en automédication non remboursée sans ordonnance.

3. La sécurité du médicament

Quatre grandes périodes

Avant 1980

De façon très schématique, on pourrait dire qu'avant 1980, on obtenait l'AMM à la suite d'un bon déjeuner avec un haut fonctionnaire du ministère de la Santé. À cette époque, les nouveaux médicaments n'étaient pas obligés de prouver leur rapport bénéfice/risque favorable. Ce qui n'empêche pas qu'il y ait eu d'excellents médicaments sortis avant les années 1980, mais il n'y avait pas autant de contrôles.

Le thalidomide, au début des années 1960, marque une rupture. Ce sédatif et antinauséeux – heureusement jamais mis sur le marché en France –, utilisé notamment chez la femme enceinte, provoquait de graves malformations congénitales de type phocomélie (comportant une atrophie d'un ou plusieurs membres). À la suite de ce scandale sanitaire, la décision fut prise de faire des essais sur plusieurs espèces animales pour étudier les risques de malformations des médicaments sur les femelles soumises au traitement pendant tout le temps de leur gestation. De réels essais furent ensuite pratiqués chez l'homme, randomisés, en double aveugle *versus* un comparateur.

1980-2000

C'est l'âge d'or du médicament avec la découverte de « belles » molécules, de solides études et un grand bénéfice clinique pour le malade. Ce sont les nouveaux traitements en cancérologie, en cardiologie et pour le traitement du VIH...

L'AMM était la seule étape importante. Dans ces années-là, la question du prix était moins préoccupante, le seul critère de qualité pour les prescripteurs étant l'obtention de l'AMM.

Après 2000

Dans les années 2000, on aboutit à une saturation du marché avec trop de médicaments. L'AMM se décide au niveau européen, elle est moins exigeante que dans les années précédentes et s'obtient relativement facilement. La barrière nationale pour éviter un afflux de nouveaux médicaments est désormais la Commission de la transparence. En donnant des ASMR 5, c'est elle qui signale les molécules qui n'apportent rien. L'AMM aujourd'hui n'a plus la même valeur : ce n'est qu'une autorisation technico-réglementaire et en aucun cas une recommandation d'utilisation.

On assiste aux premières grandes vagues de déremboursements : 832 médicaments sont proposés au déremboursement pour « service médical rendu insuffisant au regard de l'existant », sans pour autant que leur AMM soit retirée.

Conserver l'AMM, et dans le même temps dérembourser, n'est pas une opération de communication très claire. Cependant, il est nettement plus simple de dérembourser que de retirer l'AMM, qui est une procédure complexe, européenne et sujette à recours.

C'est dans ce contexte que le benfluorex (MÉDIATOR®) est à nouveau proposé au déremboursement par la Commission de la transparence pour service médical rendu insuffisant (il faut rappeler que l'AMM de ce médicament le présentait comme « adjuvant de la diététique du diabète » mais qu'il n'était pas considéré comme un antidiabétique), il avait déjà été évalué de la même façon par cette même commission mais remboursé malgré tout. Sept ministres de la Santé successifs ne suivront pas cette proposition de déremboursement. Les pouvoirs publics sont pris en étau entre exigence sanitaire et considération économique en faveur des industriels du médicament, notamment des industriels français.

En France, l'AMM reste une référence pour les médecins, qui ont tendance à privilégier excessivement les nouveaux médicaments contrairement à d'autre pays.

Médecins du Nord, médecins du Sud

Si autrefois l'AMM nationale française était une barrière difficilement franchissable, avec des médicaments refusés à la mise sur le marché, on ne peut plus en dire autant des AMM européennes. En effet, pour la plupart des nouveaux médicaments, même si leur efficacité est très minime, l'AMM est généralement octroyée *in fine*. Cela est lié au fait que, pour beaucoup de pays, il n'y a pas lieu de se servir de l'AMM comme d'un outil de régulation.

En France, nous savons que les médecins ont une forte appétence pour les produits nouveaux, même s'ils n'apportent pas grand-chose. Les médecins français sont qualifiés de « prescripteurs rapides » ; ils sont très sensibles à la publicité, aux arguments de la visite médicale et ils aiment se jeter sur les nouveautés. Cette attitude ne se retrouve pas dans la plupart des autres pays de la Communauté européenne. Certains pays de l'Europe de l'Est n'auront de toute façon pas accès à ces nouveaux médicaments pour des raisons financières et beaucoup de pays du nord de l'Europe ont des médecins très raisonnables, peu sensibles à la notion de « nouvelle AMM » et plutôt qualifiés de « prescripteurs lents ». Ainsi les représentants des pays scandinaves, des Pays-Bas n'ont pas de scrupules à donner des AMM aux nouveaux produits car ils savent que leurs médecins ne les prescriront au début qu'avec beaucoup de parcimonie. Ils attendront volontiers plusieurs années des données complémentaires d'efficacité et de tolérance en vie réelle pour se décider à prescrire. Ces pays votent donc souvent sans arrière-pensée l'approbation aux AMM européennes et c'est ainsi que ces médicaments arrivent sur le marché français. Les médecins latins (français, espagnols, italiens) cèdent facilement aux sirènes du modernisme. Les nouveaux antidiabétiques sont ainsi beaucoup plus prescrits en France qu'en Europe du Nord, comme le montre l'étude de l'IRDES (Institut de recherche et de documentation en économie de la santé). C'est pour cela que le représentant de la France en commission d'AMM européenne cherche souvent à freiner l'accès au marché de nouvelles molécules. Les médecins du Nord sont plus raisonnables. Plus d'un tiers des consultations aux Pays-Bas se concluent sans rédaction d'une ordonnance médicamenteuse (et sans que le niveau de qualité des soins s'en trouve abaissé) ; les autorités hollandaises n'ont donc pas à se servir de l'AMM comme barrière de régulation. Il serait donc nécessaire que l'Agence du médicament et la Haute Autorité de santé françaises publient un guide de bon usage prudent, lors de la commercialisation des nouveaux médicaments, sans attendre 5 ans, voire plus, pour la rédaction de recommandations fondées sur les données de l'EBM (*Evidence Based Medicine* ou « médecine basée sur les preuves »), qui se construit année après année lorsqu'on constate en vie réelle l'apport concret d'un nouveau médicament aux malades.

Depuis 2011

Depuis l'affaire du MÉDIATOR®, on sent une volonté de changement, des exigences plus rigoureuses, mais reste à savoir si les vœux pieux passeront dans les faits. La France s'autorise à suspendre les AMM, même européennes, pour raison de sécurité, comme le benzoate de quinine (HEXAQUINE®) dans le traitement des crampes, certains traitements de fond de la migraine, des « oxygénateurs cérébraux » dans la prévention des démences. Mais l'Agence française du médicament, rebaptisée ANSM (Agence nationale de sécurité du médicament et des produits de santé) confond volontiers risque de santé publique, où les problèmes de sécurité conduisent souvent à des décisions européennes de retrait d'AMM (comme pour le DI-ANTALVIC®), et absence d'efficacité clinique qui aujourd'hui – et on peut le regretter – n'entraîne pas de retrait d'AMM européenne.

En effet, l'Europe n'est pas obligée de suivre la décision française, et le vote à la majorité (un pays, une voix) conduit souvent la France à ne pas être suivie dans ses propositions. Dans ce cas, notre pays doit redonner l'AMM suspendue, par exemple pour DIANE 35® et pour la pioglitazone (ACTOS®), un antidiabétique oral. S'il veut en limiter l'usage, il doit utiliser d'autres outils nationaux : restriction de prescription à certains médecins, médicaments réservés à l'hôpital ou déremboursement de ces produits – présenté par un ancien président de la Commission de la transparence comme le « dernier rempart » avant le scandale.

Un second changement, tant au niveau de l'AMM que du remboursement, tient à une politique nouvelle de réévaluation en continu des médicaments. Tout changement défavorable dans le rapport bénéfice/risque peut conduire à une suspension d'AMM. Tout changement défavorable dans l'utilité d'un médicament (par exemple lorsque arrivent ou existent des médicaments plus utiles) peut conduire à un déremboursement. Ce fut récemment le cas avec les pilules de 3e génération.

Le taux de remboursement et le niveau d'ASMR sont des aides aux prescripteurs pour leur indiquer le meilleur choix.

De la difficulté de retirer l'AMM

Au fil des ans, des crises sanitaires, des décisions gouvernementales de réévaluation des médicaments mis sur le marché en France ou remboursés par la Sécurité sociale, on voit disparaître du remboursement ou disparaître totalement du marché tel ou tel médicament. Pas facile de savoir ce que cela cache.

Dans certains cas, c'est l'industriel lui-même qui, pour les médicaments où une ordonnance n'est pas strictement obligatoire, décide de ne plus demander le remboursement afin d'avoir un prix libre, non administré (par exemple le MAALOX®, devenu XOLAAM®). L'industriel peut aussi parfois demander d'arrêter totalement la commercialisation d'un médicament, et donc de ne plus le mettre à la disposition des malades, lorsqu'il considère que ce produit n'est plus rentable pour lui (coût de fabrication supérieur aux bénéfices engrangés). Mais il faut alors l'autorisation de l'Agence nationale de sécurité du médicament qui doit vérifier s'il existe des alternatives sur le marché pour la prise en charge des malades (par exemple, le NOCERTONE® contre la migraine retiré par la firme puis remis sur le marché à la demande des patients et des prescripteurs après une période de rupture de stock).

La situation est plus complexe lorsque ce sont les autorités qui prennent les décisions de déremboursement ou de retrait du marché. La Haute Autorité de santé *via* la Commission de la transparence peut décider de suspendre le remboursement d'un médicament lorsqu'elle juge que

le service médical rendu est devenu défavorable car des données nouvelles d'efficacité montrent que ce médicament est moins efficace que prévu, ou que des données de pharmacovigilance ont prouvé qu'il expose à des effets indésirables nouveaux, supérieurs au bénéfice thérapeutique observé.
Le remboursement peut également être suspendu si des nouvelles thérapeutiques infiniment plus efficaces et mieux supportées rendent ce médicament totalement obsolète. C'est le cas des traitements de l'ulcère gastro-duodénal par exemple. Les antihistaminiques H2 ont eu une heure de gloire courte avec l'arrivée des inhibiteurs de la pompe à protons (IPP). En réalité, ces réévaluations dans le domaine du remboursement sont essentiellement faites « par classe », c'est ainsi que, globalement et simultanément, tous les veinotoniques, tous les antiasthéniques, tous les magnésiums ont été déremboursés. Parfois, le déremboursement ne concerne qu'un seul médicament bien précis (et non une classe), en raison d'une efficacité trop faible ou d'effets indésirables inacceptables, mais on comprend mal alors pourquoi ces médicaments-là sont déremboursés tout en restant sur le marché.
Le retrait d'AMM, également décidé pour des raisons d'efficacité insuffisante ou de sécurité inquiétante conduisant à un rapport bénéfice/risque défavorable, est une affaire plus délicate. Toute suspension d'AMM doit être argumentée auprès de la firme, en montrant qu'il existe des faits nouveaux mettant en doute l'intérêt du médicament, et ces suspensions devront secondairement être validées au niveau européen. D'autres États membres, moins regardants, pourront ne pas partager la proposition de retrait d'AMM de la France et puisque la décision finale se fait par un vote à la majorité, il se peut qu'une suspension d'AMM nationale conduise à une remise sur le marché après décision européenne, (comme cela a été le cas pour la pilule DIANE 35®). Ce médicament, initialement retiré du marché français, revient donc *via* l'Europe et peut être à nouveau prescrit. Comprenne qui pourra...
La suspension d'AMM se doit d'être étayée et les industriels se défendent avec énergie. Le MÉDIATOR® est resté plus de 30 ans sur le marché, dont au moins 10 ans de trop... alors que des signaux forts de toxicité étaient connus de tous. Mais la résistance de son fabricant et l'inertie (voire la complicité) du système ont empêché de « construire » un dossier de retrait d'AMM. La pauvreté des données de pharmacovigilance ou l'absence de notification d'effets indésirables

conduisent à garder sur le marché des médicaments à mauvais rapport bénéfice/risque, mais pour lesquels les dossiers de pharmacovigilance sont insuffisants pour imposer le retrait. La sous-notification des événements indésirables des médicaments aux centres de pharmacovigilance rend illusoire une réelle estimation des risques.

C'est ce qui pousse les autorités à demander des études spécifiques, longues, difficiles, lentes et coûteuses, que les industriels ne s'empressent pas de mettre en place et dont les résultats s'avèrent parfois d'interprétation discutable... Les industriels ont la part belle lorsqu'ils se rendent au Conseil d'État pour se plaindre d'une décision en leur défaveur et ils obtiennent souvent un maintien de leur AMM car il n'a pas été possible de prouver avec certitude que leur médicament est significativement plus dangereux que d'autres traitements de la même classe chimique. Au nom de l'égalité concurrentielle, il est donc bien difficile de retirer l'AMM à un médicament, sauf en cas de dangerosité manifeste.

S'y retrouver dans tous ces méandres relève du défi. Nous arrivons donc à des situations paradoxales où le malade ne comprend pas pourquoi ses médicaments sont déremboursés, d'autres retirés du marché, d'autres laissés sur le marché ou de retour sur le marché, avec des motifs parfois peu scientifiques et des explications peu claires.

Les effets indésirables : le prix à payer de l'efficacité ?

Il n'y a quasiment pas de médicaments efficaces sans effets secondaires. Au moment de la commercialisation, on connaît les effets indésirables les plus fréquents mais, on découvrira au fur et à mesure ceux qui sont plus rares, car le médicament est alors utilisé dans une population plus large et plus hétérogène que celle des essais thérapeutiques. De plus, certains médicaments ont des effets toxiques cumulatifs qui ne sont observés qu'après plusieurs années de traitement. Il est donc normal de mettre en évidence de nouveaux effets indésirables qui n'avaient pas été découverts au moment de la commercialisation, mais ce qui n'est pas normal, pour les prescripteurs, c'est de ne pas les déclarer et pour les fabricants c'est de les minimiser voire de les nier. Les essais sont menés sur quelques milliers de malades ; si un médicament provoque un accident grave dans 1 cas sur 10 000, il n'aura pas été observé pendant l'essai, mais si la première année, il est prescrit à 100 000 malades, il y aura alors 10 accidents qui n'auront pas pu être vus avant l'AMM (ce qui prouve une fois encore l'importance de la pharmacovigilance dont c'est la mission principale...). Mais encore faut-il qu'elle soit réactive, moderne avec des systèmes d'alerte efficaces et cliniquement pertinents, qu'elle sache hiérarchiser ses analyses en priorisant les effets indésirables les plus graves, qu'elle s'appuie sur des bases de données informatisées exhaustives plutôt que sur des notifications spontanées bien aléatoires et toujours insuffisantes. Tous les prescripteurs sont censés déclarer aux centres de pharmacovigilance un effet indésirable, mais peu le font, considérant la procédure trop complexe et trop longue. Depuis l'affaire du MÉDIATOR® et la loi de sécurité du médicament du 29 décembre 2011, les patients ont aussi la possibilité de déclarer eux-mêmes sur le site de l'ANSM des effets indésirables. L'industriel doit également, tous les 6 mois, déclarer à l'ANSM, tous les effets indésirables qui lui ont été signalés sur un médicament. Ce rapport s'appelle le PSUR (*Periodic Safety Update Registry*). Bien évidemment, plus un médicament est nouveau, plus la surveillance doit être rapprochée.

Il existe des effets indésirables particulièrement surveillés comme l'atteinte du foie, des reins, de la peau, de la moelle osseuse et du système nerveux entre autres. Il n'y a pas nécessairement de relation entre l'organe cible du médicament et l'effet indésirable observé. Par exemple, les quinolones, une classe d'antibiotiques, peuvent entraîner des tendinites du tendon d'Achille, particulièrement chez les personnes âgées. Il a fallu du temps pour faire la relation entre le médicament et ce trouble, car plus un événement indésirable est rare et inattendu, plus on met de temps à évoquer la responsabilité du médicament.

En fonction de la gravité de l'effet indésirable, de l'efficacité du produit et de l'existence ou non d'autres traitements, on pèse le *pour* et le *contre* de son retrait du marché. En l'occurrence, ces antibiotiques ont été maintenus sur le marché parce qu'ils sont très efficaces dans certaines infections et qu'on a besoin de plusieurs classes d'antibiotiques.

Pour surveiller ces médicaments, on se sert des bases de données soit publiques (*via*, d'une part, les ordonnances proposées au remboursement à la Sécurité sociale, mais qui ne font pas mention de la pathologie dont souffre le patient et, d'autre part, des données diagnostiques relevées lors des hospitalisations), soit privées, pour faire des associations entre certains traitements et la survenue d'événements particuliers.

Quand la pioglitazone (ACTOS®, antidiabétique) a été accusée d'augmenter le risque de cancer de la vessie, on a regardé, grâce à ces données, si les proportions de cancer de vessie chez les patients traités étaient similaires ou différentes de celles de la population diabétique non traitée par le médicament. On a constaté une légère augmentation ; la France a alors retiré le remboursement puis l'AMM, ce que n'ont pas fait les autres pays européens. Pour ces derniers, même si ce médicament était compliqué à manier à cause des effets indésirables, il était intéressant en raison de son mode d'action spécifique donnant de bons résultats chez les patients dits « répondeurs ». L'Europe a confirmé son AMM à ACTOS®, mais le médicament fait l'objet d'une suspension d'utilisation en France.

La vraie histoire du dextropropoxyphène/paracétamol (DI-ANTALVIC®)

Le retrait du marché du DI-ANTALVIC® a été très mal ressenti par les malades et les médecins français, très utilisateurs de ce médicament (voir aussi page 250, dans le chapitre sur les antalgiques). On a dit : « L'Europe nous aurait privés du DI-ANTALVIC® ! » La véritable histoire est assez étonnante. Le DI-ANTALVIC® des laboratoires Sanofi était largement promu et utilisé en France. Il associait du paracétamol à du dextropropoxyphène, qui est un opioïde faible avec, en cas d'intoxication massive, une toxicité certaine, notamment cardiaque et neurologique. Les Anglais, les Suisses, les Suédois, utilisaient très peu le DI-ANTALVIC® à visée antalgique, mais c'était un des moyens médicamenteux préférés dans ces pays pour les suicides. Certains sites Internet d'aide au suicide le proposaient ! En termes de santé publique, ces pays s'inquiétaient légitimement d'un médicament très peu utilisé dans la douleur et très souvent dévié de ses indications pour des suicides redoutables. En France, on l'utilisait beaucoup dans la douleur et presque pas pour le suicide. Les Français préfèrent se suicider avec les benzodiazépines, ce qui est moins efficace... Mais une majorité des pays européens a suivi les Suédois et les Anglais dans leur demande de retrait du DI-ANTALVIC®, soit parce qu'il était peu utilisé, soit parce qu'il n'était même pas sur le marché dans leur pays. La France a donc, un peu seule, tenté de s'opposer, en arguant qu'il n'y avait pas de raison de priver les malades français d'un médicament efficace et bien utilisé dans notre Hexagone.

Pour que la France puisse faire triompher sa vision, il eût fallu qu'elle s'appuie sur des données cliniques pertinentes. Et c'est là que le bât blessait. Le dossier du DI-ANTALVIC® était d'une extrême pauvreté : très peu d'études d'efficacité montraient que ce médicament était supérieur au paracétamol seul, aucune preuve de sa place indispensable au sein des antalgiques de palier 2. Il aurait été plus facile pour la France de défendre le dossier DI-ANTALVIC® si le dossier lui-même avait été un peu plus consistant. La majorité a donc triomphé et la France a dû suivre la décision européenne et se priver de DI-ANTALVIC®. De fait, ce manque n'est pas forcément impossible à combler : dans de nombreuses situations, 4 g de paracétamol font aussi bien que 6 gélules de DI-ANTALVIC® avec moins d'effets indésirables. Dans d'autres situations, où l'on a besoin d'un antalgique de palier 2, les associations de paracétamol + codéine (CODOLIPRANE® DAFALGAN CODÉINÉ®, KLIPAL CODÉINÉ®) ou paracétamol + tramadol (IXPRIM®, ZALDIAR®) ont une efficacité démontrée. Mais elles semblent donner plus d'effets indésirables psychiques ou digestifs que le dextropropoxyphène du DI-ANTALVIC® tout en étant peut-être aussi plus efficaces.

Espérons que les Suédois, les Suisses et les Anglais ne se mettront pas à se suicider avec le tramadol ou la codéine !

Des médicaments sont parfois utilisés pour se servir de leurs propriétés principales ou annexes de façon détournée. Il s'agit alors d'un mésusage, c'est-à-dire d'une utilisation à des fins non essentiellement médicales.

De telles pratiques sont à l'origine parfois de la limitation drastique des conditions d'accès à ces médicaments. Deux classes médicamenteuses sont particulièrement utilisées de façon illicite, ce sont les benzodiazépines et les morphiniques. Ce sont les benzodiazépines, qui ont des propriétés sédatives, anxiolytiques, amnésiantes, myorelaxantes et anticonvulsivantes : le flunitrazépam (ROHYPNOL®) et le triazolam (HALCION®) mélangés à l'alcool plongent la victime du cocktail dans un état de torpeur profond permettant aux auteurs de ces exactions d'agresser leur victime à des fins d'abus sexuel ou de vol.

La prescription de ces médicaments a été encadrée. Ils ont été assimilés aux stupéfiants et leur durée de prescription a été raccourcie à une semaine. Ils sont aujourd'hui tous les deux retirés du marché. Plus récemment, le clonazépam (RIVOTRIL®), largement utilisé dans la prise en charge des douleurs chroniques neuropathiques, a vu son autorisation de prescription restreinte aux seuls neurologues et pédiatres, dans l'indication de l'épilepsie, là encore du fait du détournement d'utilisation de ces produits.

Les autres médicaments souvent détournés de leur utilisation sont les dérivés morphiniques, tels que la buprénorphine et la méthadone. Là encore les règles de prescription sont très encadrées sur des ordonnances dites sécurisées.

Une autre forme de mésusage est l'utilisation de médicaments à visée de dopage en vue d'améliorer des performances physiques ou psychiques. La liste est longue et l'inventivité des sportifs ou de leur entourage est sans fin. Parmi les médicaments les plus utilisés, citons les médicaments anabolisants, les antiasthmatiques, les psychostimulants, les diurétiques, l'érythropoïétine (EPO) et même, dans certains sports de précision, les bêtabloquants.

Observance et inertie thérapeutique

On parle souvent des effets secondaires des médicaments, parfois sévères, responsables de 140 000 hospitalisations et d'environ 10 000 décès par an. On évoque moins le problème majeur du traitement des maladies chroniques, à savoir la non-observance des patients. La non-observance est globalement évaluée à 50 %. Ainsi alors que le gain de vie sous statine des patients ayant fait un infarctus est évalué à 2 ans, on estime à seulement 50 % le nombre de patients continuant à prendre leur traitement 5 à 10 ans après l'infarctus. L'étude WOSCOPS a démontré pour la première fois une diminution significative de la morbi-mortalité en prévention cardio-vasculaire primaire (c'est-à-dire chez des personnes n'ayant pas d'antécédent coronarien), grâce à une statine. Mais cinq ans après la fin de l'étude elles n'étaient plus que 38 % à continuer à prendre une statine. Et pourtant il s'agissait de personnes ayant participé volontairement à une étude qui s'était montrée positive ! De même, alors que le diabète est responsable de 500 à 1 000 cécités par an en France, si tous les diabétiques consultaient leur ophtalmologiste régulièrement, cette complication pourrait être pratiquement supprimée. La question de l'observance est à ce point importante qu'en 2003 l'OMS déclara que « tout progrès en matière d'observance était plus important pour le traitement des maladies chroniques que la découverte d'un nouveau médicament n'entraînant pas la guérison ». Une étude française récente portant sur 170 000 patients atteints de maladies chroniques et concernant 6 400 pharmacies a montré que seulement 37 % des diabétiques de type 2 achetaient chez le pharmacien plus de 80 % des médicaments prescrits, seulement 36 % des insuffisants cardiaques, seulement 40 % des hypertendus, seulement 44 % des patients traités pour hypercholestérolémie et seulement 52 % des patients traités pour ostéoporose. Les médecins traitant des patients atteints de maladies chroniques devraient donc mettre au cœur de la relation médecin/malade, l'analyse des difficultés rencontrées par le patient pour suivre son traitement.

On observe mieux ce dont on est convaincu, d'où l'importance de l'information et de l'explication ; encore faut-il que le médecin se soit assuré que le patient ait bien compris. On observe mieux ce qui est facile, ce qui est efficace, ce qui soulage rapidement. L'absence de symptôme rend difficile la mentalisation de la maladie et la motivation pour se soigner. Au contraire le silence des organes facilite le déni ou tout simplement l'oubli. On suit mieux un traitement qui n'a pas ou peu d'effets secondaires désagréables. Ainsi beaucoup de traitements sont arrêtés par des hommes victimes d'une impuissance sexuelle même si les médicaments incriminés ne sont pas en cause. Contrairement à ce que l'on entend dire, plusieurs études américaines ont montré que l'observance était meilleure lorsque le traitement était gratuit, au moins pour des maladies graves comme l'infarctus du myocarde, l'insuffisance cardiaque ou le diabète insulino-dépendant. On observe mieux ce qui est prescrit ou conseillé par quelqu'un en qui on a confiance. La prescription d'une statine par un cardiologue est mieux observée que celle d'un non-spécialiste. Encore qu'à l'heure du scandale du MÉDIATOR®, cette notion de confiance dans les médecins mériterait d'être relativisée. Enfin et surtout, on observe mieux ce qu'on a décidé soi-même.

L'idée d'observance passive, de soumission à l'autorité, comme dans l'armée ou dans l'église, n'est pas adaptée à la prise en charge de la maladie chronique où le patient doit non seulement avoir compris mais avoir donné son accord à un traitement personnalisé prenant en compte ses conditions de vie et ses préférences. La prescription devient en quelque sorte une « coprescription », le terme d'« auto-observance » devrait remplacer celui d'observance. Être observant c'est respecter des normes externes imposées. Être auto-observant, c'est respecter des normes comprises, adaptées, personnalisées, négociées, acceptées. L'auto-inobservance devient alors un défi à la raison : il sait, il sait faire, il est d'accord pour faire, mais il ne fait pas ! C'est le cas par exemple de médecins très compétents dans le traitement d'une maladie dont ils sont eux-mêmes atteints et qui s'avèrent incapables de prendre correctement leur traitement. Très bons pour les autres, très mauvais pour eux-mêmes ! C'est que l'être humain n'est pas qu'un être de raison mais aussi un être soumis à des besoins primaires puissants et/ou à des pulsions ou des phobies plus fortes que la raison. C'est aussi un « moi » sujet à l'irréductible singularité, soumis au regard des autres, contraint à l'attachement, vivant en tension entre le passé et l'avenir et donc condamné au deuil. C'est finalement une pure subjectivité faite d'émotions et de représentations, taraudée par l'inconscient mais régie par la loi d'optimisation du plaisir et le refus de la souffrance psychique. Or, quand le médecin annonce le diagnostic d'une maladie chronique qu'on peut soigner mais pas guérir, il n'annonce pas qu'une défaillance organique que le patient doit apprendre à gérer, il annonce 2 ruptures dans la vie du patient : 1. « Ce ne sera jamais plus comme avant et c'est pour toujours », et 2. « Désormais vous serez différent des autres, des gens "normaux". » D'où la nécessité d'un travail d'acceptation, assimilé à juste titre à un travail de deuil. Et d'où le risque d'effondrement psychique ou de dépression. Pour éviter ce risque, les patients mettent en œuvre des mécanismes de défense : le déni, la pensée magique, la dénégation, véritable refus conscient de la maladie, les conduites à risque comme un défi lancé à la mort, les addictions, la soumission à la maladie devenant l'identité du patient ou au contraire le clivage entre le moi non malade actif, créatif, adaptatif et le moi malade caché, figé, véritable cadavre dans le placard qui fait souffrir en secret... Ces mécanismes de défense psychologique en se chronicisant peuvent devenir une véritable 2e maladie : le malade est malade et il est « malade d'être malade ». Pour guérir de cette 2e maladie, le patient a besoin d'en prendre conscience, de pouvoir l'exprimer et le partager, et pour ce faire, il a besoin de l'aide de tiers. Les médecins s'occupant de maladies chroniques devraient donc avoir une triple compétence : biomédicale, pédagogique et psychologique. C'est la condition fondamentale pour une amélioration de l'observance. Malgré les progrès récents de certaines facultés de médecine, on en est encore bien loin.

Ces dernières années s'est développé le concept d'« inertie thérapeutique ». Ce concept est né du constat du manque d'observance, non plus des patients mais des médecins à l'égard des recommandations thérapeutiques élaborées selon une méthodologie rigoureuse par des experts et diffusées par les autorités de santé. La définition de l'inertie thérapeutique suppose qu'il y ait des recommandations, que le médecin les connaisse, qu'il pense qu'elles s'appliquent à son malade et pourtant qu'il ne les applique pas. Le phénomène a été mesuré et il est loin d'être négligeable. L'industrie pharmaceutique s'est engouffrée dans la brèche pour pousser les médecins à prescrire. En réalité, il s'agit d'une fausse symétrie avec la non-observance des patients. En effet pourquoi un médecin entreprendrait une escalade prescriptive si le malade n'est pas observant du traitement préalablement prescritd ?

Pourquoi prescrire de l'insuline à un diabétique de type 2 obèse ayant pris récemment du poids parce qu'il a une alimentation trop riche et boit des sodas ? Et pourquoi intensifier le traitement si les résultats sont en train de s'améliorer sous le traitement en cours ? Pourquoi ajouter un nouveau traitement que le malade refuse, ira peut-être chercher chez le pharmacien mais de toute façon ne prendra pas ? Le concept d'inertie thérapeutique est donc très ambigu, largement instrumentalisé par l'industrie pharmaceutique, qui pour l'essentiel détermine la « médecine basée sur les preuves » parce que c'est elle qui en finance les études. Elle souhaiterait bien transformer l'exercice de la médecine en une application de recettes. Après avoir largement contribué à les rédiger, elle se chargerait de promouvoir leur application, en brandissant le spectre de l'inertie thérapeutique ! C'est ainsi que l'industrie utilise trop souvent la science à des fins de marketing.

Pr André Grimaldi

4. N'est-on pas en train d'inventer de nouvelles maladies ?

Le génie inventif des industriels pour trouver des débouchés à leurs médicaments est infini. Lorsque le marché est trop restreint, la tentation est grande de l'élargir de diverses façons, plus ou moins artificielles.

À partir de symptômes non spécifiques, on peut créer une maladie. À l'aide de conférences de consensus, de groupes d'experts, d'incitations plus ou moins sourdes, on invente un concept qui devient une maladie correspondant à un médicament. Ainsi l'« insatisfaction sexuelle féminine » (à différencier de la frigidité) est un concept bizarre qui a été créé en amont de la demande de mise sur le marché de patchs de testostérone pour tenter de l'améliorer. Ce produit est commercialisé aux États-Unis ; il a été jugé peu efficace et dangereux par les autorités européennes. Autre exemple, le « prostatisme » qui correspond aux symptômes urinaires tels qu'ils sont décrits chez les patients ayant une hyperplasie bénigne de la prostate (« adénome de prostate ») mais qui surviennent chez des patients sans hyperplasie bénigne de la prostate ! Immédiatement, la population de tous les hommes qui ont un peu de mal à uriner devient une cible commerciale pour un traitement d'un vague symptôme mais non d'une maladie.

On peut aussi augmenter artificiellement la fréquence d'une pathologie. Ainsi, la maladie dite « des jambes sans repos », où les patients sont extrêmement gênés, notamment la nuit, par des trémulations permanentes de leurs jambes, était une maladie considérée comme exceptionnelle. Dès lors que des médicaments sont arrivés pour la traiter, on a vu la définition de la maladie devenir de plus en plus floue, permettant de multiplier d'un facteur cent le nombre de patients à traiter. Le syndrome métabolique ou « syndrome de la bedaine » a connu son heure de gloire lors de la commercialisation du rimonabant (ACOMPLIA®), « coupe-faim » présenté par le laboratoire Sanofi comme un traitement spécifique du syndrome métabolique.

Il est aussi possible d'abaisser les seuils de définition d'une maladie pour augmenter le nombre de malades. Ainsi, lorsque les chiffres tensionnels permettant de définir un malade hypertendu passent pour la pression systolique de 160 à 150, puis de 150 à 140 mnHg, ou lorsque la définition d'une hypercholestérolémie s'élargit année après année, cela entraîne nécessairement une augmentation proportionnelle du nombre de malades à traiter. Dans tous ces cas, il y a une collusion entre les industriels, qui cherchent à augmenter leur population cible, et certains spécialistes leaders d'opinion, qui aiment à augmenter leur activité en augmentant la fréquence des maladies qu'ils prennent en charge. Il faut alors revenir sur les données épidémiologiques, si tant est qu'on en ait de bonne qualité, pour définir un seuil raisonnable permettant de définir une vraie maladie ayant de vrais symptômes ou un vrai facteur de risque avec une vraie morbi-mortalité.

5. Une partie qui se joue à quatre (industriels, autorités publiques, prescripteurs et patients)

Les industriels du médicament sont puissants, riches et intelligents. Ils savent parfaitement développer les médicaments, en tirer le maximum, mettre en exergue leurs qualités, même si elles sont sans signification clinique, et minimiser leurs points faibles. Il est évident qu'ils ne mettront pas en première page de leur dossier d'évaluation les limites de leur molécule, ce qui n'empêche pas les données scientifiques fournies d'être généralement vraies. Ce n'est toutefois pas toujours le cas. L'industrie pharmaceutique mondiale a accumulé des amendes pour plus de 11 milliards de dollars entre 2009 et 2012 pour fautes criminelles, dont la rétention de données relatives à la sécurité des médicaments et à leur promotion à des fins d'utilisation au-delà des conditions autorisées. Cette recherche constante de profit pose un certain nombre de problèmes. C'est à la fois inefficient et contraire à l'éthique en matière de santé, pour deux raisons :

– le patient est rarement un « consommateur éclairé ». Pire, bien souvent, plus il est informé, plus il est perplexe, voire anxieux, donc manipulable ;

– les moyens publics pour la santé sont nécessairement limités. Tout gaspillage se fait au détriment de moyens qui pourraient servir à prendre en charge d'autres personnes. La solidarité ne finance pas des besoins de santé personnellement perçus mais des besoins socialement reconnus.

C'est donc aux autorités d'enregistrement et d'évaluation à faire preuve de rigueur et d'indépendance.

Ces industriels sont aussi généralement rêveurs et paranoïaques car ils croient toujours que leur molécule sera la meilleure et ils rêvent que de petites différences chimiques en leur faveur conduiront à des supériorités d'efficacité – ils sont souvent déçus et nous aussi ! Une différence statistiquement significative n'est pas toujours accompagnée d'une différence cliniquement pertinente ! Paranoïaques, parce qu'ils pensent toujours que les régulateurs favorisent les autres à leurs dépens et qu'ils sont anormalement sévères avec leur produit ou leur laboratoire.

L'idéal à l'avenir serait que les industriels soient plus à l'écoute des exigences des cliniciens et des agences d'enregistrement, qu'ils travaillent ensemble sur les plans de développement des molécules, qu'ils acceptent de faire les études indispensables pour une meilleure compréhension du rapport bénéfice/risque et de l'utilité de leur produit – même si ces études les dérangent ou leur font prendre des risques. Il faut très certainement valoriser les vraies innovations à bénéfice clinique indiscutable, en permettant à ces médicaments d'avoir un prix de vente incitatif. À l'inverse, il faut pouvoir obtenir des industriels la réalisation des études nécessaires, notamment celles qui risquent de déranger. En échange, les études longues et coûteuses de morbi-mortalité (portant par exemple sur les accidents cardio-vasculaires et les décès) pourraient être réalisées avec la participation organisationnelle et financière des organismes publics, qui en contrôleraient du même coup la qualité.

La grande majorité des administrations et des régulateurs, au niveau européen comme au niveau national, souhaitent faire pour le mieux avec des moyens financiers parfois scandaleusement bas. Comme toutes les administrations, elles sont frileuses, bureaucratiques et leur indépendance vis-à-vis des politiques est toujours à géométrie variable. Depuis l'affaire du MÉDIATOR®, le poids donné aux expertises externes a diminué en faveur d'une évaluation interne. Remplacer les évaluateurs externes bénévoles (mais pouvant avoir des liens d'intérêts avec les firmes pharmaceutiques) par des évaluateurs internes peut être un gage d'indépendance financière, mais pose, outre le problème de la compétence clinique, celui, majeur, de la subordination hiérarchique et donc de la possibilité d'intervention des pouvoirs politiques ou économiques. L'obsession sécuritaire actuelle risque de conduire à des mesures extrêmement bloquantes tant à l'Agence nationale de sécurité du médicament que du côté de la Haute Autorité de santé pour « se couvrir » dans la politique du tout sécuritaire. L'évaluation d'un nouveau médicament est nécessairement une prise de risque qu'il faut pouvoir assumer à l'échelon administratif. L'idéal serait, à l'avenir, que les agences se coordonnent au niveau européen, pour consacrer plus de temps à la rédaction des recommandations et à la réévaluation des médicaments sur des données en vie réelle. Elles devront aussi ne demander aux industriels que des études ayant des objectifs raisonnables, réellement utiles, destinées non pas à se protéger mais à augmenter la connaissance du médicament. Enfin, elles devront avoir des analyses objectives basées sur le bon sens clinique, homogènes et égalitaires afin de ne pas prêter le flanc à la critique. Dans le futur, les décisions des agences devraient être mieux argumentées afin d'aider l'industriel à répondre au plus vite aux questions en suspens.

Les prescripteurs français sont très dépendants de l'industrie du médicament et, comme nous l'avons déjà vu, ils ont une appétence particulière pour les ordonnances fleuves. Ils aiment prescrire beaucoup, d'autant qu'ils ont peu de temps à consacrer à chaque patient. La prescription d'examens complémentaires et de médicaments tend à remplacer l'examen clinique et l'écoute du patient. Ils sont sensibles aux chants des sirènes des industriels. Insuffisamment formés sur le problème de thérapeutique, ils restent réfractaires à une analyse critique des données sur les médicaments et seule une minorité d'entre eux s'oblige à une formation médicale continue de qualité, permettant une réelle recertification permanente de leur capacité de prescripteur.

À l'avenir, il serait certainement bon d'améliorer la formation initiale et continue concernant le médicament, de donner tous les principes permettant l'analyse critique de l'information thérapeutique. Il faudra aussi contrôler de plus près les ordonnances en croisant, si possible, les diagnostics et les traitements correspondants afin d'éviter réellement les traitements inutiles ou inadaptés. Malheureusement, l'ordre des médecins et la plupart des syndicats médicaux sont opposés à ces changements…

Enfin, les malades sont les acteurs centraux du système de soins, mais ils ne savent pas aisément faire le tri entre ce qui est indispensable, accessoire ou inutile. Ils pâtissent, d'une part, d'un bon remboursement des médicaments incitant à la prescription et à la consommation et, d'autre part, d'une carence de prise en charge des problèmes majeurs de santé publique qui devraient être légitimement financés par la Sécurité sociale (soins dentaires et d'optique, audioprothèses, éducation thérapeutique, psychothérapie, dispositifs médicaux…). Là encore, l'avenir est à la formation, à l'éducation thérapeutique des patients souffrant de maladies chroniques pour mieux comprendre leur traitement et ses impératifs, mais aussi à l'éducation pour la santé dès le plus jeune âge. Un contrôle plus étroit des abus ne paraîtrait pas non plus illégitime.

La folie française des médicaments : un symptôme, un traitement !

On connaît et on a largement analysé dans cet ouvrage les raisons pour lesquelles les malades français sont de trop grands consommateurs de médicaments : la pression commerciale de l'industrie pharmaceutique, la quasi-gratuité des médicaments, la liberté de prescrire et de solliciter une prescription, les relations complexes entre le médecin prescripteur et le malade demandeur dans un contexte de médecine libérale sont sûrement des facteurs incitant un surusage de notre arsenal thérapeutique.

À cela peuvent s'ajouter des considérations plus psychologique et bien moins scientifiques, telles que le médicament objet conjuratoire pour enlever le mal, symbole judéo-chrétien cherchant à nous déculpabiliser, obtenu grâce à la bénédiction du médecin qui nous absout de nos péchés... Pas étonnant que le comprimé ait la couleur et la forme de l'hostie !
Pour revenir à une analyse plus pragmatique, il faut évoquer le problème de la quête éternelle des médicaments sur la base du principe : « Un symptôme, un traitement ! » Dans certaines maladies fonctionnelles, comme les troubles intestinaux, le malade constipé se plaint de flatulences, de spasmes digestifs douloureux conduisant à des insomnies et à une fatigue diurne. Il attendra donc une ordonnance avec un laxatif, un absorbant des gaz, un antispasmodique, un hypnotique et un fortifiant. Mais ces prescriptions irresponsables conduisent à l'utilisation de nombreux médicaments peu efficaces et aussi à des risques d'interactions médicamenteuses, d'effets indésirables, sans oublier le risque économique et celui de dépendance. Il faut donc revenir à une attitude plus raisonnable dans ces maladies fonctionnelles, qui est celle du « maître symptôme ». On demande au malade de décrire le symptôme le plus gênant pour lui, et que l'on traitera avec un seul médicament, la prise en charge du maître symptôme permettant de faire disparaître ou d'atténuer les autres troubles. Cette prise en charge n'est d'ailleurs pas systématiquement médicamenteuse et peut reposer sur de simples règles hygiéno-diététiques parfois très efficaces. Il faut aussi avoir le courage de dire que la maladie ne justifie pas un traitement médicamenteux, qu'elle pourra guérir toute seule, qu'on peut vivre toute sa vie avec. Il s'agit de rendre la maladie acceptable au quotidien dès lors qu'on aura écouté le malade, qu'on l'aura rassuré et qu'on l'aura accompagné dans une démarche de soin responsable.

Pr Jean-François Bergmann

6. L'homéopathie et l'aromathérapie : faut-il les interdire, les encadrer, les limiter, les rembourser ?

Aucun d'entre nous n'accorde la moindre propriété pharmacologique à l'homéopathie. L'homéopathie est une branche de la médecine fondée sur un dogme qui date de deux siècles et dont la démonstration scientifique se fait encore attendre. Pour autant, il ne nous semble pas opportun de l'interdire. Nous comprenons qu'elle puisse être une composante de l'approche thérapeutique dès lors qu'on a posé les critères de guérison d'un patient.

Quatre raisons essentielles peuvent expliquer une guérison :

1. l'évolution naturelle de la maladie ;
2. la relation médecin/malade et la détermination du malade ;
3. l'effet placebo de la prescription ;
4. l'efficacité pharmacologique réelle du médicament.

Quand on veut évaluer un médicament, on ne s'occupe que du quatrième point. La méthodologie de l'essai clinique par :

- le tirage au sort des patients recevant le médicament étudié ou son comparateur ;
- la réalisation des essais dans des sites médicaux différents donc des équipes médicales variées ;

- l'administration « en aveugle » des traitements ;
- la suppression d'une grande partie des trois premières strates du « rationnel d'une guérison ».

L'homéopathie, c'est la magnificence de la relation médecin/malade, avec une symbolique forte attachée au médicament. Certes, on peut prendre de l'homéopathie et aller mieux. Pourquoi ? Nous ne nions pas l'efficacité des petits granules de lactose imprégnés de quelques molécules issues d'une lointaine teinture mère, mais nous mettons en doute la relation de causalité entre ce traitement homéopathique et l'éventuelle guérison observée.

Pour nous, l'efficacité de la thérapeutique homéopathique est liée aux points 2 et 3. En revanche, pour les homéopathes, l'efficacité est également due au point 4, même si les démonstrations scientifiques manquent (à moins de croire à la « mémoire de l'eau » et à ses avatars). En effet, ces derniers insistent sur le fait que les essais cliniques au sens où on les entend habituellement ne peuvent être réalisés car les notions de « population » et d'« attitude thérapeutique » s'effacent, en homéopathie, devant celles de « terrain » et d'« individualisation » des traitements.

Si on compare la façon de prendre en charge les patients en Europe, à partir de ces quatre raisons, pour des maladies qui n'ont pas besoin d'être traitées : le médecin britannique joue sur la strate 1 et ne prescrit pas ; le médecin néerlandais joue sur la strate 2 mais sans ordonnance médicamenteuse ; le médecin français prescrit, même s'il ne croit pas vraiment au médicament, et se sert de la strate 3 consacrant moins de temps à la 2.

L'homéopathie est bien ancrée en France dans la logique de la strate 3. Les malades ont peur des médicaments classiques mais n'hésitent pas à prendre des granules 4 à 6 fois par jour à heure fixe alors que, par ailleurs, ils hésitent à prendre un médicament qui peut leur être proposé une fois par semaine.

En France aujourd'hui l'homéopathie est remboursée à 30 % automatiquement sans avoir à faire la moindre démarche. Elle n'est pas évaluée par la Commission de la transparence. Il y a 10 ans, sa prise en charge était de 65 % au même titre que des médicaments ayant réalisé des essais thérapeutiques longs et coûteux pour démontrer leur activité.

Certains granules homéopathiques ont des AMM fondées non pas sur la moindre preuve clinique (bien sûr !) mais sur la pharmacopée (teinture mère connue), les procédés de fabrication et le libellé de l'indication (« proposé traditionnellement dans… », « traitement symptomatique d'appoint de… »). L'AMM est octroyée par le groupe de travail « plantes » de l'Agence du médicament sans besoin de la moindre étude clinique. Cette homéopathie ayant une AMM, aura donc un remboursement systématique. Les (mauvaises) raisons de ce remboursement tiennent aux lobbies, à l'envie de faire politiquement plaisir à des millions d'électeurs et à l'argument fantasmagorique (et jamais démontré) du transfert de prescription évité vers les anti-inflammatoires non stéroïdiens (AINS), les antibiotiques ou autres…

D'autres fabricants de granules ne veulent pas monter un dossier d'accès au remboursement car le remboursement n'est pas un fort argument de vente à l'inverse de l'allopathie. Dans ces conditions, il n'y a pas de remboursement pour ces granules (par exemple l'OSCILLOCOCINUM®).

L'homéopathie remboursée côtoie donc l'homéopathie non remboursée au bon vouloir des firmes.

En conclusion

Il n'est pas question d'interdire l'homéopathie mais de ne pas la rembourser. Rembourser est un choix de société. En tant que médecins « scientifiques », nous ne pouvons pas être partisans du remboursement même partiel de toutes les « patamédecines » (selon l'expression du professeur Marcel-Francis Kahn) non dangereuses, surtout si on intègre le déremboursement de nombreux médicaments d'allopathie pour service médical rendu insuffisant. Doit-on rembourser le voyage à Lourdes ? Mais justement parce que nous espérons être des médecins scientifiques nous savons qu'il n'est pas rationnel de ne pas prendre en compte l'irrationnel chez l'homme

En matière d'aromathérapie, la situation n'est pas réellement différente. Peu d'essais convaincants et souvent noyés avec d'autres approches thérapeutiques « complémentaires ». Le contenu terpénique des huiles essentielles, bases de l'aromathérapie, fait de cette ressource une thérapeutique moins anodine avec ses dangers en cas d'abus, ou chez l'enfant, ou en cas de photosensibilisation ou de risque hépatique. Avec l'homéopathie, au moins, on ne risque pas les effets indésirables, ou alors, c'est que le médecin est allé trop loin dans son effet persuasif !

Le danger commun de ces méthodes thérapeutiques est qu'elles risquent de prolonger inutilement une thérapeutique qui n'a aucun effet sur des maladies sévères. On pense au cancer, mais aussi au diabète et autres troubles métaboliques, aux maladies infectieuses, aux maladies cardio-vasculaires, psychiatriques, neurologiques, hématologiques, etc. Tout retard diagnostique, tout délai dans une prise en charge sérieuse sont toujours de nature à générer des complications, des difficultés supplémentaires et des charges importantes pour le système de santé. Quand on voit un paludisme traité par homéopathie, on entre là dans un domaine qui devrait être réservé au juge d'instruction.

La relation médecin/malade dans tous ses états

Le mode de la relation médecin/malade historiquement dominant fut celui du paternalisme, plus ou moins autoritaire ou bienveillant. Ce modèle était issu de la maladie aiguë grave mettant en jeu le pronostic vital, où souvent le malade se défend en « régressant ». Sur son lit de mort, le dernier mot que chaque être humain prononce est « maman ». Ce mode de relation, infantilisant le patient, est aujourd'hui inadapté. Il perdure parfois mais côtoie d'autres modèles, plus modernes tout aussi inadaptés.

Le modèle scientifique transforme le patient en porteur de maladie, objet de soins, candidat éventuel à l'inclusion dans un protocole de recherche.

Du même coup, il tend à transformer le médecin en ingénieur objectif, sans affect, en venant parfois même à revendiquer son indifférence.
Le modèle « informatif », au mieux « délibératif », postule qu'il faut informer le patient, lui présenter les différentes options thérapeutiques avec leurs avantages et leurs inconvénients, mais qu'il convient de le laisser décider seul, au besoin après un temps de réflexion. Bien souvent, le patient désemparé demande alors s'il n'y aurait pas un médecin qui pourrait le conseiller ! De même, certains médecins, voulant marquer leur rupture avec le vieux modèle paternaliste, estiment qu'il faut tout dire au malade car « il a le droit de tout savoir », oubliant que le malade a également le droit de ne pas savoir, ou de ne pas tout savoir, ou pas tout de suite.
Le modèle commercial du célèbre docteur Knock transforme le patient en « client » et parfois en « gogo ». Le patient est en effet le plus souvent une personne angoissée facile à manipuler, ayant beaucoup de mal à apprécier la pertinence du soin proposé et qui, finalement, juge de la qualité par le prix. Si c'est très cher, c'est que ça doit être mieux ! Certains médecins, pratiquant des médecines dites alternatives et/ou demandant des dépassements d'honoraires extravagants, abusent du caractère foncièrement asymétrique de la relation médecin/malade et, ce faisant, violent le serment d'Hippocrate qu'ils ont prêté.
Le modèle humaniste moderne est celui que promeut l'éducation thérapeutique du patient, celui d'un médecin compétent mais aussi pédagogue et empathique, facilitant l'expression du vécu émotionnel du patient qu'il est capable d'écouter et de comprendre pour pouvoir l'aider. Pour autant, il ne se transforme pas en médecin « laxiste », abandonnant le patient à sa « non-observance » au nom du respect de son autonomie : « S'il veut devenir aveugle, c'est son droit, en tout cas, c'est son choix que je respecte ! »

Pr André Grimaldi

7. Les génériques : similitude ou différence ?

Pour mettre sur le marché un générique, il faut faire une étude de bioéquivalence : on donne le médicament princeps puis le générique à des volontaires sains (une trentaine environ) et on dose la quantité de produit qui passe dans le sang en fonction du temps. S'il y a la même quantité dans le sang, on considère que les deux sont équivalents, à 20 % près. Cela paraît beaucoup, mais ces 20 % correspondent aux extrêmes calculés statistiquement à partir d'un échantillon de volontaires. En réalité, la moyenne doit être très proche et les différences pharmacocinétiques sont de l'ordre de quelques pourcent. D'ailleurs, si l'on prend un princeps que l'on compare au même princeps mais un autre jour, ou 2 lots différents de ce princeps (c'est-à-dire non fabriqués au même moment), on obtiendra la même différence. Il s'agit là de la fluctuation spontanée d'un princeps avec lui-même.

Pourquoi nombre de patients se plaignent-ils de voir une différence d'efficacité entre le princeps et le générique ? Pas tant pour l'efficacité ou les effets indésirables, mais plus à cause du manque de conviction du médecin.

L'effet placebo est bien moins bon pour le générique lorsque le médecin ou le malade n'est pas convaincu de l'identité entre générique et princeps.

Les études montrent que les médicaments sur lesquels il y a le plus de réticences à utiliser les génériques sont ceux qui concernent les traitements de la douleur, la migraine, l'épilepsie, l'insomnie, la psychiatrie. En revanche, ils sont bien acceptés pour traiter l'hypertension, le cholestérol, le diabète, ou lors de la prise des antibiotiques et des antiagrégants. Ce qui signifie que, dans la réticence aux génériques, il y a bien une partie irrationnelle d'effet nocebo.

L'histoire de M. G., l'épileptique qui n'aimait pas les génériques

M. G. est épileptique depuis l'enfance, mais depuis 5 ans, grâce à la DÉPAKINE® (valproate de sodium), il n'a pas fait de nouvelle crise. Comme d'habitude, il retourne chez son médecin traitant pour faire renouveler sa prescription, mais cette fois-ci le médecin lui propose un générique de la DÉPAKINE®. M. G. est réticent : « Mais, docteur, depuis que j'ai cette DÉPAKINE® je n'ai plus de crises, pourquoi changer, j'ai peur ! » Le médecin lui explique que le générique, c'est le même médicament avec la même efficacité et que de toute façon il est obligé de prescrire des génériques sous la pression de la Sécurité sociale. Contraint et forcé, M. G. accepte l'ordonnance mais, chez le pharmacien, il tente à nouveau d'obtenir sa DÉPAKINE® originale. Le pharmacien lui explique que s'il veut le produit princeps il faudra avancer l'argent, pour être remboursé ensuite, alors que s'il accepte le générique, il n'aura rien à payer. Ce dernier argument le convainc sans lui enlever toutes ses craintes et il rentre chez lui avec une boîte de VALPROATE DE SODIUM® générique des laboratoires Zentiva. Sur la route, il s'arrête au café. Il partage ses inquiétudes avec ses amis qui lui racontent quelques histoires de génériques au goût bizarre, de somnifères génériques qui ne font pas dormir, d'antalgiques génériques qui ne soulagent pas la douleur… Pour se donner du courage, il prend un whisky, lui qui n'avait pas bu d'alcool depuis bientôt 7 ans ! Après le dîner, il prend à l'heure habituelle son VALPROATE DE SODIUM® mais lui trouve un goût plus amer que sa bonne vieille DÉPAKINE®. L'inquiétude ne le quitte pas. Même un petit cognac ne lui permet pas de dormir et il reste devant la télévision où il fera, vers une heure du matin, une crise d'épilepsie généralisée.

Morale de cette histoire

M. G., son médecin et son pharmacien sont désormais convaincus que le VALPROATE DE SODIUM® Zentiva n'est pas aussi bon que la DÉPAKINE® puisque le jour où ce patient parfaitement équilibré est passé de l'un à l'autre, une crise d'épilepsie est survenue. Cette histoire ne fera que renforcer leur suspicion vis-à-vis des génériques.

Les laboratoires Zentiva sont une filiale des laboratoires Sanofi. Le VALPROATE DE SODIUM® Zentiva est issu de la même chaîne de production que la DÉPAKINE® : c'est le même comprimé avec les mêmes constituants, les mêmes excipients, le même goût. L'impression d'amertume ressentie par M. G. lors de la prise du premier comprimé du valproate Zentiva est liée à l'effet nocebo généré par son inquiétude. La dette de sommeil, l'alcoolisation et la stimulation lumineuse sont des facteurs déclenchants classiques de la crise d'épilepsie. Or, ce soir-là, M. G. a bu de l'alcool alors qu'il n'en buvait plus depuis longtemps, il n'a pas réussi à s'endormir et a regardé longtemps la télévision. Il avait donc les trois facteurs permettant de déclencher une crise alors qu'il avait bien pris son traitement antiépileptique. C'est très certainement le cumul de ces trois facteurs qui a été l'élément déterminant de cette nouvelle crise d'épilepsie bien plus qu'une hypothétique différence pharmacocinétique entre le produit de Sanofi et le produit de Zentiva. Il y a d'ailleurs autant de différences entre un comprimé de DÉPAKINE® et un comprimé de VALPROATE DE SODIUM® Zentiva qu'il y en a entre deux comprimés de DÉPAKINE® de deux boîtes différentes.

Cette histoire montre bien que la plupart des effets indésirables rapportés aux génériques sont en fait liés aux réticences généralement infondées que l'on a vis-à-vis de ces produits. Le scepticisme du médecin, l'argument financier du pharmacien, l'inquiétude du malade (les strates 2 et 3 de l'effet thérapeutique) ont beaucoup plus de poids sur l'effet d'un médicament que les petites variations pharmacocinétiques entre un produit princeps et son générique (strate 4 de l'effet thérapeutique). Si le médecin, le pharmacien, le malade et ses amis avaient été bien formés, éduqués et convaincus de la similitude d'efficacité d'un générique par rapport au produit princeps, M. G. n'aurait pas été inquiet, n'aurait pas bu d'alcool, n'aurait pas été insomniaque, ne serait pas resté devant la télévision et n'aurait vraisemblablement pas fait de nouvelle crise. Être serein, convaincant et convaincu sont les clés du bon usage des génériques.

Alors pourquoi tant de mentions « N. S. (son substituable) » sur les ordonnances françaises ? Sans doute, de la part du médecin, pour faire plaisir à son malade, et parce que le médecin gaulois n'aime pas être contraint. Sans doute, de la part du malade, parce qu'il croit à tort que le générique est « moins bon » et que des histoires comme celle de M. G. ont été véhiculées comme preuve du danger des génériques...

N'oublions pas que la façon dont on propose un traitement en modifie l'effet placebo. Dans une expérience menée chez des patients se plaignant de troubles fonctionnels mineurs, un placebo leur a été prescrit en disant à la moitié d'entre eux « avec ce produit vous allez aller mieux en quelques jours », alors que l'autre moitié recevait le placebo avec ce commentaire « je ne suis pas certain que cela va vous convenir ». Dans le premier groupe, 64 % des malades se sont sentis mieux alors qu'ils n'étaient que 39 % dans le deuxième groupe !

Les pharmaciens font une marge plus grande avec les génériques qu'avec les princeps

Pourtant, quand un produit est moins cher, la marge du pharmacien est moins grande : pour un médicament princeps de 10 euros, 7 euros correspondent au prix d'achat au grossiste et 3 euros à la marge du pharmacien. Le générique sera pour sa part à 8 euros, dont 4 euros correspondent au prix d'achat et 4 euros à la marge du pharmacien. Dans les autres pays, le générique est à 6, voire 4 ou 2 euros et la marge du pharmacien décroît proportionnellement.

À cela s'ajoute un autre problème très français : pour être sûrs de vendre leurs médicaments, les génériqueurs cassent les prix ; ils vendent à la pharmacie 2 euros, le pharmacien le revend toujours 8, et empoche donc une marge de 6 euros.

L'ordre des pharmaciens conteste l'existence de cette pratique qui est faite souvent de façon plus subtile, le génériqueur gardant le même prix mais offrant des boîtes gratuites au pharmacien qui les revend.

Le grand perdant est la Sécurité sociale car, si le génériqueur peut passer de 5 à 2, il est fort dommage que la Sécurité sociale ne puisse pas profiter de cet effort.

Il y a d'autre part un problème de pharmacovigilance, celle-ci est du ressort du laboratoire du princeps et non du génériqueur.

Le maintien de la marge du pharmacien (voire son augmentation) est une spécificité française. De plus, les prix de remboursement des génériques ne sont que de 20 à 40 % inférieurs aux prix des princeps, dont le prix a baissé au moment de la perte du brevet. Les génériqueurs ne font donc pas, en France et contrairement aux autres pays d'Europe, de concurrence sur les prix. Ils se battent entre eux pour gagner le marché de telle ou telle pharmacie (qui aura avantage à prendre une gamme complète de tous les génériques d'un même fabriquant) mais *in fine* le prix payé par le patient (et donc par la Sécurité sociale) sera régulé et le même pour tous les génériques d'un même médicament. Le résultat est une absence de concurrence sur les prix et le maintien de la marge des pharmaciens en valeur absolue, ce qui explique que les génériques en France soient 2 à 6 fois plus chers que dans les autres pays d'Europe.

Pourquoi le paracétamol ne génère-t-il pas de générique ?

Le paracétamol truste plusieurs titres de gloire. Découvert au XIXe siècle, il a été exploité il y a une soixantaine d'années au plus grand bénéfice des malades qui, au fil des décennies, avaient appris à se méfier de l'aspirine. Comparativement à l'aspirine, le paracétamol est aussi actif sur la fièvre et la douleur, moins dangereux « pour l'estomac » et le risque hémorragique, mais n'a pas de propriétés anti-inflammatoires. Aujourd'hui, le paracétamol est, en quantité, la substance active la plus vendue en officine de ville et il cumule ce titre avec le plus gros chiffre d'affaires de l'officine. Les trois premières spécialités pharmaceutiques les plus vendues en France, DOLIPRANE®, DAFALGAN®, EFFERALGAN®, sont des spécialités de paracétamol. En valeur, c'est DOLIPRANE® et DAFALGAN® qui occupent les premières places. On retrouve par ailleurs le paracétamol dans 157 spécialités pharmaceutiques et 171 présentations, le tout pour environ 500 millions de boîtes vendues en France en 2013. Bref, de quoi donner la migraine à n'importe quel analyste financier, mais surtout de quoi alimenter et justifier la production de bons médicaments génériques.

Si la matière première est achetée 2,50 euros le kilo en Asie, la spécialité est vendue 0,25 euro le gramme soit 250 euros au kilo. Le constat est donc simple : les fabricants et le réseau de distribution multiplient par 100 le coût du paracétamol acheté sur le marché international des matières premières. À raison d'un demi-milliard de boîtes, le profit n'est pas sans attirer des convoitises et des jalousies - d'autant que la valeur ajoutée ne se justifie plus par d'importants efforts de recherche.

Mais le paracétamol n'a pas de générique en France. Car pour être « génériquable », dans l'Hexagone, il faut être inscrit sur le répertoire des médicaments génériques, ce qui n'est pas le cas du paracétamol. Pourquoi ?

Une telle inscription signifierait que les pharmaciens pourraient substituer le produit d'une marque connue par un générique et qu'en cas de refus, les patients devraient avancer les frais et attendre un peu plus longtemps pour être remboursés. Cette perspective n'est pas du goût des deux géants qui se partagent le gâteau : Sanofi-Aventis (qui produit à Lisieux) et Bristol Myers Squibb (qui produit à Agen). Comme souvent, chantage à l'emploi et à la délocalisation fait plus que force, ni que rage (gouvernementale). Ces centaines d'emplois sont payés au prix de quelques centaines de millions d'euros qui sont déboursés par l'assurance-maladie. Cela fait 7 ans que plus un gramme de paracétamol n'est fabriqué en Europe, où l'on se contente d'assembler les gélules, les sachets et de les mettre en boîte...

Comment, dans ces conditions, défendre la conception d'un médicament générique tantôt sauveur de la Sécurité sociale, tantôt destructeur d'emplois ? L'attitude des politiques devrait se fonder sur l'intérêt commun, la pédagogie et un peu de constance.

Pr François Chast

8. L'automédication : nouvelle option responsable ou simple relookage de vieux médicaments ?

L'automédication, c'est une option nouvelle, moderne, de prise en charge sanitaire. De façon générale, on est plus responsabilisé qu'avant, alors, pourquoi pas aussi dans le domaine de la médecine ? Il y a des situations où le diagnostic, le pronostic, la prise en charge et le traitement peuvent être faits sans le conseil du médecin. C'est le cas lorsque le diagnostic est facile, sans piège, pour une maladie aiguë et bénigne, par exemple la diarrhée, le rhume des foins, la petite traumatologie, les brûlures d'estomac, les allergies...

Il y a des médicaments adaptés à ces pathologies, qui sont efficaces, peu ou pas dangereux, avec une notice spécifique, précisant les signes d'alarme qui doivent inciter à consulter, et aussi une boîte adaptée avec moins de comprimés.

Ils ont droit à la publicité et à un prix libre. C'est là que se situe la catastrophe, car, en France, ils coexistent avec les mêmes molécules remboursées et sont même plus chers qu'elles. Par exemple, l'ibuprofène est remboursé et le NUROFEN® est en automédication, et plus cher.

Autre exemple le lopéramide pour la diarrhée peut être prescrit sous forme d'IMODIUM® (20 gélules pour 3 euros sur ordonnance) ou d'IMOSSEL® (4 à 7 euros, selon les pharmacies, pour 12 gélules) en automédication, soit 2 à 4 fois plus cher. Que faire ? Aller chez le médecin pour avoir une ordonnance et ne pas payer les médicaments mais le prix d'une consultation, ou ne pas y aller mais payer le médicament de sa poche beaucoup plus cher ?

En Angleterre, le paracétamol est au quart du prix de la France, mais il n'est jamais remboursé. La France est le seul pays où l'automédication est plus chère et cohabite avec les mêmes produits remboursés. Ce procédé n'est pas très incitatif pour encourager l'automédication. Un autre point rend difficile l'automédication, c'est l'opposition corporatiste des médecins.

Le grand problème de l'automédication, c'est que derrière ce vocable on mélange des vieux produits déremboursés et des vrais bons médicaments d'automédication. Les patients s'y perdent et la mauvaise image des premiers fait ombrage aux seconds. Pourtant, une bonne automédication avec des médicaments adaptés (produits efficaces et sans risque, notice claire, traitements brefs) et des pharmaciens jouant leur rôle effectif de professionnels de santé constitue une option thérapeutique légitime, à condition que ce ne soit pas une façon de transférer sur le malade certains coûts qui incombent légitiment à la Sécurité sociale.

En conclusion, le parcours du médicament est à la fois simple et complexe. Simple car les procédures d'évaluation sont rigoureuses et égalitaires : démonstration de l'efficacité grâce aux études contrôlées, décision d'AMM sur la mesure d'un rapport bénéfice/risque, remboursement sur l'évaluation du service médical rendu. Complexe car la multiplicité et la variété des pathologies rencontrées rendent ces évaluations délicates. Mais s'il est facile d'apprécier une révolution thérapeutique, il est infiniment plus risqué de se prononcer sur un médicament n'apportant pas grand-chose à l'arsenal thérapeutique préexistant. Et, malheureusement, c'est cette situation qui est la plus fréquente actuellement. Plus le bénéfice thérapeutique est ténu plus il sera générateur d'interprétation fragile et soumise aux pressions des industriels, des payeurs, des lobbies, des politiques, voire des malades ou de leurs représentants... Plus on s'éloigne d'une évaluation rigoureuse et normée, plus la symbolique et le subjectif risquent de biaiser les décisions. C'est pourquoi nous plaidons encore et encore pour une expertise rigoureuse, indépendante et honnête à partir de données exhaustives et elles aussi honnêtes, permettant une prise de décision centrée sur le bénéfice réel pour le malade.

TROISIÈME PARTIE

Les scandales de l'industrie pharmaceutique Quelles leçons pour l'avenir ?

François Chast

La sécurité sanitaire : d'où vient-on ? où va-t-on ?

Les médicaments sont des vecteurs de bonne santé : ils guérissent, soignent ou préviennent les maladies. Leurs effets bénéfiques, leur part dans le développement sanitaire sont, à l'évidence, des acquis majeurs dans le progrès des sociétés contemporaines. C'est la raison pour laquelle la perte de confiance des malades à l'égard des médicaments, consécutive à une série de drames, doit faire réfléchir les scientifiques, les professionnels de santé, les industriels et tous les acteurs du monde de la santé. Le « système » est jugé trop souvent opaque quant aux responsabilités particulières de chacun et les acteurs n'assument pas le rôle avec la transparence que les malades appellent de leurs vœux.

Même si le médicament rime avec santé ou bien-être, le public admet qu'il puisse produire des effets indésirables. Cet aspect négatif du médicament est compris depuis les temps les plus anciens et a conduit les Grecs à utiliser, il y a 2 500 ans, le même mot pour le « médicament » ou le « poison ». On sait donc depuis vingt-cinq siècles, qu'un médicament, nécessairement actif sur une fonction de l'organisme à une dose donnée, peut se révéler être un produit dangereux si la dose n'est pas adaptée, si le médicament est détourné de son « bon usage » ou si le hasard (constituant en lui-même un facteur de risque) conduit à un effet toxique forcément imprévisible.

Lors de la mise au point et du développement d'un médicament, voire plus tard, quand le médicament est déjà mis sur le marché, il n'est pas rare qu'un effet indésirable apparaisse, parfois avec une fréquence préoccupante, mais le plus souvent la gravité de cet effet indésirable est modeste, « gérable ». Il s'agit généralement d'un effet banal : nausées, troubles digestifs, somnolence, etc. – d'autant plus acceptable si les traitements sont de courte durée. Plus rarement, on doit faire face à une toxicité pouvant mettre en danger la vie du patient : effet dévastateur sur la moelle osseuse avec un risque hémorragique ou d'infection sévère, atteinte d'une fonction majeure ou d'un organe vital, trouble du comportement, etc.

Il n'est pas si facile de savoir si un médicament est dangereux avant sa mise sur le marché. C'est notamment le cas lorsque l'effet indésirable ne peut pas bénéficier d'un modèle animal : risque suicidaire, baisse de la libido, par exemple. Mais surtout, l'évaluation du risque de survenue d'effet indésirable est soumise à une loi statistique ; l'évaluation du risque est fonction de sa fréquence, donc de la taille de l'échantillon constituant le nombre de malades inclus dans les essais cliniques, organisés préalablement à la mise sur le marché et visant précisément à en évaluer les risques toxiques comme les propriétés thérapeutiques. Or le calcul statistique enseigne que, pour déceler un effet indésirable dont la fréquence est 1 cas pour 100 malades traités, il faut inclure 300 malades. Dans ce cas, on peut assez aisément détecter ce type d'effet indésirable. Il est alors connu, décrit, prévisible, anticipé et il peut même être minimisé sous réserve de quelques précautions. Mais quand cet effet n'intervient que dans 1 cas sur 5 000 malades traités, les mêmes lois statistiques indiquent qu'il faut inclure 150 000 malades dans l'essai clinique, ce qui est à peu près impossible à mettre en place. Il faut donc se résoudre à une évidence : c'est l'observation « dans la vraie vie », après la mise sur le marché, qui peut, seule, permettre d'alerter à l'égard des événements indésirables rares. On comprend alors les circonstances dans lesquelles certains acteurs du système ont pu prendre des risques majeurs, parfois même sans bien mesurer l'impact de leurs décisions !

Comme souvent, plusieurs attitudes peuvent gouverner la prise de décision de la part du promoteur de l'essai, habituellement une firme pharmaceutique : arrêter tout et mettre un terme au développement du médicament car il y a trop de risques sanitaires ; ou au contraire poursuivre les essais en observant au plus près ce qui se passe et aller (voire coûte que coûte) vers la mise sur le marché. Cette attitude est parfois teintée d'un espoir : compte tenu des enjeux financiers, l'essai est poursuivi avec l'idée qu'un plus grand nombre de patients réduira la significativité de l'observation. Malheureusement, en règle générale, c'est l'inverse que l'on observe : l'augmentation de la durée d'un essai est favorable à la découverte ou à la confirmation d'effets secondaires en proportion de plus en plus significative.

Or des interrogations devraient nourrir de manière quasi permanente un débat autour du rapport bénéfice/risque des médicaments. Ce débat devrait évidemment être interne à la firme qui doit peser les risques qu'elle prend en poursuivant le processus commercial, mais il devrait également s'étendre à l'extérieur, avec les pouvoirs publics et leurs « experts », qui ont mission de « réguler le marché » et, en contrepoint, l'indispensable transparence de l'information qui doit circuler entre les partenaires, y compris les professionnels de santé prescripteurs et dispensateurs de médicaments.

Ainsi, devrait-on pouvoir faire intervenir plusieurs paramètres dans ce débat. Les évaluations devraient être fondées sur l'intérêt collectif des malades qui peuvent bénéficier d'une nouvelle thérapeutique mais aussi sur le risque que chacun d'entre eux peut courir lors du traitement. Peser l'intérêt ou les risques individuels au regard du bénéfice collectif est un exercice qui nécessite beaucoup de clairvoyance et de discernement. L'affaire est complexe. À un moment ou à un autre, cette « affaire » est une question d'appréciation subjective et donc sujette à controverse. Elle doit, par conséquent, faire intervenir les différents partenaires et n'appartient, en propre, à aucun des acteurs isolément.

Lorsque les enjeux financiers prennent le pas sur l'évaluation éthique, tout peut malheureusement arriver. Et force est de constater que *tout* est arrivé.

Dans une proportion vraisemblablement très faible de cas – mais qui apparaissent comme démesurément notoires sous la loupe grossissante de l'actualité des faits divers –, des accidents, des scandales éclaboussent ainsi le « monde du médicament », qui devient alors, non plus objet de santé mais source de maladie, de détresse et parfois d'infamie. De ce point de vue, il n'est pas inutile de noter qu'une part non négligeable des médicaments mis sur le marché font l'objet de retraits ou de mises en garde majeures à la suite d'effets indésirables graves, parfois mortels. On manque de données pour évaluer le nombre réel de patients touchés, mais les chiffres pourraient sans doute effrayer si on les mettait en perspective.

La revue *Prescrire* rappelait, il y a quelques années, le saisissant décompte proposé par des auteurs américains au début des années 2000 : sur 548 principes actifs ayant reçu une AMM (autorisation de mise sur le marché) aux États-Unis, entre 1975 et 1999, 16 ont fait l'objet de retrait du marché et 29 de mises en garde majeures pour raison de pharmacovigilance. Pour 5 d'entre eux, la « mise en garde majeure » a d'ailleurs précédé le « retrait de marché » : terfénadine (TELDANE®), astémizole (HISMANAL®) et cisapride (PREPULSID®) retirés du fait de troubles du rythme cardiaque à type de torsades de pointe, à l'origine de plusieurs dizaines de décès ; encaïnide, un antiarythmique proarythmogène, la troglitazone, un antidiabétique très hépatotoxique, ont été retirés alors que leur danger avait été souligné dès les essais cliniques. Ce qui frappe, c'est le fait que les médicaments ainsi retirés du marché appartenaient à des familles thérapeutiques déjà bien pourvues : anti-inflammatoires non stéroïdiens, fluoroquinolones, antihistaminiques, etc. En d'autres termes, ajouter un représentant de plus à de telles familles thérapeutiques n'apportait rien de déterminant : les malades pouvaient s'en passer, et le risque pris était inutile.

Faut-il, en France, conserver des médicaments dont on sait qu'ils sont dangereux, peu utiles et que, manifestement, on ne sait pas interdire ? Le cisapride (PREPULSID®) a obtenu une AMM en 1988. Après 14 années de commercialisation, il devenait évident, en 2002, qu'il provoquait un risque de troubles graves du rythme ventriculaire. Après réévaluation du rapport bénéfice/risque des spécialités contenant du cisapride par le Comité des spécialités pharmaceutiques (CSP) de l'Agence européenne du médicament, en 2004, les spécialités « adultes » ont été retirées du marché. Le retrait était intervenu dès 2000 aux États-Unis. En ce qui concerne la pédiatrie, le CSP avait conclu au maintien d'un rapport bénéfice/risque favorable. PREPULSID® pédiatrique a donc été maintenu... jusqu'en janvier 2011, date à laquelle l'AMM a finalement été « non renouvelée ». Fallait-il attendre si longtemps ? Neuf années de tergiversations étaient-elles nécessaires ?

Parmi les nombreux exemples, qui pourraient illustrer cette lenteur à décider, figure la dronédarone (MULTAQ®), un médicament des troubles du rythme cardiaque qui serait encore prescrit à quelques milliers de malades en France, 5 ans après sa commercialisation (ce qui correspond à moins de 1 % de la population des malades souffrant de fibrillation auriculaire), des mises en garde nombreuses ont été émises. Un déremboursement total pour service médical rendu insuffisant est intervenu en 2011, mais cette spécialité antiarythmique, commercialisée par un laboratoire français, Sanofi-Aventis, est encore disponible malgré les risques de toxicité hépatique sévère qui ont été observés. Le déremboursement est-il un moyen d'action efficace en matière de sécurité thérapeutique ?

Un des principaux facteurs de mauvaise gestion de ces questions relatives au maintien sur le marché d'un médicament soupçonné de ne plus répondre aux critères de sécurité repose sur cette curieuse habitude de confier à l'industriel la mission d'instruction (théoriquement à charge et à décharge) de l'évaluation de la sécurité de son propre médicament. C'est en soi assez logique, mais en même temps assez terrifiant puisque, cela revient à demander à l'industriel de s'autoévaluer. Ne serait-il pas logique que les moyens de cette évaluation n'échappent pas à l'administration qui juge de l'opportunité, ou non, d'autoriser la mise sur le marché, qu'il s'agisse d'une autorité française ou européenne. La pertinence de cette évaluation, forcément « bimodale » (oui ou non) devrait être au cœur de débats, scientifique, éthique et, pourquoi pas, économique. Mais on ne peut que regretter que l'évaluation « administrative » des médicaments ne soit tributaire que des seuls éléments qui sont communiqués par la firme industrielle et, si on compte sur la transparence de l'information, force est de constater que parfois on nage en eaux troubles. Ce n'est pas nouveau, c'est au contraire une vieille histoire… comme le montrent, les quelques exemples qui vont suivre.

« Tout a été dit, rien n'a été fait. Dans ces conditions, nous n'avons sans doute que ce que nous méritons en matière de santé publique, de pathologies iatrogènes et de gaspillage économique. » Ce constat désabusé, porté en 1996 par le psychiatre Édouard Zarifian, est malheureusement toujours d'actualité une vingtaine d'années plus tard.

Pour ceux qui ont eu la chance de vivre « en direct » les grandes évolutions de la thérapeutique durant ces cinquante dernières années, quelles désillusions que ces scandales qui entachent la formidable aventure de la découverte des médicaments contemporains ! Les scientifiques doivent contribuer à faire la lumière sur les quelques pages sombres de cette histoire qu'il convient de comprendre pour les expliquer et, dans la mesure du possible, pour les éviter à l'avenir.

Le DISTILBÈNE®

Les leçons ne servent à rien

Le diéthylstilbestrol (DISTILBÈNE®) a été utilisé en prévention des avortements spontanés, à partir des années 1940 et jusqu'à la fin des années 1970, alors que son efficacité a été mise en doute dès les années 1950 et que son pouvoir carcinogène chez l'animal avait été étudié et explicitement signalé dans le dossier d'AMM examiné par les autorités de santé dès 1938. Autrement dit, tous les éléments de connaissance étaient disponibles pour arrêter la mise sur le marché de ce médicament mais aucun d'eux n'a été mis à profit pour renforcer la sécurité. Vanité des uns, obstination des autres, les ingrédients d'un scandale plurigénérationnel étaient en place lors de la mise sur le marché de ce premier œstrogène de synthèse. On peut remarquer que son inventeur britannique, Edward C. Dodds, ne prit jamais le moindre brevet pour protéger sa découverte.

L'acte de naissance du diéthylstilbestrol comme médicament est daté du 19 septembre 1941, quand les autorités américaines, après quelques mois d'instruction, autorisèrent douze laboratoires pharmaceutiques à commercialiser le médicament dans quatre indications : vaginite à gonocoque, vaginite atrophique, ménopause pathologique et… montée de lait. Le diéthylstilbestrol, médicament de confort, était en réalité un médicament dangereux, enregistré et autorisé par la FDA (Food and Drug Administration, organisme fédéral américain chargé de la surveillance de la mise sur le marché des médicaments aux États-Unis) seulement 3 ans après la grande réforme de l'administration américaine de la santé, en 1938.

Au fil des années, des études et des publications de gynécologues proposèrent des extensions d'AMM. Ainsi, à Houston, Karl J. Karnaky, aiguillonné par la direction médicale des laboratoires Squibb, entama une série de travaux visant à utiliser le DISTILBÈNE® plutôt que des œstrogènes naturels dans diverses situations obstétricales. Déçue par les résultats obtenus et alors que les recherches étaient sur le point d'être abandonnées, la direction de Squibb lui proposa d'utiliser des injections intracervicales (dans le col de l'utérus) de 25 mg chez les femmes qui présentaient des saignements utérins anormaux. Divine surprise… les résultats étaient spectaculaires ! De plus, on observait une inhibition des contractions utérines. Bien vite, le DISTILBÈNE® fut utilisé pour prévenir les menaces d'accouchement prématuré. Une première publication sortit de ces observations en 1941, mais c'est en juillet 1947 que la FDA finit par autoriser l'utilisation du DISTILBÈNE® pour la prévention des avortements spontanés. Cette approche fut codifiée et adoptée au plan international, après les travaux de gynécologues de Boston, issus de la Harvard Medical School, George et Olive W. Smith. Ils proposèrent en 1948 un traitement des menaces d'accouchement prématuré à raison de doses réitérées du médicament administré du 2e au 9e mois de grossesse. Pourtant, très vite, l'inefficacité du médicament apparut au grand jour lorsque fut publiée une étude « dans la vraie vie » signée d'une équipe incontestable, celle de W. J. Dieckmann, de l'Université de Chicago, qui apportait la preuve de l'inefficacité du DISTILBÈNE® dans toutes les indications pour lesquelles il était jusque-là prescrit. En comparant son activité sur 840 patientes traitées par le DISTILBÈNE® avec un groupe témoin de 806 femmes, il montrait, grâce à l'une des premières études cliniques « en double aveugle », que le médicament ne modifiait en rien le nombre d'avortements, de prématurités ou de toxémies gravidiques (situation clinique très périlleuse au moment de l'accouchement).

Il ne modifiait pas davantage la taille et le poids des bébés. Il ne modifiait pas non plus la morbi-mortalité périnatale. Bref, un fiasco sur toute la ligne qui incitait les auteurs à conclure on ne peut plus clairement que le DISTILBÈNE® n'avait aucun intérêt dans la pratique obstétricale. Malheureusement, ce travail, pourtant particulièrement bien argumenté, passa totalement inaperçu dans le monde de la gynécologie. L'équipe de Harvard, très proche de l'industriel Squibb, conduite par le couple Smith, véritables leaders d'opinion, imposa sa vision favorable à l'œstrogène de synthèse !

Aux États-Unis, entre 1950 et 1970, 100 000 à 200 000 femmes étaient traitées chaque année par le DISTILBÈNE®. En France, il en a été prescrit à des centaines de milliers de femmes. Dans le monde, c'est entre 5 et 6 millions de femmes qui en auraient pris.

Pourtant, dès janvier 1949, dans un éditorial intitulé « Trop de médicaments », l'Association médicale américaine mettait en garde contre cette « ruée vers les indications et les médicaments inutiles », visant notamment « les préparations œstrogéniques alors qu'on ne disposait d'aucune information sur les dangers de ces nouveaux médicaments ».

Malheureusement, les conséquences de l'exposition des futures mères à ce médicament ne furent observées que durant les décennies qui ont suivi. Les filles issues de mères ayant absorbé le médicament connaissaient, en effet, un risque accru de malformations à la naissance, troubles de la fertilité, cancers du vagin, cancers du sein à l'âge adulte, anomalies morphologiques utérines (hypoplasies cervicales, utérus en T, hypoplasies utérines), fécondités réduites, grossesses extra-utérines, avortements spontanés, accouchements prématurés, etc. Il semble également que les garçons étaient exposés à divers troubles urogénitaux tels que des kystes épididymaires, des hypotrophies testiculaires, des cryptorchidies, des hypospadias, des anomalies séminales, etc.

Au début des années 1970, paraissaient deux publications de A. L. Herbst du National Cancer Institute, qui attiraient l'attention sur l'incidence nettement accrue de cancers du vagin d'un type particulier (adénocarcinomes à cellules claires) chez les filles nées de mères ayant pris du DISTILBÈNE® lors de leur grossesse. Ce type de cancer était jusque-là exceptionnel dans la population générale. Il aurait donc dû être évident, dès 1971, que la surveillance clinique et biologique des jeunes femmes dont les mères avaient été exposées devait s'imposer pour épargner de nombreuses vies. À ce propos, la cour d'appel de Versailles, dans un arrêt du 9 juin 2011, estimait même que : « Dès 1938, des inconvénients tumoraux à la suite de la prise d'œstrogènes avaient été mis en évidence et qu'à partir de 1953, l'efficacité du diéthylstilbestrol, pour éviter les avortements spontanés, était mise en cause. Déjà, à cette période, des effets tératogènes avaient été signalés. » Pourtant, en France, il a fallu attendre 1976 pour que, à la demande du ministère de la Santé, le dictionnaire *Vidal* (c'est-à-dire, en réalité, le laboratoire UCB Pharma qui a commercialisé le médicament) supprime la mention de l'indication « avortements spontanés à répétition » dans la monographie du DISTILBÈNE®.

Le 5 février 1977, la Direction de la pharmacie et du médicament indiquait que « le fabricant devra signaler que la spécialité est contre-indiquée chez la femme enceinte ou susceptible de l'être : [...] des cancers du vagin ont été signalés chez les filles pubères et des jeunes femmes dont la mère avait absorbé du diéthylstilbestrol [...] pendant la grossesse ».

En février 1983, un article du journal *Le Monde*, rapportait la publication des travaux du docteur Anne Cabau, médecin gynécologue à la MGEN. La manchette du quotidien « Une monumentale erreur médicale : les enfants du DISTILBÈNE® » fit l'effet d'une bombe. Ce médecin avait décrit les anomalies de l'anatomie utérine consécutives à l'absorption de ce médicament par les mères des jeunes victimes. Elle découvrit aussi que 75 % des femmes ayant consommé du DISTILBÈNE® l'avaient pris entre 1963 et 1973 et que les jeunes filles nées de mères consommatrices étaient pour la plupart d'entre elles trop jeunes pour que leur fertilité puisse encore être évaluée. Elle dénonçait le fait qu'aucune des familles n'avait été informée du risque de stérilité ou de cancer. Beaucoup de gynécologues, qui en avaient prescrit, considéraient que le risque était bien moindre qu'aux États-Unis, que ce qui se disait en France n'était que ragot. Un silence pesant allait caractériser cette affaire, devenue d'autant plus douloureuse qu'à différents niveaux les réticences, voire le refus, de reconnaître les dommages causés par l'exposition au DISTILBÈNE® revêtaient un caractère insultant pour les victimes, comme une forme de négationnisme sanitaire. Il aura fallu que les patientes se révoltent pour obtenir un début de reconnaissance du préjudice qu'elles ont subi.

Au premier niveau, l'insulte est constituée par le refus de la part des professionnels de santé, notamment les gynécologues et obstétriciens, d'accepter la réalité de la toxicité du DISTILBÈNE®. Mères et enfants, comme toute victime, méritaient une information, claire, objective, transparente. Malheureusement, pendant au moins une génération, entre les années 1975 et 1995, les médecins ont nié ou minimisé la réalité du problème. Les agences sanitaires n'ont guère été plus efficaces. Alors que 5 mois après la publication de Herbst indiquant le risque d'adénocarcinome vaginal chez les jeunes femmes exposées *in utero*, la FDA annonçait la contre-indication du DISTILBÈNE® durant la grossesse, il fallut, en Europe, attendre de nombreuses années, jusqu'à 6 ans en France, 13 ans en Espagne.

En 1991, deux « filles DES » (diéthylstilbestrol) atteintes d'un adénocarcinome à cellules claires du vagin engageaient une action judiciaire en responsabilité civile contre le laboratoire pharmaceutique UCB Pharma qui a commercialisé en France le DISTILBÈNE®. Le 24 mai 2002, le tribunal de Nanterre condamnait UCB Pharma à indemniser les deux victimes. Dans ses attendus, le tribunal indiquait : « La preuve du rôle causal du DISTILBÈNE® dans l'apparition du cancer est ici rapportée par présomptions graves, précises et concordantes suffisantes. » Ce n'est qu'après quinze ans d'une longue bataille juridique que la Cour de cassation a définitivement confirmé en mars 2006 la responsabilité du laboratoire UCB Pharma pour avoir distribué ce médicament accusé d'avoir provoqué des dizaines de milliers de cas de cancer, de malformations et de stérilité chez des jeunes femmes dont la mère avait reçu ce médicament. La Cour estimait que le laboratoire a « manqué à son obligation de vigilance » compte tenu du fait qu'il était au courant de l'existence « avant 1971 et dès les années 1953-1954 des doutes portant sur l'innocuité du DISTILBÈNE® [...] et qu'en outre de nombreuses études expérimentales et des observations cliniques contre-indiquaient » son utilisation.

La priorité des victimes consistait toutefois à soigner leur cancer ou à gérer des grossesses difficiles. Le poids d'une bataille devant les tribunaux les a souvent dissuadées d'agir, d'autant plus que l'action collective judiciaire est encore, en France, à l'état embryonnaire. Cependant, en juin 2005, le tribunal de Nanterre a accordé à huit femmes atteintes de cancer et de malformations de l'appareil génital des réparations de 9 000 à 265 000 euros en dommages et intérêts. Plus récemment, le 26 octobre 2012, les laboratoires UCB Pharma et Novartis voyaient leur condamnation confirmée par la cour d'appel de Paris. Les deux laboratoires étaient condamnés à verser 213 000 euros de dommages et intérêts à une jeune femme exposée au DISTILBÈNE® pendant la grossesse de sa mère alors qu'une autre plaignante était déboutée par les juges. En 2009, UCB Pharma a dû verser 2 millions d'euros de dommages et intérêts à une première victime de la troisième génération, le petit-fils d'une grand-mère consommatrice de DISTILBÈNE®, prématuré, né en 1990 avec un lourd handicap.

Des instructions continuent, mais, comme pour tous ces médicaments dont les effets ne sont constatés que sur la génération suivante ou même sur la troisième génération concernée, les procédures se perdent, de génération en génération les éléments de preuve manquent : comment retrouver une ordonnance de 1960 ? une boîte prescrite en 1970 ? Ainsi, de manière inattendue, la cour d'appel de Versailles, inflexible, déboutait une plaignante au motif qu'elle ne disposait pas des ordonnances prouvant que le produit pris par sa mère était bien du DISTILBÈNE®. Ce n'est qu'en septembre 2009 qu'un arrêt de la Cour de cassation invitait à un renversement de la charge de la preuve en estimant qu'une fois établie l'exposition à l'hormone de synthèse, il revenait aux laboratoires de prouver que leur médicament n'était pas en cause et non pas aux femmes de déterminer quel produit exactement avait été consommé.

Au total, comme pour de nombreux autres médicaments, on constate avec le DISTILBÈNE® que la mise sur le marché a été effectuée sans évaluation sérieuse. Ce produit n'avait aucun intérêt en obstétrique et il revêtait des dangers majeurs : cancers et malformations pour les enfants à naître. Les industriels qui ont commercialisé le DISTILBÈNE® n'ont pas tenu compte des informations dont ils disposaient ; ils ont poursuivi dans la voie de la commercialisation alors que tout les invitait à suspendre la démarche… à l'exception de la recherche du profit. Les administrations sanitaires n'ont pas fait leur travail, les experts ont davantage misé sur leur tacite et amicale complicité avec les industriels qu'avec un véritable souci de santé publique.

Survenu 10 ans plus tôt, le drame du thalidomide, archétype de la catastrophe de santé publique, n'avait servi à rien. Pour le thalidomide, la catastrophe n'avait pas été doublée de scandale, puisque les retraits du marché avaient été immédiats et que rien dans les recherches préalables à la mise sur le marché ne permettait de penser qu'il pouvait y avoir un risque.

Pour le DISTILBÈNE®, à l'inverse, rien ne pouvait justifier une telle obstination.

Le rapport bénéfice/risque : pour le patient ou pour l'industrie ?

Une bonne partie de la problématique à résoudre lors de l'évaluation de la mise sur le marché d'un médicament consiste à faire les choix pertinents concernant la balance bénéfice/risque. Si l'industriel ne fait pas les bons choix, c'est à l'actionnaire de la firme d'assumer les risques financiers et non au malade d'assumer les risques sanitaires.

À titre d'exemple, on peut citer les conditions dans lesquelles la cérivastatine, un médicament « anticholestérol », spécialisé en France sous les noms de STALTOR® ou CHOLSTAT®, a été retiré du marché par la firme Bayer, sous la pression des médias et des autorités sanitaires de nombreux pays. Au moment du « drame », en août 2001, alors que 500 000 Français en avaient déjà reçu, l'AFSSAPS (Agence française de sécurité sanitaire des produits de santé) tenait à rappeler qu'elle avait décidé, un mois plus tôt, de contre-indiquer l'association thérapeutique de cette statine avec le gemfibrozil (LIPUR®), un médicament qui abaisse la concentration sanguine des lipides en agissant sur une autre cible que celle des statines. Cette mesure de contre-indication reposait sur le suivi régulier des données de pharmacovigilance disponibles : des atteintes musculaires avaient déjà été signalées dans le résumé des caractéristiques du produit et la notice-patient de l'autorisation de mise sur le marché, mais l'association des deux médicaments multipliait les risques. Cette note de l'agence, du 4 juillet 2001, était accompagnée d'une lettre diffusée quelques jours plus tard, nominativement aux médecins et aux pharmaciens... Il fallait ouvrir l'œil ! Quelques semaines plus tard, le 8 août 2001, le laboratoire Bayer organisait le retrait mondial (à l'exception du Japon) de son médicament, sans autre forme d'explication. Que s'était-il donc passé entre-temps ?

La firme Bayer restait parfaitement silencieuse sur les nouveaux éléments qui avaient fondé sa décision ; les faits dont on avait connaissance ne concernaient essentiellement que des patients traités aux États-Unis. Y avait-il une information spécifique à l'Europe ? L'analyse des données américaines de pharmacovigilance suggérait une augmentation du risque de toxicité musculaire pour une posologie quotidienne de 0,8 mg (habituelle aux États-Unis, mais qui était le double de la dose maximale recommandée en France). Fallait-il donc s'inquiéter dans l'Hexagone ? Trente-quatre observations françaises de rhabdomyolyse (un effet indésirable musculaire très sévère qui peut provoquer une insuffisance rénale aiguë) avaient tout de même été enregistrées par les banques de données gérées par la pharmacovigilance de l'AFSSAPS. Le premier cas de rhabdomyolyse avait été rapporté le 9 avril 1999 (28 mois plus tôt) et le dernier cas le 23 juillet 2001 (soit un peu plus d'un nouveau cas rapporté chaque mois). Parmi ces observations, 6 concernaient une coprescription de cérivastatine et de gemfibrozil ; 13 (dont 1 décès) avaient été déclarées par les firmes commercialisant le médicament et les 21 autres avaient été recueillies par le réseau des centres régionaux de pharmacovigilance (CRPV).

On peut s'étonner du fait que dix-huit mois plus tôt, Bayer n'ait pas accepté, lors de la commercialisation de son médicament en Europe, de faire état d'une contre-indication concernant l'association au gemfibrozil. Cela avait pourtant été obligatoire aux États-Unis, où la FDA avait exigé la mention claire d'un risque accru de rhabdomyolyse. Bayer estimait que l'association étant peu fréquente en Europe, il n'était pas nécessaire de mentionner le risque. On peut aussi s'étonner que les autorités administratives aient obéi à l'injonction de l'industriel, à l'exception du Royaume-Uni qui avait obtenu la mention de ce risque en juin 2001. *In extremis*, la France obtiendra que Bayer fasse mention du risque, en juillet... quelques jours avant de prendre connaissance du retrait du marché. Quelle naïveté ! Quelle nonchalance ! Quelle négligence !

Le 8 août 2001, le pharmacien responsable de Bayer envoyait par fax à l'AFSSAPS la copie d'un communiqué de presse indiquant que Bayer avait décidé de retirer du marché mondial toutes les spécialités contenant de la cérivastatine, quel que soit le dosage, « suite à des discussions avec les différentes agences du médicament », ce qui pour la France était (selon l'AFSSAPS) totalement inexact. L'agence relayait, bien sûr, l'information en suspendant l'AMM, allant même jusqu'à demander aux prescripteurs d'interrompre les traitements en cours – ce qui est rare mais qui témoigne de l'affolement de l'administration – et demandait aux malades de consulter rapidement leurs médecins. En août, la firme Bayer confirmait le chiffre de 53 décès liés à une rhabdomyolyse pouvant être mis en relation avec un traitement par la cérivastatine.

Ce nombre était même porté à 59 en septembre. En tout, près de 400 malades avaient manifesté cet effet toxique majeur au sujet duquel il était reproché à Bayer d'avoir organisé une véritable rétention d'information, privant ainsi les autorités sanitaires d'éléments indispensables à leur bonne gestion de ce dossier. Il apparaissait également que la firme avait fondé l'ensemble de sa communication sur une analyse systémique profitant de la bonne tolérance des autres statines, mêlant, pour noyer le poisson, les chiffres médiocres de la pharmacovigilance de la cérivastatine aux données relatives aux effets indésirables des autres statines, mieux tolérées : la simvastatine (ZOCOR®), la pravastatine (ELISOR®, VASTEN®) et la lovastatine (non commercialisée en France). Une évaluation critique individualisée de chacune des molécules aurait, à coup sûr, condamné la cérivastatine. En effet, pour les trois autres statines, aucun cas de rhabdomyolyse mortel n'avait été décrit. Ne pas différencier l'efficacité ou la toxicité de chacun des médicaments consistait à organiser le brouillage de l'information. Ce rideau de fumée deviendrait précisément, au long de ces dernières décennies, l'un des éléments majeurs du décor avec lequel les observateurs du développement des nouveaux médicaments allaient devoir se familiariser, et pas seulement en ce qui concerne les statines.

Ce qui frappe encore davantage, rétrospectivement, est l'indigence des essais cliniques qui précédèrent la mise sur le marché de la cérivastatine : les durées de traitement allaient de 4 à 16 semaines alors que, dans la vraie vie, ce sont des années et des années de traitement qui s'imposent. Aucun effet indésirable musculaire n'avait été noté par les auteurs, alors qu'au quotidien, dès que ce médicament était prescrit, les malades se plaignaient régulièrement de douleurs musculaires, après quelques jours seulement de traitement. Curieusement, au cours des essais, aucun expert n'avait rapporté d'interaction médicamenteuse. Bref, il s'agissait d'un profil de tolérance idéal, identique à celui des autres statines. Problème d'honnêteté ? de clairvoyance ? de discernement ? de fraude ? Comment ce médicament a-t-il pu franchir des étapes de la recherche clinique sans encombre, aussi bien en Europe qu'aux États-Unis ? Comment les cardiologues ont-ils pu ainsi être aveuglés ? Pourquoi les patients qui refusaient de poursuivre leur traitement en raison des effets indésirables ressentis n'ont-ils pas alerté leurs médecins ? Pour quel motif les autorités sanitaires n'ont-elles pas condamné le cynisme de la firme qui a successivement nié puis minimisé les évidences toxicologiques ? Plus grave peut-être, pourquoi n'a-t-on pas dénoncé les mensonges de la firme annonçant la prévention des accidents cardio-vasculaires, certes démontrée avec la simvastatine et la pravastatine, mais jamais démontrée avec la cérivastatine ?

Autant de questions restées sans réponse de responsables politiques peu enclins à demander des comptes et, une fois de plus, le mensonge était devenu criminel. Bayer savait : l'interaction avait été étudiée au cours d'une étude pharmacocinétique démonstrative.

En 1998, cent jours après le lancement du médicament, des documents retrouvés lors de perquisitions dans les bureaux du laboratoire attestent que l'on savait... Bayer n'en avait pas informé les médecins prescripteurs et encore moins les autorités de santé. Il a fallu attendre 18 mois pour que la notice d'information fasse figurer cette contre-indication alors que le risque de rhabdomyolyse avec la cérivastatine était connu dès juillet 1999. Là encore, Bayer n'a rien dit ou, pis encore, a nié toute implication de son médicament dans ce risque sanitaire majeur.

La firme Bayer ne devait pas particulièrement souffrir de cet échec puisqu'elle décidait, en toute confiance, d'introduire ses actions en cotation à Wall Street l'année suivante. Avec succès d'ailleurs !

Quelques années plus tard, la mise sur le marché des glitazones, une famille de médicaments antidiabétiques présentés comme une véritable révolution thérapeutique, a été une longue et douloureuse succession d'échecs tant pour la firme japonaise Takeda, qui les a découvertes, que pour les autres compagnies qui lui ont emboîté le pas. Douloureuse aussi et surtout pour le grand nombre de malades ayant reçu les différents médicaments issus de cette famille et qui en furent victimes. La mise sur le marché des glitazones démontre rétrospectivement que les leçons qui auraient pu être tirées de l'épisode de la cérivastatine Bayer ne l'ont pas été !

À l'origine, en 1982, cette classe de médicaments (initialement dénommés thiazolidinediones) avait été considérée comme essentiellement hypolipidémiante. Mais on découvrit rapidement que son activité hypoglycémiante était bien plus spectaculaire. Malheureusement, dès les premiers essais, avant même sa mise sur le marché, la ciglitazone manifestait une importante hépatotoxicité ; ce qui découragea la poursuite du développement commercial. C'était là le premier abandon d'une longue série. Au milieu des années 1990, les glitazones voyaient leur mécanisme d'action élucidé : une liaison au récepteur clé permettant de potentialiser l'action de l'insuline ouvrait des perspectives « royales » à cette nouvelle famille de médicaments, qui agissait, préférentiellement et paradoxalement, en augmentant la masse grasse et en assurant la « promotion » du glucose au niveau des cellules musculaires « dégraissées ».

La troglitazone (REZULIN®) fut approuvée par la FDA sur la base d'un essai incluant plus de 2 500 malades. Certes, on avait observé que 1,9 % des malades inclus dans l'essai voyaient leurs transaminases (des enzymes dont l'élévation peut traduire une toxicité hépatique) croître anormalement, contre 0,6 % dans le groupe contrôle, mais l'examen « approfondi » de la vingtaine de patients qui étaient « hors limite » n'avait pas été source de préoccupation particulière. En novembre 1997, quelques mois après sa mise sur le marché, le médicament avait déjà conduit à la notification de 135 cas d'insuffisance hépatique sévère dont 6 décès par hépatite fulminante. REZULIN® fut retiré du marché au Royaume-Uni quelques mois plus tard (il n'avait jamais été mis sur le marché en France). En mars 2000, on comptabilisait 60 décès et 10 autres avaient pu être évités grâce à des transplantations hépatiques. Cette toxicité redoutable affectait entre 1 sur 8 000 et 1 sur 20 000 patients. Compte tenu de la sévérité de l'effet toxique, le médicament fut retiré par la firme Warner-Lambert/Parke-Davis, sur injonction de la FDA, au bout de trois ans de commercialisation. Il avait fait plus de 70 morts mais avait quand même rapporté 2 milliards de dollars.

L'industrie pharmaceutique allait-elle s'en remettre ? Évidemment, car il faut traiter chaque année dix à quinze millions de nouveaux diabétiques et le « filon » des glitazones était loin d'être épuisé. D'autres représentants de la famille allaient bientôt alimenter le fabuleux marché du diabète de type 2, qui constitue avec sa cohorte de 220 millions de malades en 2014 le marché thérapeutique le plus imposant et le plus prometteur. Deux nouveaux représentants, la rosiglitazone (AVANDIA®) et la pioglitazone (ACTOS®) allaient-ils s'avérer plus sûrs ?

Commercialisée en 1999, la rosiglitazone (AVANDIA®) voyait, à peine deux ans plus tard, sa toxicité cardiaque dénoncée par de nombreuses publications. Pourtant, devant un marché si « juteux », comment suspendre, ou pire, arrêter une commercialisation qui, en quelques années, rapportait un chiffre d'affaires mondial annuel avoisinant 2,5 milliards de dollars. Le ciel s'assombrissait un peu plus, en 2007, avec la publication dans le *New England Journal of Medicine* d'une méta-analyse confirmant le danger de ce médicament. Une méta-analyse est une analyse transversale de l'ensemble des publications scientifiques ayant trait à une stratégie thérapeutique permettant d'établir grâce à la mise en commun des résultats partiels de ces études, des conclusions statistiquement plus significatives que chacune des études prises individuellement. Cette méta-analyse réunissait 42 essais cliniques réalisés chez des diabétiques et montrait globalement un surrisque d'infarctus du myocarde de 43 % et un surrisque de mortalité, toutes causes cardio-vasculaires confondues, de 64 %. La rosiglitazone était donc associée à un risque supplémentaire inacceptable en raison de la présence sur le marché d'alternatives thérapeutiques. Pourtant, en juillet 2007, les 24 membres de la Commission endocrinologie-métabolisme de la FDA se réunissaient pour prendre acte du problème, mais se prononçaient en faveur du maintien de la commercialisation de la rosiglitazone. Il fallut attendre encore trois années et plusieurs centaines d'infarctus du myocarde supplémentaires pour que la FDA émette de nouveaux signaux d'alarme, au point que le président de cette commission, Clifford Rosen, concluait l'année 2010 en suggérant soit d'intensifier les précautions, soit de demander le consentement éclairé des patients en cas de prescription, soit plus simplement de retirer du marché ce médicament dont, selon lui, on pouvait se passer. En mai 2011, la FDA décidait de limiter la prescription de rosiglitazone aux seuls patients qui étaient déjà traités (sans inclure de nouveaux malades) et chez lesquels d'autres médicaments se révélaient inefficaces.

Selon les pays, cette saga allait connaître d'inattendus dénouements. Ainsi, de manière totalement incompréhensible, les États-Unis disculpaient la rosiglitazone, en novembre 2013, en indiquant que les doutes sur la sécurité d'utilisation du médicament étaient levés. Une nouvelle étude sur les effets cardio-vasculaires de la rosiglitazone était moins conclusive sur l'impact du médicament en matière d'infarctus du myocarde et d'accidents vasculaires cérébraux. En revanche, il était toujours sur le banc des accusés à l'égard de l'insuffisance cardiaque et des fractures des membres inférieurs. Pour autant, la firme GSK avait provisionné 3 milliards de dollars dans ses comptes annuels en perspective de procès à venir.

En France, le retrait du marché était intervenu dès novembre 2010, dans la foulée des décisions de l'Agence européenne du médicament, même si, en octobre 2007, l'AFSSAPS avait indiqué que la rosiglitazone avait fait l'objet d'une réévaluation favorable au niveau européen. L'Agence remarquait toutefois que l'information destinée aux prescripteurs et aux patients devait être renforcée afin de souligner l'importance d'évaluer le rapport bénéfice/risque individuellement, en particulier chez les patients présentant des antécédents de maladies cardiaques ischémiques. Des enjeux financiers devaient, pendant au moins trois ans, prendre le pas sur les questions de santé publique. La France avait tranché en supprimant l'accès à ce médicament au grand dam de certains diabétologues !

La pioglitazone (ACTOS®, COMPETACT®) allait-elle suivre le même chemin ? Ce médicament, produit par la firme japonaise Takeda, avait été mis sur le marché en 2000. En 2006, les premières données cliniques suggérant un lien entre utilisation de pioglitazone et cancer de la vessie, issues de l'étude PROactive, effectuée en 2005, étaient rendues publiques dans un article du journal *Lancet*. Il s'agissait d'une étude prospective, randomisée, contrôlée, portant sur 5 238 malades recevant soit de la pioglitazone, soit un placebo. L'étude publiée dans *Lancet* montrait un certain nombre d'éléments qui n'ont probablement pas suffisamment alerté l'opinion des spécialistes, peut-être en raison de quelque ambiguïté dans la rédaction de l'article : « Il n'y a pas de différence globale de l'incidence des tumeurs malignes même s'il y a un déséquilibre d'incidence de certaines d'entre elles : davantage de tumeurs de la vessie (14 contre 6) et moins de cas de cancer du sein (3 contre 11), par rapport au placebo. » Ces ambiguïtés rédactionnelles ont fait l'objet de critiques dans le même numéro de ce journal. Parmi celles-ci figurait notamment la problématique banalisation de l'augmentation des tumeurs de la vessie par les auteurs de l'article.

On aurait pu mettre en rapport ces informations avec les observations qui avaient été effectuées lors de l'expérimentation animale portant sur l'augmentation significative de tumeurs de la vessie chez le rat mâle en cas d'exposition prolongée à la pioglitazone. Alors qu'à Londres John Dormandy et les cosignataires de l'étude suggéraient que l'augmentation des tumeurs de la vessie dans le groupe pioglitazone n'était vraisemblablement pas liée au médicament, l'Américain Mark Goldstein rappelait l'inquiétude qu'avaient suscitée les études précliniques, certes effectuées chez des rongeurs, mais aux mêmes doses que celles utilisées chez l'homme. Il soulignait que les résultats fournis par l'étude PROactive en matière de santé publique ne devaient pas être minimisés mais, au contraire, conduire à une étroite surveillance de l'hématurie micro- ou macroscopique (signe de possible de cancérisation) chez les utilisateurs de pioglitazone. De plus, il soulignait l'importance de ne pas prescrire ou d'interrompre ce médicament pour les patients chez lesquels on avait déjà diagnostiqué un cancer de la vessie.

Le 30 octobre 2007, l'Agence européenne du médicament engageait une réévaluation de l'ensemble des données disponibles sur les effets indésirables des spécialités à base de pioglitazone, pour conclure à une balance bénéfice/risque favorable dans le cadre des indications autorisées.

Pourtant, en 2009, afin de dissiper les craintes exprimées à l'égard de ce médicament, une publication complémentaire fut proposée par l'équipe de John Dormandy qui se présentait décidément comme le véritable « moteur » de la mise sur le marché de la pioglitazone. L'objectif consistait à évaluer les effets indésirables de la pioglitazone chez des sujets diabétiques de type 2. Par rapport à un groupe placebo au sein duquel on a observé le développement de tumeurs de la vessie chez 5 patients, 14 patients ont été diagnostiqués du même type de tumeur dans le groupe traité par la pioglitazone. Cette différence, en raison d'un échantillon relativement modeste, n'était pas statistiquement significative, mais John Dormandy se croyait autorisé à certifier que l'incidence des cancers était similaire dans le groupe traité par pioglitazone et dans celui qui ne recevait pas ce médicament, allant même jusqu'à conclure à une très bonne tolérance à long terme, y compris en termes d'événements cardio-vasculaires.

Or un incident est malencontreusement venu brouiller les pistes. Il a été signalé sous le vocable d'« incident de l'essai PROactive » : il s'agissait d'un cas de tumeur bénigne dans le groupe traité par placebo qui a été abusivement comptabilisé comme cas de cancer de la vessie, ce qui a tout simplement faussé le résultat de l'essai. L'affirmation de John Dormandy a ainsi été remise en cause lors de la réévaluation des dossiers cliniques de ces patients. Cette « malencontreuse » comptabilité fit basculer dans le sens de la non-significativité l'évaluation statistique du risque. Ce qui était erroné ! Le risque de cancer était, en réalité, significativement plus élevé dans le groupe traité par le médicament antidiabétique. Pour les équipes des pharmacologues Pierre Petit (Montpellier) et Jean-Louis Montastruc (Toulouse), la séquence des événements de la mise sur le marché au retrait de marché était démonstrative de ce qui n'a pas été honnêtement rapporté par les scientifiques et correctement réalisé par les autorités de santé. Au total, si la France a retiré du marché les deux spécialités qui contenaient de la pioglitazone, la quasi-totalité des autres pays a maintenu la commercialisation de ce nouveau facteur de risque de cancer chez les malades diabétiques.

Si, en France, le mécanisme de surveillance a fonctionné, il n'en a pas été de même ailleurs. Mais si le « barrage » a bien été « activé », n'a-t-on pas privé les malades d'un bon antidiabétique ? Inversement, si le filtre n'avait pas été opérant, n'aurait-on pas exposé des diabétiques à un risque accru de cancer de la vessie ?

Cette famille de médicaments antidiabétiques aurait dû ou pu trouver une place au soleil dans l'arsenal des médicaments antidiabétiques. Le diabète de type 2 est le résultat de plusieurs dysfonctionnements au niveau de nombreux mécanismes physiologiques, parmi lesquels figurent l'insulinorésistance musculaire, l'excès de production hépatique de glucose, la carence de la sécrétion d'insuline au niveau pancréatique, s'aggravant régulièrement au fil des ans. C'est en raison de la multiplicité des cibles qu'il existe une logique de multiplicité des outils pharmacologiques. Faut-il les utiliser d'emblée de manière simultanée ou, au contraire, comme c'est encore recommandé aujourd'hui, en instaurant des lignes de traitement d'abord sans médicament, puis avec un, puis deux, puis trois médicaments, etc., dans le cadre d'une véritable escalade thérapeutique ? Faut-il moduler en fonction des patients, de leur âge, de leur poids au moment du diagnostic, de leur niveau de carence insulinique ? Quels sont les risques de complications des hypoglycémies ? Quels sont les marqueurs génétiques de la réponse ou de l'intolérance aux divers médicaments ?

On doit reconnaître que les firmes commercialisant les glitazones se sont prêtées au jeu imposé par les agences FDA, EMA en matière d'évaluation des conséquences macro-angiopathiques du diabète (en particulier les accidents vasculaires cérébraux et les infarctus du myocarde). Pour la pioglitazine, le risque était légèrement diminué : 4,4 % d'événements coronariens chez les patients traités contre 5,7 % chez les patients recevant un placebo. En revanche, il n'était pas observé de bénéfice à l'égard de l'insuffisance cardiaque, constatée chez 2,3 % des malades traités contre 1,8 % des patients recevant le placebo. Quant à la rosiglitazone, la réalité clinique conduisait à une autre évidence, à savoir une franche détérioration de la fonction cardiaque et un surrisque d'infarctus du myocarde.

Les glitazones auront donc été une triste famille thérapeutique. Nées dans l'enthousiasme de la découverte d'un nouveau mécanisme d'action complétant utilement une palette thérapeutique faite essentiellement jusque-là de metformine et de sulfamides, elles ont, les unes après les autres, « mordu la poussière » pour cause de toxicité hépatique, cardiaque, vésicale, etc.

MÉDIATOR®

Le témoignage du Dr Irène Frachon
pneumologue au CHU de Brest

Liens d'intérêts : investigateur dans des essais cliniques (Bayer, Actelion, GSK).

Comment avez-vous pris conscience de ce drame sanitaire lié au MÉDIATOR® ?

J'étais sensibilisée aux complications des coupe-faim dérivés des amphétamines, les fenfluramines, parce que j'avais été témoin dans les années 1990 d'un très grand scandale concernant l'ISOMÉRIDE®, cousin du MÉDIATOR®. Il a fallu pas moins de 7 ans pour obtenir des autorités sanitaires françaises le retrait de ce coupe-faim, alors que de sérieux arguments permettaient très tôt de penser qu'il provoquait de graves hypertensions artérielles pulmonaires (HTAP), une complication rare mais mortelle. Mais c'est un autre type de complications, des valvulopathies décrites par les Américains, qui a finalement eu raison de l'ISOMÉRIDE®. Les cardiologues français, quant à eux, n'ont pas vu ces valvulopathies causées par l'ISOMÉRIDE®. Les fenfluramines ont été retirées en 1997, une *class-action* aux États-Unis a abouti à des indemnisations de plusieurs milliards de dollars pour les victimes. En France, Servier est passé entre les gouttes, les victimes ont été abandonnées, certaines sont mortes sans avoir obtenu ni réparation ni indemnisation, à l'exception d'une seule, au prix d'une procédure de plus de 10 ans.
Plusieurs points m'ont marquée dans cette affaire : d'une part le comportement de Servier, d'autre part l'incapacité des institutions à nous protéger. La réaction des experts, des chercheurs, des autorités de santé, des personnes responsables de la santé publique en France a été très lente. Le retrait a pris beaucoup trop de temps, malgré l'engagement courageux d'une petite poignée de médecins à l'hôpital Antoine-Béclère. Enfin, il existe une dernière source d'interrogation qui concerne l'impunité totale de l'après-ISOMÉRIDE® à la fois au civil, avec une quasi-absence d'indemnisation, et au pénal. Et pourtant, il

y a eu beaucoup plus de morts avec l'ISOMÉRIDE® dans le monde qu'avec le MÉDIATOR®, la commercialisation de l'ISOMÉRIDE® ayant été plus massive. En 2007, j'ai suivi une patiente souffrant d'hypertension artérielle pulmonaire ayant pris du MÉDIATOR® et je me suis posé la question du lien existant entre les deux car, à l'époque de l'ISOMÉRIDE®, un collègue, le professeur Gérald Simmoneau, m'avait signalé que le MÉDIATOR® était aussi suspect. Un article publié dans la revue *Prescrire* sous forme de mise en garde avait aussi attiré mon attention. Interrogé sur cette question, Servier m'a répondu qu'ISOMÉRIDE® et MÉDIATOR® étaient « radicalement différents ». Très logiquement, j'aurais dû en rester là car, commercialisé depuis plus de 30 ans, ce produit n'avait suscité que très peu de signalements. Cependant, j'ai pris l'initiative d'écrire à la revue *Prescrire* afin de connaître les raisons de leur mise en garde. Ils m'ont envoyé des articles des années 1970 signés par des chercheurs de Servier qui établissaient un lien entre ISOMÉRIDE® et MÉDIATOR®, directement dérivé de l'ISOMÉRIDE®. Pis, une pharmacologue m'a montré des documents, venant de l'Agence du médicament et fournis par Servier, suggérant qu'ISOMÉRIDE® et MÉDIATOR® se transformaient en une substance identique dans le sang, la norfenfluramine, poison puissant pour le cœur et les vaisseaux du poumon. J'ai alors poursuivi mon enquête concernant les HTAP, les complications pulmonaires relevant de ma spécialité. Puis je suis entrée en contact avec les cardiologues de l'hôpital de Brest qui m'ont aiguillée vers les valvulopathies. J'ai donc réorienté mon enquête vers les valvulopathies, en interrogeant les bases informatiques de l'hôpital ainsi que les dossiers, en m'alliant au centre d'investigation clinique du CHU de Brest. C'est là que j'ai compris, en février 2009, qu'en réalité on avait affaire à un drame sanitaire dépassant l'imagination : l'HTAP était l'arbre qui cachait la forêt des valvulopathies. Aujourd'hui, on sait que le MÉDIATOR® provoque probablement une hypertension pulmonaire dans moins d'un cas sur 10 000 exposés, et des valvulopathies chez 16 % des patients exposés ! Une étude publiée en 2012 par des chercheurs de l'Inserm, Agnès Fournier et Mahmoud Zureik, estime la mortalité provoquée par le MÉDIATOR® sur toute sa durée de commercialisation à au moins 1 300 personnes.

Comment peut-on expliquer que les cardiologues et les chirurgiens cardiaques soient passés à côté de cette toxicité majeure ?

Pendant plus de 30 ans, les cardiologues n'ont pas vu que la cause était médicamenteuse pour plus d'un demi-million de cas de valvulopathies de tous niveaux de gravité. Plusieurs milliers de valvulopathies très graves et des centaines de milliers de valvulopathies minimes à modérées ont été rattachées à d'autres causes, « rhumatismales » et « dégénératives » pour la plupart.

Cette cécité peut s'expliquer de la façon suivante : quand on appartient à un groupe scientifique dans un domaine précis, un corpus de connaissances établi en commun s'élabore. Les épistémologues appellent cela un paradigme, c'est-à-dire un cadre qui détermine les limites de ce qu'on peut penser et voir. Raisonner en dehors de ce cadre devient alors très difficile. Les coupe-faim PONDÉRAL®, MÉDIATOR® et ISOMÉRIDE® ont été commercialisés respectivement en 1963, 1975 et 1985 en France, à une époque où il existait encore des séquelles cardiaques de rhumatisme articulaire aigu (RAA), complication des angines mal traitées et provoquant de graves valvulopathies dites « rhumatismales ». Le RAA a progressivement disparu des sociétés industrialisées après guerre, avec l'usage des antibiotiques. Les séquelles cardiaques du RAA sont devenues de plus en plus rares à partir des années 1960 chez les personnes nées en France. Au cours de cette période, démarre une nouvelle épidémie de valvulopathies, cette fois d'origine toxique. On assiste donc à un croisement de deux grandes causes de valvulopathies : les valvulopathies infectieuses du RAA, qui tendent à disparaître dans les pays développés, et des valvulopathies dues aux coupe-faim, qui au contraire augmentent de façon exponentielle. L'échographie du cœur, qui fait alors ses premiers pas, a permis aux cardiologues l'observation directe des valvulopathies. À l'époque, une grande partie d'entre elles sont clairement des séquelles du RAA de l'enfance. Mais au fil des ans émerge un tableau de valvulopathies très particulier, qui diverge assez sensiblement des cas typiques de valvulopathie rhumatismale et qui se découvre volontiers chez des personnes de plus de 60 ans, ce qui est inhabituel. En réalité, ces valvulopathies sont provoquées par le MÉDIATOR® (ou l'ISOMÉRIDE®), indiqué après 50 ans pour des diabètes et autres complications métaboliques du vieillissement et surtout bien sûr le surpoids. Mais les cardiologues, bien que parfois interpellés par ces tableaux atypiques, ne remettront jamais radicalement en cause le savoir établi, selon lequel ces valvulopathies sont consécutives à un RAA même s'il n'y en a pas eu d'observé pendant l'enfance. Ils vont considérer que, certes, il n'y a plus de tableau de RAA bien distinct mais que certains patients, après de nombreuses angines, pourraient avoir développé une forme « affadie », révélée tardivement. Ils inventent un concept qu'ils nomment « RAA ou équivalent » pour tenter d'harmoniser ces observations avec ce qu'ils connaissent. On sait maintenant que ces valvulopathies étaient typiquement médicamenteuses, mais les cardiologues ont persisté à les ranger dans la mauvaise case.

Je vois passer à longueur de journée des expertises de malades victimes du MÉDIATOR®, qui ont des valvulopathies suite à la prise de ce médicament et pour lesquelles les experts concluent encore très souvent que c'est « rhumatismal ». Ce n'est pas seulement de la mauvaise foi, qui serait liée à une réticence à reconnaître une erreur collective, c'est qu'établir ce nouveau diagnostic impliquerait un renversement complet de paradigme.

Ce sujet fait l'objet d'un travail de thèse en cours au département d'Histoire des sciences de la vie et de la santé à l'université de Strasbourg, sous la direction du professeur Christian Bonah.

Cela m'a permis de prendre conscience des limites de l'expertise. Ceux qui se penchent sur la problématique du médicament appartiennent à une même communauté scientifique, ils ont une certaine vision de leur monde, faite de certitudes scientifiques très difficiles à ébranler et ils risquent, même de bonne foi, de répéter la même analyse, sans être capables d'opérer un changement de regard. Ces spécialistes sont dans un bocal, prisonniers de leur formation et de leur vision établie, incapables d'en sortir et de se décaler, afin d'envisager les choses sous un autre angle. On assiste donc à une limite d'ordre épistémologique de l'expert qui, indépendamment de ses liens d'intérêts avec les laboratoires par exemple, ne parvient pas à raisonner différemment. Il est en réalité également lié intellectuellement, habitué à une forme de voir et de savoir. Il faut donc repenser le rôle de l'expert et savoir aussi le chercher « ailleurs », et peut-être aussi le former autrement.

Pourquoi est-ce moi qui ai révélé ce problème, alors que je n'y connaissais rien ? Précisément parce que je n'y connaissais rien ! J'avais été alertée et me méfiais du MÉDIATOR®, pour ses complications pulmonaires (hypertension artérielle pulmonaire). J'étais formée à construire un raisonnement médical mais comme je n'étais pas cardiologue, je n'avais pas, pour raisonner sur les valvulopathies, une pensée contrainte par les « dogmes » figés du savoir académique cardiologique. Ma pensée est certainement contrainte, mais pas en cardiologie. J'ai vérifié cela en ouvrant une « bible » des années 2000 de la cardiologie française, issue de l'école d'un des plus grands spécialistes français des valvulopathies : j'ai retrouvé une description parfaite des valvulopathies médicamenteuses, sauf qu'on y explique que la cause est « rhumatismale ». L'erreur est de bonne foi mais cela a empêché de chercher une autre cause. Et comme Servier faisait tout pour dissimuler le fait que le MÉDIATOR® était une cause possible, le drame était noué.

Pour comprendre l'affaire du MÉDIATOR®, il faut donc imaginer qu'il s'agit de la conséquence d'une alliance entre une erreur de bonne foi et une tromperie de mauvaise foi.

Quels sont les obstacles que vous avez rencontrés une fois que vous avez acquis la conviction de la responsabilité du MÉDIATOR® ?

J'ai rencontré ces obstacles épistémologiques à tous les stades du combat dans cette affaire du MÉDIATOR®. Tout d'abord, au niveau même de mon hôpital : mes chers collègues cardiologues ont un peu résisté à l'idée qu'il s'agissait d'une erreur systématique et pas seulement de cas ponctuels. Mais ils ont très vite accepté de réfléchir avec moi. La résistance a été beaucoup plus forte devant les experts de l'AFSSAPS.

Chez Servier, on pratiquait, et c'est encore le cas, la minimisation, le déni, associés au dénigrement de ma personne. Le laboratoire affirmait ainsi que les cas de Brest étaient infondés car je n'étais pas cardiologue – alors même que ce travail était mené et validé avec mes collègues « cardio ». Leur stratégie a consisté à m'ignorer jusqu'au moment où j'ai publié le livre : *Médiator 150 mg, combien de morts ?* Il y eut alors attaque et condamnation en référé devant le tribunal de grande instance de Brest. Cette censure a obligé mon éditeur, Charles Kermarec, à changer le titre – ce qui a eu pour effet de tuer le livre, devenu désormais introuvable, et éventuellement d'étouffer le scandale. On a gagné en appel alors que le scandale avait enfin éclaté, grâce au député Gérard Bapt et au travail commun de la CNAM et de l'épidémiologiste Catherine Hill.

Je me suis généralement heurtée de la part de l'AFSSAPS au mépris, à la suffisance, à l'entre-soi des experts et à l'absence de dialogue ouvert et bienveillant. Une certaine inquiétude régnait aussi en sourdine car les alertes sur le MÉDIATOR® s'étaient en réalité succédé, même si elles avaient à chaque fois été étouffées.

Il faut voir là un trafic d'influence, qui équivaut à une corruption en apparence superficielle, d'autant plus redoutable qu'elle peut sembler plus « présentable ». Il s'agit plus rarement de corruption lourde mais aussi d'incompétence et parfois d'indifférence ou de résignation. Servier a tissé un monde d'intrigues depuis 40 ans, un entrisme qui s'affirme dans tous les secteurs, ciblant des membres des cabinets ministériels, de l'Assemblée nationale, du Sénat, des collèges d'experts, des sociétés savantes, des institutions diverses, notamment scientifiques (Inserm, CNRS, Assistance publique des Hôpitaux de Paris, Académies de médecine et de pharmacie), de l'Agence du médicament... L'objectif poursuivi est, d'une part, de verrouiller et de manipuler l'information en empêchant tout départ de feu de se propager et, d'autre part, d'influencer les décisions en faveur de leurs produits. De fait, le régulateur, censé être le gendarme du médicament, devient un guichet d'enregistrement compliant, apprenant à tourner la tête et à regarder ailleurs au bon moment. La nomination de certains membres de l'AFSSAPS était même « approuvée » officieusement par Servier ! Pour être juste, je dois aussi témoigner ici du soutien constant, dès nos premières démarches auprès de l'AFSSAPS pour faire interdire ce poison, du vice-président de la commission d'AMM, le professeur Jean-François Bergmann, coauteur du présent ouvrage.

J'ai subi des attaques personnelles de la part des experts de l'Agence du médicament, à travers des mails agressifs, méprisants et diffamatoires. Il s'agissait de me nuire par tous les moyens : ordre des médecins, Académie de pharmacie, Académie de médecine, direction de mon hôpital, institution judiciaire. Tout cela a pris fin grâce à l'intervention ferme du député Gérard Bapt, chargé depuis longtemps des missions de santé à l'Assemblée nationale, bien relayé ensuite par le ministre de la Santé d'alors, Xavier Bertrand. J'ai été menacée par l'agence et par Servier, mais j'ai eu aussi la chance d'être d'emblée soutenue par mon administration et ma communauté hospitalière, ce qui m'a évité le triste sort de nombreux « lanceurs d'alerte ».

Où en est-on aujourd'hui dans cette affaire du MÉDIATOR® ?

Tout d'abord, l'indemnisation des victimes. Après de très grandes difficultés de mise en place, la procédure d'indemnisation à l'ONIAM (Office national d'indemnisation des accidents médicaux) fonctionne bien depuis le début de l'année 2014. Au démarrage, les malades se sont retrouvés seuls, généralement non accompagnés et même en terrain hostile. On assistait à un véritable déni de médecine (la médecine dite « fondée sur les preuves »), de droit et de justice, jusque fin 2013. Il y a eu des barrages importants de la part des cardiologues, qui tombaient des nues, et des médecins généralistes, qui craignaient d'être mis en cause pour des prescriptions hors AMM imprudentes (je soutiens à cet égard que les prescripteurs ont également été trompés par Servier, faussement rassurant). L'engagement de Xavier Bertrand, puis de Marisol Touraine, a été absolument remarquable et sans relâche sur ce terrain, et cela a permis d'aboutir, début 2014, à un fonctionnement vraiment cohérent et satisfaisant. Cela est aussi lié au fait qu'un certain nombre de cardiologues, ayant pris le sujet à bras-le-corps et produit de belles études, se sont engagés et sont devenus d'excellents experts. Enfin ! Mais on est encore très loin du compte : il faut, d'une part, que l'ensemble des malades concernés ait accès à cette procédure et, d'autre part, que l'évaluation des déficits et le niveau des indemnisations soient décents.

Le deuxième aspect concerne le volet pénal. L'instruction pénale est close après 3 années d'instruction dense, qui ont suscité de multiples perquisitions, auditions, expertises scientifiques. Les conclusions du rapport d'expertise scientifique sont accablantes pour Servier et elles valident la dissimulation comme le lourd bilan humain. À présent, nous attendons l'ordonnance de renvoi des juges d'instruction et les réquisitions du parquet pour que soit fixée la date d'un grand procès pénal, en 2015-2016, qui durera plusieurs mois et qui embrassera l'ensemble des chefs d'accusation : tromperie aggravée, escroquerie, homicide, trafic d'influence, prise illégale d'intérêt...

Hélas, au civil, le comportement de Servier reste absolument abominable. Les victimes qui ont choisi la voie civile vivent des moments très durs, violents et même cruels. Les indemnisations « amiables » (quel mot dans ce contexte terrible !) sont extorquées le couteau sous la gorge à Servier, qui tente ainsi d'échapper aux condamnations au civil. Avec succès d'ailleurs, l'État ayant été condamné avant Servier par un tribunal administratif, moins empêtré que les TGI, comme celui de Nanterre. Un comble !

Comment prévenir les scandales ?

Il faut avant tout faire absolument preuve de réactivité, de lucidité et de ferme indépendance face à la pharmacodélinquance sous toutes ses formes, laquelle s'exerce bien au-delà de la « maison » Servier, même si, dans ce cas précis, on a le sentiment d'avoir affaire à du grand banditisme, fût-il en col blanc. L'exemple du MÉDIATOR®, qui voit aujourd'hui la communauté médicale continuer à pactiser avec Servier, démontre qu'un long chemin reste encore à parcourir. De trop nombreux cardiologues, diabétologues, rhumatologues et des membres, parfois éminents, de leurs sociétés savantes, des universités, du CNRS, de l'Inserm, de l'Institut Curie, de nombreuses structures comportant des médecins, des chercheurs, des personnes qui devraient être les garants de la santé publique en France collaborent ici et là avec Servier, voire se vantent de projets « éthiques et innovants » (*sic*) menés avec ce laboratoire. Il est en réalité impensable que Servier ait encore une licence d'exercer son activité en France après ce drame. André Grimaldi, professeur de diabétologie, a témoigné dans *Le Monde* de sa stupeur face au « silence des médecins », (notamment universitaires) après l'éclatement du scandale du MÉDIATOR® – à l'exception dois-je le rappeler des professeurs Even et Debré. Cela reste vrai aujourd'hui, c'est « *business as usual* » pendant que les victimes sont maltraitées en expertise, souffrent et meurent.

Le deuxième point concerne bien évidemment la nécessité d'une réglementation beaucoup plus stricte et beaucoup plus ferme pour encadrer les liens d'intérêts entre la communauté médicale, les chercheurs et l'industrie pharmaceutique. Les médecins hospitaliers ne devraient pas avoir le droit d'être consultants pour l'industrie pharmaceutique. On peut faire une exception encadrée pour la recherche clinique afin que des patients soient inclus dans des essais cliniques industriels, mais que des médecins puissent être les VRP des industriels, aller dans leur boards de consultants pour monnayer ce qui est en réalité du conseil marketing, et répandre ensuite la bonne parole en étant les « ventriloques » des laboratoires (pour reprendre l'expression du docteur Bernard Dalbergue, ex-médecin dans l'industrie pharmaceutique, dans *Omerta dans les labos pharmaceutiques. Confessions d'un médecin*, Paris, Flammarion, 2014), cela devrait être tout simplement interdit. Les praticiens hospitaliers, et bien plus encore s'ils sont aussi professeurs des universités, ne devraient pas avoir le droit de signer des contrats de consultance avec l'industrie pharmaceutique. Quand on est médecin, soit on fait sa carrière dans l'industrie pharmaceutique, soit on travaille à l'hôpital, mais on ne peut pas travailler à l'hôpital et passer parfois un temps très conséquent pour honorer des contrats avec les laboratoires pharmaceutiques. Je fais ce constat alors que j'ai moi-même collaboré avec des laboratoires, un peu de cette façon, avant d'aiguiser mon esprit critique. Je ne suis pas la seule à m'en inquiéter. L'ordre des médecins, réglementairement informé de l'existence, de la nature et du montant de ces contrats (éléments hélas encore dissimulés au grand public en contradiction avec les principes de la loi Bertrand) partage complètement et en connaissance de cause cette analyse. Il faut parallèlement encourager la recherche académique, indépendante de l'industrie, en alliant recherche fondamentale, innovation thérapeutique et évaluation des meilleures stratégies de traitement.

Il devrait aussi y avoir moins de perméabilité entre la formation des étudiants en médecine et l'industrie pharmaceutique. Actuellement, l'industrie finance de nombreuses formations pour les étudiants alors que cela devrait être absolument impossible et prohibé. D'une manière générale, la formation médicale continue ne devrait pas pouvoir être financée par l'industrie pharmaceutique. Il faut une indépendance de la formation des étudiants, puis de la formation continue des médecins vis-à-vis de l'industrie pharmaceutique. C'est tout le combat d'une association comme le Formindep (pour une formation et une information médicales indépendantes de tout autre intérêt que celui de la santé des personnes), qui prône aussi la création d'un corps d'experts de haut niveau, indépendants de tout lien avec l'industrie pharmaceutique.

Je précise que l'industrie du médicament et des produits de santé n'est pas « l'ennemi à abattre », comme on me l'a parfois fait dire. Elle doit déployer son potentiel en restant à sa place et ancrée sur ses missions : développement, fabrication, contrôle rigoureux des produits de santé. Mais on ne peut confondre ses objectifs de rentabilité avec des objectifs de santé publique, au risque de voir cette dernière sortir perdante. C'est, de plus, une industrie qui a la particularité d'être financée en majeure partie par de l'argent public en France.

Le cinquième aspect concerne la prise en compte rigoureuse et loyale des victimes des accidents médicamenteux et des accidents liés aux dispositifs médicaux, avec la possibilité de *class-actions*. Il faut réfléchir à des systèmes d'indemnisation comme cela s'est mis en place, dans la douleur, pour le MÉDIATOR®, avec la constitution d'un fonds de garantie, abondé par les commerçants du médicament. Mais, là encore, le rôle et les missions de l'expertise doivent être revus en profondeur, car les anomalies choquantes sont légion : conflits d'intérêts majeurs, hétérogénéité des compétences, voire faiblesse indigne de l'expertise, enlisement de la justice, sous-estimation et sous-indemnisation des préjudices. C'est là encore un inventaire peu reluisant.

Il faudrait que de ce drame naissent des actes forts qui changent le cours des choses. Plusieurs lois importantes ont été votées, inspirées par cette affaire : loi d'indemnisation, loi « Bertrand » sur la réglementation du médicament et des conflits d'intérêts, loi de protection des lanceurs d'alerte, et j'espère bientôt, loi ouvrant la possibilité d'actions collectives pour les victimes d'accidents médicaux. Mais les lois ne font pas tout ; il faut susciter des changements sociétaux en profondeur, et lorsqu'il s'agit de la communauté médicale, les habitudes, les traditions, le corporatisme et bien entendu les intérêts en jeu, parfois très éloignés de l'intérêt général, constituent autant de freins. Un levier puissant concerne la formation initiale des médecins de demain, dès le « berceau » de leurs études. Il faut promouvoir un enseignement qui éveille en eux la capacité non seulement de savoir et de savoir faire mais d'exercer un esprit critique et indépendant, seul garant possible de leur rôle en santé publique et civique.

L'affaire du MÉDIATOR® : une organisation sanitaire « moderne » n'est pas à l'abri d'un scandale

Dans un rapport, qui fit du bruit au milieu des années 1990 sur l'utilisation des médicaments psychotropes en France, Édouard Zarifian dénonçait la multiplication des symptômes « potentiellement pathologiques » dans la classification DSM. Selon le psychiatre, la banalisation de la prescription des psychotropes en a été largement facilitée, ce qui témoignait d'un regrettable glissement de la frontière entre le normal et le pathologique. Inutile de souligner que les industriels, prompts à susciter un besoin de prescription, ont sans se faire prier, entretenu cette propension à créer de nouveaux concepts nosologiques. Depuis les réflexions de Georges Canguilhem, au milieu du XXe siècle, sur les frontières de la « normalité », cette question est devenue un axe majeur de la problématique des soins : existe-t-il une césure caractérisable, lisible, entre le normal et le pathologique ? Faut-il attendre le pathologique pour prescrire ? Le normal n'est-il pas une version knockienne de la maladie ? Rappelons les « faits », relatés par Jules Romains : « Les gens bien portants sont des malades qui s'ignorent, [...] leur tort, c'est de dormir dans une sécurité trompeuse dont les réveille trop tard le coup de foudre de la maladie. »

L'industrie pharmaceutique n'est-elle pas partie prenante dans cette réorganisation de la « vigilance » des malades (et des médecins), en modifiant elle-même la conceptualisation des troubles pathologiques ou prétendus tels ?

Une part importante du public « surinformé » présente de bonnes dispositions à connaître une angoisse à l'égard de la possible transformation d'un symptôme imaginaire, ressenti ou suggéré, en maladie avérée. Transformer un facteur de risque en maladie a été l'une des plus belles réussites de cette « école de pensée ». Ce fut le cas, par exemple, avec la médicalisation des émotions (syndrome dysphorique prémenstruel), de la ménopause ou de l'hyperactivité des enfants, la médicalisation du syndrome métabolique, la définition de la fibromyalgie, de la fatigue chronique, des jambes lourdes, etc. Les patients et leurs proches subissent ainsi une véritable fascination de la réponse pharmacologique à tous les maux de la société, du groupe, de la famille, de l'individu.

L'exemple du MÉDIATOR® prouve que l'invention des indications ne se borne pas aux seuls troubles psychosociaux ; les maladies métaboliques fournissent leur contingent de nouveaux symptômes. Les laboratoires Servier ont créé, en 1976, un nouveau concept thérapeutique, certes complexe, mais vraiment nouveau, en faisant dire à l'indication de MÉDIATOR®, lors de sa mise sur le marché : « Hypercholestérolémies et hypertriglycéridémies endogènes de l'adulte, isolées ou associées, lorsqu'un régime adapté et assidu s'est avéré insuffisant ou lorsque la cholestérolémie après régime reste élevée et/ou qu'il existe des facteurs de risque associés ; la poursuite d'un régime étant toujours indispensable. » Plus c'est gros, plus ça marche, serait-on tenté de dire.

Les laboratoires Servier ont donc mis sur le marché, en 1976, le MÉDIATOR®, en positionnant ce médicament en décalage avec sa réalité pharmacologique, présentant le principe actif, le benfluorex, comme traitement des hypertriglycéridémies et plus tard du diabète de type 2, et en minimisant, voire en dissimulant sa vraie nature d'amphétaminique. Le benfluorex est en effet un dérivé de la fenfluramine. Il a certes été largement délesté de ses effets psychostimulants mais ses effets coupe-faim ont été préservés, et freiner la prise alimentaire a forcément, avec la réduction des apports, des effets sur le métabolisme des sucres et des graisses.

La réalité était que le benfluorex ne présentait qu'une modeste originalité pharmacologique. Ce n'était qu'un précurseur de la norfenfluramine, un des métabolites du benfluorex. Or on savait que la norfenfluramine, nécessairement présente dans le sang après passage hépatique du benfluorex, était un puissant anorexigène dont les concentrations plasmatiques étaient homologues (lors de la prise de MÉDIATOR®) à celles que l'on pouvait enregistrer après ingestion de dexfenfluramine (ISOMÉRIDE®) ou de fenfluramine (PONDÉRAL®). Le benfluorex était d'ailleurs enregistré comme anorexigène par l'OMS, ce qui explique le suffixe « -orex » de sa dénomination commune internationale – contre laquelle Servier n'a rien pu faire !

La direction de la pharmacie et du médicament au ministère de la Santé puis l'Agence française du médicament, à partir de 1993, se sont montrées pendant des décennies très tolérantes à l'égard de cette spécialité pharmaceutique sans efficacité thérapeutique réelle. Elles semblent avoir été aveuglées par la prétention de Servier à faire de son médicament un traitement du diabète de type 2 ou des hypertriglycéridémies, comme par les dénégations de l'industriel quant au danger potentiel de la norfenfluramine, métabolite avéré du benfluorex. Les autorités sanitaires françaises n'ont pas vu (ou n'ont pas su ou voulu voir) que la grande parenté chimique et pharmacologique du benfluorex avec la fenfluramine et la dexfenfluramine aurait dû conduire à un retrait du marché, dès 1997, date à laquelle les deux autres médicaments coupe-faim, ISOMÉRIDE® et PONDÉRAL®, ont été retirés. Comment expliquer qu'il ait fallu attendre 12 ans de plus pour parvenir au retrait du MÉDIATOR® ? En dépit d'alertes nombreuses et répétées, MÉDIATOR® a pu franchir sans difficulté les divers filtres qu'auraient dû être les commissions d'AMM, les comités techniques, les commissions nationales de pharmacovigilance, les commissions de la transparence et les vagues successives de déremboursements. On ne comprend pas, par exemple, comment le MÉDIATOR® a pu échapper à la mise à l'écart des anorexigènes et des fenfluramines en 1995, sauf à comprendre que le benfluorex n'ait pas été considéré par l'AFSSAPS comme un anorexigène alors même que la Direction générale de la santé (ministère de la Santé) l'inscrivait sur la liste des anorexigènes qu'elle publiait pour en interdire l'usage dans les préparations magistrales. Quelle obstination (ou quel sentiment d'impunité) a-t-il fallu aux laboratoires Servier et à leur président pour affirmer sans vergogne, en 2011, alors qu'il était démasqué : « MÉDIATOR® 150 mg et les fenfluramines empruntent des voies métaboliques bien distinctes qui expliquent des activités pharmacologiques radicalement différentes. » C'était, bien sûr, totalement faux et indigne de la part d'un médecin, pharmacien, propriétaire du 2e groupe pharmaceutique français, auquel le président de la République venait de remettre les insignes des grands-croix de la Légion d'honneur (promotion du 1er janvier 2009).

La duplicité de l'industriel a été renforcée par la complicité de nombreux experts et l'insuffisance du système de pharmacovigilance, incapable d'analyser les graves risques apparus en termes de cardiotoxicité. Les laboratoires Servier savaient, depuis la fin des années 1960, que la fenfluramine provoquait expérimentalement des hypertensions artérielles pulmonaires chez l'animal, et des cas cliniques suspects avaient été décrits entre 1981 et 1992 puis régulièrement dénoncés. Alors que les chimistes et toxicologues connaissaient la parenté entre benfluorex et fenfluramine, qu'ils connaissaient l'existence d'un métabolite commun, la norfenfluramine mise en cause dans les cas d'hypertension artérielle pulmonaire, de 1995 à 2005, ce point ne fut jamais examiné par la pharmacovigilance française ou les autorités sanitaires.

Alors que les pouvoirs publics en Italie puis en Espagne procédaient au retrait de ce médicament, la Commission nationale de pharmacovigilance ne réagissait qu'en 2007 et ne proposa la suspension de l'AMM qu'en septembre 2009. Le 27 octobre 2009, un rapport préliminaire sur l'association entre benfluorex et valvulopathies cardiaques a été adressé à l'Agence du médicament et à la Direction générale de la santé par le médecin-conseil national de l'assurance-maladie. L'AMM de MÉDIATOR® fut suspendue un mois plus tard, mais, est-on tenté de dire, 12 ans trop tard...

Les ministres chargés des Affaires sociales et de la Santé ont géré avec lenteur et sans pertinence les aspects administratifs de cette affaire. Ainsi ont-ils échoué, en 2002, à faire baisser le taux de remboursement du médicament (de 65 à 35 %), comme cela était pourtant proposé par la direction de la Sécurité sociale. En France, les pouvoirs publics utilisent souvent la baisse du taux de remboursement pour « punir » un médicament dangereux, alors que le principe de santé publique voudrait qu'on l'interdise. Il faut dire que l'éclatement des responsabilités entre les différents acteurs publics de la chaîne du médicament et un système de commissions foisonnant, chronophage et donnant l'illusion de la transparence des dossiers a contribué à la difficulté de cette information des ministres. Le trop-plein d'interlocuteurs a parasité la rapidité et la transparence des décisions. Aujourd'hui encore, l'ANSM (Agence de sécurité des médicaments et produits de santé), la HAS (Haute Autorité de santé), le CEPS (Comité économique des produits de santé), la CNAMTS (Caisse nationale d'assurance-maladie des travailleurs salariés), la DGS (Direction générale de la santé), le cabinet du ministre (sans compter les commissions parlementaires) sont autant d'intervenants qui émettent des avis ou qui prennent des décisions sans se concerter, ou peu, et qui souvent se contredisent – ce qui ne permet pas d'établir un message clair, en particulier à l'égard des professionnels de santé. Tout cela fait le jeu d'industriels qui ont ainsi le champ libre pour une communication très orientée. Mais qui peut reprocher à un acteur d'être dans son rôle ?

L'affaire du MÉDIATOR® a donc tous les ingrédients d'un vrai scandale. L'industriel a constamment, et pendant plusieurs décennies, occulté des résultats pharmacologiques et toxicologiques en exerçant des pressions sur les acteurs décisionnels du système de santé, mettant en avant une argumentation fondée sur des contre-vérités. Il a ainsi obtenu la reconnaissance comme antidiabétique d'un médicament dont les propriétés thérapeutiques, au demeurant médiocres, reposent, au moins en partie, sur des propriétés anorexigènes.

Cette affaire a démontré la lourdeur d'un système, l'opacité de ses décisions et l'insuffisance de culture sanitaire qui ont conduit, une fois de plus, à privilégier l'intérêt de l'industriel au détriment de celui des malades. Les alertes sont venues de l'extérieur du système et non des éléments technico-administratifs qui auraient dû réagir depuis de nombreuses années. Elles furent sans cesse mises en doute et mêmes battues en brèches non seulement par l'industriel, mais aussi par les hauts fonctionnaires en charge de la santé, et pire, sans doute, par les sociétés savantes toutes « mouillées » par la compromission de nombre de leurs membres, parmi les plus influents. Cet ensemble malsain, où l'argent n'est pas loin mais où il n'est pas de seul moteur, laissant parfois la place à la flatterie, est fait de non-dits et de pesanteurs, de sourires entendus et de notes discrètes. Il traduit le sentiment d'appartenir à un monde organisé en technostructure intouchable, constituée de multinationales irresponsables (Servier est aujourd'hui une fondation assujettie au droit néerlandais), d'experts investis par eux-mêmes et dont le poids des liens d'intérêts a montré les limites d'un système incontrôlé, où les silences pèsent exagérément sur la transparence.

L'affaire du VIOXX®

Une opacité à géométrie variable

Au fil des décennies, l'industrie pharmaceutique n'a-t-elle pas fait supporter aux malades, parfois au détriment de leur sécurité, l'enjeu économique de la politique du médicament ? La transparence du raisonnement scientifique n'a-t-elle pas laissé place à l'opacité des contraintes financières ? Plus le retrait d'un médicament est précoce (avant AMM plutôt qu'après et le plus tôt possible dans les phases précliniques ou cliniques avant l'AMM), moins le coût de ce retrait est élevé. Or un industriel est nécessairement tenté de minimiser les risques sanitaires face au péril financier. Nécessairement, mais à quel prix ? Cette « confrontation » ne peut esquiver un enjeu éthique. Quels risques est-il légitime de prendre pour une minorité (de malades) pour quels bénéfices pour une majorité d'entre eux ? L'évaluation doit être précise, mais ce n'est pas si simple pour un effet indésirable rare. Pour autant, il n'est pas acceptable de tergiverser quand l'évidence de l'intérêt des patients n'est contrebalancée que par l'intérêt boursier des firmes.

La duplicité n'est pas une spécificité du « système français » ; c'est probablement la conclusion à laquelle le département de la Justice des États-Unis est parvenu, après avoir évalué les tenants et les aboutissants de l'« affaire VIOXX® ». Si l'on peut accepter d'assumer un effet indésirable fréquent mais bénin parce qu'il est cliniquement gérable, la question de la durée de l'observation durant laquelle l'évaluation du risque est effectuée, au moment des essais cliniques, mérite d'être posée. C'est en effet dans la durée et avec un nombre important de malades que l'observation d'un effet indésirable rare mais sévère peut être mise en évidence.

Le scandale est manifeste quand l'industriel ayant la maîtrise de la mise sur le marché « met en avant » les éléments favorables à la commercialisation alors même qu'il dissimule les données négatives qui permettraient à l'autorité qui évalue l'utilité de la mise sur le marché, de mesurer convenablement les avantages et les risques de ce médicament. C'est précisément ce qui s'est passé dans le cas du VIOXX®. On peut résumer ainsi l'enchaînement des événements.

VIOXX®, médicament anti-inflammatoire non stéroïdien, mis sur le marché en 1999, des deux côtés de l'Atlantique par la firme Merck pour le traitement de l'arthrose ou d'autres situations douloureuses, comme les dysménorrhées, représentait un espoir majeur pour la rhumatologie. Le lancement de cette nouvelle classe d'anti-inflammatoires, les inhibiteurs de cyclo-oxygénase de type 2 (COX-2), laissait espérer que leur moindre impact en matière d'effets secondaires digestifs allait offrir une marge d'action plus importante aux médecins souhaitant prescrire un anti-inflammatoire, en particulier chez les patients « à risque ». Les autres anti-inflammatoires non stéroïdiens (aspirine, naproxène, etc.) qui sont des inhibiteurs de l'autre cyclo-oxygénase, la COX-1, empêchent le mécanisme protecteur naturel de l'estomac d'agir au sein de la muqueuse. Inhiber son action nuit donc à l'estomac ; rester à l'écart de cette enzyme, c'est préserver cette défense naturelle de la muqueuse digestive. En pratique, on n'espérait pas davantage de soulagement pour les malades arthrosiques (nombreux, chroniques et assurés sociaux, ce qui est évidemment attractif pour les industriels de la pharmacie), mais les mettre moins fréquemment en danger, en particulier avec une baisse du risque ulcérogène et hémorragique. Cette amélioration supposée du rapport bénéfice/risque avait comme revers de la médaille une multiplication par cinq du coût de traitement journalier par rapport aux anti-inflammatoires de première génération. Qu'importe, puisque c'était là le prix de la sécurité !

C'est en novembre 1998 que le laboratoire Merck a déposé une demande d'AMM auprès de la FDA, après avoir étudié les effets de VIOXX® sur 5 400 malades. Peu après, une étude clinique dénommée VIGOR (*Vioxx Gastrointestinal Outcomes Research*) commençait. Huit mille malades étaient inclus afin d'évaluer le risque d'ulcères gastro-intestinaux consécutifs à l'utilisation de ce médicament, en comparaison avec l'utilisation du naproxène, un anti-inflammatoire de référence. Notons que, presque simultanément (en février 1999), VIOXX® faisait l'objet d'un autre essai visant à évaluer son intérêt dans la maladie d'Alzheimer ; on commençait en effet à mettre en avant ce formidable marché de la démence sénile… dans les conseils d'administration des firmes pharmaceutiques.

Bénéficiant d'une importante couverture marketing, VIOXX® a été très largement prescrit dès son lancement, avec ce formidable vecteur publicitaire d'une minimisation des risques par rapport aux autres anti-inflammatoires non stéroïdiens. On a ainsi compté, peu après sa commercialisation, jusqu'à 80 millions de malades dans le monde, recevant, au début des années 2000, ce médicament si intéressant.

Dès octobre 1999, les premiers résultats intermédiaires de l'étude VIGOR tombaient et confirmaient tout le bien que l'on devait penser de ce médicament et plus généralement de cette nouvelle classe qu'on allait bientôt familièrement et abusivement appeler « coxibs ». C'était plus qu'encourageant : comme prévu, on notait moins d'ulcères digestifs, moins de saignements… Malheureusement, les choses allaient se gâter quelques semaines plus tard, en novembre 1999, lors du deuxième meeting du groupe « vigilance » (*Data Safety Monitoring Board,* DSMB) de l'étude VIGOR. Le rapporteur de ce groupe soulignait que, sur 4 000 malades prenant VIOXX®, on avait pu en compter 79 qui avaient présenté un accident cardio-vasculaire, dont certains en étaient morts, alors qu'ils n'étaient que 41 dans le groupe traité par naproxène, le médicament de comparaison. Le panel indiquait que ces effets étaient « déconcertants ». Certes, leur nombre était

« faible », et on décida de poursuivre l'étude en prenant rendez-vous pour le mois suivant… Le verdict tombait. Il fallait mettre un terme à l'essai VIGOR.

Un article résumant les résultats obtenus par l'essai clinique était quand même adressé au prestigieux *New England Journal of Medicine*. On apprit, par la suite, que cet article n'incluait que 17 des 20 malades ayant eu une crise cardiaque au cours de l'essai. Cette anomalie fut signalée par la statisticienne Deborah Shapiro à la responsable des essais chez Merck, Alice Reicin, mais il fallut attendre la mi-octobre 2000 pour que Merck évoquât ces trois accidents auprès de la FDA, mais sans en informer la rédaction du journal, qui publia les résultats de l'étude VIGOR en minimisant (à son insu ?) les effets cardio-vasculaires de l'anti-inflammatoire.

Dix-huit mois après la mise sur le marché de VIOXX®, les études et enquêtes commençaient à s'accumuler, pointant du doigt ce médicament. Autant d'éléments qui encourageaient la FDA à faire modifier, en avril 2002, l'information relative à VIOXX®, en incluant les risques cardio-vasculaires, tout en soulignant l'intérêt de cet anti-inflammatoire en raison du moindre risque d'ulcères digestifs. Pourtant, de son côté, en avril 2004, l'Agence européenne du médicament annonçait avoir revu l'ensemble des données concernant les coxibs. La baudruche allait-elle se dégonfler ? « Les données disponibles n'ont pas montré d'avantage gastro-intestinal pour les inhibiteurs de la COX-2 par rapport aux AINS conventionnels », concluait l'Agence basée à Londres. Au plan cardio-vasculaire, elle constatait que « les inhibiteurs de la COX-2 pourraient même présenter un léger désavantage de sécurité par rapport aux AINS conventionnels ». Pour autant, les autorités américaines, comme les autorités européennes ou françaises, restaient spectatrices, même si elles préconisaient le renforcement des mises en garde.

En septembre 2004, Merck indiquait à la FDA qu'au décours d'une étude visant à évaluer l'effet de VIOXX® sur la diminution du risque de polypes intestinaux – *Adenomatous Polyp Prevention on Vioxx* (APPROVe) –, on était contraint de constater que, dans le groupe traité par le médicament pendant 18 mois, le risque cardio-vasculaire était doublé (3,5 % d'infarctus du myocarde dans le groupe traité par VIOXX® contre 1,9 % dans le groupe placebo). Ces résultats ne furent jamais publiés, mais on assista, médusé, au retrait du médicament le 30 septembre 2004. Comment s'était-on débrouillé pour ne rien voir arriver plus tôt ? Et surtout pour ne rien faire ? En réalité, l'affaire était entendue depuis quelques mois déjà, car la firme savait depuis longtemps que, à raison de 10 à 30 morts par jour, la facture pénale risquait d'être très rapidement démesurée. Merck décida donc le retrait mondial de VIOXX® avant que les événements ne lui échappent complètement.

Jeffrey Drazen, le charismatique rédacteur en chef du *New England Journal of Medicine*, publia en mars 2005 un éditorial en forme de réquisitoire, indiquant que si l'allégation de diminution des effets indésirables digestifs (risque d'ulcères gastroduodénaux) avait été démontrée à six mois, elle ne l'était plus à un an. La théorie de la sélectivité des effets indésirables liée à une cible d'action spécifique, les cyclo-oxygénases de type 2, n'avait que peu de poids par rapport à une tolérance clinique en « vraie grandeur » de mauvaise qualité. Le modèle théorique était mis à mal par la pratique clinique. L'essai VIGOR était presque trop clair, malheureusement en défaveur de VIOXX® : il existait bien une différence significative entre le nombre d'infarctus du myocarde observés entre le groupe traité par VIOXX® et le groupe traité par naproxène. Pas étonnant, avait répondu dans un premier temps l'industriel : naproxène a un effet cardioprotecteur ! C'était évidemment impossible à vérifier en l'absence d'un groupe placebo. Ce qui intéressait l'industriel était la démonstration d'un moindre impact sur la muqueuse digestive et non l'évaluation de la toxicité ou de la protection cardio-vasculaire. C'était là, à l'évidence, un nouvel enfumage de la part de l'industriel : aucune donnée ne permettait de conclure à l'effet protecteur du naproxène sur le myocarde ou les coronaires. N'est pas aspirine qui veut !

On ne peut manquer de s'interroger sur les raisons pour lesquelles la FDA aux États-Unis puis l'AFSSAPS en France ont accordé tardivement une nouvelle indication à VIOXX® dans le traitement des douleurs de la polyarthrite rhumatoïde malgré l'accumulation des doutes sur la bonne foi du fabricant. La Commission de transparence constatait que l'apport de VIOXX® en matière de sécurité digestive était « minime » mais avançait l'argument (rengaine déjà éprouvée) selon lequel l'essai VIGOR n'avait pas comme objectif d'évaluer les effets indésirables mais l'efficacité... au point de négliger les résultats sur la mortalité globale des patients recrutés par l'essai. Il n'en demeurait pas moins que, dans le début des années 2000, c'était plus de 100 millions par an que l'assurance-maladie déboursait pour rembourser ce médicament dangereux grâce à une force de vente musclée et des médecins pour le moins naïfs. Malheureusement, un piège mortel s'était refermé depuis longtemps sur des dizaines de milliers d'entre eux.

Les enquêtes menées aux États-Unis ont permis d'apprendre que, dès le 1er décembre 1999, les résultats relatifs au risque cardio-vasculaire – doublé par rapport au naproxène – avaient été délibérément minimisés par l'industriel. Le débat houleux qui avait éclaté entre, d'une part, le président du DSMB (*Data and Safety Monitoring Board*), comité d'évaluation de l'essai clinique théoriquement indépendant, Michael Weinblatt, la statisticienne « maison », Deborah Shapiro et Alise Reicin (aujourd'hui vice-présidente de la recherche clinique Merck) ne bénéficia pas aux malades, mais aux actionnaires. Alors qu'en janvier 2000, le professeur Weinblatt (qui possédait pourtant selon les enquêteurs un portefeuille d'actions Merck) poussait à ce qu'on prenne rapidement une décision, la firme rechignait à s'engager davantage et souhaitait attendre d'autres résultats cliniques avant de poursuivre l'analyse des troubles cardio-vasculaires.

Ce qui ne fut effectué qu'en février 2000, date à laquelle le professeur Weinblatt acceptait de devenir conseil officiel de Merck avec un contrat privé avec l'industriel. Face aux enquêteurs, la défense du DSMB devait reposer sur la difficulté de trancher entre, d'une part, un effet cardiaque délétère de VIOXX® et, d'autre part, un éventuel effet protecteur de naproxène. Une étude publiée par des cardiologues de Cleveland allait pourtant démentir cette assertion dès le mois d'août 2001 : si le rofécoxib et le célécoxib sont davantage cardiotoxiques qu'un placebo, le naproxène n'est en revanche pas le médicament cardioprotecteur allégué par Merck pour protéger son VIOXX®.

En décembre 2004, le journal *Lancet* affirmait que VIOXX® aurait dû être retiré du marché plusieurs années plus tôt. Les auteurs de l'article, des médecins suisses (dirigés par Matthias Egger), avaient étudié 18 essais cliniques randomisés et 11 études observationnelles. À la fin de 2000, 52 infarctus du myocarde pour 20 742 patients avaient permis de décrire un risque relatif de 2,3 (augmentation du risque 130 %) par rapport aux malades traités par placebo ou au moyen d'un autre anti-inflammatoire. VIOXX® aurait dû être arrêté quatre ans plus tôt.

Le retrait de VIOXX® soulevait en réalité des questions sur l'ensemble de la classe des inhibiteurs de COX-2. S'agissait-il d'effets indésirables spécifiques de VIOXX®, ou bien la classe thérapeutique des anti-COX-2 était-elle entièrement concernée ? Dix ans plus tard, deux inhibiteurs de COX-2 restaient sur le marché français : CELEBREX® (célécoxib), commercialisé par Pfizer, et ARCOXIA® (parécoxib), commercialisé par... Merck.

Malgré une durée de vie limitée de 5 ans de commercialisation, 80 millions de malades dans le monde avaient reçu un traitement par VIOXX®, ce qui avait rapporté 2,5 milliards de dollars à Merck. La même année, l'industriel provisionnait 970 millions de dollars pour faire face à d'éventuelles plaintes. On estimait en effet que VIOXX®, aux seuls États-Unis, était à l'origine de 88 000 infarctus du myocarde causant plus de 30 000 décès. En réalité, à ce jour, les *class-actions* menées par les plaignants américains représentent une somme réclamée d'un montant voisin de 5 milliards de dollars. Ainsi, par exemple, la veuve texane d'une « victime de VIOXX® » aura été indemnisée, en août 2005 à hauteur de 229 millions de dollars de dommages et intérêts pour avoir causé « angoisse » et « perte d'un être cher »... et même très cher pour Merck.

Les dépôts de plaintes judiciaires s'accumulaient par milliers. « On ne se plaint pas forcément parce que le médicament était moins anodin que ce que les laboratoires ont bien voulu nous dire, arguaient les malades, mais parce que le laboratoire nous a trompés en mentant à nos médecins. » Apprendre effectivement que les auteurs d'articles scientifiques, supposés motivés par des considérations essentiellement éthiques, et au-dessus de tout soupçon, ont délibérément menti et omis de publier certaines informations qui étaient en leur possession avait de quoi choquer et révolter des malades ou leurs proches. Cette évidence ne fut pas reconnue par la firme Merck dont l'entêtement dura jusqu'en novembre 2007, date à laquelle, sans pour autant reconnaître les faits, elle accepta d'indemniser les victimes à hauteur de 4,85 milliards de dollars. Plus récemment, et comme un coup de grâce, en novembre 2011, Merck dut payer une amende fédérale de 950 millions de dollars pour avoir fait la promotion de VIOXX® dans la polyarthrite rhumatoïde, avant même que cette indication ne soit reconnue par la FDA. Cette fois, Merck plaida coupable, mais le mal avait été fait depuis longtemps.

Ce que chacun retient, c'est que ni le laboratoire Merck ni la FDA n'ont été à la hauteur de leurs responsabilités. L'autorisation de mise sur le marché a été accordée à Merck avant même que l'essai VIGOR n'ait été communiqué. Les données cardio-vasculaires insérées dans l'article du *New England Journal of Medicine* ont été incomplètement publiées. Alors qu'il aurait fallu conduire un essai spécifiquement dédié à l'évaluation du risque cardio-vasculaire, la FDA, comme d'autres agences, n'a pris aucune initiative en matière de complément d'information. Plus grave encore, il est apparu que 10 des 32 membres du groupe d'experts ayant participé à la réunion ayant mis VIOXX® sur le marché aux États-Unis avaient des liens financiers avec les fabricants d'inhibiteurs COX-2.

Sur les 30 votes exprimés par ces 10 membres sur la poursuite de la commercialisation du rofécoxib, du célécoxib et du valdécoxib, 28 étaient en faveur de l'exploitation de ces médicaments. Sur les 66 voix des 22 autres membres, seuls 37 ont favorisé la commercialisation des médicaments. Si les 10 membres en question n'y avaient pas participé, le comité aurait voté à 12 contre 8 pour retirer le valdécoxib et 14 à 8 le rofécoxib. Il est à noter que le détail des votes n'est accessible, en France, que depuis la refonte du règlement intérieur de l'ANSM, en 2012. Ces détails montrent, s'il en est besoin, que la notion d'expert indépendant peut facilement se dissoudre dans la « soupe » des intérêts financiers.

La corruption entachait donc manifestement les décisions de la légendaire instance américaine du médicament. Comment interpréter cette attitude des agences sanitaires ? S'agit-il d'un aveuglement ? d'une incapacité à s'engager dans la voie de l'intégrité ? d'un comportement manifestement frauduleux de la part des industriels ? Merck avait effectivement ancré sa communication dans le mensonge, en publiant un communiqué le 22 mai 2001 indiquant la confirmation de l'innocuité cardio-vasculaire de son éphémère « blockbuster » : « Sur 30 000 malades, il n'y a pas de différence dans l'incidence des événements cardio-vasculaires, tels qu'infarctus du myocarde, en cas de prise de VIOXX®, d'autres anti-inflammatoires non stéroïdiens ou de placebo. »

Les milliers de morts du VIOXX® s'ajoutent malheureusement à de nombreuses et funestes cohortes de patients décédés. Affaire après affaire, la liste s'allonge de ces situations qui désespèrent les malades, leurs familles et tous les médecins et pharmaciens qui, confiants, prescrivaient et dispensaient en toute bonne foi des médicaments vecteurs de maladies et parfois de mort. S'il n'est pas question d'imaginer, dans un monde de progrès, que l'innovation thérapeutique soit sans aucun risque, alors, cette prise de risque doit être mesurée, pesée et faire l'objet d'une information des partenaires C'est ce que font toujours des millions de prescripteurs au bénéfice de centaines de millions de malades. Les choses sont en revanche inacceptables quand le silence et la dissimulation l'emportent sur la communication et la transparence.

Témoignage de Gilles Johanet

Ancien directeur de la Caisse nationale de l'assurance-maladie (CNAM) à deux reprises entre 1989 et 1993 et entre 1998 et février 2002, ancien président du CEPS (Comité économique des produits de santé), procureur général près de la Cour des comptes

Pourquoi est-ce apparemment si difficile de prévenir un « scandale sanitaire » provoqué par un médicament ou un dispositif médical ?

Il n'y a aucune singularité du médicament dans ce domaine, la situation est la même pour tout le secteur de la santé.
Le domaine de la santé n'est pas piloté, il est peu évalué. Paradoxalement, le secteur du médicament est le segment le plus évalué de tout le système de soins, tout simplement parce que c'est le seul marché totalement mondialisé. Prévenir un scandale sanitaire provoqué par le médicament est quasi impossible aujourd'hui, tout simplement parce que le système ne le permet pas. C'est même étonnant qu'il n'y ait pas plus de scandales ! La pharmacovigilance ne fonctionne pas, comme les Assises du médicament l'ont souligné. Les déclarations des médecins libéraux demeurent très rares et la culture de santé publique, de prévention, de vigilance est encore très récente.

Le millefeuille français ASM, HAS, CEPS n'est-il pas un obstacle à plus de transparence ?

Ce n'est pas le millefeuille qui est un obstacle à la transparence, mais le fait que les champs de compétences se recouvrent. On pourrait parfaitement imaginer que la sécurité sanitaire relève de la compétence de l'ANSM, l'efficacité et les indications thérapeutiques de la HAS et le prix de l'efficience du CEPS.

Comment expliquer que le monde politique et l'industrie pharmaceutique soient autant liés ?

Ce n'est plus vrai maintenant. Certes il peut exister des liens entre tel député et tel laboratoire, mais les appareils politique et administratif sont indépendants de l'industrie pharmaceutique. D'ailleurs, je souhaiterais que les industriels soient plus écoutés afin d'élaborer une politique industrielle du médicament. Notre pays est extraordinaire : il se plaint à longueur de journée du déclin de son industrie et abandonne l'une des rares qui lui restent.

Peut-on limiter la consommation de médicaments ?

Bien sûr. On répète toujours que les Français sont les plus gros consommateurs de médicaments au monde, mais on ne dit jamais que les médecins français sont les plus gros prescripteurs. Le médecin français n'est pas responsable de sa prescription : il est libre de prescrire ce qu'il veut à n'importe quel prix sans en supporter les conséquences, ce qui est très différent de son confrère allemand ou anglais qui, en revanche, a des enveloppes à respecter. L'argument éthique – la liberté de prescription – qui est mis en avant depuis 30 ans finit par manquer de crédibilité, alors qu'à l'inverse les énormes gaspillages privent certains patients d'autres traitements. Cette dérive n'est toutefois jamais remise en cause. Si, en Allemagne, la rosuvastatine (CRESTOR®) représente moins de 3 % des prescriptions de statines et en France 30 %, c'est dû au fait que les laboratoires font leur travail, c'est-à-dire vendre le plus possible, mais que les pouvoirs publics français ne font pas le leur, qui est de maîtriser les dépenses. Certes, la direction de la Caisse nationale d'assurance-maladie a passé des contrats d'objectifs de santé publique avec les médecins, mais la part de la prescription y est faible. Il faut le dire clairement : on ne veut pas que les médecins soient responsables de leur prescription.

Qui est ce « on » ?

L'État et les gouvernements successifs ! L'étude des tableaux statistiques d'activité des praticiens est révélatrice. On constate que 5 % « déraillent » en prescrivant beaucoup trop. Que fait-on ? Rien : si la Sécurité sociale n'est pas contente de ces médecins, elle n'a pas le droit de les exclure, c'est-à-dire de les déconventionner. La seule solution envisageable, ce sont des contentieux qui peuvent durer en moyenne 3 ans. Il faut signaler une autre aberration : l'assurance-maladie continue à subventionner un dermatologue qui s'installe en PACA alors que dans cette région il y a plus de dermatologues que dans tout le Royaume-Uni.

On assiste en France à un gaspillage organisé. Il y a une tradition française très solidement établie, et particulièrement forte dans le domaine de la santé, qui consiste pour éliminer la rente à obtenir l'accord du rentier. Ainsi on paie les pharmaciens pour qu'ils substituent les génériques aux médicaments princeps mais chaque fois que le générique fait gagner 2 euros à la Sécurité sociale on en donne 1 au pharmacien. De même, quand la Cour des comptes affirme qu'on pourrait gagner 500 millions d'euros en réajustant les tarifs de biologie à la baisse, un mois après, la CNAM passe un accord avec les biologistes leur garantissant les tarifs sur 3 ans. Cela veut dire que, même si on fait un énorme effort pour rétablir l'équilibre de la Sécurité sociale, les biologistes en seraient exonérés, alors que ce sont parmi les plus hauts revenus.
Le drame est que l'État n'est pas capable d'établir une vraie orientation permettant un dialogue avec les professionnels et en particulier avec les médecins. Le lobby des médecins est d'autant plus inflexible qu'au fond il sait parfaitement que l'État n'a pas de ligne directrice mais uniquement des incertitudes. Confier son avenir à une incertitude...
Je réalise à quel point ce que je vous dis peut vous paraître paradoxal mais le secteur qui a le plus bougé depuis 15 ans, c'est celui du médicament non pas sous l'effet d'une quelconque vertu, mais tout simplement parce que c'est le seul secteur mondialisé.

Pourquoi le montant de la rétrocommission versée à la Sécurité sociale par l'industrie en cas de dépassement des objectifs de vente est-il tenu secret ?

Le prix du médicament affiché n'est pas forcément le vrai prix. La rétrocommission versée à la Sécurité sociale par l'industriel en cas de dépassement des objectifs de vente pourrait parfaitement être rendue publique – elle l'est en grande partie. D'ailleurs, elle ne fonctionne pas ou très peu ; elle est même faite pour ne pas fonctionner. La véritable rétrocommission, ce n'est pas cela, c'est la rétrocommission versée à la première boîte d'un médicament donné, c'est-à-dire la remise occulte consentie à l'assurance-maladie. Imaginons, par exemple, que le laboratoire demande 50 000 euros pour le SOVALDI®, mais qu'il précise immédiatement être prêt à accepter de faire une remise à la Sécurité sociale pouvant être de 15 000 euros. Le prix réel n'est donc plus de 50 000 mais de 35 000 euros. La différence reste secrète. Pourquoi ? Pour que les pays étrangers continuent à payer 50 000 euros, et je peux vous dire que, par exemple, les Allemands nous envient ce système. Les autres pays n'ont pas recours aux rétrocommissions. Ce système constitue un avantage pour la France, il est important de le préserver et de ne pas rendre trop rapidement public le montant des remises. On sait que cela ne pourra pas durer, mais le jour où les montants seront dévoilés, ils devront disparaître.

Comment analysez-vous la lente dérive du système vers les assurances privées complémentaires, malgré des surcoûts de gestion et la fragilisation des principes d'égalité et de solidarité ? Pourquoi ne pas envisager un panier de soins limité, remboursé à 100 % par la Sécurité sociale, et des assurances « supplémentaires » pour ceux qui le souhaitent ?

À mon sens, définir le contenu du panier de soins est trop difficile pour l'État. Il va devoir prendre des décisions terribles d'élimination de produits et d'actes de la gamme remboursable et il ne le ferait pas bien.
Je crois que ce qui serait réellement révolutionnaire, si on y parvient, c'est l'accès aux données de soins. Ce qui implique que les complémentaires puissent avoir accès aux données de soins, afin de savoir ce qu'elles remboursent.

Il faudrait donc donner aux complémentaires de santé le moyen d'être efficaces mais pas à la Sécurité sociale ?

Quel rêve ce serait que de voir la Sécurité sociale enfin dotée d'outils efficaces... Si on est politiquement capable d'augmenter les prélèvements obligatoires de 3 points, la Sécurité sociale peut remplacer les complémentaires. Mais le système est aujourd'hui cassé. On l'a laissé se dégrader de façon quasi irréversible. Nous assistons à une concentration des dépenses sur 9 millions de personnes, ce qui devient totalement problématique : 4 millions de CMU et 5 millions (sur les 9) d'ALD (affection de longue durée) qui représentent maintenant 75 % de la croissance des dépenses et un peu plus de 60 % du stock. Cela veut dire que chaque fois que nous faisons 2 à 3 milliards d'économies, nous demandons ces économies aux personnes qui ne consomment pas mais qui sont tout de même 50 millions. Pour elles, le taux de remboursement des soins de ville par l'assurance-maladie est inférieur à 50 %.
Si l'État continue à ne pas contrôler les dépenses, comment maintenir une prise en charge à 100 % des ALD ?
Aujourd'hui, l'État n'ose pas fermer les services des hôpitaux sans patients. Nous nous trouvons face à un système d'irresponsabilité généralisée. La France est le seul pays au monde où le champ d'action des complémentaires est le même que celui de l'assurance-maladie obligatoire.

Il a fallu 20 ans de combat pour que l'assurance-maladie obligatoire ait le droit de savoir ce qu'elle rembourse sans avoir le droit de sélectionner les actes et les médicaments. À l'inverse, l'assurance-maladie complémentaire n'a pas le droit de savoir ce qu'elle rembourse mais elle a celui de le sélectionner. Les deux sont impuissantes.

La solution pourrait être de donner aux complémentaires le droit de savoir ce qu'elles remboursent et de donner à la Sécurité sociale le droit de sélectionner. Les deux pourraient ainsi devenir performantes.

Je préconiserais également un accès aux données de soins pour faciliter les études post-AMM qui sont de plus en plus demandées aux laboratoires. Mais comme ce n'est pas autorisé, ces derniers sont obligés de réaliser des études qui coûtent très cher, en les finançant par une augmentation du prix des médicaments. L'accès aux données de soins est seulement possible lorsque l'étude est confiée à l'Inserm. La France dispose de la plus grande base de données du monde (le SNIIRAM), mais avec un accès particulièrement restreint. Pourtant, tout le monde devrait pouvoir consulter ces données à la condition de mettre en place des contrôles.

Il conviendrait d'être extraordinairement exigeant vis-à-vis des complémentaires pour qu'elles soient efficaces. L'assurance-maladie doit avoir le droit de sélectionner ce qu'elle rembourse. Cette distinction entre le décideur et le payeur est d'une absurdité totale. La Sécu doit pouvoir décider si elle veut ou ne veut pas de tel ou tel médecin, kinésithérapeute, ou hôpital. Le conventionnement sélectif est basique : « Vous voulez vous installer à Nice, installez-vous à Nice cher ami, je ne vous conventionne pas. »

Si on ne se reprend pas maintenant, la privatisation rampante sera inéluctable.

Quelle régulation ?

Gilles Johanet, ancien directeur de la Caisse nationale de l'assurance-maladie (CNAM), a toujours été partisan d'une régulation de l'« offre de soins », en limitant le nombre de médecins grâce à un numerus clausus sévère. De 1996 à 2003, la Sécurité sociale a même versé des indemnités pour inciter les médecins à cesser leur activité de façon anticipée (à partir de l'âge de 57 ans) dans l'espoir de réduire ainsi la « pléthore médicale ». Douze mille médecins ont bénéficié de cette procédure. N'ayant pu obtenir l'accord de la ministre de la Santé sur son plan stratégique, notamment en faveur d'un conventionnement sélectif des médecins par la Sécurité sociale en fonction des besoins géographiques, Gilles Johanet démissionne en 2002 de son poste de directeur de la Caisse nationale d'assurance-maladie (CNAM) et rejoint les Assurances générales de France (AGF).

En 2006, à son initiative, les AGF proposent de créer une complémentaire santé dite d'Excellence pour 12 000 euros par an et par personne, les soins les plus lourds, comme la chirurgie, restant à la charge de la Sécurité sociale. Un réseau de 200 médecins triés sur le volet est constitué. Face au tollé général, le projet ne verra jamais le jour. Ce qu'il n'avait pas obtenu à la tête de la CNAM, à savoir la régulation de l'activité des médecins par le financeur public, Gilles Johanet comptait l'obtenir grâce à la puissance financière d'un assureur privé. Sa proposition provocante reviendra si les assurances privées dites « complémentaires » (mutuelles et compagnies d'assurances à but lucratif) obtiennent du législateur le droit de conventionner sélectivement les médecins, se transformant ainsi en organisateurs du système de soins.

Gilles Johanet a le mérite de poser de façon tranchée le problème de la régulation du système de soins : régulation publique de l'offre ou régulation privée de la demande ?

La régulation publique de l'offre suppose de définir un « panier de soins » universel pris en charge à 100 %, mais limité, ne remboursant, par exemple, les médicaments princeps d'une classe qu'au tarif des médicaments génériques et ne remboursant pas les médicaments sans aucune amélioration du service médical rendu (*soulignons à ce propos que ce ne sont pas les 4,5 millions de bénéficiaires de la CMU-C pris en charge à 100 % qui « coulent » la Sécurité sociale puisque leurs dépenses de santé sont estimées à 10 milliards pour un budget de la Sécurité sociale de près de 180 milliards*). Il n'y aurait donc plus d'assurance complémentaire mais seulement des assurances supplémentaires pour les soins non inclus dans le « panier de soins » financé par la solidarité. La régulation privée de la demande repose sur le « recentrage » de la Sécurité sociale sur les patients les plus pauvres et sur ceux ayant les soins les plus coûteux, avec une augmentation du reste à charge pour les autres patients qui devront le payer soit directement de leur poche, soit indirectement par le biais des assurances privées (qu'elles soient mutualistes ou à but lucratif). Les conséquences sont connues : suppression de la prise en charge à 100 % au titre des ALD pour 4 millions de patients, diminution de la part publique des dépenses de santé, mais augmentation importante de la part privée, augmentation des inégalités sociales de santé et remise en cause de la solidarité par les personnes bien portantes appartenant aux classes moyennes, estimant devoir payer deux fois, une fois pour la solidarité et une fois pour elles et leur famille. On comprend mieux l'hostilité à l'ObamaCare d'une partie importante des Américains. Il existe en effet un lien entre la structure (publique/privée) de la dépense et le montant total des dépenses de santé. Aux États-Unis, la dépense est à 50 % publique et 50 % privée et les dépenses globales de santé atteignent 18 % du PIB. En Angleterre, la dépense est à plus de 90 % publique et la dépense globale est de 9 % du PIB. En France, la dépense est pour 75 % publique et pour 25 % privée, la dépense globale étant de près de 12 % du PIB. Finalement, la dépense publique est pratiquement identique dans les trois pays, aux environs de 9 % du PIB.

Pr André Grimaldi

Les amendes payées par l'industrie pharmaceutique : marqueurs d'une ambiance délétère

Outre les indemnités versées aux victimes de ces médicaments dangereux, la liste des amendes payées par l'industrie pharmaceutique aux autorités américaines est édifiante.

• *Janvier 2009 :* le laboratoire Eli Lilly est condamné à 1,42 milliard de dollars d'amende pour avoir réalisé la promotion de son médicament antipsychotique, l'olanzapine (ZYPREXA®), dans le traitement de certaines anomalies du comportement d'enfants et d'adolescents et dans le traitement de démences séniles auprès des médecins généralistes alors que rien ne permettait de justifier de telles indications. Le laboratoire a d'ailleurs plaidé coupable. Présentée comme ayant moins d'effets indésirables que les antipsychotiques traditionnels comme la chlorpromazine (LARGACTIL®) ou l'halopéridol (HALDOL®), l'olanzapine était toutefois mise en cause dans un article publié en octobre 2009.

• *Septembre 2009 :* Pfizer doit régler 2,3 milliards de dollars (l'amende la plus élevée de l'histoire pénale américaine) pour avoir fraudé et menti au moment de la commercialisation du valdécoxib (BEXTRA®) en faisant la promotion de ce médicament à une posologie dangereuse dans le traitement des douleurs aiguës, alors que cette indication n'avait pas été reconnue dans l'AMM du médicament. Au demeurant, BEXTRA® avait été retiré du marché en avril 2005 pour la même raison que VIOXX®, son congénère « coxib », lui aussi dénoncé pour sa toxicité cardio-vasculaire. En l'occurrence, on a pu constater que les malades qui avaient reçu ce médicament avaient 2,2 fois plus souvent que les autres groupes de patients dû « bénéficier » d'une opération de chirurgie cardiaque ! Un cadre de la direction médicale de Pfizer a même été condamné pour avoir détruit des dossiers « sensibles ». En revanche, six « lanceurs d'alerte » reçurent une prime de 102 millions de dollars.

• *Avril 2010 :* AstraZeneca fait l'objet d'une amende de 520 millions pour avoir assuré la promotion de SEROQUEL® (quétiapine), un médicament antipsychotique mais également utilisable dans les troubles bipolaires. La firme est accusée d'avoir présenté le médicament comme utile au traitement de l'agressivité, des troubles du sommeil, de l'anxiété et de la dépression, alors que son AMM n'a été validée que pour le traitement des psychoses. Tout en niant la réalité de ces accusations, l'industriel a accepté l'amende.

• *Mai 2012 :* les laboratoires Abbott font l'objet d'une amende de 1,5 milliard de dollars pour avoir organisé la promotion illégale de DÉPAKOTE® dans un cadre hors AMM qui alléguait au profit de ce médicament, et sans preuves, la propriété de pouvoir traiter l'agressivité et l'agitation chez le sujet âgé dément. La firme a également reconnu avoir présenté sans fondement le médicament comme alternative possible dans le traitement de la schizophrénie.

• *Juillet 2012 :* les laboratoires GlaxoSmithKline (GSK) sont condamnés à verser une amende criminelle de 3 milliards de dollars pour avoir fait la promotion de la paroxétine (DEROXAT®), du bupropion (ZYBAN®) et de la rosiglitazone (AVANDIA®) en dehors des indications reconnues de l'AMM. La paroxétine, notamment, faisait l'objet d'une promotion commerciale dans le traitement de la dépression de l'adolescent et de l'enfant, le bupropion faisait l'objet d'une promotion dans l'obésité comme coupe-faim et la rosiglitazone avait fait l'objet d'une minimisation délibérée de son risque cardio-vasculaire.

• *Juillet 2012 :* les laboratoires Sanofi paient la modeste amende de 109 millions de dollars pour avoir fait don à un certain nombre de médecins d'échantillons d'une solution viscoélastique d'acide hyaluronique pour injection intra-articulaire afin d'encourager les médecins à le prescrire.

• *Octobre 2012 :* les laboratoires Boehringer Ingelheim reçoivent une amende de 95 millions de dollars pour avoir organisé la promotion de certains médicaments de leur gamme en dehors des indications autorisées par leur AMM : prévention primaire des AVC par AGGRENOX® (aspirine, dipyridamole) alors que seule la prévention secondaire était admise par la FDA ; le marketing d'ATROVENT® (ipratropium) et de COMBIVENT® (ipratropium et albuterol) est également stigmatisé car la firme indique dans sa notice que les anticholinergiques sont « essentiels » pour le traitement de la BPCO, ce qui n'est pas exact. Quant à MICARDIS®, les éléments promotionnels surévaluent l'intérêt du médicament antihypertenseur et sous-évaluent, selon la FDA, ses effets indésirables.

• *Décembre 2012 :* Amgen accepte de payer une amende de 762 millions de dollars en raison d'une plainte du département de la Justice à l'égard de la commercialisation d'un certain nombre de médicaments comme ARANESP® (darbépoétine, EPO) dont la firme Amgen a assuré la promotion à une posologie supérieure à celle qui avait été approuvée par la FDA et, pour partie, en dehors des indications reconnues par l'AMM.

• *Juillet 2013 :* les laboratoires Johnson & Johnson acceptent de régler 2,2 milliards de dollars dans le cadre d'une poursuite relative à trois médicaments : RISPERDAL® (rispéridone), INVEGA® (palipéridone), NATRÉCOR® (nésitiride). Le département de la Justice accuse la firme d'avoir fait la promotion de ces médicaments dans un cadre non reconnu par l'AMM : démences séniles des personnes hébergées en institutions. Pour faciliter la prescription, la firme offrait des ristournes aux prescripteurs et à la principale chaîne d'établissements d'hébergement pour personnes âgées (Omnicare Inc.). L'industriel a admis avoir évoqué d'autres indications que les psychoses alors que le médicament n'avait d'indication que dans la schizophrénie.

Scandales sanitaires et scandales déontologiques

Un autre type de scandale très particulier doit être dénoncé, celui qui se manifeste parfois quand un scientifique compromet sa rigueur intellectuelle et son intégrité morale, au mieux pour faire plaisir, souvent pour s'enrichir, en publiant des informations erronées profitables à l'industriel. C'est ainsi qu'il faut analyser ce qui a été révélé autour des travaux scientifiques publiés dans le cadre des essais cliniques de médicaments de l'hypertension artérielle.

L'histoire débute avec la découverte, dans les années 1980, d'un nouveau mécanisme d'action possible pour les médicaments anti-hypertenseurs, liée au fait qu'on observe qu'une nouvelle famille de molécules modère l'élévation de la tension artérielle consécutive à l'administration d'angiotensine II chez le rat. Ces travaux ont donné naissance au losartan (COZAAR®), approuvé aux États-Unis, dès 1995, pour le traitement de l'hypertension artérielle. Depuis, une demi-douzaine d'autres médicaments répondant du même mécanisme d'action ont été mis sur le marché. Rappelons que la modification de ce système rénine-angiotensine est l'un des moyens permettant de réduire non seulement l'hypertension artérielle mais aussi l'insuffisance cardiaque. Ces « sartans » complètent une autre grande classe thérapeutique utile au traitement de l'hypertension artérielle : les inhibiteurs de l'enzyme de conversion de l'angiotensine ou IEC.

Le scandale est venu de l'un des membres de la famille, un médicament vedette, l'une des molécules les plus utilisées, le valsartan. Ce médicament a été commercialisé par la firme suisse Novartis, sous le nom de TAREG® en France et de DIOVAN® pour les pays anglo-saxons et le Japon. En 2010, le DIOVAN® a constitué la meilleure vente de Novartis, avec un chiffre d'affaires mondial de plus de 6 milliards de dollars !

Si l'année 2010 a été l'année de tous les records commerciaux pour cette molécule, c'est en partie grâce aux résultats d'une étude japonaise publiée quelques mois plus tôt, le 31 août 2009, par un journal de cardiologie très sérieux l'*European Heart Journal.* Pendant plus de 3 ans, les auteurs de ce travail, coordonné par le cardiologue japonais Hiroaki Matsubara, professeur à l'Université de Kyoto (KPUM, selon son acronyme anglais), ont suivi quelque 3 000 personnes souffrant d'hypertension artérielle et considérées comme présentant de forts risques cardio-vasculaires. Certains patients prenaient du valsartan ; les autres recevaient un autre traitement antihypertenseur.

Le résultat obtenu par valsartan était remarquable : outre son effet antihypertenseur, la molécule de Novartis réduisait de manière significative les risques de maladie coronarienne et d'accident vasculaire cérébral, complications redoutables de l'hypertension. Au point que l'équipe cardiologique prenait la décision d'interrompre l'essai clinique avant son terme. Il n'était pas, selon elle, éthique de maintenir des malades en cours d'étude qui ne seraient pas protégés par le valsartan : les bénéfices qu'apportait son administration étaient donc spectaculaires. Novartis pouvait, semble-t-il, à bon droit, mettre en avant ces performances pour assurer la promotion à tous crins de cette pilule miracle !

Les réveils furent d'autant plus brutaux que les rêves avaient été enchanteurs. En 2011, divers scientifiques signalaient un certain nombre d'anomalies dans différents articles publiés par le célèbre Hiroaki Matsubara. La confiance régnait, bien sûr, mais les comités éditoriaux de certaines revues s'interrogeaient. Le 31 mars 2012, l'American Heart Association (qui fédère plusieurs dizaines de milliers de cardiologues) publiait un communiqué inattendu : « L'American Heart Association, qui publie différents journaux, a été saisie de certains problèmes au sujet de 5 articles scientifiques publiés dans ses organes scientifiques, et ce, à la suite d'accusations portées par trois internautes (s'exprimant sur le site : “Abnormal Science blog”) quant à la réalité de certaines données publiées. » Tous ces articles ont en commun un même coauteur, Hiroaki Matsubara. Selon ces accusations, « on serait en présence d'une manipulation des chiffres et même des diapositives histologiques issues d'autres travaux que ceux de l'équipe nippone ». Le communiqué poursuit en indiquant qu'avant que « les questions qui ont été posées au professeur Hiroaki Matsubara n'obtiennent de réponse, il apparaît préférable de “neutraliser” ces articles ». Il s'agissait, en réalité, d'articles entre 2001 et 2004.

Début 2013, deux de ces études traitant des effets du valsartan étaient retirées du journal américain *Circulation*. Et, quelques jours plus tard, le 1er février, un coup de tonnerre secouait le monde de la cardiologie : l'étude de l'*European Heart Journal* était, à son tour, retirée. Cela signifiait, concrètement, que les résultats publiés étaient considérés comme nuls et non avenus. Comme c'est souvent le cas en la matière, la notice de rétractation était extrêmement laconique : faisant état de « problèmes cruciaux » dans certaines des données. De quels problèmes s'agissait-il exactement ? Alors que Hiroaki Matsubara démissionnait de son poste à l'université, cette dernière lançait une enquête dont les conclusions furent présentées par Toshikazu Yoshikawa, son président, le 11 juillet.

Ses conclusions étaient accablantes, tant pour Hiroaki Matsubara en particulier, dont le degré de responsabilité n'a pas été exactement établi, que pour la recherche biomédicale en général. C'est là un cas d'école pour illustrer la manière dont la science peut être manipulée sous l'influence d'un lobby industriel. L'enquête a en effet révélé que des données sur les patients participants avaient été falsifiées pour faire apparaître les fameux « bénéfices » concernant la prévention des maladies coronariennes et les accidents vasculaires cérébraux. L'université a épluché les dossiers médicaux de 223 patients de l'étude de Kyoto et s'est aperçue que, pour 34 d'entre eux, on avait pris en compte de fausses informations : pour les personnes du groupe recevant du valsartan, on avait minoré les problèmes cardiaques subséquents alors que, en revanche, pour les patients du groupe témoin, on avait exagéré lesdits problèmes.

C'est de cette manipulation que sont nés les fameux effets positifs de la molécule. La commission d'enquête a donc refait les calculs : si l'on ne tient pas compte de ces 34 dossiers, les bénéfices en termes de prévention améliorée des complications cardiovasculaires disparaissent (ce qui ne remet toutefois absolument pas en cause l'efficacité du médicament comme antihypertenseur).

Le 12 juillet 2013, Norihisa Tamura, ministre japonais de la Santé, déclarait que les données de cette étude avaient été fabriquées et falsifiées, et s'engageait à instaurer un comité d'enquête dont l'objectif visait à mettre en place un système de prévention de telles situations. L'affaire était déjà grave en soi, mais il y avait pis encore. Bien que les enquêteurs n'aient pas pu déterminer qui avait falsifié les données, ils ont néanmoins découvert que le statisticien de la Kyoto Heart Study mais aussi d'autres études comme l'essai « Jikei Heart Trial » était Nobuo Shirahashi, présenté comme un membre éminent du service d'épidémiologie clinique de l'Université d'Osaka alors qu'il était, en réalité, employé par… la firme Novartis, ce qu'a d'ailleurs reconnu la firme suisse dans un communiqué publié le lendemain de la conférence de presse. Ce conflit d'intérêts manifeste n'était évidemment pas signalé dans l'étude. Un dernier rebondissement est intervenu quand on a appris que le laboratoire d'Hiroaki Matsubara avait reçu pour ses recherches, entre autres subsides, environ 1,4 million de dollars de la firme Novartis, ce que la firme s'employait immédiatement à relativiser : « Ces essais n'ont en rien servi de support à l'enregistrement du valsartan auprès des autorités sanitaires japonaises, américaines ou européennes ; c'est l'équipe des cardiologues de Kyoto qui a conçu, programmé et encadré cette étude avec différents comités scientifiques médicaux. » Novartis se drapait alors dans sa dignité et indiquait que la firme considérait ces allégations avec le plus grand sérieux tout en déplorant qu'un de ses employés n'ait pas respecté le code de bonne conduite qu'il aurait dû suivre. Il n'en demeure pas moins que les prétendus résultats de l'Université de Kyoto avaient servi de base à l'enregistrement européen du médicament. Si ce dernier a de bons arguments à faire valoir dans le domaine de l'hypertension artérielle, le mensonge qui a conduit à l'élargissement des indications dans les domaines tant du « postinfarctus du myocarde récent avec insuffisance cardiaque ou dysfonctionnement systolique » que de l'« insuffisance cardiaque symptomatique quand les autres médicaments ne peuvent plus être utilisés » était sujet à caution !

Ces liaisons dangereuses entre scientifiques et industriels ne sont pas de nature à renforcer la confiance du public dans les résultats de la recherche appliquée. Pour la « petite histoire », le 11 juillet 2013, Toshikazu Yoshikawa, président de la KPUM, a, avec deux de ses collègues, présenté des excuses publiques au nom de l'université, à la japonaise, en s'inclinant à angle droit ; et alors qu'il n'avait aucun lien direct avec cette affaire, il a annoncé que, puisque l'évidence le contraignait d'endosser la responsabilité de ce scandale, il allait rendre son salaire – sans pour autant préciser à combien de mois de sa rémunération il allait renoncer...

Scandales sanitaires et scandales financiers

Depuis l'été 2012, la presse française suit la chronique d'un scandale financier, fruit de l'arrangement entre deux laboratoires pharmaceutiques, qui coûte chaque jour un million d'euros à la Sécurité sociale. De manière incompréhensible, le gouvernement tergiverse. Cette histoire a commencé comme un conte de fées médical. Au milieu des années 2000, un fabuleux médicament, le LUCENTIS®, commercialisé par l'industriel suisse Novartis, est apparu pour soigner diverses maladies vasculaires de la rétine, comme la forme humide de dégénérescence maculaire liée à l'âge (DMLA) ou la rétinopathie diabétique. Grâce à Genentech, une « biotech » américaine qui a vendu son brevet à la firme helvète, les patients ont conservé la vue, mais à la condition d'acquérir chaque mois une seringue facturée 1 200 euros à l'assurance-maladie, puis, à force de négociations, 1 000, 900 et enfin 827 euros l'unité. Au bout du compte, ce miracle est devenu un cauchemar financier pour les comptes sociaux. Depuis des mois, médecins, pharmaciens, journalistes et parlementaires dénoncent une forme de supercherie. Car il existe un médicament jumeau, l'AVASTIN®, mis sur le marché comme médicament anticancéreux par une firme suisse, Roche, propriété à hauteur de 33 % de l'autre industriel suisse, Novartis. Toutes les études scientifiques comparant AVASTIN® à LUCENTIS® affirment que les deux médicaments sont aussi sûrs et efficaces pour les maladies de l'œil liées à une néovascularisation de la rétine (voir le chapitre sur la DMLA p. 353). La seule différence entre les deux traitements est leur prix : LUCENTIS® est 20 à 40 fois plus coûteux. Ce que l'histoire officielle ne dit pas, c'est le contenu des accords croisés de non-concurrence scellés dans la plus grande discrétion au moment où Roche a acheté pour 47 milliards de dollars l'entreprise Genentech (propriétaire des deux brevets), il y a 5 ans. Nous sommes ainsi placés au cœur d'un imbroglio que seuls les financiers maîtrisent et qui s'organise au détriment d'une certaine transparence dans l'analyse des stratégies.

Face à ces coûts inacceptables qui ont fait de LUCENTIS® le premier poste de dépense de l'assurance-maladie en France, en 2013 (420 millions d'euros ont été remboursés), certains pays ne sont pas restés inactifs. En Allemagne, un petit laboratoire, Apozyt, en procès avec Novartis pour avoir préparé des seringues prêtes à l'emploi d'AVASTIN®, a été soutenu par son gouvernement jusque devant la Cour européenne de justice de Luxembourg, qui a donné raison à la firme allemande au détriment du laboratoire suisse. La Cour européenne a estimé que les Allemands étaient dans leur bon droit car, « en préparant des seringues prêtes à l'emploi, en vue de répondre à des commandes passées par des pharmacies auxquelles ont été présentées des ordonnances médicales en ce sens par des patients, une société telle qu'Apozyt ne modifiait pas la composition du médicament, le médecin prescripteur ayant lui-même décidé de traiter son patient au moyen de telles seringues, les opérations [de préparation] ne conduisaient pas à une modification du produit médicamenteux et celles-ci étaient effectuées uniquement sur la base d'ordonnances individuelles prescrivant de telles opérations ». Et d'ajouter que « les principes actifs d'AVASTIN® et de LUCENTIS® étant différents, un médecin peut, face à une pathologie donnée et en se fondant uniquement sur des considérations thérapeutiques propres à ses patients, y compris au regard des modalités d'administration du médicament, estimer qu'un traitement hors AMM, selon la forme galénique et la posologie qu'il estime appropriées et au moyen de l'AVASTIN® disposant d'une AMM communautaire, est préférable à un traitement au moyen du LUCENTIS® ».

En Italie, l'Autorité de la concurrence vient de condamner les laboratoires suisses Roche et Novartis, pour entente illicite, respectivement à 90,5 et 92 millions d'euros d'amende et le gouvernement de Matteo Renzi leur réclame 1,2 milliard d'euros de dédommagements. Selon les autorités italiennes, il s'agit d'une véritable « association à visée criminelle, corruption, escroquerie, dommages à l'État, agiotage » ! En clair il s'agit d'un accord non conforme au droit de la concurrence, visant à réserver un médicament, l'AVASTIN®, à la cancérologie alors qu'il peut traiter certaines rétinopathies. Il est reproché aux deux firmes bâloises de s'appuyer sur de fausses propriétés spécifiques et de créer une psychose à l'égard d'effets indésirables supposés qui n'ont jamais été démontrés par les études scientifiques. L'Italie dénonçait ainsi, en mars 2014, un « système » d'opacification des travaux scientifiques, créant des différences là où il n'y en avait pas, afin de privilégier le médicament le plus cher. L'Autorité de la concurrence italienne, lors de sa réunion du 27 février 2014, a dénoncé un accord restrictif de concurrence, contraire à la loi antitrust en vigueur en Italie. Selon cette administration, dépendant du ministère des Finances italien, l'entente a eu comme conséquence possible, entre autres, une plus grande difficulté dans les options de traitement pour de nombreux patients et une augmentation des dépenses du système de santé. L'enquête avait été ouverte en février 2013, après les rapports reçus d'une association de cliniques privées et la Société italienne d'ophtalmologie. On peut noter qu'une région, l'Émilie-Romagne, et l'association des consommateurs Altroconsumo ont également porté plainte dans cette affaire. De l'enquête, il est apparu que les deux sociétés suisses, profitant du bienveillant silence de l'Agence italienne des médicaments, ont, depuis 2011, organisé une différenciation concertée et artificielle de leurs médicaments AVASTIN® et LUCENTIS®, présentant le premier comme plus dangereux, ce qui a conditionné les choix des médecins et services de santé. Roche et Novartis ont mis en place une stratégie de collusion complexe visant à susciter chez les médecins et auprès du public une crainte non fondée quant à la sécurité du médicament le moins cher. Ces activités de dissimulation se sont poursuivies et intensifiées, en particulier quand une série d'études comparatives indépendantes, et donc non contrôlées par les entreprises, ont montré l'équivalence des deux médicaments. Des échanges de courriers ont été retrouvés par les enquêteurs italiens : de Roche à Novartis, le 3 mai 2012, demandant « Où en est-on avec les activités de différenciation des deux médicaments ? »... « Créons une inquiétude pour la sécurité d'AVASTIN® »... « Suscitons des études qui soulèvent des préoccupations de sécurité »...

Il faut noter qu'en France les pouvoirs publics, tétanisés depuis l'affaire MÉDIATOR®, ont tout simplement interdit l'utilisation d'AVASTIN® en ophtalmologie et qu'ils ont, avec une certaine mollesse, tenté de le remettre en selle sans vraiment convaincre les observateurs d'une réelle volonté à la mode italienne. Il faut dire que les pressions industrielles sont nombreuses ; il faut également avouer que les dirigeants de la Société française d'ophtalmologie ne sont pas très diserts à l'égard de cette question. Il est vrai que Novartis subventionne bon nombre de congrès, déplacements et autres publications ophtalmologiques. Il faut toutefois saluer les initiatives parlementaires, pour l'instant vaines, comme celle de juillet 2014, quand le député Gérard Bapt, rapporteur du projet de loi modificative du budget de la Sécurité sociale pour 2014. Il profita du débat parlementaire pour introduire un amendement (n° 219) qui autorise la préparation de ces fameuses seringues d'AVASTIN®, sous réserve d'une prise de décision de l'ANSM visant à « monter un dossier » de RTU (recommandation temporaire d'utilisation) en faveur du médicament anticancéreux qui serait ainsi utilisable en ophtalmologie. Le dossier n'est pas clos.

Autopsie des scandales : tous coupables ?

À la vue de tous ces scandales concernant le monde du médicament, il est plus que légitime de chercher *le* coupable.

• Les industriels du médicament sont fondamentalement à la recherche de nouvelles thérapeutiques plus efficaces et mieux tolérées pour améliorer la prise en charge des malades. Mais cet objectif louable, que l'on retrouve au sein de la recherche clinique des laboratoires pharmaceutiques, est pollué par les objectifs des financiers et des actionnaires. Les exigences de ceux qui n'ont qu'un seul but, faire du profit (que l'on vende des médicaments ou des yaourts), priment, et ils sont probablement le moteur des scandales évoqués, notamment par le biais de la non-divulgation des informations défavorables aux nouveaux médicaments.

• Les autorités de santé ont fondamentalement comme objectif de mettre à disposition les meilleurs médicaments possibles, de favoriser ceux qui ont le meilleur rapport bénéfice/risque, d'inciter au meilleur choix thérapeutique et, en parallèle, d'éliminer d'emblée ou après la mise sur le marché, tous les médicaments dont les effets indésirables seraient ou deviendraient inacceptables. Mais ces objectifs louables sont pollués par une bureaucratie, une certaine mollesse, des injonctions plus ou moins discrètes venant des politiques. Il leur est difficile de trouver un équilibre entre le manque de compétence clinique et de bon sens de certaines évaluations et l'euphorie de certains experts externes non dénués de liens d'intérêts. L'autorisation de mise sur le marché (AMM) au niveau européen n'est plus un vrai filtre pour empêcher la mise à disposition de médicaments inutiles. Les mécanismes de remboursement de la Haute Autorité de santé permettent des ajustements sur le prix sans grand effet sur l'avenir commercial de certains nouveaux médicaments, mais ils sont encore souvent incapables d'empêcher la mise à disposition de médicaments inutiles.

• Les médecins souhaitent fondamentalement offrir à leurs malades les meilleurs médicaments possibles. Mais leur crédulité face aux arguments des industriels, leur manque de formation rigoureuse à l'analyse critique de l'évaluation des médicaments, une certaine paresse pour s'informer sur les nouvelles thérapeutiques de façon indépendante nuisent à des prises de décision rationnelles concernant la prescription. L'absence de formation médicale continue obligatoire, le pouvoir des leaders d'opinion qui, par intérêt personnel ou pour soutenir leur équipe, sont prêts à véhiculer des informations scientifiques non validées rendent le prescripteur plus « malléable » pour les équipes marketing de l'industrie.

• Le malade et les associations de malades exigent très légitiment les meilleurs traitements possibles. Mais leur appétence pour les nouveaux médicaments, même mal validés, l'influence que peuvent avoir sur eux les médias et les industriels, le sentiment que l'on ne paie rien et que l'on a droit à tout risquent de les détourner d'un l'objectif initial parfaitement louable.

On voit bien que tous ces acteurs peuvent empêcher les scandales mais qu'ils peuvent aussi les laisser vivre et les pérenniser. Cette ambivalence se retrouve aussi dans la presse grand public ou spécialisée, à la Sécurité sociale, dans les sociétés savantes, dans le grand public. Finalement, nous sommes tous plus ou moins coupables mais souvent aussi tous un peu irresponsables.

Pr Jean-François Bergmann

Peut-on éviter de nouveaux scandales ?

Éviter de nouvelles affaires est un défi complexe. Les pouvoirs publics, les soignants, les patients, les médias et – ne désespérons pas – les industriels du médicament peuvent agir efficacement.

Pour éviter des nouvelles affaires comme celles du MÉDIATOR® ou du VIOXX®, les pouvoirs publics devraient, pour ce qui concerne le ministère en charge de la Santé et les agences sanitaires, se montrer exclusivement soucieux de ce qui concerne leur compétence : la santé publique. Ils devraient aussi simplifier les centres de décision, trop nombreux et parfois en contradiction les uns avec les autres.

Quant aux industriels, s'ils ne sont pas nécessairement les mieux placés pour avoir le recul nécessaire pour prendre les bonnes décisions sanitaires. Le point de vue des patients et de leur famille ne peut pas leur être complètement étranger.

Évitons de prendre des risques inutiles avec des médicaments mal évalués dans des indications où l'on dispose déjà de médicaments éprouvés et peu dangereux. Les éléments de progrès, grâce à la méthodologie des essais cliniques, se mesurent, mais à la seule condition d'être honnête et transparente dans la présentation des résultats. Le mensonge n'est que trop rarement démasqué et encore plus rarement puni. La démonstration d'une efficacité thérapeutique ne devrait seulement être fondée sur une comparaison par rapport à un placebo, car une mesure d'efficacité doit permettre de comparer les médicaments utilisables dans une indication thérapeutique donnée. C'est par rapport à un traitement de référence que les mesures devraient être majoritairement effectuées, quitte à ce que l'on démontre qu'il n'y a pas de différence d'efficacité.

On pourrait alors concentrer son attention sur les différences de toxicité et, pourquoi pas, sur les écarts de prix, puisque les dépenses de santé sont un des défis les plus importants à relever pour une société moderne et solidaire. La qualité de l'évaluation des médicaments doit pouvoir être remise en cause. Or, aujourd'hui, les résultats des essais s'affranchissent encore volontiers d'une présentation claire et le prix de la simplification se paie d'une trop fréquente opacité des résultats, dont les bénéficiaires ne sont ni les malades ni les administrations, mais les seuls industriels.

La surveillance après la mise sur le marché n'a de chances de déceler un effet indésirable que si une institution, qu'elle soit académique ou administrative, rassemble, grâce à un réseau de compétences, les notifications qui auront été effectuées et le cas échéant prenne ou incite à prendre les décisions de police sanitaire qui peuvent s'imposer. Là encore, les statistiques enseignent qu'il faut environ dix ans pour qu'un médecin « croise » un effet dont la fréquence est de 1 pour 10 000. En l'occurrence, ce que l'on appelle l'« expérience personnelle » n'est donc pas valide, puisqu'un médecin suit une cohorte de malades largement inférieure à 10 000 individus. C'est la raison pour laquelle la gestion des effets indésirables rares donc « sévères » doit obligatoirement être prise en compte dans le cadre d'une démarche de santé publique, collective. De ce point de vue, l'internationalisation de la mise sur le marché des médicaments aurait dû être un facteur favorable au suivi des effets indésirables rares. Ce qui n'est pas le cas.

Dans un environnement potentiellement aussi délicat, la vigilance doit être sans faille et les alertes doivent fonctionner sans freins institutionnels. Certes, des filtres doivent s'exprimer pour valider la nature des alertes et éviter que le principe de précaution soit le seul langage du système de santé. L'internationalisation s'est soldée par une sectorisation au profit du capital investi et au détriment des malades soignés.

Même si des progrès ont été réalisés en France ces dernières années, notamment dans le domaine de l'indépendance des agences à l'égard des firmes pharmaceutiques, on ne voit pas suffisamment de distance entre firmes et décideurs politiques : l'industrie pharmaceutique est très présente dans tous les rouages de décision de l'État. Cette situation n'aurait rien de critiquable si elle ne venait pas obscurcir bon nombre de décisions, voire en retarder d'autres. Ce qui a été aménagé en France dans le cadre de la « loi Bertrand » relative au renforcement de la sécurité sanitaire du médicament et des produits de santé est un progrès. Mais, au niveau de l'Europe, c'est au contraire vers une intensification du lien entre firmes et Commission européenne qu'on se dirige, l'économique occupant une place prépondérante par rapport au sanitaire.

La transparence des données est un combat difficile à mener. Les informations de pharmacovigilance sont encore trop régulièrement gérées en grande – voire excessive – discrétion. Comme souvent, l'opacité conjuguée des industriels, des experts, des administrations laisse le champ libre à bien des suppositions. Les acteurs « de terrain » que sont les médecins prescripteurs, les pharmaciens et bien sûr les malades n'ont d'information que tardivement, au paroxysme du drame et jamais suffisamment tôt pour adapter leur comportement. Les centres régionaux de pharmacovigilance ne sont pas suffisamment musclés en moyens humains et diversifiés en ressources humaines.

Le métissage des compétences et des diplômes devrait renforcer la fécondité des résultats, lesquels pourraient être davantage fondés sur la pharmacoépidémiologie qui permet de comprendre avec quels médicaments on traite une maladie, avec quelle fréquence telle ou telle stratégie thérapeutique est mise en œuvre, et avec quels résultats. Le SNIIRAM, Système national d'information interrégimes de l'assurance-maladie, base de données nationale dont les moyens informatiques sont considérables et le contenu exceptionnellement riche, est alimenté par les feuilles de maladie et les informations multiples émanant des séjours hospitaliers ou des traitements « de ville » pourraient être mises à contribution avec une meilleure efficacité. Ses objectifs sont de contribuer à une meilleure gestion de l'assurance-maladie et des politiques de santé, d'améliorer la qualité des soins et de transmettre aux professionnels de santé les informations pertinentes sur leur activité. Le SNIIRAM devrait être un outil capital pour la compréhension de l'organisation des soins, des arbres décisionnels, mais aussi des liens entre les informations de consommation de médicaments avec les données portant sur les diagnostics, comme ce fut le cas pour la prescription de MÉDIATOR® et la prise en charge médico-chirurgicale d'une valvulopathie. Ce fut également le cas pour évaluer le lien entre la prescription de pioglitazone et la prise en charge d'un cancer de la vessie.

De nombreux essais ne sont pas publiés dans la littérature scientifique. Pourtant, les agences qui en connaissent le contenu devraient pouvoir les mettre à la disposition du monde de la santé. Dès lors que les systèmes sanitaires s'impliquent dans l'organisation des essais cliniques et que les malades sont inclus sans être rémunérés, le savoir issu de tous les essais de médicaments, nouveaux ou anciens devrait être divulgué, permettant ainsi une meilleure maîtrise de la connaissance. Les obstacles mis en avant sont en réalité des écrans de fumée qui masquent une situation parfois bien trouble. Dès lors qu'un essai clinique a été mis en œuvre, il n'est plus la propriété du seul industriel promoteur de l'essai, il est aussi celle des malades, des hôpitaux, et des institutions qui y ont collaboré.

L'information des professionnels de santé est aujourd'hui trop souvent encore, et presque exclusivement, laissée aux mains de l'industrie pharmaceutique. C'était déjà inacceptable dans les années 1970. C'est aujourd'hui un vrai défi, toujours en attente de règlement. D'abord parce que l'information des professionnels de santé, maîtrisée par l'industrie pharmaceutique, est devenue un facteur de surconsommation de médicaments, et qu'elle devrait être limitée, encadrée et peut-être même interdite. L'information a un média naturel : la littérature scientifique. Elle a des lieux de formation continue : les congrès. Est-il de fait acceptable de constater la part quasi monopolistique de l'industrie dans la formation continue des médecins ?

Un rapport récent, issu conjointement des Académies nationales de médecine et de pharmacie, s'interrogeait : « On est frappé par l'appétence, on pourrait dire l'engouement, de nombreux prescripteurs et de nombre de patients pour les nouveaux médicaments. Les produits les plus récents et les plus onéreux sont préférés aux médicaments les plus anciens, même lorsqu'ils ne sont pas meilleurs [...] et en dehors de toute démonstration d'un réel progrès thérapeutique. Outre le désir du praticien de manifester à son patient qu'il se tient régulièrement informé des acquisitions thérapeutiques les plus récentes et qu'il en fait profiter sans délai ses malades, intervient aussi et surtout la force d'information, de persuasion et de vente des délégués médicaux de l'industrie pharmaceutique qui n'ont de motif d'agir qu'en faveur des produits récents et non pas des médicaments anciens souvent disponibles sous forme de génériques. »

Il est probablement temps, pour la recherche et le développement des nouveaux médicaments, de considérer que la maturité viendra avec l'indépendance. L'indépendance à l'égard de sa trop protectrice industrie ne pourra être acquise par la recherche que si elle fonde l'impartialité de son jugement et son sens critique sur la seule valeur qui lui revient de défendre : la qualité du soin.

RÉFÉRENCES BIBLIOGRAPHIQUES

AFSSAPS, *Rapport sur les conditions de retrait du marché des spécialités contenant de la cérivastatine (STALTOR® et CHOLSTAT®) le 8 août 2001, et obligations de pharmacovigilance*, décembre 2011.

Audition de Jacques Servier par la Commission d'enquête parlementaire le 10 mars 2011 (tome II du rapport).

L'Autorità garante della concorrenza e del mercato, *Farmaci : antitrust sanziona Roche e Novartis per un cartello che ha condizionato le vendite dei principali prodotti destinati alla cura della vista, Avastin e Lucentis oltre 180 milioni di euro di multa*, 5 mars 2014 (http://www.agcm.it/stampa/news/6799-farmaci-antitrust-sanziona-roche-e-novartis-per-un-cartello-che-ha-condizionato-le-vendite-dei-principali-prodotti-destinati-alla-cura-della-vista-avastin-e-lucentis-oltre-180-milioni-di-euro-di-multa.html).

Benbow A., Stewart M., Yeoman G., « Thiazolidinediones for type 2 diabetes. All glitazones may exacerbate heart failure », *BMJ*, 2001, 322(7280):236.

Bensadon A. C., Marie E., Morelle A., *Enquête sur le MÉDIATOR. Synthèse*, janvier 2011, Paris, Inspection générale des Affaires sociales.

Bombardier C., Laine L., Reicin A., Shapiro D., Burgos-Vargas R., Davis B., Day R., Ferraz M. B., Hawkey C. J., Hochberg M. C., Kvien T. K., Schnitzer T. J., VIGOR Study Group, « Comparison of upper gastrointestinal toxicity of rofecoxib and naproxen in patients with rheumatoid arthritis, VIGOR Study Group », *N. Engl. J. Med.*, 2000, 343(21):1520-8.

Boutet K., Frachon I., Jobic Y., Gut-Gobert C., Leroyer C., Carlhant-Kowalski D., Sitbon O., Simonneau G., Humbert M., « Fenfluramine-like cardio-vascular side-effects of benfluorex », *Eur. Respir. J.*, 2009, 33(3):684-8.

Bouvenot G. (président du groupe de travail des Académies nationales de médecine et de pharmacie), *Pour une information du public scientifiquement fondée, impartiale, facilement accessible et compréhensible dans le domaine du médicament*, 2014 (http://www.academie-medecine.fr/wp-content/uploads/2014/03/Bouvenot-amend%C3%A9-ANMmars2014.pdf).

Dieckmann W. J., Davis M. E., Rynkiewicz L. M., Pottinger R. E., « Does the administration of diethylstilbestrol during pregnancy have therapeutic value ? », *Am. J. Obstet. Gynecol.*, 1953, 66(5):1062-81.

Dodds E. G., « Estrogenic activity of certain synthetic compounds », *Nature*, 1938, 141:247-9.

Dormandy J. A., Charbonnel B., Eckland D. J., *et al.*, « Secondary prevention of macrovascular events in patients with type 2 diabetes in the PROactive Study (PROspective pioglitAzone Clinical Trial In macroVascular Events) : A randomised controlled trial », *Lancet*, 2005, 366(9493):1279-89.

Escoffier-Lambiotte C., « Une monumentale erreur médicale ; les enfants du Distilbène », *Le Monde*, 16 février 1983.

Furberg C. D., Pitt B., « Withdrawal of cerivastatin from the world market », *Curr. Control. Trials Cardiovasc. Med.*, 2001, 2:205-207.

Gale E. A., « Lessons from the glitazones : A story of drug development », *Lancet*, 2001, 357(9271):1870-5.

Goldstein M., « PROactive study », *Lancet*, 2006, 367(9504):23.

Healy D, « The latest mania : Selling bipolar disorder », *PLoS Med.*, 2006, 3(4):e185.

Herbst A. L., Scully R. E., « Adenocarcinoma of the vagina in adolescence. A report of 7 cases including 6 clear-cell carcinomas (so-called mesonephromas) », *Cancer*, 1970, 25(4):745-57.

Herbst A. L., Ulfelder H., Poskanzer D. C., « Adenocarcinoma of the vagina. Association of maternal stilbestrol therapy with tumor appearance in young women », *N. Engl. J. Med.*, 1971, 284(15):878-81.

Hillaire-Buys D., Faillie J. L., Montastruc J. L, « Pioglitazone and bladder cancer », *Lancet*, 2011, 378(9802):1543-1544.

Home P. D., Pocock S. J., Beck-Nielsen H., Curtis P. S., Gomis R., Hanefeld M., Jones N. P., Komajda M, Mcmurray J. J., RECORD Study Team, « Rosiglitazone evaluated for cardio-vascular outcomes in oral agent combination therapy for type 2 diabetes (RECORD) : A multicentre, randomised, open-label trial », *Lancet*, 2009, 373(9681):2125-35.

Jüni P., Nartey L., Reichenbach S., Sterchi R., Dieppe P.-A., Egger M., Risk of cardiovascular events and rofecoxib : Cumulative meta-analysis, *Lancet*, 2004, 364(9450):2021-29.

Kober L., Torp-Pedersen C., McMurray J. J., *et al.* for the Dronedarone Study Group, « Increased mortality after dronedarone therapy for severe heart failure », *N. Engl. J. Med.*, 2008, 358:2678-2687.

Lacassagne A., « Apparition d'adénocarcinomes mammaires chez des souris mâles traitées par une substance œstrogène synthétique », *C. R. Séances Soc. Biol.*, 1938, 129:641-3.

Lasser K. E., Allen P. D., Woolhandler S. J., Himmelstein D. U., Wolfe S. M., Bor D. H., « Timing of new black box warnings and withdrawals for prescription medications », *JAMA*, 2002, 287(17):2215-2220.

Lincoff A. M., Wolski K., Nicholls S. J., Nissen S. E., « Pioglitazone and risk of cardiovascular events in patients with type II diabetes mellitus : A meta-analysis of randomized trials », *JAMA*, 2007, 298(10):1180-1188.

McClellan K. J. N., Wiseman L. R., McTavish D., « Cerivastatin », *Drugs*, 1998, 55(3):415-420.

Merck, « Merck confirms favorable cardiovascular safety profile of VIOXX® », communiqué du 22 mai 2001.

Mochizuki S., Dahlöf B., Shimizu M. *et al.* for the Jikei Heart Study Group, « Valsartan in a Japanese population with hypertension and other cardio-vascular disease (Jikei Heart Study) : A randomised, open-label, blinded endpoint morbidity-mortality study », *Lancet*, 2007, 369(9571):1431-1439.

Mukherjee D., Nissen S. E., Topol E. J., « Risk of cardiovascular events associated with selective COX-2 inhibitors », *JAMA*, 2001, 286(8):954-9.

Nissen S. E., Wolski K., « Effect of rosiglitazone on the risk of myocardial infarction and death from cardiovascular causes », *N. Engl. J. Med.*, 2007, 356(24):2457-71.

Payer L., *Disease-Mongers : How Doctors, Drug Companies, and Insurers Are Making You Feel Sick*, New York, John Wiley, 1992.

Psaty B. M., Furberg C. D., Ray W. A., Weiss N. S., « Potential for conflict of interest in the evaluation of suspected adverse drug reactions : Use of cerivastatin and risk of rhabdomyolysis », *JAMA*, 2004, 292(21):2622-31.

Ray W. A., Chung C. P., Murray K. T., Hall K., Stein C. M., « Atypical antipsychotic drugs and the risk of sudden cardiac death », *N. Engl. J. Med.*, 2009, 360(3):225-35.

Romains J. (1924), *Knock ou Le Triomphe de la médecine*, pièce en trois actes, Paris, Gallimard, « Folio théâtre » (n° 2), 1993.

Rosen C. J., « The rosiglitazone story. Lessons from an FDA Advisory Committee meeting », *N. Engl. J. Med.*, 2007, 357:844-6.

Sawada T., Yamada H., Dahlöf B., Matsubara H., Kyoto Heart Study Group, « Effects of valsartan on morbidity and mortality in uncontrolled hypertensive patients with high cardio-vascular risks : Kyoto Heart Study », *Eur. Heart. J.*, 2009, 30(20):2461-9.

Smith O. W., « Diethylstilbestrol in the prevention and treatment of complications of pregnancy », *Am. J. Obs. Gynecol.*, 1948, 56:821-6.

Smith O. W., Smith G. V., « Use of diethylstilbestrol to prevent fetal loss from complications of late pregnancy », *N. Engl. J. Med.*, 1949, 241(15):562-8.

Spira A., Goujard J., Henrion R., Lemerle J., Robel P., Tchobroutsky C., « L'administration de diéthylstilbestrol (DES) pendant la grossesse. Un problème de santé publique », *Revue d'épidémiologie et de santé publique*, 1983, 31:249-72.

Steinbrook R., « Financial conflicts of interest and the Food and Drug Administration's advisory committees », *N. Engl. J. Med.*, 2005, 353:116-118.

Topol E. J., « Failing the public health : Rofecoxib, Merck, and the FDA », *N. Engl. J. Med.*, 2004, 351:1707-09.

Zarifian É, *Le Prix du bien-être. Psychotropes et société*, Paris, Odile Jacob, 1996, p. 220.

Zarifian É, *Mission générale concernant la prescription et l'utilisation des médicaments psychotropes en France*, Ministère du Travail et des Affaires sociales, 1996.

Conclusion

Le médicament constitue un des piliers majeurs des progrès de la médecine : recul des maladies contagieuses et de la mortalité infantile grâce aux vaccins et aux antibiotiques ; transformation du sida, passé de maladie toujours mortelle en maladie chronique grâce aux antiviraux ; amélioration du traitement des maladies psychiatriques avec l'essor des médicaments actifs sur les troubles du comportement ; bouleversement de la vie des diabétiques avec la découverte de l'insuline et des « comprimés » antidiabétiques (et de l'autosurveillance glycémique) ; révolution en cancérologie avec le recul des leucémies ; progrès majeurs dans tous les cancers, prodiges de la cortisone et aujourd'hui des nouvelles biothérapies en rhumatologie ; sans compter l'apport des anesthésiques permettant la chirurgie ambulatoire ou des immunosuppresseurs autorisant les greffes d'organes.

Toutefois, certains chapitres de la médecine restent encore à écrire. La recherche est trop souvent en échec : les maladies génétiques, pour lesquelles les développements de la thérapie génique sont lents ; les maladies du vieillissement pour lesquelles l'apport des médicaments est modeste ; et bien sûr les maladies des pauvres, en Afrique notamment, avec le paludisme, la tuberculose, Ebola et, pour des dizaines de millions de malades, le sida, pour lequel on promettait un vaccin il y a plus de 20 ans.

Autre constat : même dans le cas des maladies que l'on considère aujourd'hui comme maîtrisées, il faut bien reconnaître que l'on traite sans guérir. On ne fait que corriger des symptômes ou suppléer une fonction défaillante (diabète, hypertension, Parkinson, polyarthrite, sida, insuffisance cardiaque, etc.).

L'« épidémie » des maladies chroniques s'explique par le vieillissement de la population et les changements de l'environnement. Paradoxalement, si les progrès de la médecine ne conduisent pas forcément à la guérison, ils sont néanmoins suffisants pour éviter la mort, accroître l'espérance de vie, parfois au prix d'un handicap majeur. La prise en charge des 17 millions de personnes souffrant, en France, de maladies chroniques est le grand défi de notre système de santé. Elle met en lumière ses faiblesses : dans la prévention, la prise en charge globale du malade, l'organisation des soins, la coordination des professionnels de santé ainsi que les modalités de son financement.

Il est impossible de rester indifférent à l'immensité des progrès réalisés. Et pourtant, pour ceux qui ont consacré leur vie à l'étude du médicament et à ses effets sur la maladie, comme aux progrès sociaux qu'il a autorisés, un désappointement paradoxal peut naître au moment de dresser un bilan : certes les avancées, même incomplètes, constituent un « actif » fort et enthousiasmant, mais notre regard, porteur d'exigence éthique, morale, sociale, voit aussi un « passif », source de déception.

Notre exigence voudrait que l'accès aux soins soit partagé par le plus grand nombre et, pourquoi pas, par la totalité. Or les chiffres ne sont que globalement positifs et le système, malgré son coût élevé, ne permet pas d'éradiquer les inégalités sociales de santé, y compris dans les pays les plus développés. Si les riches sont en général bien portants, les personnes pauvres sont davantage malades que la moyenne de la population. Une société humaine et de progrès devrait mettre en œuvre des stratégies permettant d'abolir ces écarts inacceptables.

Nous proposons dans cet ouvrage une évaluation critique des médicaments actuellement disponibles dans le traitement des grandes maladies. Que constatons-nous ? Que des médicaments anciens, dont l'intérêt n'est pas démenti et la bonne tolérance validée, sont souvent délaissés pour des médicaments réputés « innovants » mais dont les avantages sont incertains ou mineurs, les effets indésirables le plus souvent méconnus et les coûts beaucoup plus élevés. Aussi, nous n'hésitons pas à affirmer que nous préférons d'anciens médicaments à des innovations inutiles et parfois dangereuses. On ne peut plus se contenter d'évaluer le rapport bénéfice/risque d'un médicament, force est de prendre également en compte son rapport bénéfice pour l'individu/coût pour la collectivité.

Il est absolument primordial de contrôler la qualité des essais thérapeutiques, afin de statuer en toute transparence sur l'intérêt réel des traitements et leurs indications. La mise sur le marché, qui est une étape capitale, devrait donc s'accompagner d'un guide du bon usage et ne devrait jamais être considérée comme définitive. Un peu de courage politique et surtout une vision claire de l'intérêt du malade comme seul critère de jugement doivent transformer passivité ou collusion des décideurs en dynamisme et indépendance.

Il faut renverser des montagnes afin de clarifier et renforcer la politique du médicament en France. Nonobstant les prérogatives de l'Agence européenne du médicament (EMA), la mission de l'Agence nationale de sécurité des médicaments et produits de santé (ANSM) consiste à offrir un accès équitable de tous à l'innovation et à garantir la sécurité des produits de santé tout au long de leur cycle de vie. À côté d'elle, la Haute Autorité de santé (HAS) statue sur l'éventuel remboursement des médicaments. La Caisse nationale d'assurance-maladie (CNAMTS) collecte les prélèvements sociaux, assure le remboursement des frais médicaux et souhaite davantage peser sur la politique de santé. De son côté, la Direction générale de la santé (DGS) propose des objectifs et des priorités de santé publique et gère les risques sanitaires. Enfin, le Comité économique des produits de santé (CEPS) est chargé de fixer le prix des médicaments, au cours de négociations plus ou moins opaques avec l'industrie. Il faut redonner de la cohérence et de la fluidité à ces instances d'évaluation, de prise en charge sociale et de commercialisation des médicaments. Les scandales qui ont ponctué l'actualité ces vingt dernières années en France comme à l'étranger, incitent à plus de lucidité et de fermeté.

Le médicament n'est ni un ange ni un démon. Il ne mérite ni cet excès d'honneur ni cette indignité. Nous avons voulu rétablir dans ce livre, quelques vérités. Pour autant la vérité scientifique est rarement univoque. C'est pourquoi nous avons privilégié le débat et la confrontation des idées et des pratiques. Nous avons donc livré ici aux lecteurs nos vérités sur les médicaments.

Les enseignements de ce livre

Interviewer 32 médecins, éminents spécialistes dans leur domaine, pour la plupart chefs de service dans les hôpitaux publics, fut une aventure à la fois passionnante et compliquée.

Contrairement aux idées reçues, ces spécialistes travaillent dans des bureaux d'une sobriété monacale, sont des acharnés de travail, présents tôt le matin et tard le soir. Simplicité, pédagogie, accessibilité : on est loin de l'image du grand patron d'antan, trônant dans son service !

J'ai ensuite été surprise de découvrir des médecins parfois plus virulents contre les médias que contre l'industrie pharmaceutique. Ils se plaignent de l'effet dévastateur de certaines publications dénonçant l'inefficacité de quelques médicaments pourtant indispensables, car cela conduit des patients à arrêter leur traitement.

Troisième constat : bien que les médecins soient conscients des problèmes d'équilibre des comptes de la Sécurité sociale, ils ignorent souvent les prix réels des médicaments qu'ils prescrivent.

Par ailleurs, réalisant depuis plus de 10 ans une émission quotidienne sur la santé dans un média international, j'avais déjà eu l'occasion d'appréhender le fonctionnement de l'industrie pharmaceutique. Ces industriels prétendent œuvrer pour la santé dans le monde mais sont, en réalité, surtout préoccupés par la santé financière de leurs actionnaires. À travers ces entretiens, j'ai mieux compris pourquoi arrivent aujourd'hui sur le marché soit des nouveautés qui n'en sont pas, soit de véritables innovations mais à des prix exorbitants. Si le coût des médicaments est souvent un obstacle à l'accès aux soins dans les pays du Sud, il est en train de devenir aussi un problème pour les pays développés.

Autre enseignement. J'ai été étonnée d'apprendre combien il est difficile pour les autorités de santé de trouver des médecins indépendants pour établir des recommandations. En effet, tout expert qui a eu des liens d'intérêts avec l'industrie pharmaceutique dans les 5 dernières années ne peut donner un avis aux autorités de santé. Le dilemme est le suivant : soit les médecins sont des spécialistes reconnus qui font de la recherche et participent à des études sur de nouveaux médicaments et ils ont des conflits d'intérêts avec l'industrie, soit ils n'ont aucun conflit d'intérêts mais ce sont rarement des experts. Dans ce livre nous avons été confrontés au même problème : comment trouver des médecins, à la fois compétents et totalement indépendants ? Tous les médecins que j'ai rencontrés ne sont pas pour autant « vendus » à l'industrie pharmaceutique, comme on l'entend parfois, mais plutôt soucieux d'offrir les traitements les plus adaptés à leur patient et de participer à la recherche pour le progrès thérapeutique. Nous avons demandé à tous de déclarer leurs liens d'intérêts. Certains sujets ont suscité débats, voire controverses et ont donné lieu à la rédaction d'encadrés.

Bien que difficile, ce travail d'aller-retour permet au lecteur d'appréhender la « vérité » du médicament. C'est rarement tout noir ou tout blanc.

Tout cela n'a pas ébranlé ma confiance dans la médecine et dans les médecins, mais me confirme dans l'idée qu'il est important pour un malade de chercher à comprendre sa pathologie et le fonctionnement de ses médicaments, s'il souhaite ne pas se soigner « idiot ».

Claire HÉDON,
journaliste santé, RFI

Les auteurs

Antalgiques

Pr Serge Perrot, médecin de la douleur, rhumatologue, responsable du Centre de la douleur, à l'Hôtel-Dieu, à Paris, responsable de l'enseignement de la douleur à l'université de Paris-Descartes, chercheur à l'unité Inserm U-987, vice-président de la SFETD (Société française d'étude et de traitement de la douleur).

Anti-Alzheimer

Pr Joël Ankri, professeur de santé publique et gériatre, chef de service du Centre de gérontologie de l'hôpital Sainte-Périne AP-HP, à Paris, directeur du Laboratoire santé environnement vieillissement (EA 2506), université de Versailles-Saint-Quentin.

Antibiotiques

Dr François Trémolières, praticien hospitalier honoraire, ancien chef du service des maladies infectieuses hôpital de Mantes-la-Jolie. Ancien membre des commissions d'AMM (autorisation de mise sur le marché) de la publicité et de la transparence de l'Agence du médicament et de la Haute Autorité de santé. A publié les articles suivants : « Requiem pour les antibiotiques. Les antibiotiques vont-ils disparaître ? » (2006) ; « Save antibiotics. What can be done to prevent a forecasted disaster! Suggestions to promote the development of new antibiotics »

(2010) ; « L'avenir des antibiotiques. Il faut revoir les méthodes de développement » (2010) ; « Quand le miracle antibiotique vire au cauchemar » (2010) ; « Y a-t-il quand même des antibiotiques dans le pipeline ? » (2012).

Antihypertenseurs

Pr. Jacques Blacher, cardiologue, professeur de thérapeutique, responsable de l'unité fonctionnelle hypertension artérielle, prévention et thérapeutique cardiovasculaires et du Centre de diagnostic et de thérapeutique de l'Hôtel-Dieu, à Paris, vice-président de la Société française d'hypertension artérielle.

Anti-inflammatoires non stéroïdiens

Pr Thomas Bardin, professeur de rhumatologie, université de Paris-Diderot, chef de service de rhumatologie, CHU Lariboisière, à Paris.

Anticancéreux

Pr. Éric Pujade-Lauraine, oncologue médical, responsable de l'Unité cancers de la femme et Recherche clinique de l'Hôtel-Dieu, à Paris, président de la structure internationale de recherche GCIG (Gynecologic Cancer InterGroup).

Anticoagulants

Pr Isabelle Mahé, cardiologue, chef du service de médecine interne hôpital Louis-Mourier, Colombes (université Paris-VII, AP-HP). Recherche clinique ville-hôpital, Méthodologies et société (REMES ; EA 7334), université Paris-Diderot.

Antiplaquettaires

Pr Jean-Philippe Collet, professeur de cardiologie, CHU la Pitié-Salpêtrière, à Paris, Institut du cœur Inserm (UMRS-ICAN 1166).

Bronchite chronique (BPCO) et asthme

Pr Louis-Jean Couderc, chef du service de pneumologie, hôpital Foch, à Suresnes, Faculté des sciences de la vie-Simone-Veil, université Versailles-Saint-Quentin-en-Yvelines.

Dégénérescence maculaire liée à l'âge (DMLA)

Pr Alain Gaudric, professeur émérite d'ophtalmologie, université Paris-Diderot, CHU Lariboisière AP-HP, à Paris.

Glaucome

Dr Antoine Rousseau, chef de clinique assistant, service d'ophtalmologie CHU Bicêtre (AP-HP, université Paris-Sud).

Pr Marc Labetoulle, professeur des universités, praticien hospitalier, service d'ophtalmologie, CHU Bicêtre (AP-HP, université Paris-Sud).

Hépatite C

Pr Jean-Michel Pawlotsky, directeur du Centre national de référence des hépatites virales, CHU Henri-Mondor, université Paris-Est, Inserm U-955, Créteil.

Laxatifs

Pr Marc-André Bigard, service d'hépato-gastro-entérologie, CHU de Nancy, coauteur avec L. Siproudhis et Y. Panis du *Traité des maladies de l'anus et du rectum*, Elsevier Masson, 2007.

Médiator

Dr Irène Frachon, pneumologue au CHU de Brest, auteur de *Médiator 150 mg, combien de morts ?*, Paris, Éditions Dialogues, 2010.

Migraine

Pr Anne Ducros, département de neurologie, CHRU Gui-de-Chauliac, à Montpellier.

Obésité

Pr Karine Clément, médecin, professeur de nutrition, responsable d'une unité mixte Inserm-université Pierre-et-Marie-Curie « NutriOmique », dédiée à la recherche clinique et fondamentale sur l'obésité, et directrice de l'Institut hospitalo-universitaire ICAN (Institute of Cardiolometabolism and Nutrition), centré sur les maladies cardio-métaboliques.

Pr Arnaud Basdevant, médecin des hôpitaux, professeur à l'université Pierre-et-Marie-Curie, Institute of Cardiometabolism and Nutrition, CHU la Pitié-Salpêtrière, à Paris.

Ostéoporose

Pr Marie-Christine de Vernejoul, service de rhumatologie, CHU Lariboisière, à Paris, professeur à l'université Paris-Diderot.

Pilules

Pr Anne Gompel, professeur de gynécologie médicale, responsable de l'unité gynécologie endocrinienne CHU Cochin-Port-Royal, université Paris-Descartes.

Prostate

Pr. Arnaud Méjean, chef du service d'urologie, Hôpital européen Georges-Pompidou, AP-HP, université Paris-Descartes.

Psychotropes

Pr Jean-Pierre Lépine, professeur de psychiatrie à l'université Paris-Diderot, psychiatre consultant pour les hôpitaux Saint-Louis, Lariboisière, Fernand-Widal, à Paris.

Sevrage tabagique

Pr Bertrand Dautzenberg, professeur de pneumologie université Pierre-et-Marie-Curie, CHU la Pitié-Salpêtrière Paris.

Statines

Pr. Éric Bruckert, chef de service endocrinologie métabolisme et prévention cardio-vasculaires, Institut E3M et IHU cardio-métabolique, CHU la Pitié-Salpêtrière, à Paris ; membre de la Société européenne d'athérosclérose et du comité de rédaction des recommandations de traitement de l'hypercholestérolémie familiale, ancien président de la Société française d'athérosclérose. Auteur de *La Cuisine anticholestérol pour les Nuls* (2013) et de *Contrôler son cholestérol pour les Nuls* (2010), Paris, Éditions FIRST.

Troubles du sommeil

Dr Patrick Lemoine, psychiatre, docteur en neurosciences et directeur de recherches à l'université de Claude-Bernard, à Lyon, directeur médical international du groupe Clinéa Psychiatrie.

Ulcères et reflux

Pr Philippe Ruszniewski, chef de service de gastro-entérologie et des maladies du pancréas hôpital Beaujon, à Clichy, DHU Unity.

Vaccins

Pr Serge Gilberg, médecin généraliste à Paris, professeur de médecine générale, directeur du département de médecine générale de la faculté Paris-Descartes, membre du Comité technique des vaccinations (CTV, Haut Comité de la santé publique). Auteur, avec J. Barthe, H. Partouche, de *Cas cliniques en médecine générale*, Paris, Lavoisier, 2011 (2e édition).

VIH sida

Pr Willy Rozenbaum, professeur de maladies infectieuses et tropicales à l'UPMC (université Pierre-et-Marie-Curie), codécouvreur du VIH sida, président du CNS (Conseil national du sida) de 2003 à 2012. Auteur de *La Vie est une maladie sexuellement transmissible*, Paris, Stock, 1999.

Index des maladies

Index des médicaments

Table

Traitements de l'obésité

Les médicaments en échec, place à la recherche

Antidiabétiques

400 millions de « consommateurs »

Statines
Trop ou pas assez ?

Antihypertenseurs
L'heure des génériques

Antibiotiques

L'impasse thérapeutique

Antalgiques

Rien neuf depuis le XIXe siècle ?

Psychotropes

Ne pas confondre trouble passager et maladie psychiatrique

Somnifères

Le moins est le mieux ! Le sommeil sans médicaments

Antimigraineux

Du bon diagnostic au bon médicament

Anti-inflammatoires non stéroïdiens

D'autres cibles que les articulations : l'estomac, le cœur, le rein...

Ulcère et reflux

Les inhibiteurs de la pompe à protons (IPP) : IPP un jour, IPP toujours ?

Anti-Alzheimer

Intérêt des médicaments pour les malades ? pour l'industrie ? ou pour les deux ?

Médicaments de l'ostéoporose

Toutes les femmes sont-elles candidates ?

Médicaments de la rétine

Progrès et trompe-l'œil

Antiglaucomateux

Une goutte tous les jours pour préserver le nerf optique

Laxatifs

Automédication ?

DEUXIÈME PARTIE

Le parcours du médicament

Du laboratoire à la pharmacie, de la recherche au patient

Jean-François Bergmann, Claire Le Jeunne

TROISIÈME PARTIE

Les scandales de l'industrie pharmaceutique Quelles leçons pour l'avenir ?

François Chast

Cet ouvrage a été composé
en ITC Galliard et en Whitney
par Nord Compo
à Villeneuve-d'Ascq (Nord).

N° d'édition : 7381-3217-X
Dépôt légal : mars 2015

Achevé d'imprimer en mars 2015
en Italie par L.E.G.O. S.p.A. - Lavis (TN)